藥物安全與毒理學

李志恒、林英琦 主編

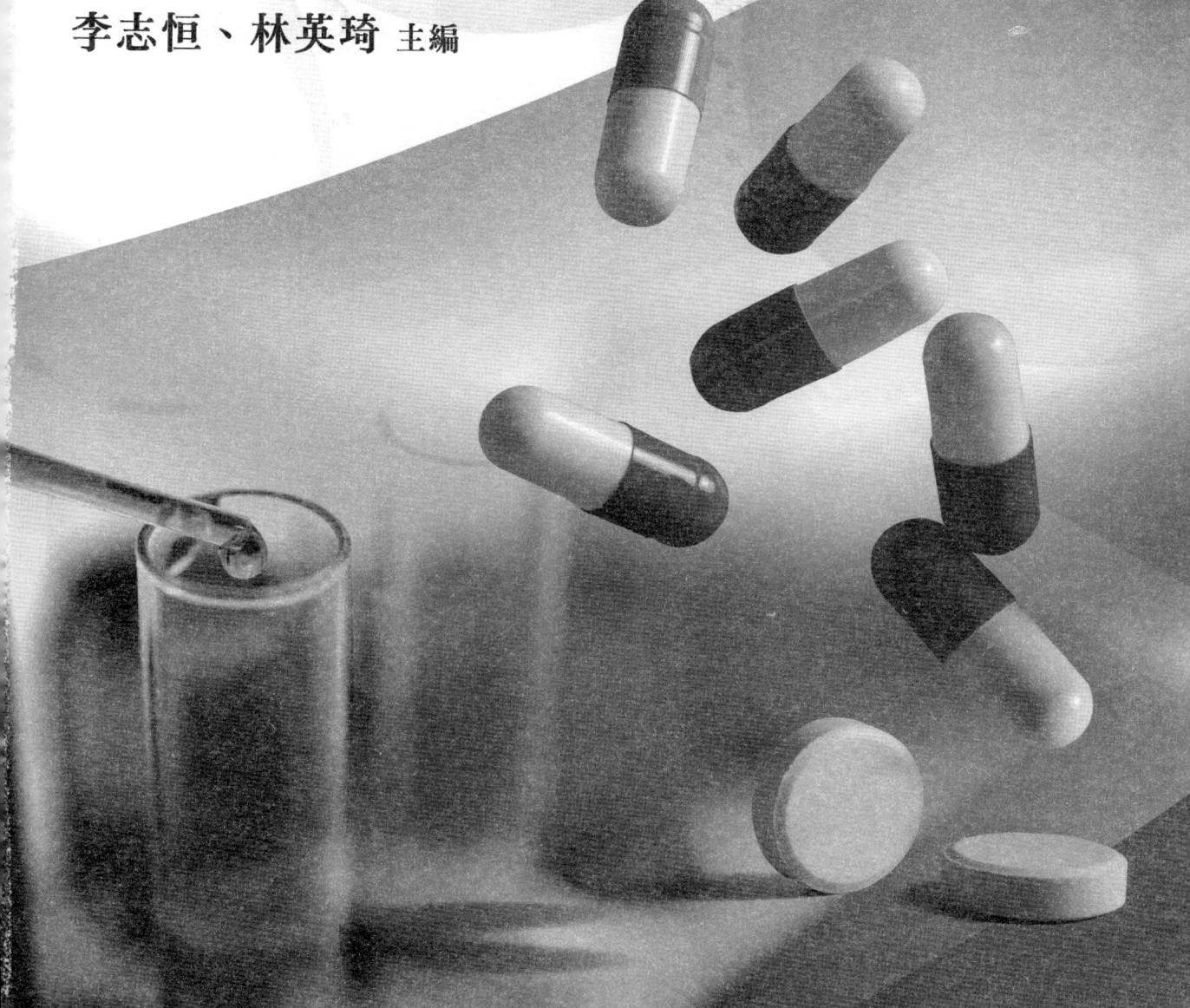

目次

前言──主編的話　　　　　　　　　　　　　　　　　　　　　　i
作者學經歷　　　　　　　　　　　　　　　　　　　　　　　　iii

一、總論　　　　　　　　　　　　　　　　　　　　　　　001

01. 藥物毒理學緒論：毒理學在藥物安全的角色與功能
　｜李志恒　林英琦　游雯淨　　　　　　　　　　　　003
02. 毒理動力學｜林英琦　陳巧文　　　　　　　　　　　015

二、藥物非器官導向毒性　　　　　　　　　　　　　　　031

03. 藥物的基因毒性及評價｜李志恒　　　　　　　　　　033
04. 藥物的致癌性及評價｜李志恒　　　　　　　　　　　047
05. 藥物之生殖和發育毒性｜王家琪　林英琦　　　　　　061

三、藥物器官毒性　　　　　　　　　　　　　　　　　　071

06. 藥物的肝臟毒性與評價｜黃阿梅　李志恒　張榮叁　林英琦　　073
07. 藥物於腎臟之毒性／副作用｜劉興華　　　　　　　　095
08. 藥物於心血管之毒性／副作用｜林英琦　葉竹來　李志恒　　121
09. 藥品對呼吸系統的毒性作用｜王湘翠　劉宗榮　　　　139
10. 免疫毒理評估｜王家琪　　　　　　　　　　　　　　157
11. 藥物對神經系統的毒性作用｜李志恒　　　　　　　　169
12. 藥物成癮及依賴性｜陶寶綠　林英琦　李志恒　　　　199
13. 內分泌系統與藥物安全｜陳百薰　　　　　　　　　　223
14. 藥物與皮膚毒性｜王盈湘　李志宏　　　　　　　　　235

四、藥物安全性管理　　　　　　　　　　　　　　　　　269

　15. 藥品全生命週期管理之非臨床安全性試驗評估方法與規範要求介紹
　　　｜葉嘉新 鄒玫君　　　　　　　　　　　　　　　　　271
　16. 奈米藥物毒性評估與替代測試方法簡介｜陳容甄 陳育瑩 陳姿羽 王應然　307
　17. 新興生物藥品臨床前評估考量｜林英琦 張連成 張偉嶠　　　329
　18. 醫療器材生物相容性安全評估｜翁茂文　　　　　　　　　353
　19. 藥物臨床安全性監測與藥物中毒處理｜林香汶 洪東榮　　　387

五、藥物毒理學未來發展　　　　　　　　　　　　　　　　415

　20. 精準醫學時代之藥物安全與療效｜廖欣妮 張偉嶠　　　　　417
　21. 藥物毒理學的發展趨勢｜李志恒 林英琦　　　　　　　　443

前言──
主編的話

　　藥物用於預防及治療疾病，20世紀以來，從藥物研發與臨床使用的經驗與教訓，可以歸納出一個合格上市的藥物，至少需考慮三個面向：有效、安全及品質。

　　藥物須具療效，所以「有效性」為藥物的基本要件自不待言；而如何確保藥物「品質」的優良與均一，經過國際間藥政管理體系多年的發展形成共識，並已針對製藥工業與臨床使用建立一套完整的管理制度。反觀藥物「安全性」，雖然「藥即是毒」的觀念已廣為人知，但是多年來，藥學教育多偏重於臨床上的藥物副作用與配伍禁忌，較少將毒理學完整運用於藥物安全性的探討，例如藥物開發階段的藥物毒性安全性測試的方法與意義，多未有整體介紹，更顯示了解藥物毒理學的必要性。依照《藥事法》的定義，「藥物」包括藥品及醫療器材，本書遵循此定義，不過因為大部分章節所探討的藥物，主要以藥品為對象，所以敘及醫療器材時將特別說明。

　　藥物毒理學為毒理學的分支，也是現代藥學與毒理學發展交集的介面，旨在研究藥物對生體的不良反應（Adverse effects）及機制，並預防其危害。本書主要以毒理學原理將藥物安全問題進行系統性的介紹，將全書編輯成五篇，包括：第一篇總論、第二篇藥物非器官導向毒性、第三篇藥物器官毒性、第四篇藥物安全性管理，和第五篇藥物毒理學未來發展，共21章。除藥物的毒性動力學、對標的器官與非器官導向的毒性等章節敘述藥物對身體可能產生的危害外，有鑑於以往藥物安全多偏重於化學性藥物的探討，本書因此也闡述生物藥品暨醫療器材的安全性問題、藥物安全評價體系、藥物中毒與監測制度、奈米化藥物的吸收與毒性、精準醫療、體外與計算毒理學測試方法取代動物毒性試驗等新知。

　　《書經・說命》提到「若藥弗瞑眩，厥疾弗瘳」，意思是說：服藥後若沒出現頭暈目眩的症狀，病就不會好。古時候沒有完善的藥物研發制度，所以有時要得知藥物是否發揮作用，需藉由副作用或毒性的產生來判斷。現在藥物在開發過程中，必須經過安全性評價，故藥物的毒性或副作用，理應可以於治療過程中避免或減輕。但在治療過程中，病人的狀況並非一成不變，例如醫事人員有時須在病人有「嚴重的疾病需要用毒性較大的藥物治療、但會有藥物毒性的後遺症（利益）」與「但不用藥物治療會有更嚴重的不利健康後果（風險）」之間做權衡，此時病人的狀況不能只考慮藥物的毒性問題，需在醫療團隊經過整體利益／風險的權衡下，做出最有利病人的評估。這也說明了藥物毒理學不是單獨存

在，而須與其他醫藥領域整合，相輔相成的必要性。

　　本書是臺灣第一本藥物毒理學專書，能順利問世，首先要感謝各領域專家學者鼎力相助，將自身之專業及經驗，不吝分享並花費寶貴時間撰寫，其中參與撰寫的專家學者共27位，另列表介紹於後，沒有這些專家學者的參與奉獻，本書無法順利完成；編輯過程中，承蒙本校藥學院毒理學碩博士學位學程柯志鴻教授提供高見、游雯淨博士義務協助格式編輯，也在此表示誠摯的謝忱。期待本書之成，能對醫藥等專業人員的藥物安全認知有實質的助益。又因係初次嘗試，部分章節或因專家無暇撰寫、或因領域特殊，尚有缺漏之處，尚祈見諒並請賜教，俾日後改版時能夠更精進。也企盼本書之成，能促使醫藥界重視藥物研發與臨床用藥的安全性，讓人民健康更有保障。

主編｜李志恒　林英琦
謹誌於高雄醫學大學藥學院
毒理學碩博士學位學程
2025 年 1 月 1 日

作者學經歷

姓名	學歷	過去經歷	現在單位及職稱
【主編】			
李志恒	・高雄醫學院藥學系學士 ・美國紐約大學（NYU）環境醫學研究所碩士、博士 ・美國賓州大學（U.Penn）醫學院博士後研究員	・公務人員高等考試公共衛生藥師類科及格，初任行政院衛生署藥物食品檢驗局薦任技士、技正、秘書 ・行政院衛生署麻醉藥品經理處副處長、處長 ・行政院衛生署管制藥品管理局局長 ・行政院衛生署技監／新型流感管控辦公室主任 ・開南大學研發長／健康照護管理學院院長 ・高雄醫學大學藥學院教授兼院長 ・台灣藥學會理事長 ・臺灣毒物學學會理事長 ・亞洲毒理學會理事長	・高雄醫學大學藥學院毒理學碩博士學位學程名譽教授 ・國立臺灣師範大學成癮防制碩士在職學位學程兼任教授
林英琦	・臺北醫學大學藥學系學士 ・美國愛荷華大學臨床藥劑學碩士 ・美國明尼蘇達大學實驗暨臨床藥理學博士	・高雄醫學大學藥學系助理教授、副教授 ・臺灣毒物學會副秘書長 ・台灣藥物基因體學會秘書長 ・衛生福利部食品藥物管理署藥品諮議小組委員 ・衛生福利部食品藥物管理中華藥典編修諮議會（一般製劑小組暨生物試驗法小組）委員	・高雄醫學大學藥學院毒理學碩博士學位學程副教授／主任 ・臺灣毒物學學會認證毒理學家

姓名	學歷	過去經歷	現在單位及職稱
【作者群】（依姓氏排序）			
王盈湘	・國立陽明大學醫學系學士	・高雄長庚紀念醫院皮膚科住院醫師	・高雄長庚紀念醫院皮膚科住院醫師
王家琪	・國立臺灣大學獸醫學系學士 ・國立臺灣大學獸醫學系碩士、博士	・美國國家毒理研究中心訪問學者 ・國家衛生研究院國家環境毒物研究中心兼任助研究員 ・高雄醫學大學藥學系助理教授、副教授	・國立臺灣大學獸醫學系副教授 ・國立臺灣大學生物資源暨農學院附設動物醫院藥劑室主任
王湘翠	・國立臺灣大學藥學系學士 ・國立臺灣大學醫學院生化學暨分子生物學研究所碩士 ・美國紐約大學（NYU）環境醫學研究所博士	・美國紐約大學 Langone Medical Center 博士後研究員 ・國立陽明交通大學藥理學研究所助理教授 ・國立陽明交通大學藥理學研究所副教授	・國立陽明交通大學藥理學研究所教授
王應然	・高雄醫學院藥學系學士 ・國立臺灣大學醫學院生化學暨分子生物學研究所博士	・國立成功大學醫學院環境醫學研究所教授 ・美國德州大學 M.D. Anderson 癌症中心訪問學者 ・國立成功大學醫學院環境醫學研究所所長	・國立成功大學醫學院環境醫學研究所特聘教授 ・國立成功大學醫學院食品安全衛生暨風險管理研究所合聘教授 ・臺灣毒物學學會理事長
李志宏	・高雄醫學大學醫學系學士 ・高雄醫學大學醫學研究所博士	・美國國家衛生研究院（NIH）訪問學者 ・高雄長庚紀念醫院皮膚部主任	・長庚大學醫學系皮膚科教授 ・高雄長庚紀念醫院醫學人文中心主任 ・American Dermatological Association 國際榮譽會員
林香汶	・中國醫藥學院藥學系學士 ・國立臺灣大學藥學研究所（醫院藥學組）碩士 ・美國伊利諾大學芝加哥分校藥學管理博士	・中國醫藥大學藥學院副院長 ・中國醫藥大學附設醫院督導藥師 ・中國醫藥大學附設醫院藥物諮詢組組長暨臨床藥師	・中國醫藥大學藥學系教授 ・中國醫藥大學附設醫院兼任督導藥師

作者學經歷

姓名	學歷	過去經歷	現在單位及職稱
洪東榮	• 國立陽明醫學院醫學系學士 • 國立臺灣大學毒理學研究所博士	• 臺中榮民總醫院急診部毒物科主任／勞安室主任	• 中國醫藥大學附設醫院毒物科主任
翁茂文	• 中山醫學大學醫學檢驗暨生物技術學系學士 • 中山醫學大學醫學分子毒理學研究所碩士、博士	• Senior Research Scientist, NYU Medical Center, New York City, NY, USA • Manager of clinical and research programs, PurpleSun Inc, New York City, NY, USA • Biocompatibility Specialist II, Global Product Safety, Kimberly-Clark Corp., Neenah, WI, USA • Senior Toxicologist, Cardiac Rhythm Management, Abbott, St Paul, MN, USA	• Staff Toxicologist, Global Toxicology Service, Biocompatibility, Abbott, St Paul, MN, USA
張偉嶠	• 臺北醫學大學藥學系學士 • 國立成功大學藥理學研究所碩士 • 英國牛津大學生理解剖遺傳學研究所博士	• 日本理化學研究所基因醫學研究中心研究員 • 衛生署藥政處副審查員 • 台灣藥學會秘書長 • 台灣藥物基因體學會理事長 • 臺北醫學大學藥學院臨床基因體學暨蛋白質體學碩士學位學程主任	• 臺北醫學大學藥學院特聘教授兼院長 • 國科會藥學暨中醫藥學門召集人 • 中央研究院生物醫學倫理委員會委員 • 中央健保署藥物審議委員會委員
張連成	• 中國醫藥大學藥學系學士 • 國立中興大學生物醫學研究所碩士 • 國立陽明大學生物藥學研究所藥學博士	• 公務人員高等考試一級暨二級考試衛生行政類科及格 • 國立臺灣大學醫學院附設醫院藥劑部藥師 • 衛生福利部食品藥物管理署技正、副研究員、科長	• 中央研究院智財技轉處簡任秘書
張榮叁	• 高雄醫學院醫學系學士 • 高雄醫學大學醫學研究所博士	• 高雄醫學大學藥學院臨床藥學研究所合聘教授 • 高雄醫學大學腎臟照護學系教授 • 美國國家衛生研究院（NIH）訪問學者	• 高雄醫學大學藥學院毒理學碩博士學位學程教授 • 高雄醫學大學附設中和紀念醫院胃腸內科主治醫師

姓名	學歷	過去經歷	現在單位及職稱
陳巧文	• 高雄醫學大學藥學系學士 • 國立陽明大學生理學研究所神經內分泌學碩士 • 美國阿拉巴馬大學伯明翰分校環境毒理博士	• Roche Bioscience, ALZA Corporation/JNJ, Alexza Pharmaceuticals, Anacor Pharmaceuticals, Samumed LLC. 臨床前藥物研發資深研究員／毒理組主任 • 國家藥物研究中心及多家臺灣生技公司臨床前藥物研發顧問 • 生物技術開發中心毒理所實驗室負責人	• 財團法人生物技術開發中心藥物平台技術研究所所長
陳百薰	• 高雄醫學大學醫學系畢業 • 美國病理醫師學院會士（Fellow）	• 美國阿肯色州立大學醫學中心病理部臨床病理科住院醫師 • 高雄醫學大學醫學院臨床醫學研究所教授 • 高雄醫學大學醫學系實驗診斷學小兒科學教授 • 高雄醫學大學附設醫院檢驗醫學部兒科部主治醫師	• 高雄醫學大學臨床醫學研究所退休教授 • 高雄醫學大學附設醫院檢驗醫學部顧問醫師 • 美國及臺灣臨床病理（檢驗醫學）專科醫師 • 台灣臨床病理暨檢驗醫學會監事
陳育瑩	• 慈濟大學醫學檢驗生物技術學系學士 • 國立成功大學環境醫學研究所／毒理組碩士	• 臺灣毒物學會會員	• 國立成功大學環境醫學研究所／毒理組博士候選人
陳姿羽	• 國立嘉義大學動物科學系與生化科技學系學士 • 國立成功大學生理學研究所碩士 • 國立成功大學環境醫學研究所博士		• 國立成功大學環境醫學研究所博士後研究員
陳容甄	• 臺北醫學大學醫事技術學系學士 • 臺北醫學大學醫學研究所基礎組碩士 • 國立成功大學環境醫學研究所毒理組博士	• 臺北醫學大學臨床醫學研究所博士後研究員 • 國立成功大學環境醫學研究所博士後研究員 • 國立成功大學食品安全衛生暨風險管理研究所助理教授	• 國立成功大學食品安全衛生暨風險管理研究所副教授

作者學經歷

姓名	學歷	過去經歷	現在單位及職稱
陶寶綠	<ul><li>國立臺灣大學藥學系學士</li><li>國防醫學院生物物理研究所碩士</li><li>美國明尼蘇達大學藥理學博士</li></ul>	<ul><li>國防醫學院藥理學科教授</li><li>國防醫學院藥理學研究所所長暨藥理學科主任</li><li>國家衛生研究院群體健康科學研究所研究員</li></ul>	
游雯淨	<ul><li>中原大學理學院心理學系學士</li><li>開南大學人文社會學院公共管理在職專班碩士</li><li>高雄醫學大學藥學院毒理學碩博士學位學程博士</li></ul>	<ul><li>行政院衛生署麻醉藥品經理處辦事員</li><li>行政院衛生署管制藥品管理局科員／辦事員</li><li>衛生福利部食品藥物管理署品質監督管理組風險管理組科員</li></ul>	<ul><li>衛生福利部食品藥物管理署企劃及科技管理組技士</li></ul>
黃阿梅	<ul><li>東海大學生物系學士</li><li>國立陽明大學遺傳學研究所碩士、博士</li></ul>	<ul><li>高雄醫學大學醫學系生物化學科助理教授</li><li>高雄醫學大學學士後醫學系副系主任</li><li>高雄醫學大學醫學院臨床醫學研究所副教授／碩士班主任</li></ul>	<ul><li>高雄醫學大學醫學系生化學科主任</li></ul>
葉竹來	<ul><li>高雄醫學大學藥學系學士</li><li>高雄醫學大學醫學研究所碩士、博士</li></ul>	<ul><li>高雄醫學大學醫學院藥理學科講師、副教授、教授</li><li>高雄醫學大學天然藥物研究所教授</li></ul>	<ul><li>高雄醫學大學醫學系藥理學科教授兼副教務長及醫學系副系主任</li></ul>
葉嘉新	<ul><li>臺北醫學院藥學系學士</li><li>國立臺灣大學進修學士班法律系學士</li><li>國立交通大學管理學院在職專班經營管理組碩士</li><li>國立臺灣大學醫學院藥理學研究所碩士、博士</li></ul>	<ul><li>醫藥品查驗中心審查員／藥理毒理小組長／組長</li><li>臺灣生技整合育成中心資深專案經理／新藥團隊總監</li><li>生物技術開發中心計畫管理組資深研究員／組長</li></ul>	<ul><li>醫藥品查驗中心藥劑科技組組長</li></ul>
鄒玫君	<ul><li>國立臺灣大學藥學系學士、碩士</li><li>美國俄亥俄州立大學藥學博士</li></ul>	<ul><li>衛生福利部食品藥物管理署／局組長</li><li>食品藥物分析期刊副總編輯</li><li>衛生福利部食品藥物管理署研究員</li></ul>	<ul><li>國防醫學院藥學系兼任助理教授</li><li>臺北醫學大學藥學系所兼任助理教授</li><li>台灣藥物品質協會顧問</li></ul>

姓名	學歷	過去經歷	現在單位及職稱
廖欣妮	• 高雄醫學大學藥學系學士 • 臺北醫學大學藥學系臨床藥學組碩士	• 連鎖社區藥局藥師 • 中央研究院轉譯醫學研究助理	• 美商默沙東藥廠臺灣分公司癌症部醫藥學術專員
劉宗榮	• 輔仁大學生物系學士 • 美國愛荷華大學預防醫學與環境衛生研究所碩、博士	• 臺北榮民總醫院醫學研究部研究員 • 國立陽明交通大學環境與職業衛生研究所教授／所長 • 國立陽明交通大學食品安全及健康風險評估研究所教授	• 臺北榮民總醫院醫學研究部特約研究員 • 國立陽明交通大學食品及健康風險評估研究所榮譽教授
劉興華	• 中國醫藥大學藥學系學士 • 國立臺灣大學醫學院藥學研究所碩士、博士	• 國立臺灣大學醫學院毒理學研究所教授／所長 • 臺灣生醫品質保證協會理事長	• 國立臺灣大學醫學院毒理學研究所教授 • 臺灣毒物學學會常務理事

一、總論

Ch.01
藥物毒理學緒論：毒理學在藥物安全的角色與功能

作者｜李志恒　林英琦　游雯淨

摘　要

　　藥物毒理學為毒理學的分支，是現代藥學與毒理學發展交集的介面，旨在研究藥物對生體的不良反應（Adverse effects）及機制，並預防或減少其危害。本章簡介藥物毒理學的領域、範圍與專業人員的任務，並對藥物安全的發展過程及歷史背景、未來趨勢，簡要說明。

關鍵字：藥物毒理學、定義、範圍、簡史、發展趨勢

壹、前言

藥物毒理學為毒理學的分支，旨在研究藥物對生體的不良反應（Adverse effects）及機制，並預防其危害。藥物毒理學是現代藥學與毒理學發展交集的介面，以藥物的安全性探討與風險評估為重點，與藥理學著重於藥物對生體的有效性（藥效），兩者相輔相成。所以藥物毒理學可以定義為：「**以藥物的理化特性為基礎，運用毒理學的原理和方法，了解其毒性作用機制，對藥物進行全面性的安全評價，以預防、減輕或避免藥物對人類／動物產生健康危害，或降低其風險至可接受程度的科學。**」其主要目的在於評估新藥開發過程中的完整安全性，減少因藥物毒性導致的新藥研發失敗，以及臨床上藥物使用的合理安全，降低藥物的不良反應或毒性作用。簡言之，藥物毒理學所探討的內容就是新藥開發與上市後臨床用藥的安全性，減少或避免藥物不良反應或副作用的發生。依照《藥事法》的定義，「藥物」包括藥品及醫療器材，本書遵循此定義，不過因為大部分章節所探討的藥物，主要以藥品為對象，所以敘及醫療器材時將特別說明。

貳、藥物毒理學的定義與範圍

藥物毒理學既是毒理學的分支，故毒理學的定義與研究的範圍和應用，對藥物毒理學也有參考運用的價值。

一、毒理學的定義

毒理學的發展歷史悠久，其英語 Toxicology 一詞，字根由「toxico-」和「-logy」組成，源自文藝復興時期之後產生的新拉丁文，係古希臘語詞語「τοξικός」（*Toxikos*，意為有毒的）及「λογίᾱ」（*Logiā*，意為學科）組合產生的詞語（Wikipedia, 2023）。毒理學的起源可能來自於人類因攝取天然毒物產生中毒，甚至於致死的觀察與記載，例如「神農嘗百草，一日而遇七十毒」的傳說，或是羅馬帝國時期因毒物常被用於謀殺而有解毒的需求。因此，毒理學的傳統定義是研究毒物（Poisons）的科學。雖然中文通常將 Poison 或 Toxin 都翻譯為毒物，不過 Poison 是通稱，一般而言是指所有會產生毒性的物質，連使用過量會產生毒性的物質亦可以稱為 Poison，例如乙醯胺酚（Acetaminophen）在正常用量時可以解熱鎮痛，但是過量時會有肝腎毒性，因此過量的乙醯胺酚就是 Poison。而 Toxin 指的是生物性來源（Biological origin，包括動、植物或微生物）的毒性物質，例如 Toxin 對生體造成的毒性來自昆蟲叮咬、有毒蕈類和植物、毒蛇咬傷、或是微生物毒素造成的食品中毒等，但是石綿（Asbestos）、砒霜（三氧化二砷）等化學物質雖然也都有毒性，因不

屬生物性來源，就不是 toxin，研究具生物毒性的 toxins 之領域稱為毒物學（Toxinology），亦為毒理學的一個分支（Wexler & Hayes, 2019）。

　　20 世紀以來，由於化學合成技術的進步，造成化學性物質大量產生，例如藥物、工業化學品、殺蟲劑、食品添加物、家庭用品等，促成生活便利之餘，也製造許多毒性問題，成為毒理學的重要研究對象。除了化學性物質的危害，現代毒理學則再加上生物性及物理性危害，因此可以定義為：**「研究外源性的（Exogenous）化學、物理或生物因素，對生物體或生態系統產生的有害反應及作用機制，並用來預測其對人體或生態環境產生危害的嚴重程度之科學。」**現代毒理學並以風險評估方式，對毒物的毒性作用與機制提供科學依據，進行定性和定量評價，來訂定安全閾值和採取防治措施，藥物毒理學的新藥開發與臨床用藥的安全性評價，即建立於此基礎。

二、毒理學研究領域與範圍

　　毒理學現在已發展成為具有特定理論基礎和實驗方法的跨領域科學，並逐漸形成了一些新的毒理學分支，依照其物質的毒理特性、研究對象或範圍、應用方向等，可再進行細分，例如：

- A. **依物質類別或應用特性**：藥物毒理學、食品毒理學、化粧品毒理學、金屬毒理學、農藥毒理學、放射毒理學、工業毒理學、環境毒理學、生態毒理學、臨床毒理學、法醫毒理學、分析毒理學、軍事毒理學、管理毒理學等。
- B. **依研究對象**：昆蟲毒理學、獸醫毒理學、人體毒理學、植物毒理學等。
- C. **依研究的標的器官或系統**：神經毒理學、肝臟毒理學、腎臟毒理學、心血管毒理學、呼吸道毒理學、免疫毒理學、血液毒理學、皮膚毒理學、生殖系統毒理學、視覺系統毒理學等。
- D. **依作用機制**：細胞毒理學、遺傳（基因）毒理學、生化毒理學、致癌性毒理學、致畸形性毒理學、分子毒理學等。
- E. **依毒物作用時相（Phase）或過程可分為**：毒物動力學（Toxicokinetics）和毒物效力學（Toxicodynamics）。

　　藥物毒理學是毒理學應用的分支，在本書中，將簡介藥物代謝過程中的毒物動力學，藥物研發過程的各種標的器官（Target organ）與非器官導向（Non-organ-directed）毒性評估的意義，以作為藥物臨床前安全性客觀評價的基礎；並探討臨床使用藥物對各個器官的毒性作用與機制，以期達到合理用藥、避免誤用或過量使用而中毒，及解毒處置探討。

三、藥物毒理學專業人員的任務與領域

依照從事藥物毒理學專業人員的任務屬性，依照毒理學家（Toxicologist）的主要工作歸類，可概略分為三大領域：描述性藥物毒理學（Descriptive Pharmaceutical Toxicology）、機制藥物毒理學（Mechanistic Pharmaceutical Toxicology）和管理藥物毒理學（Regulatory Pharmaceutical Toxicology）（韓峰等，2022）。在藥物安全的實際應用上，這三大領域通常是相輔相成，而非獨立運作。

（一）描述性藥物毒理學

描述性藥物毒理學，傳統上係透過合理的實驗設計，將藥物投予實驗動物，觀察其產生的各種毒性作用，作為藥物安全性評價和提供其他常規所需要的毒理學基本資料。以描述性毒理學進行藥物使用評估時，還可以取得對人類的可能毒性作用參數，例如藥物的半致死劑量（Lethal Dose 50%, LD_{50}）及最大耐受量（Maximal Tolerance Dose, MTD）。藥物上市前的臨床前安全評價，通常需要進行各種動物毒性試驗，包括單次劑量給藥毒性、重複給藥毒性、遺傳毒性、生殖毒性、發育毒性、免疫毒性、致癌性等，以確定在使用劑量及頻率範圍內，藥物對各器官的毒性是可以接受的，常用的表示法包括：無毒性作用劑量（No Observed Effect Level, NOEL）、未觀察到不良效應劑量（No Observed Adverse Effect Level, NOAEL）、可觀察到不良效應之最低劑量（Lowest Observed Adverse Effect Level, LOAEL）、藥物安全範圍（Margin of safety）等。

由於科技新知的發展，毒理基因體學（Toxicogenomics），以基因體學、轉錄體學、蛋白質體學、代謝體學等知識為基礎，逐漸可以幫助闡明動物毒性試驗結果所代表的分子機制，可用於驗證實驗動物所觀察到的某種不良結果，是否與人類有直接相關，從而排除種系差異（Species barrier）因素，有助於準確了解人類與實驗動物之間毒性反應的差異。這些新知識使毒性試驗結果所代表的意義與應用，不再只是傳統毒性試驗表面現象的描述，更為闡明藥物的毒性作用機制提供有價值的系統性資料。

（二）機制藥物毒理學

機制藥物毒理學，透過化學、物理、生理、病理、細胞、分子生物、生物化學等研究，旨在識別和闡明從分子到個體，藥物對生物系統產生危害的作用機制。由於體外毒性試驗的興起與其研究逐步深化的結果，使藥物毒理學的發展，由分子、胞器、細胞、器官、到生體的「不良反應途徑（Adverse Outcome Pathways, AOPs）」，系統性的連成一體，讓體外毒性試驗取代動物毒性試驗的意義更臻明確，也更容易識別和保護易感個體或族群，避免其在環境中暴露於某些特定有害物質時所引起的危害，並依據個體遺傳特徵，制定個人化治療或預防措施，以減少毒性、提高療效，落實個人化醫療。機制藥物毒理學的

發展,也有助於開發設計較為安全的藥物。

(三)管理藥物毒理學

　　管理藥物毒理學係以描述性藥物毒理學和機制藥物毒理學所提供的研究資料為基礎,協助政府相關部門制定法規和管理措施,對上市前藥物進行系統性的安全評價,以確定其安全性;對上市後的藥物進行不良反應監測,以保護民眾用藥安全。即透過科學決策,達到確保藥物上市及臨床使用安全性的目標。

參、藥物毒理學——毒理學與藥物安全的關聯性

一、藥物安全的發展簡史

　　人類使用藥物的歷史悠久,藥物的毒性也很早就記載於東西方的典籍文獻上。在西方,古埃及、希臘、羅馬的典籍都收載了一些常用藥材的用途與毒性,例如德國 Georg Ebers 於 19 世紀發現古埃及的莎草紙醫書(後以 Ebers 姓氏命名為 Ebers Papyrus),莎草紙上記載古埃及草藥知識,可追溯至公元前 1550 年,醫書中大約有 700 種的配方和草藥。16 世紀時,被尊為毒理學之父的 Paracelsus 提出「所有的物質均有毒,沒有物質不具毒性,正確的劑量區分一個物質是毒物或治療的藥物(All substances are poisons; there is none which is not a poison. The right dose differentiates a poison and a remedy)」,指出藥物與毒物的差別在於劑量。

　　在東方,神農嘗百草「一日而遇七十毒」的傳說,隱喻了「藥即是毒」的本質。《神農本草經》內記載 365 種藥物,依照毒性將藥材分成上、中和下三品,認為「上品」無毒,是「君」藥,如人蔘、阿膠;「中品」為「臣」藥,毒性看情況而定(無毒、有毒,斟酌其宜),如鹿茸、紅花;「下品」為「佐、使」,多毒,不可久服,通常用於治療特定疾病,例如桔梗、半夏、烏頭、附子、大黃、巴豆等。

　　雖然自古人類即知道藥物有毒性存在,也會影響用藥安全,但對藥物的開發與使用,還是以有效性為主,所以重視的是藥理作用。這個狀況,直到 20 世紀,連續幾個與藥物安全相關的重大事件,才促使大家對毒理學應用於藥物安全的重視(Wexler, 2015; Wexler & Hayes, 2019)。以美國 20 世紀以來的藥物管理為例,說明對藥物有效性、安全性,及品質要求的先後次序(李志恒、游雯淨,2007;Meadows, 2006):

　　1906 年美國頒布《純淨食品及藥物法(Pure Food and Drugs Act)》,才有第一個聯邦藥物食品法規,禁止跨州貿易時食品、飲料及藥品的攙假、標示不實行為,並由農業部化學局主管(註:1930 年該局改制為食品藥物管理局〔The Food and Drug Administration,

FDA〕)。但該法案並沒有規定藥品上市前需先送審，僅要求藥品必須符合標準強度及純度，且政府須負藥品標示錯誤及誤導而必須下架的舉證責任。1910 年，美國聯邦政府緝獲一宗名為 Johnsons' Mild Combination Treatment for Cancer 的無療效產品，但被最高法院判決聯邦政府敗訴，原因是該產品的有效性不實宣稱並未在「純淨食品及藥物法」中規範。於是始有 1912 年的「雪莉修正案（Sherley Amendment）」，規定藥品標示不得以不實療效訛詐購買者，惟政府仍須對產品之欺騙意圖負舉證責任。

1937 年，美國發生「磺胺藥酏劑（Elixir Sulfanilamide）」事件，起因為磺胺藥 Sulfanilamide 水溶解性低，在懸浮液製劑中分布不均勻，易造成使用劑量偏差，且攝取後易沉積於腎臟形成腎毒性，藥廠因此擅改賦形劑，以二甘醇（Diethylene Glycol）來增加其溶解度，但因為二甘醇的體內代謝產物也會傷害腎臟，更增加腎毒性，結果造成 107 人死亡。這個事件促使 FDA 開始重視藥物安全問題，也說明藥物安全問題不僅應注重主成分，也須注意賦形劑。美國因此於 1938 年修正《食品、藥物及化粧品法（The Food, Drug and Cosmetic Act of 1938）》，開始要求製造商在藥品上市前應提供產品安全性證明，並在藥品上市前將申請書送 FDA 審核。

1957 年，德國 Chemie Grunenthal 公司的新安眠藥沙利竇邁（Thalidomide）以 Contergan 的商品名，在西歐上市，孕婦服用後造成至少約 8,000 個海豹肢症（Phocomelia）畸形兒與 5,000~7,000 個死胎的悲劇，所以旋即在 1961 年下市。但在美國，由於 FDA 主負責審查該申請案的 Dr. Frances O. Kelsey 發現其在動物試驗中的藥、毒理活性和人體臨床試驗結果差異極大，且因具止吐作用，大量用於孕婦的安眠卻未進行致畸型性試驗，評估動物毒性試驗的數據不可靠，最終未同意在美國上市而避免受害（Rehman et al., 2011）。

沙利竇邁事件的教訓使美國國會於 1962 年 10 月通過「Kefauver-Harris 藥品修正案（The Kefauver-Harris Drug Amendments）」，要求藥品上市前，廠商需提供充分的研究數據，證明產品的安全性及有效性。另一個修正重點是明確規定藥品必須先經 FDA 核准始能上市銷售，該法案同時要求建立新藥審查機制，包括取得受試者同意書、正式實施「優良藥品製造規範（Good Manufacturing Practice, GMP）」、要求報告副作用，而且將處方藥廣告的管理由聯邦貿易委員會轉移到 FDA。

非臨床試驗優良操作規範（Good Laboratory Practice, GLP），最早在 1972 年於紐西蘭和丹麥開始推動，為非臨床研究的試驗領域中之研究機構和實驗室制定品質管控基準，旨在確保研究實驗的品質和數據的可靠，以及實驗的安全性，從而保障公眾的用藥安全。其後美國因為發生 Industrial Bio-Test Laboratories（IBT Labs）向 FDA 提供的毒理試驗數據造假案，FDA 於 1976 年頒布 GLP，並於 1979 年生效。

20 世紀以來，由美國藥物核准上市的經驗，可以得知新藥開發除了有效性之外，尚有兩個重點：(1) 透過進行適當與完整的毒理試驗，了解藥物對人體可能的危害，確保藥物上市的安全性；(2) 透過 GMP 與 GLP，確保製造產品與檢驗數據的可靠性、完整性，

以確認其過程與產品的品質，藥物毒理學與這兩個重點均有密切關係。此外，新劑型藥品的出現，例如藥品經過奈米化的處理，其化學與物理特性與非奈米化的產品常有很大的不同。

二、傳統藥物毒理學研究中的動物毒性試驗

藥物開發的安全性評價體系常用到正常動物，包括齧齒類動物（如大鼠、小鼠、天竺鼠、倉鼠等）和非齧齒類動物（如兔子、犬、猴、豬等），進行單一劑量急性、重複劑量之亞急性、亞慢性、和長期慢性毒性試驗等。依照實際暴露（給藥）途徑，給予特定的受試藥物一定時間後，以各項生化、生理、病理指標評價對受試動物的不良反應，以此確定試驗動物對藥物的毒性反應、中毒劑量和（半）致死劑量等，並將結果外推至人類，作為藥物在臨床階段安全性及使用劑量的參考依據。

然而在製藥和工業研究中，由使用動物試驗來預測人類毒性的結果分析顯示，動物模型對人類藥物安全性的預測性卻不佳，且動物試驗研究的成本很高又有保護動物福祉的考量，所以越來越多的研究人員質疑動物試驗研究的科學價值。另一方面，自1959年Russel和Burch在安全測試中引入「替代、減少、優化」的3R（Replacement, Reduction, Refinement）原則後，動物試驗替代方法的發展趨勢方殷（Van Norman, 2019）。

三、藥品安全監視體系的發展

藥品研發階段的非臨床毒性試驗係以體外或實驗動物進行，其結果與人體的實際狀況常有差距，而臨床試驗雖以人體為實驗對象，但只有少數志願者為樣本，故上市後仍需要繼續監控使用的安全性。最早的藥品安全監視事件被認為是1848年發生於英國，一位名為Hannah Greener的女孩在進行除去受感染的腳趾甲時死於氯仿麻醉，但當時並未找出其致死原因，且未有系統性的通報機制。直到沙利竇邁事件發生後，在歐洲才於1965年初步建立規定。美國於1966年在波士頓建立合作前導計畫，首度以流行病學研究方式在醫院監控藥物的潛在不良反應，在發展藥物流行病學扮演重要的角色。1968年，世界衛生組織成立國際藥物監控計畫（The WHO Programme for International Drug Monitoring），開始時有澳洲、英國、美國、德國、加拿大、愛爾蘭、瑞典、丹麥、紐西蘭和荷蘭等10國參與（Fornasier et al., 2018）。之後，各國普遍均建立有藥物上市後的安全通報體系。我國依照《藥事法》的規定，訂定〈嚴重藥物不良反應通報辦法〉，規定「**因藥物所引起之嚴重藥物不良反應發生時，醫療機構、藥局、藥商應依本辦法填具通報書，連同相關資料，向中央衛生主管機關或其委託機構通報**」。

四、臺灣藥物毒理學研究的發展

臺灣早在日本殖民時代即有日本人進行蛇毒的研究，針對雨傘節、眼鏡蛇（又名飯匙倩）、百步蛇、龜殼花、赤尾鮐（俗稱青竹絲）及鎖鏈蛇等六大毒蛇，進行分類學和血清學研究，以治療毒蛇咬傷；後期則由杜聰明博士總其成，由各種蛇毒的毒理作用找尋治療方法外，並自蛇毒中提煉鎮痛劑，衍生其在藥理方面的價值（Tu, 2005）。

杜聰明博士的門生李鎮源院士以及後輩們繼續鑽研蛇毒，在基因工程技術興起後，黃德富博士解開出血性蛇毒蛋白 Rhodostomin 的胺基酸序列，反推核苷酸序列，合成第一個人工基因，羅時成博士以基因工程生產 Rhodostomin 探討其對血小板的凝集作用，解開此毒蛋白透過 integrin 傳遞訊息的機制，黃德富博士則轉向將蛇毒蛋白可和癌細胞 Integrin 結合的特性，開發成抗癌藥（羅時成，1996）。這個例子說明許多現代醫藥品的研發可以基築於藥物毒理學。

可能是因為臺灣起始的毒理學主要研究標的為蛇毒，屬於生物性來源的 Toxin 毒物，因此 1987 年由李鎮源院士領導一群毒理學家創立學會時，學會全稱為「中華民國毒物學學會」（後改名為台灣毒物學學會），用「毒物學」一詞而非「毒理學」，惟英文名仍用 Toxicology（毒理學）（Toxicology Society of Taiwan）（社團法人台灣毒物學學會，2024）。時至今日，臺灣的毒理學研究也開枝散葉，多元蓬勃發展，只是學會仍沿用當初「毒物學」之名。

有鑑於毒理學在藥物、食品、化粧品、職業、環境等領域之安全性研究發展的重要性，國際毒理學聯合會（International Union of Toxicology, IUTOX）遂提出「IUTOX 認證及註冊工作小組計畫」，希望各國推動毒理學家認證及註冊，以建立具有公信力之毒理學人才認證制度，保障社會大眾免於來自環境及藥物食品中毒物的威脅。社團法人台灣毒物學學會因此委請李志恒教授主持，與劉興華、王家琪兩位教授從 2012 年 8 月開始推動臺灣毒理學家認證制度，並於 2014 年 7 月完成第一屆毒理學家資格認證考試，符合 IUTOX 對於毒理學從業人才資格能力認證之要求，提升國內毒理學研究風氣、提供相關人員再教育管道，並與國際毒理學研究發展接軌（李志恒等，2014）。

在藥物製造量產上，臺灣因以生產學名藥為起步，所以初期較少需要進行完整的毒性試驗。1982 年臺灣正式推動實施西藥廠 GMP 制度，隨著國際趨勢，GMP 標準不斷提升，從最初的 GMP 到執行確效作業的 cGMP（current GMP），至 2007 年實施國際 GMP 標準（PIC/S GMP），西藥廠 GMP 標準與管理逐步與國際接軌。

肆、藥物毒理學的未來發展趨勢與任務

醫藥科技的進步,使得藥品研發與臨床使用,不僅需重視有效性,也需考量安全性。由藥物毒理學發展的歷史,我們可以推知幾個重點發展趨勢:

1. 劑量仍為藥物安全的主軸,應注意劑型不同與用藥頻率高低之毒理動力學(Toxicokinetics)與毒效動力學(Toxicodynamics)機制的差異

藥物在治療劑量下,通常不會出現毒性反應,但不同的劑型,如奈米化製劑的ADME可能差異極大;藥物代謝若有基因多型性的情形出現,藥物在長期與到達標的器官結合的能力也可能具有差異性,所呈現的毒性或副作用大小也可能不同。

2. 替代毒性試驗逐漸取代動物毒性試驗

近年來,隨著實驗動物使用必須遵循「替代、減少、優化」的3R(Replacement, Reduction, Refinement)原則的入法與勢在必行,建立符合3R原則的非動物性替代試驗已經成為毒理學檢驗研究的趨勢。生物科技如:細胞生物學、分子生物學、系統生物學、各種體學(-omics,如基因體學、蛋白質體學和代謝體學等)等,資訊科技如人工智能、計算毒理等新興科技的快速發展,提供藥物毒理學嶄新的發展動力,傳統的動物毒性試驗,逐漸為非動物性替代毒性試驗,包括直接預測人類毒性的體外毒性測試系統及計算毒理學所取代。

在全面實施非動物性替代毒性試驗的過渡階段中,利用體外實驗進行毒性預測的替代法迅速發展,例如用於評價藥物肝毒性從離體肝臟灌流模型發展出器官晶片和用於評價生殖毒性的胚胎幹細胞試驗,或進一步做成類器官晶片(Organoid-on-a-chip)。如何對這些實驗方法進行有效性驗證,並運用新知,開發新的毒性檢測方法及綜合測試與評估策略(Integrated Approaches to Testing and Assessment, IATA),以得到國內及國際藥物許可主管機關的認可,是當務之急。美國三個聯邦機構,包括國家衛生研究院(NIH)、環境保護署(EPA)和FDA轄下的國家毒理研究中心(NCTR)已聯手成立國家毒理計畫(National Toxicology Program, NTP),努力將毒性測試提升到一個新的水準,希望最終從動物實驗轉向高通量體外檢測(High Throughput Screening System)。該戰略將使更多的化合物能夠被測試,同時越來越依賴人類而不是動物的數據。該系統還可以經由了解有毒物質對人類和動物產生不同反應的基因途徑,幫助科學家更深入地理解從動物試驗中獲得的數據(Marron, 2008)。這種以替代毒性試驗取代動物毒性試驗的做法,在化粧品的安全性評估上已經採用,許多國家並已經立法全面實施;食品的安全性評估除重複劑量毒性的確效尚需加強外,現在也逐步跟上(Reddy et al., 2023)。藥物的安全性評價雖因較謹慎,但科技的快速發展與知識的有效整合,以替代毒性試驗結果闡釋藥物毒性作用機制越形清晰,取代動物毒性試驗將樂觀可期。

3. 生物藥品的安全性評估成為新的藥物毒理學重點

因為分子生物學與精準醫學的發展,近二十年來利用現代生物技術開發出來的生物藥品,在臨床上已經與化學藥品並駕齊驅,因此生物藥品的安全性評估也成為藥物毒理學發展的重點之一。

生物藥品通常為複雜結構的大分子,甚至如再生醫療製劑,包括細胞製劑、基因製劑、衍生物和其複合物等,成分鑑定較困難,影響生物活性的因素多,具有免疫原性(immunogenicity)和多效應性及動物種屬特異性,因此臨床前安全性評估和臨床不良反應評估和小分子的化學藥品有很大的不同,傳統的毒性試驗評估方法可能無法完全適用,對於其安全性評估方式尚未完整建立,因此僅能以現有的科學知識和證據來進行臨床試驗的客製化設計,對新藥安全評估和審查是一個新挑戰(衛生福利部,2014)。目前生物藥品安全性評估的基本作法是:當生物藥品具有試驗動物的物種特異性考量時,應選擇相關動物物種來進行毒性試驗,而所謂相關動物物種,係指試驗藥品在此動物物種上的受體或抗原,能產生藥效活性。在沒有相關動物物種可供試驗時,可考慮使用表達人源受體的基因轉殖動物模型,確保試驗藥品與人源受體的作用,與人體預期生理結果相似,或使用與試驗動物同源的替代物做測試。

4. 描述性毒理與機制性毒理逐漸整合成為藥物管理毒理的參考與依據

「不良反應途徑(Adverse Outcome Pathways, AOPs)」概念的出現,將毒物(藥物)導致不良反應的生物事件,從分子到細胞、組織、器官、個體,甚至於到環境生態,以生物標誌把現有知識用線性方式,將兩點之間單個或多個因果關係的關鍵事件予以連結,嘗試將這些關鍵事件的發生途徑,由分子到最終途徑的不良結果,以找出其因果關係,以作為管理毒理學政策參考或風險評估相關的生物組織層次上的關聯性(Villeneuve et al., 2014)。

大量新知識與新技術的應用將使藥物毒理學研究更能準確預測藥物對人體的毒性作用,藥物的毒性評價也將從目前的動物試驗為主的模式逐步發展到以體外細胞、分子層次的標的毒性測試,其大前提是這些新的替代試驗與人體的毒性作用必須是相吻合的。

伍、結語

藥物毒理學是藥學與毒理學的交集介面,旨在研究藥物對生體的不良反應(Adverse Effects)及機制,並預防其危害。本章由其定義與範圍、發展過程與趨勢,希望能讓讀者得知學習藥物毒理學的目的與用途,同時了解藥物安全在藥物開發與臨床應用上的重要性。

參考文獻

李志恒、游雯淨（2007）。美國藥物食品管理百年史的啟示與省思——藥物安全問題探討。**醫藥新聞，3072**，7-10。

李志恒、劉興華、王家琪（2014）。我國毒理學家認證制度建制與推動。**藥學雜誌，30**（3），15-21。

社團法人台灣毒物學學會（2024）。學會簡介。**台灣毒物學學會官方網站**。https://www.twtoxicology.org.tw/taiwansocietytoxicology/%E5%AD%B8%E6%9C%83%E7%B0%A1%E4%BB%8B/

衛生福利部（2014年4月23日修訂）。**藥品非臨床試驗安全性規範**（第五版）。

韓峰、何俏軍、郝麗英（主編）（2022）。總論，載於**藥物毒理學（第五版）**。人民衛生出版社。

羅時成（1996）。臺灣蛇毒研究百年傳奇。載於楊玉齡、羅時成（主編），**臺灣蛇毒傳奇：臺灣科學史上輝煌的一頁**（頁18-19）。天下文化。

Fornasier, G., Francescon, S., Leone, R., & Baldo, P. (2018). A historical overview over Pharmacovigilance. *International Journal of Clinical Pharmacy, 40*, 744-747.

Meadows, M. (2006). *Promoting Safe and Effective Drugs for 100 Years*. FDA Consumer magazine The Centennial Edition/January-February 2006.

Marron, K. (2008). Toxicity testing: The next generation. *Lab Anim, 37*, 144. https://doi.org/10.1038/laban0408-144b

Reddy, N., Lynch, B., Gujral, J., & Karnik, K. (2023) Alternatives to animal testing in toxicity testing: Current status and future perspectives in food safety assessments. *Food and Chemical Toxicology, 179*, 113944. https://doi.org/10.1016/j.fct.2023.113944. Epub 2023 Jul 14. PMID: 37453475.

Rehman, W., Arfons, L. M., & Lazarus, H. M. (2011). The rise, fall and subsequent triumph of thalidomide: Lessons learned in drug development. *Ther Adv Hematol, 2*(5), 291-308. https://doi.org/10.1177/2040620711413165

Toxicology (2023, June 17). In *Wikipedia*. https://en.wikipedia.org/wiki/Toxicology

Tu, A. T. (2005). Snake venom symposium in honor of professor C.Y. Lee lecture by A.T. Tu on October 31, 2003: Snake venom research in Taiwan before 1945 (during Japanese colonial days). *Toxin Reviews, 24*(1), 1-13. https://doi.org/10.1081/TXR-200046207

Van Norman, G. A. (2019). Limitations of animal studies for predicting toxicity in clinical trials: Is it time to rethink our current approach? *JACC Basic Transl Sci. 4*(7), 845-854. https://doi.org/10.1016/j.jacbts.2019.10.008

Villeneuve, D. L., Crump, D., Garcia-Reyero, N., Hecker, M., Hutchinson, T. H., LaLone, C. A., Landesmann, B., Lettieri, T., Munn, S., Nepelska, M., Ottinger, M. A., Vergauwen, L., & Whelan, M. (2014). Adverse outcome pathway (AOP) development I: Strategies and principles. *Toxicological Sciences, 142*(2), 312-320.

Wexler, P. (2015). History of toxicology and environmental health. *Toxicology in Antiquity*, Volume II. Academic Press, 2015.

Wexler, P., & Hayes, A. N. (2019). Chapter 1. The evolving journey of toxicology: A historical glmpse. In C. D. Klaassen (Ed.), *Casarett and Doull's Toxicology* (9nd ed.). McGraw-Hill.

Ch.02
毒理動力學

作者｜林英琦　陳巧文

摘　要

　　毒理動力學（Toxicokinetics, TK）係研究生物體對毒性物質的處理過程，包括其吸收、分布、代謝、排泄（ADME）。在動物毒性試驗中，毒理動力學評估動物全身性暴露量（Systemic Exposure）及重覆投予藥物或化學品後的暴露量變化，瞭解劑量與暴露量的關係，進而協助（1）毒性試驗結果的解讀，（2）藥物安全係數之評估及（3）臨床安全性試驗之設計。藥品和／或化學品在毒性劑量下，在生物體內的吸收、分布、代謝、排除可能會受到生理機制的影響而與一般藥物動力學不同。毒理動力學透過藥物或化學品在動物毒性試驗中，在不同劑量下的全身暴露程度和時間的關係，建立暴露量與毒性反應的相關性，並利用數學模型，運算動物試驗得到的參數，作為預測及評估藥物或化學品在人體可能產生毒性的風險和預估其安全範圍（Safety Margin）。本章節主要討論的是：影響毒理動力學的因子及毒理動力學試驗設計的考量及其應用。

關鍵字：清除率、半衰期、分布體積、生體可用率、穩定狀態、毒理動力學、藥物動力學、轉運蛋白

壹、前言

毒理動力學（Toxicokinetics, TK）是指生物體對毒性物質的處理過程，依照美國環保署的定義，係描述生物系統在暴露於毒物後，毒物的吸收、分布、代謝、排除（ADME）的研究（U.S. Environmental Protection Agency [USEPA], 2023）。以藥物而言，其毒性反應取決藥物的特性及接觸或攝入藥品後，在生物體內的**吸收、分布、代謝、排除**等過程。藥物動力學（Pharmacokinetics, PK）主要在研究藥物在藥理活性範圍內於體內的動態變化，而毒理動力學則是專在研究藥物在**有毒劑量**下於體內的動態變化，藉由了解毒性物質在生物體內經過吸收、分布、代謝、排除的過程與發生毒性和不良反應的關係，做為藥物和／或有毒物質安全性評估的依據。

藥物過量（Overdose）可能會使生物體產生一些反應，而使毒理動力學產生的數據與藥物動力學不同，例如宿主中毒後可能會出現嘔吐或腹瀉影響了藥物的吸收，藥物過量時也可能會造成代謝酵素或轉運蛋白（Transporter）的能力飽和，而干擾到藥物的代謝和排除，進而延長了藥物的半衰期及減少清除率（Clearance）。

毒理動力學受到藥物特性、投予方式及劑型、生物體的生理及解剖學差異等因子影響。毒理動力學評估群體反應的精準性，會因個人的年齡、性別、肥胖及基因型等因子，及肝腎功能或血液灌流等面相而被影響。然而，儘管有這些預測上的限制，毒理動力學原則上可以幫助我們預測藥物或化學品可能出現毒性的劑量，可能出現毒性的時間和時間長短，以及血漿濃度與毒性的關係，亦可能幫助評估解毒劑和解毒方式的適當性。

房室（Compartment）模型和生理藥動（Physiological Based Pharmacokinetics, PBPK）模型是為描述和預測身體中藥物的吸收、分布、代謝和排除等作用下藥物濃度變化而被發展出來的數學模型。這些 PK 模型可進一步與藥效或毒性反應聯結成為 PK/PD 或 PK/Tox 模型，以用於解釋動物毒性試驗的結果的解讀與臨床安全性發現的相關性，或是在臨床試驗中推算合適的劑量與投藥頻率。

本章主要目標為介紹毒理動力學的重要概念，包括如何透過動物毒性實驗的劑量設計，測量動物體內實際暴露濃度，解釋藥物出現毒性與暴露濃度的關係，提供臨床試驗安全性的把關及毒性與暴露濃度的定量依據。讀者可能需要有基本藥物動力學基礎才能適當理解本章節內容。

貳、藥物體內藥動過程與毒性

藥物需要經過吸收、分布、代謝、排除過程產生藥理及毒理作用。從接觸或攝入部位進入血液的過程為吸收，由血液傳送到全身組織細胞為分布，在代謝組織（主要是肝及腎

臟）細胞內經由酵素類催化發生結構與性質改變的過程稱為代謝，最後藥物及其代謝產物離開生物體的過程為排除。透過了解藥物被吸收的程度，存留於何種組織器官，停留的時間長短，代謝轉化產物的性質，以及由體液排除的速度和途徑等特性，可以預測藥物對於人體可能產生的副作用或毒性。

一、吸收

　　吸收是藥物穿過細胞膜到達血液的過程。吸收的速率和程度受到劑量、暴露途徑、以及藥物的理化特質和劑型等因子影響。吸收的主要途徑包含腸胃道（口服）、呼吸道（吸入）和皮膚（接觸）。在毒性試驗中也可能也會以注射方式，如腹腔、肌肉、皮下注射給藥，其給藥方式最好要與臨床投藥途徑一致。不同的吸收途徑會影響藥物進入血中的速度和濃度（圖2-1）。以下依主要的吸收器官特性分別作介紹。

（一）經腸胃道投予

　　口服是藥物主要的投予途徑。被動擴散（經由濃度差）為藥物最基本及最主要的吸收模式，通過消化道黏膜上皮層到達黏膜的血液。從口腔到直腸的各個部位都可吸收外源化學物質，其中脂溶性大、解離度小、不帶電的小分子藥物相對容易被吸收，而胃及小腸因為生理結構的關係是腸胃道主要吸收的器官。

　　弱酸性的物質在胃部多以未解離的方式存在，因此容易在胃部吸收，而小腸內酸鹼趨於中性，弱有機鹼的物質會多呈現非解離狀態而容易吸收，弱酸的物質則相對吸收較差。由於小腸的皺褶和絨毛構造提供了極大的表面積，所以仍為所有弱酸鹼物質的主要吸收器官。小腸中也有許多特化的轉運蛋白（Transporter），可以加速或是主動運輸特定物質，進而影響吸收的速度。

　　除了藥物本身的理化特質外，增強胃腸蠕動會影響藥物滯留時間而使吸收減少，胃腸道內其他食物的質和量也會影響藥物吸收，例如食物中蛋白質吸附藥物會減緩吸收，油脂可增加脂溶性高的藥物吸收，鈣、鎂、鋁與磷酸鹽或草酸鹽等可能與藥物結合降低溶解度而影響吸收，而重金屬與蛋白質結合會形成不溶沉澱物等。經由腸胃吸收的藥物會進入門脈循環，先通過肝臟後才循環全身，在肝臟中代謝和透過膽汁排除，也可能會降低吸收。

　　進行毒性試驗時因給予高劑量的藥物，可能受限於腸胃道溶解度或是對腸胃道產生毒性影響而降低腸胃道吸收的效率。另外高劑量藥物也可能造成代謝飽和而提高了生體可用率。腸胃道結構、pH、菌相種類和分布可能會造成物種間對於藥物的吸收產生差異外，其他生理特性差異也可能會對吸收造成影響，例：紅海蔥（Red Squill）具心臟毒性，因為對人類有催吐作用，會降低其吸收，而老鼠沒有嘔吐機制，所以容易中毒，可作為殺鼠劑（Tuncok et al., 1995）。

（二）經呼吸道投予

肺是呼吸道中的主要吸收器官。呼吸道的吸收主要是經被動擴散，透過肺泡進入血液，肺泡上皮細胞層薄且血管豐富，所以氣體、小顆粒氣溶膠和脂和／或水分配係數高的物質可在肺部吸收，其吸收速度受到肺泡和血液中物質的濃度差和血和／或氣分配係數的影響。

吸入性藥品在呼吸道沉降位置很關鍵，受到粒徑大小、呼吸道解剖結構和呼吸型態影響。由於毒性反應通常是受到毒性物質局部濃度的影響，臨床前試驗比較藥品在不同生物體呼吸道沉降的位置對解釋毒理試驗結果很重要。

水溶性高的氣體物質由於通過呼吸道時即會溶於呼吸道分泌物，主要會在上呼吸道滯留，進而被這些黏膜細胞吸收。如果吸入噴霧性的藥品，其水溶性高並具有刺激性，主要產生的毒性反應不會在肺部，而可能是造成上呼吸道的刺激性。粉狀和氣膠（Aerosol）溶液進入呼吸道時，會在氣管道表面附著，粒徑大者會附著於上呼吸道，隨著顆粒的變小，漸漸深入呼吸道。前者可能被嚥下，經由食道進入腸胃道，後者則經由黏液和纖毛向上推送到喉部被清除，氣膠的粒徑要夠小，大約在1-5μm才會深入到肺部，透過肺泡被吸收。大分子由於幾乎不可能經由黏膜吸收（除非會和特定的受體結合），因此能夠抵達肺泡的大分子藥品才會被吸收。在人類顆粒粒徑2-4μm較易進入肺部。齧齒類動物肺部沉降（Pulmonary deposition）顯著比人低，而狗與猴子相對較相似於人類（Wolff, 2021）。

鼻噴劑如用來控制過敏和鼻塞的類固醇或抗組織胺藥品，在投予後可以快速的達到局部緩解且降低全身性的副作用，但高濃度的局部濃度也可能造成局部不良反應如局部黏膜受損，而類固醇的主要毒性是來自長期且全身性的暴露。鼻腔投予的藥品也可以設計是透過鼻黏膜吸收快速傳遞到中樞達到藥效或是全身吸收，例如：止痛劑和麻醉劑，經由鼻腔投予，可以達到與靜脈注射（IV）類似的快速藥效（Keller et al., 2022）。

（三）經皮膚投予

皮膚一般來說不具有高通透性，為外來物質吸收之屏障。大部分皮膚用藥目標是局部作用，然而也有不少藥品設計是通過皮膚吸收達到全身作用，可以透過傳輸劑型的設計調控藥物穿透皮膚的程度。被動擴散是經皮吸收的主要途徑。透過汗腺、皮脂腺和毛囊等也可能繞過表皮屏障進入真皮。一般來說，透過擴散吸收的物質，皮膚的吸收量與脂溶性成正比，與分子量呈反比。皮膚的角質層的厚度和完整性扮演重要的阻隔作用。不同物種動物皮膚通透性不同，豬的皮膚通透性與人最接近，因此豬常被作為皮膚用藥所使用的皮膚毒性測試物種（Magnusson et al., 2001）。

一般來說，藥物吸收速率越慢，其到達最高濃度（Cmax）的時間會越長，因為在吸收的同時，代謝和排除也同時在進行，因此最高濃度會降低，整體從身體中排除的時間也會拉長。這樣的動力學差異會影響到毒性大小以及藥效和／或毒性發生的時間及樣態。

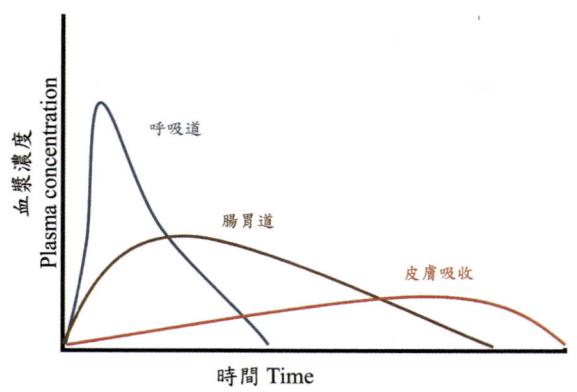

圖2-1　藥物經不同吸收途徑在體內的血中濃度隨時間的動態變化過程
來源：Jeebhay與Myers（2014）。

二、分布

　　分布為藥物進入體循環後隨著血液傳送至體內各個可到的器官及組織的過程。藥物在體內的分布速率取決於藥物與蛋白質的結合性和程度、藥物的濃度、器官的血流量及體內特化的屏障等因素。

　　分布體積（Volume of Distribution, Vd）是指體內藥物總量平衡後，以給予的劑量除以測得的血漿藥物濃度計算所得的體積，此為理論上藥物均勻分布體內時所占有的體液容積。體積越大表示組織分布越廣，造成血液中濃度相對低。脂溶性高的藥物由於儲存在脂肪細胞內，Vd也會很高；相對來說，如果藥物在體內分布體積小，藥品相對多停留在血液中。Vd有助預測藥物不同劑量下最高血中濃度，計算生物體總暴露量來確認和投予劑量的差別，及評估在中毒情形下是否需要全身性毒素移除的策略。

　　藥物吸收進入循環後會與血漿蛋白結合，這種結合式是可逆性的，並具有飽和性、選擇性和競爭性。藥物的血漿蛋白結合量受藥物濃度、血漿蛋白的質與量及解離常數（k_D）影響而不同。由於毒物和血漿蛋白結合形成的分子較大不易進入器官，僅游離態（Free-form）的藥物會透過微血管進入到組織內而顯示毒性。因此血漿蛋白過少（如肝硬化）的情形，增加游離態的藥物的濃度，以致增高身體出現毒性的風險。兩個藥物可能會競爭同一血漿蛋白結合點而產生置換現象，影響藥物動力學。

　　藥物可能與一些特定器官有較高的親和性。例如肝腎與藥物的親和力高，有利於藥物的排除，也容易因此讓肝腎局部濃度高而造成器官毒性。然而，與藥物有高親和力的器官或組織可能不一定是毒性標的器官（Target organ）而僅是儲存庫（Reservoir）。例如，鉛在成人有90%以上儲存在骨骼，但是對於腎、中樞及周邊神經和造血系統有選擇性的毒性，對骨骼毒性較低；脂溶性高的有毒物質由於進入人體內後多儲存於脂肪組織不易被排

除，但由於脂肪組織非毒性物質標的器官所以也不顯示毒性。若是脂肪儲存達到飽和或是被消耗時（例如快速減肥），血液中游離態藥物可能會升高而產生毒性。

藥物在儲存庫與血液的游離態存在平衡狀態，當體內游離態的一部分被排除後，會再由儲存庫游離出來進入血液，使藥物在生物體內的半衰期（藥物在血漿中最高濃度降低一半所需的時間）延長。因此在評估藥物毒性時，不能僅簡單地考慮藥物分布的體液區域和比例，也要考量藥物與細胞組織特殊的親和力和其儲存組織。

體內也存在一些屏障讓藥物分布不平均，例如血腦障壁（Blood-brain barrier）和胎盤。血腦障壁是保護腦部不受血液循環中有毒物質傷害的天然屏障。新生兒血腦屏障還沒有完全形成，所以新生兒的腦容易受到外源的化學品所影響。胎盤除在母體與胎兒之間負責進行營養物質的交換外，也扮演著保護胎兒的重要任務。大部分外來物質通過胎盤的機制是簡單擴散，而胚胎發育所必需的營養物質則透過主動運輸進入胚胎。非離子型、脂溶性高和分子量小的物質相對容易通過胎盤屏障。用來治療和預防血栓的肝素（Heparin）就因為分子量大，不穿透胎盤影響胎兒而為孕期治療首選（Zullino et al., 2022）。

三、代謝

代謝是指藥物在體內轉化形成衍生物或分解的過程。一般來說，藥物經代謝轉化後，極性會增強，增加水溶性而可更容易經腎臟排除。代謝也可能產生具有活性或毒性的代謝物。代謝酵素的抑制會造成藥物濃度增高，而造成毒性增強，因此藥物對代謝酵素的抑制或誘發，在藥物與藥物的相互作用（Drug-Drug Interaction, DDI）的研究中，是非常重要的資訊。高劑量的藥品可能會飽和代謝酵素而使藥品在體內的時間（半衰期）拉長。嬰幼兒因為酵素系統尚未成熟，也可能延遲了藥物代謝而造成因劑量過高產生毒性，因此嬰幼兒的用藥劑量要調整並且降低。

藥物代謝可分為第一階段（或稱第一相，Phase I），包括氧化反應、還原反應，和水解反應；及第二階段（相），主要為結合反應（Conjugation），使第一階段的代謝產物再與體內內源性分子或基團結合而產生水溶性共軛化合物。CYP450，屬於 Phase I 氧化性酵素，為代謝最重要的酵素群之一，其活性受到基因型調控。藥物的生物轉化過程還會受很多因素的影響，如生物體的種類、性別、年齡，代謝酵素的類型和活性變化。對於會產生活性代謝物或是代謝後才有活性的前驅藥品（Prodrugs）來說，了解代謝物的毒理動力學也很重要。鎮痛解熱藥物乙醯胺酚（Acetaminophen）服用過量產生的毒性主要是因由肝臟代謝產生有毒代謝物造成。可待因（Codeine）CYP2D6 快速代謝者可能因為可待因快速轉換成活性成分嗎啡（Morphine）而增加了中毒的風險（Gasche et al., 2004）。

四、排除

　　排除是指藥物以原型或其代謝物型態經過排除器官排出體外的過程，也是決定體內外源化學品濃度變化速度的因素之一。藥物的排除途徑主要有經腎排到尿、經肝的膽汁排到糞便、經肺呼吸排除（氣態物質）三大主要路徑。皮膚（汗、皮脂分泌）、乳汁、唾液、淚液等也可能有藥物排除的功能，但不是藥物排除的主要路徑，然而，藥物排除到乳汁雖然比例很低，但可能會透過哺乳造成嬰幼兒的暴露，因此需要偵測乳汁中藥物的濃度。

　　腎是最重要的排除器官，腎主要的排除機制包括腎小球過濾、腎小管分泌和再吸收。與血漿蛋白結合的藥物因相對分子量過大（超過 MW 60 kDa），不易通過腎小球濾過膜，因此只有游離態的藥物會被排除。一些藥物會經過再吸收回收回血液中。影響藥物的腎排除因素，除了外源化學物質及其代謝產物的脂溶性、與血漿蛋白結合率及解離常數外，腎的清除力、尿液 pH 及尿量等也都會影響到藥物排除。高劑量的藥物有可能改變腎排除的效率最終導致身體清除藥物的能力改變。

　　被分泌到膽汁內的藥物及其代謝物則經由膽管進入腸道，然後隨糞便排除出體外。藥物也可能在小腸中（重新）被吸收，經門靜脈系統返回肝，再隨同膽汁排除，這是所謂的腸肝循環。腸肝循環可使一些化學物被重新利用，也可能使藥物在體內的停留時間延長。幼兒的膽汁排除功能與腎排除功能都尚未發育成熟，對有毒物質的排除能力較低。

　　整體而言，藥物進入體內是否產生毒性作用及其毒性反應的嚴重性，主要取決於藥品自身的理化特性、藥物到標靶器官的量和滯留時間、人體對藥物的代謝排除速率、標的器官對藥物的易感性及標的器官對於毒性的修復及代償能力。

參、毒理動力學研究內容

　　毒理動力學的研究是藉由受試動物的動力學參數，解釋藥物在動物毒性試驗結果和預測人體安全性。非房室模型分析（Non-compartment analysis）為分析藥物和其代謝物的血漿（或血液中）時間濃度相關資料，找出可描述血中藥物濃度與時間關係 [C(t)] 的參數，來解釋藥物在有機體內的暴露情形。常使用的參數包括：最高血中濃度（Cmax）、分布體積（Vd）、半衰期（T1/2，血中濃度變為一半的時間）、血中濃度—時間曲線下的面積（Area Under the Curve, AUC，是血漿濃度隨時間變化的積分值，相當於暴露量）、清除率（Clearance, Cl，定量每單位時間從身體裡清除藥品的體積，單位多為 mL/min）。清除率是肝清除率加上腎清除率及其他器官清除率的總合。對有些化學品來說，量測未與蛋白質結合的濃度（游離態）可能比量測總濃度更適當。

生體可用率（Bioavailability，F%）是指吸收進全身血液循環之速率。以口服身體可用率為例，受到腸胃道吸收能力、腸黏膜內代謝、經被肝臟和膽汁排除程度的影響。

$$F=AUCpo \times Div/AUCiv \times D\,po$$
PO 為口服；IV 為靜脈注射；AUC 為血中濃度與時間曲線下面積；D 為劑量

藥物代謝或排除越快，在體內存留時間會越短，其半衰期會越短。半衰期（T1/2）受清除率（CL）和分布體積（Vd）影響，不是一個獨立的毒理動力學參數。例如脂溶性高的毒性物質儲存於脂肪組織時，Vd 會變大，半衰期也會顯著延長。

$$CL \propto (Vd)/(T1/2)$$

當高濃度藥物與血漿中蛋白結合飽和或排除機制飽和，較多的游離態藥物會分布在血管外而使 Vd 上升；相反的，若是組織內蛋白質結合飽和而使藥品再分布回血漿，Vd 也因此會下降。當藥物代謝酵素被飽和，整體清除率會下降，這些改變會影響藥物的半衰期。當血漿蛋白結合飽和後或排除機制飽和後，Vd 會與劑量有相關性。當組織蛋白結合飽和時，Vd 會隨劑量上升而下降。藥品可能會再回到血漿，而使代謝酵素飽和。

一般來說血中藥物清除速率（Elimination rate）是依照藥物血中濃度呈比例變化，稱為一級（First order）或是線性（Linear）反應。在一級清除速率過程中，藥物的半衰期與劑量無關，也與給藥途徑無關。劑量每增加一倍，其排除時間延長一個半衰期。經過 4 個半衰期後，可清除藥物總量的 90% 以上，經過 7 個半衰期後，可清除藥物總量的 99% 以上。若血中藥物按恆定清除速率（Constant elimination rate）進行清除時，清除速率與血中濃度高低則無關，因為在單位時間內清除藥量都相同，這種現象屬於 0 級動力學。當體內藥物蓄積過多或劑量過大，載體媒介的轉化過程或酵素催化的反應均達到飽和，此時生物體只能以最大能力將體內藥物清除，就會觀察到 0 級動力學。觀察到 0 級動力學的情況在藥物毒理學領域尤其重要。在 0 級動力學狀態下，藥物血漿半衰期（T1/2）會隨起始濃度下降而縮短，直到體內藥物濃度低於飽和濃度以下，藥物的清除才又會回到一級動力學（圖 2-2）。

重複劑量試驗給藥間隔若低於該藥品的半衰期，每次給藥後會出現一次波峰濃度，接下來下降至波谷濃度，在 4-5 個半衰期後，血漿中的藥物濃度就會達到穩定狀態（Steady State, SS），之後在相同間隔再重複給予相同的劑量，血漿中藥物濃度將不再增加。另一方面，在非線性動力學情形下，劑量增加會使穩態血藥濃度（Css）增加，並超過按比例的增加量，因而造成毒性增強。

數學模型的建立是要輔助解釋和外推觀察到的血中濃度數據，協助設定安全範圍（Safety margin）來進行風險評估。經典的模型為房室模型，是把整個身體分做一個或多個均勻分布的腔室，以速率的角度出發，目標是建立數學模型協助評估及模擬人體的藥

物動力。生理模型則為房室模型的延伸，考量生理器官組織的特性和生物流程（Biologic process）。生理模型可透過改變一些生理參數（Physiologic parameter）來預測不同組織濃度的變化，有助於將動物試驗的數據外推到人體，但也將數學模型的複雜度提高很多。

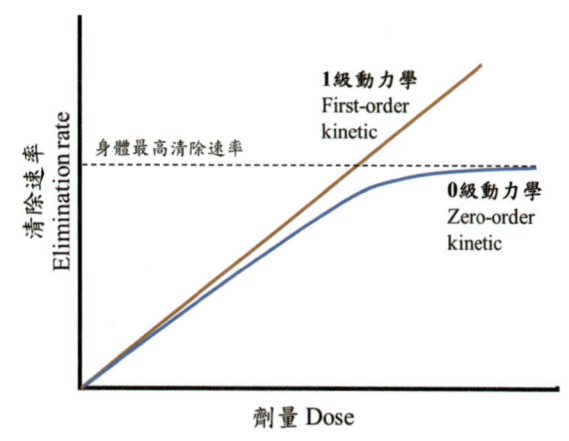

圖 2-2　清除速率與劑量的關係──一級動力學和達到飽和後 0 級動力學
來源：Simon（2024）。

一、房室模型

身體可被當作是一室（One compartment）或是多室（Multiple compartments）的狀態來描述並解釋藥物的濃度變化。房室概念與解剖學上的組織器官無關，是將藥物傳遞速率相近的組織器官都當作一個房室。藥物進入房室後當作是快速均勻分布於房室，接著以原型或代謝產物的形式離開房室。符合一室模型的藥物，其血漿藥物濃度在每個單位時間隨著常數值降低（消除速率常數 Kel），血漿中半對數（Log）濃與時間為直線關係，藥物的半衰期固定，不受劑量大小影響。在二室模型中有中央室及周邊室，根據血流供給，體內的器官可大致分為高灌流（Highly-perfused）和低灌流（Poorly-perfused）兩類。高灌流器官包括肝、心、肺、腎、腦、睪丸等；低灌流器官包括皮膚和皮下組織，以及休息中的肌肉等。二室模型是模擬藥物進入體內後，除了較快速率分布到中央室（高血液灌流器官）外，也有以較慢速度分布到周邊室（例如骨、脂肪等需要較久才能達到平衡的低灌流組織，或低灌流器官），因此在半對數濃度與時間關係會觀察到兩種不同的斜率（分布期及排除期，圖 2-3）。

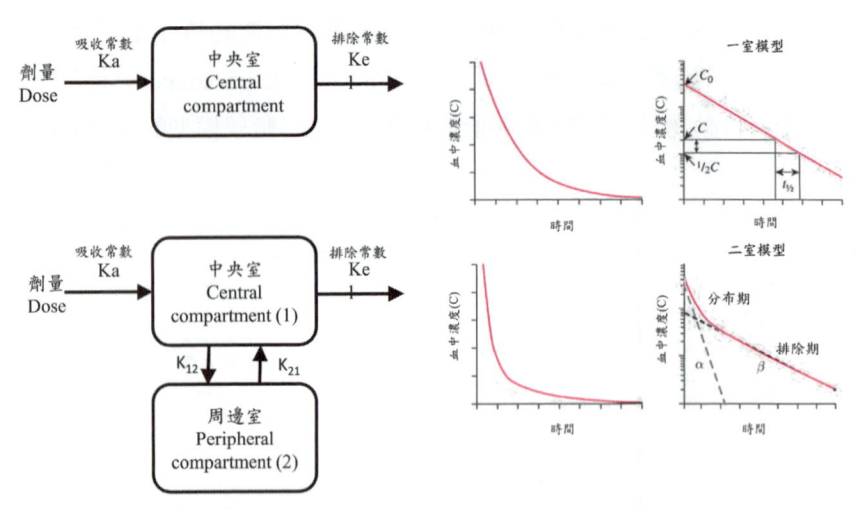

圖2-3　一室和二室模型和相對應的血中濃度變化
說明：一室模型只含中央室；二室模型包含中央室及周邊室。
來源：參考自 Curtis（2019）。

二、生理藥動模型

　　生理藥動模型（PBPK），是基於生理、族群和藥物特性等相互作用，考量藥物於體內的 ADME，模擬生物體內各器官組織及血液中濃度隨時間變化的數學模型，可用來描述藥物動力學和／或藥效學之表現。每一個房室代表一種特殊的器官或組織（房室內仍當作是立即均勻分布），在實際血流速度和分配係數關係下，模擬藥物在體內達到平衡的狀態。生理藥動模型需要有些從動物試驗得到的生理參數，例如動物的組織體積、血流速度、心輸出量、藥物和組織的結合率等（表2-1）。和僅是抽象的數學概念的經典房室模型相比，生理藥動模型導入了生理參數，使用可獲得的數據來進行優化後，可以去模擬出不同投藥模式及條件、種屬、疾病、特殊族群和同時使用代謝酵素抑制劑情形下的生理變化對該藥物藥理或毒理動力學的影響。這樣的模型在計算上就增加了很多的複雜度，但也會受很多不能量測的生理參數影響而有誤差。

　　生理藥動模型模型預測可應用於特定臨床藥理學研究是否進行、何時進行與如何進行等決策，並支持仿單中的建議劑量，如以定性與定量方式預測藥物交互作用（Drug-Drug Interaction, DDI）及特殊族群的藥量，例如兒科，和首次人體（First-in-human）試驗中的起始劑量選擇。在模型開發過程中需要進行靈敏度分析（Sensitivity Analysis）以確認模型的穩健性（Robustness）。應注意使用常見之房室模型或是生理藥動模型推算劑量或投藥頻率的預設前提為線性（一級）動力學，然而在毒理試驗給予高劑量藥物的情況下，可能藥物的代謝已呈非線性動力學。對於非線性動力學的狀態應佐以合適的模組來修正模型。

表2-1　生理藥動模型中小鼠、大鼠與人的生理參數

生理參數	小鼠	大鼠	人
體重（kg）	0.025	0.25	70
組織體積（占體重比例）			
肝	0.055	0.04	0.026
脂肪	0.1	0.07	0.190
器官	0.05	0.05	0.05
肌肉和皮膚	0.7	0.75	0.62
心輸出量（L/min）	0.017	0.083	6.2
組織灌流（占心輸出量的比例）			
肝	0.25	0.25	0.26
脂肪	0.09	0.09	0.05
器官	0.51	0.51	0.44
肌肉和皮膚	0.15	0.15	0.25
換氣量（L/min）	0.037	0.174	7.5
肺泡體積（L/min）	0.025	0.117	5

來源：參考自 Travis 與 Hattemer-Frey（1991）。

肆、毒理動力學試驗設計

　　毒理動力學試驗設計主要是參考 ICH S3A 規範。藥物的研究及開發是一個動態的過程，毒理動力學研究設計的部分是包含在動物毒性試驗內，依照試驗給藥方式及試驗長短設計採樣時間，進而分析評估劑量與暴露量的相關性、動物公母暴露量的差異性及重覆投藥後暴露量是否會累積或遞減。根據各劑量測試的重覆劑量毒性結果，確定安全劑量及相對的藥物體內暴露量，作為風險和安全評估的資訊。

　　在動物毒性試驗中為取得可應於毒理動力學研究的資料，試驗設計應充分考慮以下因素：

一、適當物種的選擇

　　在毒性試驗中，選擇動物物種時，應優先考慮該動物的藥理動力學特性與人體具相似性，包括在生物體內的轉化以及藥物的吸收和／或代謝。物種的選擇常依據在人與物種的藥物代謝物比較，及在增加劑量下藥物血中濃度呈線性或非線性增加。由於多數的藥物會希望發展為口服藥物，所以需盡可能的選取口服生體可用率高的物種，以免無法測試到足夠的暴露量，而無法作為風險評估的基礎。

二、採樣時間的設計

　　毒理動力試驗中,採血時間越密集越能完整呈現藥物在體內的暴露量(AUC),但頻繁採血對受試動物造成生理壓力,而且採血總量受到動物的體型和／或體重所限制,通常在兩者間要取捨考量。應顧及的重點在採樣時間需有效涵蓋體內藥物相對高濃度的時期以及藥物的分布和／或排除相(Distribution phase/elimination phase)變化,以避免AUC誤差過大。因此IV投藥後應立即進行密集的採血、而血管外給藥(如口服、吸入、或經皮吸收)則在預期的Cmax時間安排採血。一般採血時程長度,小分子藥物為24或48小時,生物製劑(例如抗體)則是幾週,與藥物的半衰期有關,可以依藥物的排除快慢等因素作調整。

三、產生足夠的暴露的劑量

　　毒性試驗的劑量範圍取決於在受試物種,經重覆投予藥物後,藥物被吸收的程度以及產生毒性反應的嚴重性。毒性試驗是為了解毒性變化及受影響的組織和／或器官,同時測定無毒性顯示之劑量。試驗包括對照組及3個劑量,高劑量(足以產生毒性但不造成死亡)、中間劑量(足以引起最低毒性作用)、低劑量(不會引起毒性之劑量)、試驗動物的暴露量應超過病人身上預計的最大暴露量,以提供安全範圍(Safety margin)。劑量範圍要確定有足夠的區別,避免因動物的差異性造成濃度曲線在各劑量有重疊現象,而無法明確區分有毒劑量及相對的藥物暴露量。原則上劑量範圍可以為最低劑量的1、3、10倍。在選擇最高劑量時,要先瞭解依劑量增高時是否藥物暴露量能夠相對增加,若是藥物動力試驗結果顯示不論如何增加劑量,藥物暴露量無法增加或是已達飽和,在此情況,則以可產生最高暴露量的最低劑量作為最高的劑量的選擇。

　　以某小分子抗腫瘤口服藥物開發為例,此藥物在小鼠藥理測試之有效劑量為10 mg/kg/day,其在小鼠有效濃度為 AUC 1,705 ng×hr/mL。在大鼠28天重覆劑量毒性試驗中,觀察到藥物的暴露量(AUC)依劑量增加呈非線性增加,特別是在雌鼠。毒性與暴露量有相關性,在高劑量雌鼠出現嚴重毒性,需提早安樂死。中劑量是屬於最高安全劑量,在平均 AUC 13,794(ng×hr/mL)下,動物沒有不良反應。根據大鼠28天毒性試驗結果所提供的安全範圍(Safety margin)為13,794(安全劑量 AUC)/1,705(有效濃度 AUC),大約8倍(表2-2)。

表2-2　大鼠28天重複劑量試驗

劑量（mg/kg/day）	第28天 AUC（ng×hr/mL），雄性	第28天 AUC（ng×hr/mL），雌性	試驗結果
10	3,015	4,519	無觀察到不良反應
30	11,842	15,746	無觀察到不良反應的最大劑量
100	53,917	82,972	10隻雌鼠有1隻出現嚴重毒性，需提早安樂死

來源：作者製表。

　　而此藥品在狗28天重複給藥試驗觀察到隨著藥物劑量提高，暴露量（AUC）沒有呈現線性增加，顯示在高濃度的部分暴露量出現飽和。在此試驗中，毒性的嚴重性與藥物劑量及暴露量（AUC）有相關性。在平均AUC 4,165（ng×hr/mL）下，動物沒有顯現明顯毒性，因此低劑量被認為是安全劑量。根據狗28天毒性試驗結果所提供藥物狗的安全範圍（Safety margin）為4,165（安全劑量AUC）/1,705（有效濃度AUC），大約2.5倍（表2-3）。

表2-3　狗28天重複劑量試驗

劑量（mg/kg/day）	第28天 AUC（ng×hr/mL），雄性	第28天 AUC（ng×hr/mL），雌性	試驗結果
25	4,430	3,900	肝功能指數：AST和ALT增加鏡檢無肝臟變化
75	6,900	6,500	輕微至中度肝臟壞死
150	9,500	8,700	嚴重肝臟壞死

來源：作者製表。

四、暴露量解讀的複雜因子

　　毒理動力學試驗的數據可以幫助解讀動物毒性結果和比較與人類暴露。有些因素需要被考量，例如：在種屬蛋白質結合、組織吸收度、受體特性和代謝能力的差異。一般在毒理動力學所測到的血中總藥物濃度包括蛋白質結合態（Protein bound）及游離態（Unbound）。高度蛋白質結合的物質可能比較適合以游離態的濃度進行評估，因為只有游離態的藥品才會被代謝和分布到標的器官產生活性。另外，代謝物的藥理活性、毒性和生物製劑的免疫原性（Immunogenicity）等因素都可能會讓毒理動力學動物試驗暴露數據解讀變複雜。此外，儘管僅測到非常低的血漿濃度，特定器官仍可能出現高濃度的藥品和／或其代謝物。

五、投予途徑

在毒理動力學的策略中，以不同途徑投予，例如口服、吸入、局部投予、或注射投予，其給藥途徑應該要根據藥物在臨床上預計投予路徑及適應症設計。

藥物投予的途徑與劑型會影響吸收的速率與效率，也會影響系統暴露量（AUC 和 Cmax）、半衰期及清除率。要是新的給藥途徑有增加 AUC、Cmax 和／或改變代謝途徑，應該持續的從動物毒理和動力學資料評估新途徑給藥的系統暴露量及安全性。

六、確定代謝物

毒理動力學主要的目的為探討投予的藥物後在不同品系的系統暴露量。然而在某些情形下，測量並建立代謝物的毒理動力學也是必要的：對於前驅藥（Prodrug）其代謝物為主要的活性成分；當藥物被代謝成一或多個具有藥理或毒理活性的代謝物時，代謝物要被偵測暴露量及其安全性；而當前驅藥會被大幅度地代謝，血漿或組織中主要的代謝物暴露量是唯一要被測量及評估的。

七、分析方法

毒理試驗的藥物濃度攸關未來臨床試驗的劑量決定，為專一（Specific）呈現樣本的藥物濃度，用於毒理動力學的分析方法應經過日內（Intraday）與日間（Interday）確效試驗以闡明其準確性（Accuracy）和精確性（Precision）。分析方法定量的範圍應涵蓋毒理試驗中預計的藥物濃度變化；或是藥物在分析方法中保有線性稀釋的性質。血漿、血清或全血是毒理試驗常用的基質，分析樣本和基質的選取應該注意是否可能在不同物種的樣本中有內生性的成分可能會干擾分析。要是分析物有外消旋體或鏡像異構物，那分析方法也應能有效區分。基質效應（Matrix effect）、回收率（Recovery）、以及分析物在基質的安定性（Stability）等也都是分析方法建立時應評估的因素。

伍、結語

毒理動力學為在高劑量下藥物在生物體內吸收、分布、代謝、排除的研究，描述受試動物在毒性試驗中不同劑量下的全身暴露程度和時間關係，建立與毒性反應的關係，提供後續毒理學研究設計的依據，幫助毒性結果的解讀及提供臨床試驗的參考資料，並可用來預測及評估藥物在短期及長期的暴露程度對人類的風險和安全範圍。

參考文獻

Curtis, D. K. (2019). *Casarett and Doull's Toxicology: The Basic Science of Poisons* (9th ed.). McGraw-Hill Education.

European Medicines Agency (1995). *ICH Topic S 3 A Toxicokinetics: A guidance for Assessing Systemic Exposure in Toxicology Studies*. June 1995 CPMP/ICH/384/95. https://www.ema.europa.eu/en/documents/scientific-guideline/ich-s-3-toxicokinetics-guidance-assessing-systemic-exposure-toxicology-studies-step-5_en.pdf

Gasche, Y., Daali, Y., Fathi, M., Chiappe, A., Cottini, S., Dayer, P., & Desmeules, J. (2004). Codeine intoxication associated with ultrarapid CYP2D6 metabolism. *New-England Medical Review and Journal, 351*(27), 2827-2831. https://doi.org/10.1056/NEJMoa041888

Jeebhay, M., & Myers, J. (2014). *Postgraduate diploma in occupational health (DOH)-Module 3*. [Postgraduate Diploma in Occupational Health]. University of Cape Town. http://hdl.handle.net/11427/7572

Keller, L. A., Merkel, O., & Popp, A. (2022). Intranasal drug delivery: Opportunities and toxicologic challenges during drug development. *Drug Delivery and Translational Research, 12*(4), 735-757. https://doi.org/10.1007/s13346-020-00891-5

Magnusson, B. M., Walters, K. A., & Roberts, M. S. (2001). Veterinary drug delivery: Potential for skin penetration enhancement. *Advanced Drug Delivery Reviews, 50*(3), 205-227. https://doi.org/10.1016/s0169-409x(01)00158-2

Simon, M., (2024). *Pharmacokinetics V*, University of Aberdeen. https://www.abdn.ac.uk/medical/elf/courses/view/144053/pharmacokinetics-v/1/index

Travis, C. C., & Hattemer-Frey, H. A. (1991). Physiological pharmacokinetic Physiological pharmacokinetic models. In D. Krewski & C. Franklin (Eds.), *Statistics in Toxicology* (p. 170). Gordon and Breach.

Tuncok, Y., Kozan, O., Cavdar, C., Guven, H., & Fowler, J. (1995). Urginea maritima (squill) toxicity. *Journal of Toxicology Clinical Toxicology, 33*(1), 83-86. https://doi.org/10.3109/15563659509020221

U.S. Environmental Protection Agency [USEPA] (2023). Toxicokinetic Overview. https://www.epa.gov/chemical-research/toxicokinetics-overview

Wolff, R. K. (2021). Perspectives on lung dose and inhaled biomolecules. *Toxicologic Pathology, 49*(2), 378-385. https://doi.org/10.1177/0192623320946297

Zullino, S., Clemenza, S., Mecacci, F., & Petraglia, F. (2022). Low molecular weight heparins (LMWH) and implications along Pregnancy: A focus on the Placenta. *Reproductive sciences, 29*(5), 1414-1423. https://doi.org/10.1007/s43032-021-00678-0

二、藥物非器官導向毒性

Ch.03
藥物的基因毒性及評價

作者｜李志恒

摘　要

　　基因的穩定性是維持物種延續與避免產生重大疾病如癌症的重要因素，因此藥物的研發與臨床使用，必須先確定不具基因毒性。藥物引致的基因毒性依照遺傳物質受損程度及是否能直接用光學顯微鏡觀察，可以大體分成基因突變和染色體異常兩大類型。其作用機制以分子毒理學而言，又可以分成：（1）直接作用於 DNA，造成 DNA 鹼基配對錯誤或結構成分的損傷；（2）抑制 DNA 修復，使 DNA 損傷持續存在；（3）干擾或破壞細胞進行有絲分裂或減數分裂。依據檢測的基因毒性終點，藥物檢測是否具基因毒性，檢測方法可分成三大類：即突變性、染色體畸變和 DNA 損傷。目前常見的基因毒性試驗，包括：（1）細菌逆突變測試（常用者為 Ames 試驗）；（2）體外小鼠淋巴瘤細胞 tk 基因突變試驗／體外中國倉鼠 V79 細胞 $Hprt$ 基因突變試驗；（3）體內或體外哺乳類細胞染色體畸變測試；（4）微核試驗；（5）彗星測試。由於沒有任何一種方法可以涵括所有的基因毒性類別與檢測終點，所以參考 ICH 指引，主要進行 2 個體外與 1 個活體基因毒性的標準組合（Standard battery）試驗，來評估試驗藥品的基因毒性，經由測試結果，以早期了解藥物對生物體的基因或遺傳毒性作用。

關鍵字：基因毒性、突變性、染色體異常、DNA 損傷、細菌逆突變測試、染色體畸變測試、微核試驗、彗星檢測

壹、前言

　　生物透過各種繁殖方式延續物種，並以遺傳機制維持物種演化的穩定性，但世代間通常會有不同程度的差異性，稱為變異（Variation）。變異來自遺傳物質的改變，稱為突變（Mutation），包括自然條件下發生的自發突變（Spontaneous mutation）和外在因素導致的誘發突變（Induced mutation），突變是物種演化天擇（Natural selection）的重要機制，但致突變作用（或稱致突變性 Mutagenicity）所造成遺傳訊息的改變，也常是身體疾病或有害效應的重大原因。

　　基因毒性或遺傳毒性（Genotoxicity）係指經由化學或物理因子，破壞遺傳訊息，或使細胞內的基因組分子結構／功能特異性改變，導致 DNA 或染色體損傷、或功能變化的有害效應。生殖細胞中的這種損傷有可能引起可遺傳的性狀改變（種系突變），體細胞中的 DNA 損傷可能導致體細胞突變，從而導致惡性轉化（癌症）。為確保藥物不具基因毒性，研究者已經開發出許多體外和體內基因毒性測試系統，包括原核（例如細菌）或真核（例如酵母菌或哺乳類動物）細胞中的 DNA 損傷或其生物學後果的檢測。這些基因毒性試驗除用於評估藥物安全性外，也用於評估環境化學物質和消費品的安全性，並探索已知或疑似致癌物的作用機制。許多化學致癌物／突變劑經過代謝活化，形成與 DNA 共價結合的鍵合物（Adduct），人體組織中 DNA 鍵合物的檢測和特徵為人類癌症的病因提供了線索（Ren et al., 2017）。

　　基因毒性與致突變性相似，只是基因毒性作用不一定總是與突變相關。致突變性是指誘導細胞或生物體遺傳物質的數量或結構的永久性傳播變化。這些變化可能涉及單個基因或基因片段，一組基因或染色體。遺傳變化被稱為突變，引起變化的物質被稱為突變劑（Mutagen）。所有突變劑都具有基因毒性，但是，並非所有基因毒性物質都具有突變性。

貳、藥物基因毒性的類型與作用機制

一、藥物基因毒性的類型

　　有些藥物具有基因毒性，可以大體分成基因突變和染色體異常兩大類型，兩者的區別主要在於遺傳物質受損程度及是否能直接用光學顯微鏡觀察（趙劍，2022；Klapacz & Gollapudi, 2019）。

(一) 基因突變（Gene Mutation）：又稱點突變（Point Mutation），包括鹼基置換和移碼突變

1. 鹼基置換（Base Substitution）

指在 DNA 鏈上的某個鹼基被另一種鹼基取代所造成的突變。如果嘌呤類與嘧啶類互相取代，稱為顛換（Transversion）；如果嘌呤類互相取代或嘧啶類互相取代，則稱為轉換（Transition）。其結果為：

(1) 沉默突變（Silent Mutation）

當鹼基置換突變發生在基因及其調控序列之外，或基因序列內密碼子經鹼基置換變成另一種同義密碼子時，不會改變生物個體的基因產物，因而不引起性狀變異。

(2) 錯義突變（Missense Mutation）

指由於某個鹼基對的改變，使原編碼一種胺基酸的密碼子變成編碼另外一種胺基酸的密碼子，導致構成蛋白質的眾多胺基酸中的一個胺基酸發生變化。

(3) 無義突變（Nonsense Mutation）

指當突變使一個編碼胺基酸的密碼子變成終止子時，則蛋白質合成進行到該突變位點時會提前終止。

2. 移碼突變（Frameshift Mutation）

指在 DNA 鏈上，一個或幾個非 3 的整數倍的鹼基的插入或缺失（Insertion or deletion），這種插入或缺失突變會使突變位點以下的基因序列全都發生變更，造成閱讀框（Reading frame）的改變，導致其下游的三聯密碼子（Triplet codons）翻譯全錯誤的肽鏈或肽鏈合成提前終止，其結果往往產生比鹼基置換突變更嚴重。

(二) 染色體異常（Chromosome Abnormalities）

指染色體發生數目或結構上的改變。包括整個染色體組成倍的增加，成對染色體數目的增減，單個染色體或其某個節段的增減，或染色體個別節段位置的改變。這些異常，可在光學顯微鏡下觀察和識別。染色體異常分為數目畸變和結構畸變。染色體畸變（Chromosome aberrations）是許多人類遺傳疾病的原因，已經有大量證據表明，染色體損傷及相關的情況造成體細胞之致癌基因（Oncogenes）和腫瘤抑制基因（Tumor suppressor genes）的改變與人類和實驗動物的癌症誘導有關。

1. 染色體數目畸變（Numerical Chromosome Aberration）

正常人的生殖細胞含有一個染色體組，稱為單倍體（Haploid, 1n），具有 23 條染色體；體細胞含兩個染色體組，稱為二倍體（Diploid, 2n），具有 46 條染色體（包括 44 條〔22 對〕體染色體及兩條性染色體，X 或 Y，其中在女性有兩條 X 染色體，而在男性有一條 X 染色體和一條 Y 染色體）。染色體偏離正常數目稱為染色體數目畸變，可分成整倍體和非整倍體畸變。

（1）整倍體畸變

染色體組成倍地增減即為整倍體，二倍體以上統稱為多倍體（Polyploid）。在人類，三倍體（3n=69）畸變可見於腫瘤細胞。

（2）非整倍體畸變

非整倍性（Aneuploidy）是一種染色體異常，其中細胞具有額外或缺失的染色體。染色體數目不成整倍數的增減，即形成非整倍體（Aneuploid），染色體數目超過二倍體，稱為超二倍體（Hyperdiploid），如2n+1, 2n+2等，少於二倍體，稱為次二倍體（Hypodiploid），如2n-1, 2n-2等。正常人類體細胞有46條染色體，當一個人的一對染色體中缺少1條染色體時，這種情況稱為單體性（Monosomy）；當一個人有2條以上的染色體而不是一對染色體時，這種情況稱為三體性（Trisomy）。由染色體數目異常引起的疾病，單體性的例子如特納綜合症（Turner syndrome），女性患者出生時只有1條X性染色體，無法生育，並有身體的其他異常。三體性的例子如唐氏綜合症（Down syndrome），患者有3條21號染色體，而不是2條，所以也被稱為三體綜合症（Trisomy 21）。三體性也見於自然流產兒（Yang et al., 2020）。在極少數情況下，一個人可能有不止一條額外的染色體，而有四體（Tetrasomy）或五體（Pentasomy）存在。

2. 染色體結構畸變（Structural Chromosome Aberration）

染色體的結構可以通過多種方式改變。

（1）刪除（Deletions）

染色體的一部分缺失或被刪除。

（2）重複（Duplications）

染色體的一部分被額外複製，產生重複的遺傳物質。

（3）易位（Translocations）

一條染色體的一部分轉移到另一條染色體上。有兩種主要類型的易位。一種是相互易位（Reciprocal translocation），來自兩條不同染色體的片段進行相互交換；另一種是羅伯遜易位（Robertsonian translocation），不同染色體的兩條長臂（q arm）相互融合。

（4）倒置（Inversions）

染色體的一部分斷裂，顛倒並重新附著。結果遺傳物質被顛倒。

（5）環（Rings）

染色體的一部分斷裂並形成一個圓圈或環。這可能在遺傳物質丟失或不丟失的情況下發生。

二、藥物基因毒性的作用機制

上述藥（毒）物導致的基因突變和染色體異常，其作用機制以分子毒理學而言，可分成：（1）直接作用於 DNA，造成 DNA 鹼基配對錯誤或結構成分的損傷；（2）抑制 DNA 修復，使 DNA 損傷持續存在；（3）干擾或破壞細胞進行有絲分裂或減數分裂。說明如下：

（一）直接作用於 DNA

1. 鹼基修飾（Base Modification）

為藥（毒）物透過將生物體中的正常 DNA 鹼基（A, T, C, G 及 5-methylcytosine）進行修飾或破壞，造成 DNA 上的各種異常現象：

A. **形成 DNA 鍵合物（DNA Adduct）**：例如順鉑（Cisplatin，即順－二氯二氨合鉑（II），是一種含鉑的抗癌藥物，順鉑主要以 Pt-d（GpG）二鍵合物的形式與 DNA 相互作用，阻止細胞增殖並啟動 DNA 損傷反應。

B. **鏈內或鏈間 DNA 交叉鏈接（DNA Intra- or Inter-strand cross-linking）**

C. **DNA 與蛋白質交叉鏈接（DNA-Protein cross-linking）**：烷化劑（Alkylating agents）可以造成上述 A 至 C 項的 DNA 異常現象，如果無法修復，會產生鹼基配對錯誤、鹼基不穩定而缺失、DNA 鏈斷裂等突變現象。烷化劑類藥品常用於癌症治療，最早的氮芥類（Nitrogen Mustard），如鹽酸氮芥（Mustine）因毒性高，已不常用於化療。其他的氮芥類化療藥物包括早期的環磷醯胺（Cyclophosphamide）、苯丁酸氮芥（Chlorambucil）、美法侖（Melphalan）、苯達莫司汀（Bendamustine），以及較新的異環磷醯胺（Ifosfamide）和雌莫司汀（Estramustine）等。

D. **形成環丁烷嘧啶二聚體（Cyclobutane Pyrimidine Dimer, CPD or PD）及 6-4 光產物（6-4 pyrimidine-pyrimidone photoproduct）**：CPD 是由 DNA 或 RNA 中的相鄰嘧啶鹼基，如胞嘧啶及胸腺嘧啶，在紫外線（例如實驗室中使用的殺菌燈，波長 254nm）的誘導下進行光化學合成反應，於 C=C 碳雙鍵生成共價鍵的一種化合物，是突變產生的原因之一。在雙鏈 RNA 中，紫外線也可能導致尿嘧啶二聚體生成。紫外線除可造成環丁烷嘧啶二聚體外，也可導致 6-4 光產物（6-4 photoproduct）的形成。它們改變了 DNA 正常結構，將使 DNA 聚合酶（DNA polymerase）無法正常運作，DNA 無法複製。CPD 可透過光致活修復（Photoreactivation repair）或核甘酸切除修復（Nucleotide Excision Repair, NER）作用進行修復。如果 CPD 或 6-4 光產物最終無法修復，可引致突變（Yokoyama & Mizutani, 2014）。

（二）鹼基類似物（Base Analogue）

鹼基類似物係指其化學結構與 DNA 鏈上的鹼基相似，例如 2-氨基嘌呤

（2-aminopurine）是鳥糞嘌呤和腺嘌呤的嘌呤類類似物，最常與胸腺密啶配對作為腺嘌呤類似物，但也可以與胞嘧啶配對作為鳥糞嘌呤類似物。由此誘發突變的產生。5-溴尿嘧啶（5-Bromouracil，簡稱 5-BrU、5BrUra 或 br5Ura）則是尿嘧啶的溴化衍生物，也是鹼基類似物，可替代 DNA 中的胸腺嘧啶，5-BrU 以三種互變異構形式（Tautomeric forms）存在，它們具有不同的鹼基配對特性，所以 5-溴尿嘧啶與 2-氨基嘌呤以相同的機制誘導 DNA 突變。其脫氧核糖苷衍生物 5-bromo-2-deoxyuridine（簡稱 BrdU、BUdR、BrdUrd、Broxuridine）可用於治療腫瘤。

（三）嵌入作用（Intercalation）

嵌入是外來物質插入於 DNA 的平面鹼基之間，當其大小適當和化學性質適合自身位於 DNA 鹼基對之間時，就會發生嵌入。嵌入物質大多是多環、芳香和平面的，溴化乙啶（Ethidium bromide）和碘化丙啶（Propidium iodide）因具有嵌入 DNA 作用，常被作為核酸染劑。常見的 DNA 嵌入劑藥物包括小檗鹼（Berberine）、原黃素（Proflavine）、道諾黴素（又名柔紅黴素，Daunorubicin 或 Daunomycin）、阿黴素（多柔比星、Doxorubicin，又稱 Hydroxyldaunorubicin，商品名稱是 Adriamycin）、和沙利竇邁（Thalidomide）等（Fornari et al., 1994; Kim & Scialli, 2011; Li et al., 2012; Momparler et al., 1976）。DNA 嵌入劑常用於癌症化學治療，以抑制快速生長的癌細胞中之 DNA 複製。

（四）抑制 DNA 修復

細胞內的 DNA 受到損傷後，若能修復完全，就能回復到正常狀況。在細胞週期的不同階段，至少有五種主要的 DNA 修復途徑，包括：（1）鹼基切除修復（Base Excision Repair, BER）、（2）核苷酸切除修復（Nucleotide Excision Repair, NER）、（3）錯配修復（Mismatch Repair, MMR）、（4）同源重組（Homologous Recombination, HR）和（5）非同源末端連接（Non-Homologous End Joining, NHEJ），使細胞能夠修復 DNA 損傷。一些特定的病變也可以通過直接化學逆轉和鏈間交聯（Interstrand Cross-Linking Repair, ICL）修復去除（Chatterjee & Walker, 2017）。直接化學逆轉又稱直接修復（Direct repair），包括兩種機制：（1）經過光裂合酶（Photolyases）催化，直接修復遭受紫外線破壞的 DNA。受到紫外線的照射時，DNA 上兩個相鄰的胸腺嘧啶會形成共價鍵，稱為胸腺嘧啶二聚體（Cyclobutane dimer），導致基因在複製和轉錄時產生錯誤。光裂合酶會接在 DNA 上，催化修復胸腺嘧啶二聚體回原本正常的結構，此過程需要可見光，稱為光活化作用（Photoreactivation），不過人類並無此種修復作用（Sancar, 2003）。（2）Methylated-DNA—Protein-Cysteine Methyltransferase（MGMT），又稱 O6-alkylguanine DNA alkyltransferase（AGT），在人類的 MGMT 基因有表達，直接修復 DNA 上的鳥糞嘌呤受烷化劑誘導突變

為 O6-methylguanin 逆回去為正常鹼基（Natarajan et al., 1992），但由於 MGMT 無法重複使用，極為耗能，故 MMR 可為備援修復途徑。DNA 修復過程是維持細胞遺傳穩定性的關鍵，如果修復機制受到抑制，DNA 的傷害就可能持續存在而產生突變。DNA 修復的重要性，在 2015 年 Tomas Lindahl、Paul Modrich 和 Aziz Sancar 分別因研究及闡釋 BER、MMR 及 NER 機制而獲頒諾貝爾獎後，益被重視（Baumann, 2015）。

烷化劑所造成的 DNA 傷害，在修復過程可為三價砷化合物所抑制（Li & Rossman, 1989），使 DNA 傷害持續存在，但無機砷化合物同時也是 Acute promyelocytic leukemia 及一些 Leukemia 的化學治療藥劑（Muenyi et al., 2015），顯示治療劑量及時程或許亦為重要的因素。

（五）干擾有絲分裂

有些藥物會干擾有絲分裂，使染色分體分離異常，**秋水仙鹼（Colchicine）**是最常見的藥物。秋水仙鹼可經由阻止微管蛋白（Tubulin）的聚合來抑制有絲分裂，從而干擾那些依賴於微管（Microtubule）功能的過程，如細胞運動性、細胞內移動、細胞極性和有絲分裂，這導致紡錘體形成失敗，從而阻止正常的染色體移動和複製。因此，秋水仙鹼的毒性在有絲分裂率高的組織中最為明顯，例如毛囊、骨髓和胃腸道上皮（Kamath et al., 2008）。臨床上，秋水仙鹼常用於治療痛風患者的關節腫脹和疼痛。另一方面，秋水仙鹼服用過量可能會傷害肝、腎。

灰黃黴素（Griseofulvin）是一種抗真菌的口服藥物，用於治療動物和人類受真菌感染的皮膚和指甲。灰黃黴素因會與微管蛋白結合干擾微管功能，從而抑制有絲分裂及細胞週期的進行，被認為有治療人類癌症及 C 型肝炎的潛力（Panda et al., 2005; Aris et al., 2022）。其較為常見的毒性或副作用為神經系統頭痛，偶有眩暈、共濟失調和周圍神經炎等發生；也可能出現上腹不適、噁心或腹瀉、過敏反應、周圍血象白細胞減少、肝毒性及蛋白尿等副作用。

並非所有的藥品都具有基因毒性，而有些藥品本身不具基因毒性，在經過代謝後始產生基因毒性物質，例如古柯鹼經過代謝後始誘發自由基，而產生基因毒性（Yu et al., 1999）。由於基因毒性與癌症等重大疾病相關，所以現代藥物開發過程中，都會先進行基因毒性測試。

參、藥物的基因毒性檢測與評價

藥物開發過程中進行基因毒性檢測，其目的在測試藥物對 DNA 造成損傷的類型與能力強度，以降低臨床試驗受試者暨上市後人群的用藥風險。檢測體系包括體外（*In vitro*）

的細菌、酵母菌、培養動物細胞，以及活體（In vivo）的實驗動物，依據檢測的基因毒性終點，可以將檢測方法分成三大類：即突變性、染色體畸變和 DNA 損傷。目前常見的基因毒性試驗，包括：（1）細菌逆突變測試（常用者為 Ames 試驗）；（2）體外小鼠淋巴瘤細胞 tk 基因突變試驗／體外中國倉鼠 V79 細胞 Hprt 基因突變試驗；（3）體內或體外哺乳類細胞染色體畸變測試；（4）體內與體外微核試驗；（5）彗星測試。此外，體外哺乳類細胞姊妹染色分體交換（Sister Chromatid Exchange, SCE）試驗及哺乳類肝細胞非程式化 DNA 合成試驗（Unscheduled DNA synthesis assay）也都是常用的基因毒性測試方法。目前沒有任何一種方法可以涵括所有的基因毒性類別與檢測終點，以各種基因毒性檢測方法預測致癌物為例，其檢測的靈敏度（Sensitivity，即能偵測致癌物的能力，以避免假陰性）與特異性（Specificity，即能排除非致癌物的能力，以避免偽陽性）參差不一（Mišík, et al., 2022）。所以參考 ICH 指引，主要進行 2 個體外與 1 個活體基因毒性的標準組合（Standard battery）試驗，較完整的評估試驗藥品潛在的基因毒性，以早期了解藥物對生物體的基因或遺傳毒性作用。

以下介紹常見的基因毒性檢測方法：

一、細菌逆突變測試（Bacterial Reverse Mutation Test，常用者為 Ames Test）

細菌逆突變測試是全世界最普遍用來測試化學物質突變能力的方法，常見的 Ames test，其原理是將具有組胺酸（Histidine）基因缺陷的鼠沙門氏桿菌（*Salmonella typhimurium*）與測試藥物一起培養，如果此沙門氏桿菌在處理測試藥物後能在缺乏組胺酸的培養基生長，則表示此測試藥物可以誘發組胺酸基因逆突變，回復到原來可以自行合成組胺酸的狀態，而且細菌逆突變的菌落數與致突變能力成正比。此試驗也可以用色胺酸（Tryptophan）基因缺陷的大腸桿菌（*Escherichia coli*）操作。

測試時 Ames Test 通常用 5 種菌株：（1）TA98、（2）TA100、（3）TA1535、（4）TA1537/TA97/TA97a（擇一）、（5）TA102 沙門氏桿菌或 WP2 uvrA/WP2 uvrA（pKM101）大腸桿菌（擇一），需要代謝活化者再加上大鼠肝臟抽出物（S9）與測試藥物混合處理，然後培養 48-72 小時觀察（Organisation for Economic Cooperation and Development [OECD], 1997）。

二、體外小鼠淋巴瘤細胞 tk 基因突變試驗（*In vitro* Mouse Lymphoma Cell tk Gene Mutation Assay）／體外中國倉鼠 V79 細胞 Hprt 基因突變試驗（*In vitro* Chinese Hamster V79/Hprt Gene Mutation

Assay）

　　使用小鼠淋巴瘤細胞來檢測待測藥物的致突變性與染色體斷裂能力，細胞株通常用 *L5178Ytk*⁺/⁻clone-3,7,2C，即該細胞株位於體染色體上的兩個 *tk* 對偶基因（Allele）中，有一個不具活性，以避免藥物處理後，若只有一個 *tk* 基因受損，另一個 Allele 上的 *tk* 基因未受損而仍具功能，而無法檢測出基因毒性。這個試驗的突變偵測指標是 TK（Thymidine kinase 胸苷激酶），為一種 DNA 回收途徑（Salvage pathway）酶，參與胸苷（Thymidine）的再生以合成 DNA。如果在藥物處理後 *tk* 基因沒有突變，可以產生正常的 TK 酶，會將加入的 Triflurothymidine（TFT，為 Thymidine 的有毒類似物）催化併入 DNA，導致細胞不能存活；如果在加入測試藥物後，於 TFT 存在情形下，細胞能存活，就代表此測試物誘發了突變或染色體斷裂。

　　體外中國倉鼠 V79 細胞／*Hprt* 基因突變試驗與上述小鼠淋巴瘤 *L5178Ytk* 試驗原理類似，*Hprt* 基因位於哺乳動物細胞的 X 染色體上，其產物 Hypoxanthine Phosphoribosyl Transferase（HPRT）亦為一種 DNA 回收途徑酶，參與次黃嘌呤苷（Hypoxanthine）的再生以合成 DNA。在加入有毒的 6-thioguanine（6-TG）後若細胞能存活，就代表測試藥物誘發了突變（Johnson, 2012）。

　　雖然 *L5178Ytk* 與 V79/*Hprt* 兩個試驗的檢測方式類似，但是 *L5178Ytk* 對致突變物質如 X 光，所得的檢測突變率較 V79/*Hprt* 高出甚多。以人類 Lymphoblastoid 細胞用 X 光照射的突變株可以分兩種類型，一種是正常生長速率，在 *tk* 及 *Hprt* 突變株都可看到，另一種生長較慢，僅在 *tk* 變異株發現（Liber et al., 1989）。

　　Ames 試驗和小鼠淋巴瘤細胞 *tk* 基因突變試驗的突變機制不同，前者屬逆突變（Reverse mutation），只能檢測點突變（Point mutation）和移碼突變（Frameshift mutation），後者屬正向突變（Forward mutation），能夠檢測多種類型的基因變異，例如點突變、大片段基因或多重基因位點刪除（Large or multi-locus deletions）、染色體畸變和重組等，檢測突變的範圍較前者廣甚多。

三、體內及體外培養哺乳類細胞染色體畸變測試

　　染色體畸變測試（Chromosomal aberration test）係用顯微鏡直接觀察細胞經藥物處理後，在有絲分裂中期（Metaphase）染色分體損傷狀況的試驗，可以用體內（*In vivo*）或體外（*In vitro*）培養哺乳類細胞方式進行。體內試驗通常用大鼠或小鼠，可以單次或多次給藥，然後取出其骨髓，在顯微鏡下觀察；體外試驗所使用的培養哺乳類細胞，常見的有中國倉鼠（Chinese hamster）的肺細胞（V79）或卵巢細胞（CHO），及初代的人類周邊血液淋巴球（Primary Human Peripheral Blood Lymphocytes, HPBL）等，在培養皿中與測試

藥物（至少三個測試濃度）共同培養幾小時，培養時可以加或不加大鼠肝臟抽出物（S9），以觀察是否受代謝影響。

四、體內與體外微核試驗（*In Vivo* and *In Vitro* Micronucleus Assay）

微核是一種獨立於細胞核的小結構，可能是單個或多個，含有由 DNA 片段或全染色體產生的核 DNA，這些片段或整條染色體在有絲分裂期間未併入子細胞中。這種結構的原因是無中心染色體片段的有絲分裂丟失（致斷裂性〔Clastogenicity〕）、染色體斷裂和交換引起的機械問題、染色體有絲分裂丟失（致非整倍性〔Aneugenicity〕）和細胞凋亡。體內微核測試與體外測試相似，都是測試哺乳動物細胞的結構和數位染色體畸變（Sommer et al., 2020）。

五、彗星檢測（Comet Assay）

彗星檢測是最常見的基因毒性檢測方法之一。該技術包括使用清潔劑和鹽類溶解細胞，從溶解的細胞釋放出 DNA，在中性 pH 條件下以瓊脂凝膠電泳，細胞若含有較多雙鏈斷裂的 DNA 將更快地移動到陽極。該技術的優點在於可以檢測到低含量的 DNA 損傷，只需要非常少量的細胞，比許多檢測方法便宜且易於執行，並可快速顯示結果。然而，其缺點是未能確定基因毒性作用的機制或導致 DNA 斷裂的確切化合物或成分（Olive & Banáth, 2006）。

由於突變性與基因毒性對健康的危害，聯合國在推動「化學品分類與標示之全球調和系統（Globally Harmonized System of Classification and Labelling of Chemicals, GHS）」，也將可造成人類生殖細胞突變的物質納入，並分為兩個危險類別（United Nations [UN], 2023; Klapacz & Gollapudi, 2019）：

(1) 第 1 類（Category 1），其下再分 1A 與 1B

　A. 1A 類：已知會在人類生殖細胞中誘導遺傳突變的化學物質，其標準為來自人類流行病學研究的陽性證據；

　B. 1B 類：應被認為在人類生殖細胞中誘導可遺傳突變的化學物質，其標準為哺乳類動物體內生殖細胞致突變性試驗的陽性結果；或哺乳類動物體內體細胞致突變性測試的陽性結果，並結合一些證據表明該物質有可能引起生殖細胞突變。

(2) 第 2 類（Category 2）

　具有可能性（Possibility）會在人類生殖細胞中誘導可遺傳突變而引起人類關注的化學物質。

包括上述在內的許多經過確效（Validated）的檢測方法，都可以用來檢測物質的突變性，並依照檢測結果決定是否列入適當的管制類別。

肆、結語

　　基因毒性依其作用機制，可以將檢測方法分成三大類：突變性、染色體畸變和DNA損傷。為確保用藥安全，藥物在研發階段即應進行基因毒性檢測，以確保其安全性，惟目前各種基因毒性檢測方法，均有其局限性，故進行評價時應使用適當的檢測組合。近年來電腦計算毒理學（In Silico Toxicology, IST）開始被應用於快速評估化學物質危害，包括藥物的基因毒性探討。許多科學家已經組成跨國專案小組發起「電腦計算基因毒性草案（Genetic Toxicity In Silico Protocol, GIST）」，該草案概述一個危害評估框架，包括關鍵效應／機制及其與基因突變（Gene Mutation）、致斷裂性（Clastogenicity）、致非整倍性（Aneugenicity）及原始DNA傷害（Primary DNA Damage）等檢測終點的關係，並對支援評估這些效應／機制的IST模型和數據進行審查，以確定用於組合資訊和評估可信度的方法（Hasselgrena et. al., 2019）。假以時日，GIST或許會成為新藥開發與管理毒理學有關基因毒性與安全性的重要新工具。

　　藥物的基因毒性，如果作用於生殖細胞，可能導致死胎、畸形胎或先天性畸形，如作用於體細胞，可能導致癌症等重大疾病；但是另一方面，治療癌症的藥物，常具有基因毒性。顯見基因毒性對治癌與罹癌，只有一線之隔。因此，對具有基因毒性的藥物，如何選擇正確的藥品與投與方式，以適當的治療劑量與治療期間，施用於適當的病人，才能達到最好的療效。使用具基因毒性的藥物，需要審慎為之。

參考文獻

趙劍（2022）。藥物的遺傳毒性及其評價。收於韓峰、何俏軍、郝麗英（主編），**藥物毒理學**（第5版）（頁186-193）。人民衛生出版社。

Aris, P., Wei, Y., Mohamadzadeh, M., & Xia, X. (2022). Griseofulvin: An updated overview of old and current knowledge. *Molecules, 27*(20), 7034. https://doi.org/10.3390/molecules27207034

Baumann, K. (2015). The nobel prize 2015: The year of DNA repair. *Nature Review Molecular Cell Biology, 16*, 640. https://doi.org/10.1038/nrm4078

Chatterjee, N., & Walker, G. C. (2017). Mechanisms of DNA damage, repair and mutagenesis. *Environmental and Molecular Mutagenesis, 58*(5), 235-263. https://doi.org/10.1002/em.22087

Fornari, F. A., Randolph, J. K., Yalowich, J. C., Ritke, M. K., & Gewirtz, D. A. (1994). Interference by doxorubicin with DNA unwinding in MCF-7 breast tumor cells. *Mol Pharmacol, 45*(4), 649-56.

Hasselgrena, C., Ahlberg, E., Akahori, Y., Amberg, A., Anger, L. T., Atienzare, F., Auerbach, S., Beilke, L., Bellion, P., Benigni, R., Bercu, J., Booth, J. E. D., Bower, D., Brigo, A., Cammerer, Z., Cronin, M. T. D., Crooks, I., Cross, K. P., Custer, L., Dobo, K., Doktorova, T., & Myatt, G. J. (2019). Genetic toxicology in silico protocol. *Regulatory Toxicology and Pharmacology, 107*, 104403. https://doi.org/10.1016/j.yrtph.2019.104403

Johnson, G. E. (2012). Chapter 4: Mammalian cell HPRT gene mutation assay: Test methods. In J. M. Parry & E. M. Parry (Eds.), *Genetic Toxicology: Principles and Methods* (Methods in Molecular Biology, vol. 817, pp. 55-67). Humana Totowa. https://doi.org/10.1007/978-1-61779-421-6_4

Kamath, A., Mehal, W., & Jain, D. (2008). Colchicine-associated ring mitosis in liver biopsy and their clinical implications. *Journal of Clinical Gastroenterology, 42*(9), 1060-1062. https://doi.org/10.1097/MCG.0b013e31803815b4

Kim, J. H., & Scialli, A. R. (2011) Thalidomide: The tragedy of birth defects and the effective treatment of disease, *Toxicological Sciences, 122*(1), 1-6, https://doi.org/10.1093/toxsci/kfr088

Klapacz, J., & Gollapudi, B. (2019). Genetic toxicology. In C. D. Klaassen (Ed.), *Casarett & Doull's toxicology: The basic science of poisons* (9th ed.), McGraw-Hill Education. https://accesspharmacy.mhmedical.com/content.aspx?bookid=2462&sectionid=202672669

Li, J. H., & Rossman, T. G. (1989). Mechanism of comutagenesis of sodium arsenite with n-methyl-n-nitrosourea. *Biological Trace Element Research, 21*, 373-381. https://doi.org/10.1007/BF02917278

Li, X. L., Hu, Y. J., Wang, H., Yu, B. Q., & Yue, H. L. (2012). Molecular spectroscopy evidence of berberine binding to DNA: Comparative binding and thermodynamic profile of intercalation. ***Biomacromolecule***, 13(3), 873-80. https://doi.org/10.1021/bm2017959

Liber, H. L., Yandell, D. W., & Little, J. B. (1989). A comparison of mutation induction at the tk and hprt loci in human lymphoblastoid cells; quantitative differences are due to an additional class of mutations at the autosomal tk locus. ***Mutation Research/ Environmental Mutagenesis and Related Subjects, 216***(1), 9-17. https://doi.org/10.1016/0165-1161(89)90018-6

Mišík, M., Nersesyan, A., Ferk, F., Holzmann, K., Krupitza, G., Morales, D. H., Staudinger, M., Wultsch, G., & Knasmueller, S. (2022). Search for the optimal genotoxicity assay for routine testing of chemicals: Sensitivity and specificity of conventional and new test systems. ***Mutation Research: Genetic Toxicology and Environmental Mutagenesis, 881***, 503524. https://doi.org/10.1016/j.mrgentox.2022.503524

Momparler, R. L., Karon, M., Siegel, S. E., & Avila, F. (1976) Effect of adriamycin on DNA, RNA, and protein synthesis in cell-free systems and intact cells. ***Cancer Res, 36***(8), 2891-2895.

Muenyi, C. S., Ljungman, M., & States, J. C. (2015). Arsenic disruption of DNA damage responses—Potential role in carcinogenesis and chemotherapy. ***Biomolecules, 5***(4), 2184-2193. https://doi.org/10.3390/biom5042184

Natarajan, A. T., Vermeulen, S., Darroudi, F., Valentine, M. B., Brent, T. P., Mitra, S., & Tano, K. (1992). Chromosomal localization of human O6-methylguanine-DNA methyltransferase (MGMT) gene by in situ hybridization. ***Mutagenesis, 7***(1), 83-85. https://doi.org/10.1093/mutage/7.1.83

Olive, P., & Banáth, J. (2006) The comet assay: A method to measure DNA damage in individual cells. ***Nat Protoc 1***, 23-29. https://doi.org/10.1038/nprot.2006.5

Organisation for Economic Cooperation and Development [OECD] (1997). OECD Guideline for the Testing of Chemicals 471—Bacterial Reverse Mutation Test. http://www.oecd.org/dataoecd/18/31/1948418.pdf

Panda, D., Rathinasamy, K., Santra, M. K., & Wilson, L. (2005). Kinetic suppression of microtubule dynamic instability by griseofulvin: Implications for its possible use in the treatment of cancer. ***Proceedings of the National Academy of Sciences of the United States of America, 102***(28), 9878-9883. https://doi.org/10.1073/pnas.0501821102

Ren, N., Atyah, M., Chen, W.-Y., & Zhou, C.-H. (2017). The various aspects of genetic and epigenetic toxicology: Testing methods and clinical applications. ***Journal of Translational Medicine, 15***(1), 110. https://doi.org/10.1186/s12967-017-1218-4

Sancar, A. (2003). Structure and function of DNA photolyase and cryptochrome blue-light photoreceptors. ***Chemical Reviews, 103***(6), 2203-2237.

Sommer, S., Buraczewska, I., & Kruszewski, M. (2020). Micronucleus assay: The state of art, and future directions. ***Int J Mol Sci,*** 21(4), 1534. https://doi.org/10.3390/ijms21041534

United Nations [UN] (2023). Amendments to the ninth revised edition of the Globally Harmonized System of Classification and Labelling of Chemicals (GHS) (ST/SG/AC.10/30/Rev.9), United Nations New York and Geneva 7/27/2023.

Yang, L., Tao, T., Zhao, X., Tao, H., Su, J., Shen, Y., Tang, Y., Qian, F., & Xiao, J. (2020). Association between fetal chromosomal abnormalities and the frequency of spontaneous abortions. ***Experimental and Therapeutic Medicine, 19***(4), 2505-2510. https://doi.org/10.3892/etm.2020.8524

Yokoyama, H., & Mizutani, R. (2014). Structural biology of DNA (6-4) photoproducts formed by ultraviolet radiation and interactions with their binding proteins. ***International Journal of Molecular Sciences, 15***(11), 20321-20338. https://doi.org/10.3390/ijms151120321

Yu, R. C. T., Lee, T. C., Wang, T. C., & Li, J. H. (1999). Genetic toxicity of cocaine. ***Carcinogenesis, 20***(7), 1193-1199. https://doi.org/10.1093/carcin/20.7.1193

Ch.04
藥物的致癌性及評價

作者｜李志恒

摘　要

　　癌症是世界上主要死因之一，在臺灣，癌症（惡性腫瘤）自1982年起已經連續四十一年位居國人死因之首，對個人與社會經濟的負擔，都極為巨大。癌症的成因複雜，其特徵包括基因突變、修飾的基因表達、細胞增生及異常的細胞生長，但尚未完全釐清其作用機制，目前比較被廣為接受的理論包括：（1）體細胞突變理論、（2）致癌的多階段（或多步驟）模型及（3）致癌基因學說。本章將簡述這些理論與作用機制，並闡述檢測藥物致癌性的評價方式，同時透過致癌物分類，舉例說明具有致癌潛力的藥物，希望專業人員於使用藥物進行治療病人時，能防止可能的致癌副作用或毒性。

關鍵字：癌症（惡性腫瘤）、體細胞突變理論、致癌三階段、致癌基因、抑癌基因、國際癌症研究所（IARC）

壹、前言

癌症（Cancer）是一種複雜成因的疾病，其特徵包括基因突變、修飾的基因表達、細胞增生及異常的細胞生長。致癌作用（Carcinogenesis），也稱為腫瘤發生作用（Oncogenesis or Tumorigenesis），指正常細胞轉化形成癌細胞（Cancer cell），該過程的特徵是在細胞、遺傳和表觀遺傳層次的變化以及異常的細胞分裂。細胞分裂是一個生理過程，幾乎發生在所有的組織及各種情況下。在正常情況下，為確保組織和器官的完整性，係經由細胞凋亡（Apoptosis）的形式，以維持增殖和程式性細胞死亡之間的平衡。一旦這種平衡被破壞，細胞產生異常分裂，癌化過程就可能被啟動，但是其過程複雜，並非單次暴露致癌物質就可能變成癌症，其可能作用機制在下一節介紹。

與本章相關的一些癌症術語簡介如下（Klaunig & Wang, 2019）：

（1）瘤形成（Neoplasia）：組織的新生或自動生長。

（2）腫瘤（Neoplasm）：由組織的新生或自動生長（Neoplasia）所形成者，可以分成良性與惡性腫瘤：

- A. **良性腫瘤**（Benign neoplasm）：指會擴增的病變，通常生長緩慢，留在原位置而不侵犯身體其他部位的腫瘤。良性腫瘤通常沒有問題。然而，它們可能會變大並壓縮附近的結構，引起疼痛或其他醫療併發症。

- B. **惡性腫瘤**（Malignant neoplasm）：指腫瘤的細胞生長不受控制，並在局部和／或遠處擴散。惡性腫瘤是癌性的（Cancerous，意即它們侵犯其他部位）。它們通過血液或淋巴系統擴散到遠處。這種擴散稱為轉移（Metastases）。英文的 Cancer 通常是指惡性腫瘤，Tumor 則泛指腫瘤，可以是良性或惡性的。

（3）轉移（Metastases）：由惡性腫瘤的原位置擴散到其他位置的生長稱之。

（4）致癌物（Carcinogen）：會導致或誘導 neoplasia 的物理或化學物質，可以分為基因毒性（Genotoxic）和非基因毒性（Non-genotoxic）兩類致癌物。

癌症是世界上主要死因之一，以臺灣而言，癌症（惡性腫瘤）自 1982 年起已經連續四十一年位居國人死因之首（衛生福利部，2023），對個人健康的威脅、醫療的壓力與社會經濟的負擔，都是極為巨大的。因此用來治療疾病的藥物，更不容許有致癌性的疑慮，所以藥物致癌性的評價成為藥物上市前安全性評估的重要項目，本章也將介紹具有致癌性潛能的一些藥物。

貳、藥物致癌作用理論與機制

致癌的機制相當複雜，從 20 世紀上半葉開始有系統性的動物實驗研究，下半葉加入

分子毒理學及流行病學研究，雖尚未完全釐清作用機制，但比較被廣為接受的理論包括：
（1）體細胞突變理論（Somatic mutation theory of carcinogenesis）、（2）致癌的多階段（或多步驟）模型（The multistage [or multistep] model of carcinogenesis）及（3）致癌基因（Oncogene）學說。

一、體細胞突變理論（Somatic Mutation Theory of Carcinogenesis, SMT）

自從1914年 Boveri 首先提出突變的細胞可能致癌以來，致癌的體細胞突變理論是20世紀推動癌症研究的主導力量（reviewed by Soto & Sonnenschein, 2014）。SMT 將致癌作用置於生物複雜性的細胞和亞細胞層次，提出單個細胞中連續的 DNA 突變會導致癌症（單克隆性 Monoclonality），其基本前提（1）癌症是控制細胞增殖的缺陷；（2）後生動物細胞（Metazoan cells）的基本假設狀態（Default state）是靜止狀態。但這兩個前提都被證明有矛盾，所以 Sonnenschein 與 Soto 提出修飾的基本前提（1）增殖是所有細胞的基本假設狀態；（2）癌變和腫瘤是組織結構的缺陷（Sonnenschein & Soto, 2000）。

SMT 理論近年雖被挑戰，但還是普遍較被接受的致癌理論，根據 SMT 理論，癌症始於單個細胞的遺傳變化，並將其傳遞給其後代，從而產生惡性細胞的克隆。依照 SMT 理論，體細胞中的遺傳物質在某些化學、物理或生物因素的作用下，產生突變，轉化細胞的型態與功能，導致癌化。該學說的支持證據是（1）大部分的致癌劑也是突變劑，可與 DNA 反應形成鍵合物，導致基因突變；（2）腫瘤細胞存在大量的基因突變和染色體畸變；（3）DNA 修復基因的缺陷，可以導致腫瘤發生；（4）部分腫瘤來自於單細胞的克隆；（5）原致癌基因（Proto-oncogene）活化成為致癌基因（Oncogene）和抑癌基因（Suppressor oncogene）的失去活性常見於腫瘤細胞中。我們現在知道突變確實與癌症有相當大的關連性，但是致癌物質不完全是突變劑。

從廣義上講，體細胞突變的負擔隨年齡的增長而增加，無論是在增殖組織還是更新可以忽略不計的組織（如神經系統）中。細胞分裂率與突變負荷的增加之間缺乏關係，這對癌症風險與組織中幹細胞分裂的終生次數相關的假設形成挑戰（Herms & Jones, 2023），顯然 SMT 理論有些基本假設需要修正或檢視。

二、致癌的多階段（或多步驟）模型（The Multistage [or multistep] Model of Carcinogenesis）

1915年，Yamagiwa 與 Ichikawa 發表論文，發現在兔子的耳朵塗抹煤焦油（Coal tar）會導致皮膚癌，這種以齧齒類動物的皮膚塗抹致癌物，觀察致癌現象的研究，開啟使用試

驗動物研究致癌現象的先河（Fujiki, 2014）。致癌多階段過程模式通常被認為是從小鼠皮膚致癌的兩階段模型發展而來的（Berenblum & Shubik, 1947），該模型常以多環芳香碳氫化合物（Polycyclic Aromatic Hydrocarbons, PAH）為起始階段（Initiation stage）的致癌起始劑（Initiator）和佛波酯（Phorbol esters，巴豆油中的活性成分）為促進階段（Promotion stage）的致癌促進劑（Promoter）進行試驗。依照該研究所建立的老鼠皮膚致癌模式，起始劑只要在皮膚上給一次劑量，細胞就會被啟動（基因的突變），所以是不可逆的，但尚無法由組織學上觀察到變化，促進劑則需要接續於起始劑後，長時間的施用於皮膚上，到最後形成腫瘤。單獨的一次起始劑或單獨的長時間使用促進劑都無法形成惡性腫瘤，且致癌的兩個程序不能顛倒，否則不會形成惡性腫瘤。

由於動物的腫瘤發生，在所有階段都可以用組織學檢查，因此可以使用形態學標準來表徵該過程。由動物皮膚致癌模式引申到其他器官的癌症病變，以惡性腫瘤的產生為終點，在動物的各個器官部位中，很容易描述兩階段或多階段的致癌作用（Slaga et al., 1978）。因此，根據肝癌發生的過程，苯巴比妥（Phenobarbital）、二氯二苯基三氯乙烷（Dichloro diphenyl trichloroethane）、多氯聯苯（Polychlorinated Biphenyls, PCB）、丁基羥基甲苯（Butylated Hydroxytoluene, BHT）和苯甲酸雌二醇（Estradiol）等物質或藥品被歸類為癌症促進劑（Stewart, 2019）。

癌症的發生過程從一開始以動物實驗的組織學病變分成起始和促進兩個階段後，復經由分子生物學、流行病學的研究，以遺傳和／或表觀遺傳（Epigenetic）的改變為基礎，考量如下因素：遺傳或基因修飾因素包括控制細胞增殖、細胞死亡和 DNA 修復的基因突變，特別是與原致癌基因（Proto-oncogene）和抑癌基因（Suppressor oncogene）有關的突變；表觀遺傳因素被認為是非遺傳性的，可以透過基因表達（Gene expression）的表觀遺傳機制導致癌化；引起形態和生化修飾的特徵；從而由兩階段再細分為起始、促進和蔓延（Progression）三個階段（Pitot, 1993），或起始（Tumor initiation）、促進（Tumor promotion）、惡性轉化（Malignant conversion）及腫瘤蔓延（Tumor progression）四個階段（Weston et al., 2003）。目前廣泛被接受的致癌過程至少可分為三個階段：即起始、促進和蔓延。致癌作用的第一個起始階段，是由基因突變引起的，很可能是 DNA 中的一個或多個簡單突變、轉位、轉變和／或小缺失，因此是不可逆的。第二個促進階段是可逆的，不涉及 DNA 結構的變化，而是透過特定的基因組表達，促進被起始（突變）細胞的增殖。第三個蔓延階段也是不可逆的，特徵是核型不穩定和惡性生長。致癌過程的三階段特徵如表4-1。

表 4-1　致癌三階段過程的特徵

起始階段 (Initiation)	• 由起始劑（Initiator，通常是突變劑）進行 DNA 修飾，但單獨的修飾作用不足以產生癌症 • 具有基因毒性 • 單次處理可以誘導突變，惟需經由一次細胞分裂以固定突變作用 • 不可逆性
促進階段 (Promotion)	• 由促進劑（Promoter）進行非直接的 DNA 修飾作用 • 非基因毒性，非直接突變 • 需要多次的細胞分裂，使被起始的細胞族群克隆擴增（Clonal expansion） • 細胞增殖的增加或細胞凋亡（Apoptosis）的減少 • 可逆性 • 需要多次（延長性）的處理 • 具有閾值
蔓延階段 (Progression)	• DNA 修飾作用 • 基因毒性 • 突變、染色體混亂、核型不穩定 • 從腫瘤形成前（Preneoplasia）到良性或惡性腫瘤形成的改變 • 不可逆性

來源：修改自 Klaunig 與 Wang（2019）。

三、致癌基因與抑癌基因學說

1969 年，Huebner 與 Todaro 提出「致癌基因假說（Oncogene hypothesis）」，假設大多數哺乳動物細胞基因組中攜帶的逆轉錄病毒樣基因（Retroviral-like genes）通常是沉默的，但當被致癌物活化時，會導致腫瘤的形成（Huebner & Todaro, 1969）。但是另一派的觀點剛好相反，認為腫瘤的形成係由正常細胞基因被活化，這同時也是逆轉錄病毒致癌基因的源起。1976 年 Bishop 與 Varmus 等人一起發表了支持後者觀點的開創性實驗（Stehelin et. al., 1976），他們證明禽類肉瘤病毒中與 Src 癌基因密切相關的 DNA，是存在於雞基因中完整構成的一部分。自 1976 年以來的大量數據累積歸納了最初的發現：幾乎每個腫瘤病毒的致癌基因都源自於正常的細胞基因。更重要的是，這些原致癌基因在正常細胞中具有活性，其產物確實參與細胞信號傳導、生長和分化。多年來，這一結論對人類癌症的意義尚不確定。但自 1980 年代初以來，越來越清楚的是，某些細胞基因的異常活化突變，包括許多在腫瘤病毒中以改變形式出現的基因，有助於腫瘤的形成。Bishop 與 Varmus 因此在 1989 年獲得諾貝爾醫學獎（Newmark, 1989）。現在已知至少有 40 多種不同的人類原致癌基因（Proto-oncogenes），致癌基因（Oncogenes）經由原致癌基因突變使其基因產物

表達量或活性增加而產生致癌作用。致癌基因的功能作用與癌變機制的相關性至少包括（Klaunig & Wang, 2019）：

（1）作為 Tyrosine kinases：例如與 Squamous cell carcinoma 相關的 EGFR，與 Lung carcinoma 相關的 PDGF，與 Sarcoma 相關的 v-fms、v-kit、v-ros、v-fgr 和 v-fps 等。

（2）作為 Serine／Threonine kinases：例如與 Sarcoma 相關的 v-raf 和 v-mos 等。

（3）作為 G proteins：例如與 Colon and lung carcinoma 相關的 H-ras，與 Melanoma、Acute myeloid leukemia 及 Thyroid carcinoma 相關的 K-ras，與 Neurofibromas 相關的 NF-1 等。

（4）作為 Nuclear proteins：例如與 Chronic myeloid leukemia、Burkett lymphoma 相關的 c-*myc*，與 Osteosarcoma 相關的 v-jun 等。

繼致癌基因後，在 1984 年，與視網膜母細胞瘤（Retinoblastoma）相關的 Rb1 抑癌基因也被發現（Murphree & Benedict, 1984），這是第一個被發現的抑癌基因（Tumor suppressor genes），其為正常細胞增殖過程中的重要調控因子，它編碼的蛋白在細胞週期的調控點上具有控制週期進程的作用。隨後，幾個抑癌基因陸續被發現，例如：*p*53 與 Breast、Colon、Lung cancers 相關，可以造成 Li-Fraumeni syndrome；BRCA1 與 Breast carcinoma、WT-1 與 Lung cancer、*p*16 與 Melanoma 相關等。

致癌基因和抑癌基因的相互作用與突變，影響了腫瘤的發生與進程，先前曾被用「陰陽理論（Ying-yang theory）」比喻。然而，兩者間的相互作用與導致癌症的關係，仍然有許多機制尚未釐清，有待繼續研究（Blair et al., 2023）。以致癌基因、抑癌基因為標靶的基因治療被認為是今後治療腫瘤的重要手段之一。例如索拉非尼（Sorafenib）的作用機制為抑制多種 Protein kinases（包括 VEGFR、PDGFR 及 RAF kinases），Sorafenib 的治療會誘導細胞自噬（Autophagy），從而抑制腫瘤生長，用於治療晚期腎癌和肝癌。達沙替尼（Dasatinib），是一種針對費城染色體（Philadelphia chromosome）和 Src 基因變異的 Tyrosine kinase inhibitor，其主要用於伊馬替尼（Imatinib）治療後期的慢性粒細胞性白血病（Chronic myelogenous leukemia）以及費城染色體呈陽性的急性髓性白血病患者。毒性主要是中性白血球增多和骨髓抑制（白血球減少）。

參、藥物致癌作用的評價

藥物在研發過程通常需要進行致癌性評估試驗。依照國際醫藥法規協和會（International Council for Harmonisation of Technical Requirements for Pharmaceuticals for Human Use, ICH）的指引，試驗內容主要包括：（1）長期齧齒類致癌性試驗；（2）短期或

中期（給藥期間6-9個月）的齧齒類活體試驗。有關致癌性試驗，詳見本書「Ch.15 藥品全生命週期管理之非臨床安全性試驗評估方法與規範要求介紹」專章。

依照歷史經驗，有三個地區（歐盟、日本、美國）已經對藥物進行致癌潛力評估的監管要求規定，係以兩種齧齒類動物（通常是大鼠和小鼠）進行長期致癌性研究。有鑑於這些研究的成本及其對動物的廣泛使用，研究是否可以在不危害人類安全的情況下，減少對兩個物種進行長期致癌性研究的需要。自1970年代初以來，許多研究顯示，經由各種實驗所引起的齧齒類動物致癌反應，其中有一些現在被認為與人類風險評估幾乎沒有關係。所以ICH指南概述評估致癌潛力的實驗方法，希望對需要進行此類安全性評估的藥物，能減少兩次長期齧齒類動物致癌性研究的常規必要性。對人類藥物數據的六項調查說明了大鼠和小鼠致癌性研究的相對個別貢獻，以及單獨使用大鼠或小鼠是否會導致與人類風險評估相關的致癌性資訊的大量損失。這些調查來自國際癌症研究所（International Agency for Research on Cancer, IARC）、美國食品藥物管理局（U.S. Food and Drug Administration, FDA）、美國醫師案頭參考（Physicians' Desk Reference, PDR）、日本製藥商協會（Japan Pharmaceutical Manufacturers Association, JPMA）、歐盟專利醫藥產品委員會（Committee for Proprietary Medicinal Products, CPMP）和英國藥物研究中心（Centre for Medicines Research, CMR）。這些調查的規模和分析的主要結論見於《第三次（1995年）國際協調會議記錄（*The Proceedings of the Third International Conference [1995] on Harmonization*）》（European Medicines Agency [EMA], 2022）。

這種與藥物治療用途無關的長期致癌性研究，對監管單位、藥物開發公司和廣大公眾都帶來了兩難處境。因此，依照「證據權重（Weight of Evidence）」法則，意即使用科學判斷來評估一項長期致癌性研究以及其他適當的實驗研究得出的全部數據，以加強對人類致癌風險相關性的評估；另一方面，檢測潛在致癌物的實驗方法，在選擇上應具有靈活性和判斷力。鑒於致癌過程的複雜性，沒有一種單一的實驗方法可以預測所有藥物對人類的致癌潛力；所以目前的致癌試驗基本方案，包括一項長期嚙齒動物致癌性研究，以及一項可以提供長期試驗中不易獲得的額外資訊以補充長期致癌性試驗的研究。長期致癌性研究的物種選擇，應根據以下因素，選擇合適物種：（1）藥理學；（2）重複劑量毒理學；（3）代謝；（4）毒代動力學；（5）給藥途徑。在多個物種中進行測試，目前大多數用於致癌性測試的短期和中期體內模型都涉及使用小鼠。在多個物種中進行致癌潛力測試，如被認為是重要和適當時，或在沒有明確的證據支援哪一個物種的情況下，大鼠通常會被優先用於長期致癌性研究（EMA, 2022）。

近年來，體外細胞轉化試驗（Cell Transformation Assay, CTA）開始被評估用於取代動物致癌試驗的可行性，目前最常用的為體外Bhas 42細胞轉化試驗，用於評估化學品的致癌潛力。2012年，日本秦野研究所食品和藥物安全中心（The Hadano Research Institute Food and Drug Safety Center）完成了該方法的驗證研究，該研究由日本替代方法驗證中心

（JaCVAM）的驗證管理團隊監督。Bhas 42 細胞轉化檢測由兩部分組成，一部分用於評估化學物質是否會造成起始作用，另一部分則用於評估促進作用。如果一種化學物質在任一（或兩種）檢測中被證明是陽性的，則認為它是一種潛在的致癌物（European Commission [EU], 2012）。

由於突變性或基因毒性與致癌性相關，有關基因毒性的檢測，並請參閱本書「藥物的基因毒性及評價」專章。

肆、致癌物分類及具有致癌潛力的藥物

一、致癌物質分類

致癌物質有許多不同的分類方式，本章介紹常見的幾種。

（一）基因毒性（Genotoxic）與非基因毒性（Non-Genotoxic）

具基因毒性的致癌物通常是多階段致癌過程的起始劑，有些甚至於是完全致癌物（Complete carcinogen，即單獨暴露就可造成癌症），非基因毒性致癌物常見於癌症促進劑。基因毒性致癌物可以再區分為直接和間接兩類（表4-2）：

表4-2　直接與間接基因毒性致癌物

基因毒性致癌物類型	特性	實例
直接作用 （Direct-Acting）	此類致癌物為親電子反應物（Electrophilic reactant），易與高電子密度的生物大分子如DNA、RNA、蛋白質作用而產生突變	烷化劑類藥品常用於癌症治療，最早的氮芥類（Nitrogen mustard），因毒性高，已不常用於化療
間接作用 （Indirect-Acting）	此類致癌物需要經過身體代謝才能活化成為具有活性的致癌物，代謝前稱為原致癌物（Procarcinogen）	菸草中的多環芳香碳氫化合物（Polycyclic aromatic hydrocarbons）需經代謝活化，才成為具有活性的致癌物

來源：參考 Klaunig 與 Wang（2019）及趙劍（2020）製表。

（二）癌症三階段

依照三個階段，分為起始劑（Initiator）、促進劑（Promoter）和蔓延劑（Progressor），如貳之二節所述。

（三）國際癌症研究所致癌物質分類

國際癌症研究所（IARC）從1971年以來，針對一千多種物質以人類流行病學證據與實驗動物的致癌性研究，進行致癌性綜合評估，依照致癌可能性的科學證據，分為四類五組，復於2019年簡化為三類四組，分組的特徵及致癌物質例子簡述於表4-3（IARC, 2023）。所舉的實例除藥物外，並用一些非藥物，如傳染性微生物或環境／工業汙染物等，以作比較。

表4-3　IARC致癌物質分類、說明及實例

歸類級別（Group）	歸類說明	實例
Group 1 Carcinogenic to humans（確定對人類致癌）	符合以下其中一種情形： A. 有充分（Sufficient）流行病學研究證據，顯示出該物質對人體具有致癌性 B. 對於人體致癌性流行病學研究證據有限（Limited）或不足（Inadequate），但有該物質引發人體細胞組織致癌機轉的強烈（Strong）證據，且動物實驗證據充分（Sufficient）	藥物： Tamoxifen、Methoxsalen（8-methoxypsoralen）plus ultraviolet A radiation、Chlorambucil、Aristolochic acid、Etoposide、Etoposide in combination with cisplatin and bleomycin、Azathioprine、Cyclophosphamide、Busulfan、Phenacetin 等 非藥物： Aluminum production、幽門桿菌感染、HIV type 1 感染、Nickle 化合物、石綿、芥子氣、γ射線、菸草（吸或嚼）、二手菸、檳榔、甲醛、柴油引擎廢氣、紫外線輻射、電焊煙霧、含酒精飲料、所有類型的游離輻射、煤煙、黃麴毒素等

歸類級別（Group）	歸類說明	實例
Group 2A Probably carcinogenic to humans （極有可能對人類致癌）	符合以下其中一種情形： A. 對於人體致癌性流行病學證據有限（Limited），但動物實驗證據充分（Sufficient），且存在該物質引發人體細胞組織致癌機轉的證據 B. 對於人體致癌性流行病學證據不足（Inadequate），但動物實驗證據充分（Sufficient），且有該物質引發人體細胞組織致癌機轉的強烈（Strong）證據 C. 對於人體致癌性流行病學證據有限（Limited），且動物實驗證據不完全充分（Less than sufficient），但有該物質引發人體細胞組織致癌機轉的強烈（Strong）證據	藥物： Androgenic（anabolic）steroids、Cisplatin、Adriamycin（Doxorubicin）、Chloral hydrate、Azacitidine、5-Methoxypsoralen、Chloramphenicol 等 非藥物： 苯乙烯、Glyphosate（一種廣效型的有機磷除草劑）、DDT、無機鉛化合物等
Group 2B Possibly carcinogenic to humans （可能對人類致癌）	符合以下其中一種情形： A. 對於人體致癌性流行病學證據有限（Limited），動物實驗證據亦不完全充分（Less than sufficient），且該物質引發人體細胞組織致癌機轉的證據有限（Limited）或不足（Inadequate） B. 對於人體致癌性流行病學證據不足（Inadequate），但是動物實驗證據充分（Sufficient），且存在該物質引發人體細胞組織致癌機轉的證據 C. 對於人體致癌性流行病學證據不足（Inadequate），且動物實驗證據不完全充分（Less than sufficient），但是有該物質引發人體細胞組織致癌機轉的強烈（Strong）證據 D. 對於人體致癌性流行病學證據有限（Limited），但是動物實驗證據充分（Sufficient），且存在該物質引發細胞組織致癌機轉的強烈（Strong）證據	藥物： Bleomycins、Digoxin、Daunomycin（Daunorubicin）、Zidovudine（AZT）、Phenobarbital、Mitomycin C、Phenytoin、beta-Propiolactone、Oxazepam、*Aloe vera*, whole leaf extract、Kava extract 等 非藥物： Aspartame、Butylated hydroxyanisole（BHA）、Safrole、汽油引擎廢氣、極低頻磁場、射頻電磁場（Radiofrequency electromagnetic fields）、乙苯、乙醛、甲基汞化合物等

歸類級別（Group）	歸類說明	實例
Group 3 Not classifiable as to its carcinogenicity to humans （無法歸類是否對人類致癌）	對於人體致癌性流行病學證據不足（Inadequate），且不存在該物質引發人體細胞組織致癌機轉的證據	藥物： Acetaminophen、Volatile Anesthetics、Rifampicin、Shikimic acid、Vincristine sulfate、Estazolam、Diazepam、Actinomycin D、Cimetidine、Spironolactone、Methotrexate、Caffeine、Theophylline、Disulfram、Eugenol 等 非藥物： Cyclamates（Sodium cyclamate）、極低頻電場、甲苯、次氯酸鹽、原油等

來源：IARC（2023）。

IARC 所進行的致癌物評估，係綜合人類流行病學證據與實驗動物的致癌性研究，因此若列為 Group 1 或 Group 2A 的致癌物，致癌的潛能是較高的，其中的藥物致癌物，最常見的包括抗癌藥、激素類、免疫抑制劑、解熱鎮痛劑（如 Phenacetin）等，在使用上需要注意。

伍、結語

癌症是重大疾病，因此在藥物研發的過程中，通常需要進行致癌性的評估測試，以避免藥物治療過程產生非預期的致癌結果。但是由於致癌的作用機制相當複雜，因此有多種學理與假說，目前尚無單一方法可以準確預測致癌性。體外基因毒性試驗組較體內基因毒性／致癌物的預測具有較高的靈敏度，但常會高估基因毒性危害，而導致偽陽性結果的誤導。在確保人類的用藥安全的大前提下，如何一方面遵循3R原則（Replacement, Reduction, Refinement），另一方面運用新興科技的體外／資訊（In vitro／In silico）預測模式，減少實驗動物的使用，並正確評價藥物致癌的可能性，是今後努力的方向。

參考文獻

趙劍（2022）。藥物的遺傳毒性及其評價。收於韓峰、何俏軍、郝麗英（主編），**藥物毒理學**（第5版）。人民衛生出版社。

衛生福利部（2023）。民國111年死因統計結果分析。**衛生福利部官方網站**。https://www.mohw.gov.tw/cp-16-74869-1.html, accessed on December 6, 2023

Berenblum, I., & Shubik, P. (1947). A new, quantitative, approach to the study of the stages of chemical carcinogenesis in the mouse's skin. *British Journal of Cancer, 1*(4), 383-391. https://doi.org/10.1038/bjc.1947.36

Blair, L. M., Joseph J. M., Sebastian, L., Tran, V., Nie W., Wall, G. D., Gerceker M., Lai, I. K., Apilado, E. A., Grenot, G., Amar, D., MacQuitty, J. J., Roesn, M. J., & Winters, I. P. (2023). Oncogenic context shapes the fitness landscape of tumor suppression. *Nature Communications, 14*, 6422. https://doi.org/10.1038/s41467-023-42156-y

European Commission [EU] (2012) Carcinogenicity: Bhas 42 Cell Transformation Assay. *EU Science Hub*. Accessed on January 31, 2024. https://joint-research-centre.ec.europa.eu/eu-reference-laboratory-alternatives-animal-testing-eurl-ecvam/alternative-methods-toxicity-testing/validated-test-methods-health-effects/carcinogenicity/carcinogenicity-bhas-42-cell-transformation-assay_en

European Medicines Agency [EMA] (2022). *ICH guideline S1B(R1) on testing for carcinogenicity of pharmaceuticals –Step 5*. https://www.ema.europa.eu/en/documents/scientific-guideline/ich-s1br1-guideline-testing-carcinogenicity-pharmaceuticals-step-5_en.pdf

Fujiki, H. (2014). Gist of Dr. Katsusaburo Yamagiwa's papers entitled "Experimental study on the pathogenesis of epithelial tumors" (I to VI reports). *Cancer Science, 105*(2), 143-149. https://doi.org/10.1111/cas.12333

Herms, A., & Jones, P. H. (2023). Somatic mutations in normal tissues: New perspectives on early carcinogenesis. *Annual Review of Cancer Biology, 7*, 189-205. https://doi.org/10.1146/annurev-cancerbio-061421-012447

Huebner, R. J., & Todaro, G. J. (1969). Oncogenes of RNA tumor viruses as determinants of cancer. *Proceedings of the National Academy of Sciences, 64*(3), 1087-1094. https://doi.org/10.1073/pnas.64.3.1087

International Agency for Research on Cancer [IARC] (2023) Agents classifed by the IARC monographs, volumes 1-135, *IARC Official website*. Last updated 18:13pm (CET), 06 December, 2023. https://monographs.iarc.who.int/agents-classified-by-the-iarc/

Klapacz, J., & Gollapudi, B. (2019). Genetic toxicology. In C. D. Klaassen (Ed.), *Casarett & Doull's toxicology: The basic science of poisons* (9th ed.). McGraw-Hill Education. https://accesspharmacy.mhmedical.com/content.aspx?bookid=2462&sectionid=202672669

Klaunig, J. E., & Wang, Z. (2019). Chemical carcinogenesis. In C. D. Klaassen (Ed.), *Casarett & Doull's Toxicology: The Basic Science of Poisons* (9th ed., pp. 433-498). McGraw Hill. https://accesspharmacy.mhmedical.com/content.aspx?bookid=2462&sectionid=202672366

Murphree, A. L., & Benedict, W. F. (1984). Retinoblastoma: Clues to human oncogenesis. *Science, 223*(4640), 1028-33. https://doi.org/10.1126/science.6320372

Pitot, H. C. (1993). The molecular biology of carcinogenesis. *Cancer, 72*(3 Suppl), 962-970.

Slaga, T. J., Sivak, A., & Boutwell, R. K. (1978). *Mechanisms of tumor promotion and cocarcinogenesis*. Raven Press.

Sonnenschein, C., & Soto, A. M. (2000). Somatic mutation theory of carcinogenesis: Why it should be dropped and replaced. *Molecular Carcinogenesis, 29*(4), 205-211. https://doi.org/10.1002/1098-2744(200012)29:4<205::AID-MC1002>3.0.CO;2-W

Soto, A. M., & Sonnenschein, C. (2014). One hundred years of somatic mutation theory of carcinogenesis: Is it time to switch? *Bioassays, 36*(1), 118-120. https://doi.org/10.1002/bies.201300160

Stehelin, D., Varmus, H. E., Bishop, J. M., & Vogt, P. K. (1976). DNA related to the transforming gene(s) of avian sarcoma viruses is present in normal avian DNA. *Nature, 260*(5547), 170-173.

Stewart, B. W. (2019). Mechanisms of carcinogenesis: From initiation and promotion to the hallmarks. In R. A. Baan, B. W. Stewart & K. Straif (Eds.), *Tumour Site Concordance and Mechanisms of Carcinogenesis* (IARC Scientific Publications, No. 165, pp. 93-106). Lyon (FR): International Agency for Research on Cancer. https://www.ncbi.nlm.nih.gov/books/NBK570326/

Weston, A., & Harris, C. C. (2003). Multistage Carcinogenesis. In D. W. Kufe, R. E. Pollock & R. R. Weichselbaum (Eds.), *Holland-frei cancer medicine* (6th ed.). Hamilton (ON): BC. https://www.ncbi.nlm.nih.gov/books/NBK13982/

Ch.05
藥物之生殖和發育毒性

作者｜王家琪　林英琦

摘　要

　　生殖與發育毒性（Developmental and Reproductive Toxicity, DART）為評估暴露因子（包含環境毒物、藥物、營養缺乏及病原等）如何影響動物或人類的胚胎發育與生殖系統的不良反應。由於生殖發育毒性的作用可能藉由抑制配子的形成而導致不孕、干擾合子的形成或早期囊胚的發育而無法進一步發育、影響胚胎著床、或甚至引起各階段胚胎發育的正常作用而導致妊娠的停止（流產）、胎兒的畸形或後期胎兒系統功能成熟的異常等，甚至不良反應的影響會持續遺傳到子代及後代；因此評估藥物的生殖與發育毒性為重要的工作項目。本章節從藥物對男性生殖、女性生殖和發育的毒性作用，介紹藥物造成生殖毒性和發育毒性的基礎概念及進而介紹藥物對生殖發育毒性的評估方式。

關鍵字：生殖毒性、發育毒性、致畸性、胚胎發育、替代試驗

壹、概論

生殖循環包括配子的形成和釋放、受精、受精卵移動、著床、胚胎生成、胎兒生長、分娩、哺乳及產後子代發育、生長和發育為性成熟個體的一連串過程。在整個生殖發育過程中需要各項器官和機制存在並在正確時間點出現，互相巧妙地配合下才能達到理想的生殖結果，因此不難想像會擾動到這些複雜試驗的過程的化學品，例如荷爾蒙干擾物質，會造成生殖上的不良反應，使子代無法出現。

藥物對生殖功能的損害和對後代的有害影響，總稱為藥品的生殖毒性（Reproductive toxicity）。生殖毒性可能發生於妊娠期，也可能發生於妊娠前期和哺乳期，表現樣態包括藥品對生殖細胞發生、卵細胞受精、胚胎和胎兒形成與發育妊娠分娩和哺乳等整個生殖過程的損害作用，也包含藥品對生殖器官及內分泌系統的影響、對性週期和性行為的影響以及對生育能力和妊娠結果的影響等。生殖是對親代的影響，而發育是對子代的影響。發育毒性（Developmental toxicity）的主要表現包含子代的死亡、生長速度改變、結構異常及功能缺陷。形態結構異常又稱為致畸性（Teratogenicity），出生後即可觀察到。胚胎毒性（Embryo toxicity）則包含了畸型外胚胎的死亡和生長發育遲緩。發育毒性也可能是間接由於藥物對母體毒性（Maternal toxicity）引起。

配子形成過程中最重要的特徵為減數分裂（Meiosis），使染色體數量減半，產生單倍體細胞。此過程在哺乳類動物雄雌都是一樣的，然而由於男性和女性在配子生成方式有很大的不同，造成兩性在對毒物的感受性的部分有很大的差異。

一、藥物對男性的生殖毒性

男性生殖系統的主要功能是產生及輸送精子及分泌性激素。毒物對男性的生殖毒性主要是直接作用於生殖器官，影響精子的產生、成熟和運輸。生精細胞經歷精原細胞增殖，精母細胞成熟分裂和精子形成等階段形成精子。精子的產生為一個連續過程。人類完整的精子生成過程大約需64天，正常情況下每天可以生成數十億的精子，精子快速生成有賴於睪丸內環境符合整個生殖生理生化需要，而生精細胞分裂和代謝旺盛，對於會影響DNA複製、蛋白質功能和細胞呼吸的藥品，會有高度的敏感性。例如抗癌藥烷化劑會與DNA中的親核基團共價結合產生烷化作用殺死癌細胞，也會抑制生精細胞的DNA複製而影響生精反應，造成無精症（Meistrich, 2013）。影響細胞代謝的抗癌化學治療製劑對於精子生成的影響相對較為短暫。

睪丸曲細精管生精層主要由不同階段的生精細胞（Spermatogenic cell）、支持細胞（Sertoli cell）和間質細胞（Leydig cell）組成。毒物亦可能通過損傷支持細胞和間質細胞間接影響生精功能。支持細胞對生精細胞提供支持、營養及釋放精子的作用，且具有分泌

功能。支持細胞與支持細胞之間的連結形成血睪障壁。支持細胞的結構破壞會導致生精細胞從生精層脫落，引起精子的產生減少。間質細胞的主要功能是分泌雄激素，雄激素的低下也會降低精子生成能力。其次，睪丸微循環對精子生成也有一定影響，藥物作用於血管內皮細胞，使睪丸循環功能受損，也可影響精子生成。

另外，生殖系統的功能也受到神經和內分泌系統調控，對於神經系統和內分泌系統會產生影響的藥品也可能間接影響精子產生。睪丸中雄激素的生成主要受腦垂體釋放的黃體生成素（Luteinizing Hormone, LH）調節，而 LH 又受下視丘分泌的促性腺激素釋放激素（Gonadotropin-Releasing Hormone, GnRH）調節，該調節方式稱為下丘腦—垂體—性腺軸（Hypothalamic-Pituitary-Gonadal [HPG] axis）。對此調控系統所產生的任何傷害作用都可導致生殖異常。例如乙醇可使下丘腦—垂體—性腺軸的功能下降，而使酗酒者產生睪固酮（Testosterone）能力減弱，造成精子生成（Spermatogenesis）下降和性慾（Libido）下降。此外，藥物也可能間接透過影響勃起功能或是射精，導致生殖毒性。

二、藥物對女性的生殖毒性

藥物對女性的生殖毒性主要表現在卵子生成，排卵及受精卵經由輸卵管入子宮著床過程的影響。卵子生成和成熟並非連續過程：卵泡是卵巢的功能單位，由卵母細胞，顆粒細胞和膜細胞等組成。卵泡發育經原始卵泡、初級卵泡、次級卵泡和成熟卵泡等階段。卵母細胞在胚胎期開始第一減數分裂，中間休止直到青春期再開始每個週期成熟 1 個或幾個卵泡。在卵泡發育過程中，卵原細胞和顆粒的有絲分裂、卵原細胞減數分裂形成卵母細胞、顆粒細胞和膜細胞分化等時期對藥物皆敏感。抗癌化學治療製劑已知會造成卵泡凋亡、黃體纖維化和血管損傷，使女性癌症病人生殖力下降，而受影響的程度與病人的年齡、先前的化療暴露、使用的化療製劑和藥物療程皆有關（Meirow et al., 2010）。幾種常見的化療藥物中，烷化劑與卵巢早衰最相關。

女性生殖道涉及輸送卵子，卵子與精子在輸卵管受精，受精卵進一步分裂發育並輸送到子宮內著床發育。鎘可導致輸卵管和子宮萎縮，由此影響卵子受精和進一步進入子宮著床。吸菸也影響卵子和早期胚胎運動。

此外，女性生殖的內分泌調節也是主要受到下視丘—腦垂體—性線軸（HPG axis）調控。下視丘分泌 GnRH，促進腦垂體分泌促性腺激素 LH 和 Follicle-Stimulating Hormone（FSH）來調節卵巢雌激素和孕激素的分泌。FSH 作用於卵巢顆粒細胞（Granulosa cells），增加 LH 受體數使 LH 合成增加，增加 CYP450 的表現，使雌激素合成增加。LH 作用於顆粒細胞以開始產生排卵。鉛可影響孕激素產生，吸菸酒精均可影響 GnRH 釋放。酗酒者不能產生排卵所需的 LH 高峰，吸菸也與激素水平降低有關。

化療可能會直接造成卵巢和睪丸組織的傷害，影響性荷爾蒙和配子的生成，也可能使性器官受損造成性荷爾蒙下降，干擾了反饋迴路和影響 GnRH、FSH 和 LH 的分泌，造成排卵失敗，無月經和長期不孕。

三、生殖器官發育和性別分化

性腺分化的訊號來自 Y 染色體上誘發睪丸形成的必要基因。人類在妊娠第 7 週後，男女的性腺會開始發展出差異，而男性的生殖道發展完全是由荷爾蒙調控，因此較易受到內分泌干擾物質影響。出生前暴露於外源性雌激素可影響男性子代生殖道的結構和功能。

貳、藥物對發育的毒性

藥物對發育的毒性，依據接觸的時間、劑量不同而會有不同形態的表現。於受精後胚胎發育的階段，毒性產生機制包括藥物對胚胎的直接作用，及作用於母體而間接影響胚胎生存和維持妊娠，造成受精卵可能未發育即死亡、未著床已死亡、或著床後發育到一定階段死亡。

致畸性（Teratogenicity）指藥物等外來物引起胚胎永久性結構或功能異常或缺失的特性，通常在胚胎器官形成其母體給藥所致。藥物對子代個體胚胎發育過程中誘發的任何有害影響，稱為藥物的發育毒性（Developmental toxicity）。發育毒性包括在胚胎期以及出生後誘發，顯示的改變，主要表現為發育生物體死亡，生長遲緩，結構異常和功能缺陷等。生長遲緩指胚胎與胎兒生長發育過程在某些藥物影響下，較正常的發育過程緩慢。結構異常（Structural abnormality）指胎兒型態結構異常，在出生後立即可被發現。相對來說功能缺陷（Functional deficiency），往往在出生後一段時間才被發現，例如聽力或視力障礙、生殖功能障礙等。

著床前期（從受精到完成著床前）的胚胎對藥物的致死作用最為敏感，在這期間給予具發育毒性藥物最容易引起胚胎死亡，很少發生特異的致畸效應。著床後開始進入器官形成期，由於不同器官的形成與發展時間非同步，因此胚胎發育的不同時間點接觸具發育毒性藥物所會引起的發育毒性不同。器官形成期接觸具致畸毒性藥物可能會觀察到結構畸形，而器官形成後開始發展功能，此時主要的毒性為生長遲緩、特異的功能障礙。新生兒時期的發育毒性則主要為發育異常和兒童期癌症（Zhai et al., 2020）。

觀察到的作用劑量—反應關係可能因為藥物的類型、暴露的時間和劑量不同而改變。典型的致畸藥物劑量反應斜率比較大，從最大無作用劑量到胚胎死亡劑量可能只差 2-4 倍。藥物的致畸性存在明顯的物種和個體差異，如 Thalidomide 4,000 mg/kg 對大鼠和小鼠

無致畸作用，但 0.5-1 mg/kg 對人就有極強的致畸作用。個體對於藥物致畸性的敏感性也有很大個體差異。這些物種和個體差異主要與代謝過程、胎盤種類、胚胎發育速度和方式等因子有關。

參、藥物生殖發育毒性評估

1950 年代沙利竇邁（Thalidomide）藥害的重要案例也使世界各國推展修訂新藥上市試驗的流程與安全標準。沙利竇邁是由西德公司葛盧恩塔化學製藥（Chemie Grünenthal）研發生產後於德國、英國、加拿大、日本及其他歐亞的國家作為安眠、鎮定及舒緩產婦的孕吐的藥物。然而隨著「海豹肢畸形（Phocomelia）」的新生兒藥害案例大量出現後，發現沙利竇邁於人類具有嚴重的發育毒性，且新生兒的畸形不僅限於四肢也包含眼睛、心臟、消化道與尿道等，估計當時全球已經約有 1 萬名嬰兒受害。在當時美國食品藥物管理局的審查認為該藥品的臨床前試驗的動物實驗數據並不夠周延，尤其該藥品會用於懷孕婦女，因此考量其生殖發育毒性的數據不夠完整並沒核准沙利竇邁進入美國市場的許可，而躲過這場災難。

目前國際上評估藥物非臨床生殖與發育毒性 DART 主要以 2020 年公布之 ICH S5(R3) Detection of Reproductive and Developmental Toxicity for Human Pharmaceuticals 指引為主流（U.S. Food and Drug Administration [FDA], 2021），DART 試驗設計需要包含完整的生命週期，從一特定世代受孕開始至次世代受孕終止的其間中，觀察包含：（1）交配前至受孕（成年雄性與雌性之生殖功能、配子之發育與成熟程度、交配行為、受精作用）；（2）受孕至合子著床（成年雌性之生殖功能、合子著床前發育、著床）；（3）著床至硬顎閉合（成年雌性之生殖功能、胚胎發育、主要器官成形）；（4）硬顎閉合至懷孕期終了（成年雌性之生殖功能、胎兒發育與成長、器官發育與成長）；（5）胎兒出生至斷奶（分娩與泌乳、新生兒適應子宮外環境、斷奶前之發育與成長）；（6）胎兒斷奶至性成熟（斷奶後之發育與成長、適應獨立生活、青春期至性成熟、次世代之生殖影響）等各個與生殖階段相關的評估指標（財團法人醫藥品查驗中心，2021）。

評估的藥品包含所有的主成分與最終產品之新賦形劑、生物製劑與疫苗等，目前該指引不適用於細胞治療、基因治療、組織工程之產品。評估藥物潛在生殖和發育風險的試驗策略通常包括一項或多項實驗動物體內試驗。試驗必須包含評估到上述六個生殖過程的所有階段。雖然可能在某些物種（例如非人類靈長類動物）中不可能評估所有階段，但是下述三項活體試驗之研究設計通常已經可以適用於評估重要的生殖發育週期，包含：（1）生殖能力與胚胎早期發育試驗（Fertility and Early Embryonic Development Study, FEED）可涵蓋到上述的 1、2 週期；（2）兩個物種的胚胎—胎兒發育試驗（Embryo-Fetal

Development, EFD），亦稱為致畸胎試驗可涵蓋到上述的3、4週期；（3）產前與產後發育試驗（Pre- and Postnatal Development, PPND）可涵蓋到上述的5、6週期。

每一項化合物均應訂出需進行評估的生殖發育階段與最合宜的試驗方式。在規劃合適的試驗計畫時須考量藥品使用對象（病人）與使用條件（與生殖能力和疾病嚴重程度有關者），一般而言若目標族群是已停經的女性病人，或兒童與青春期前之少年，或因住院中而排除懷孕可能的病人族群，則未必需要對所有的生殖與發育階段都進行試驗。此外投藥的途徑與頻率必須與臨床用藥相近，設計須考量藥品的配方與給藥途徑、已有的毒性資料（可含 In vitro、Ex vivo、非哺乳類研究之數據，以及結構—活性關係電腦預測結果）、藥物動力學、藥效動力學等相關數據，以及藥品作用標靶的作用機制等，例如：針對影響睪丸組織的化合物，可修正其標準生殖能力試驗之設計，以改變其給藥間隔或雌雄同籠的起始時間等。

一、生殖能力與胚胎早期發育（FEED）之評估策略

FEED 旨於測定雄性和／或雌性交配前對於生殖系統的不良反應，且評估時間包含至交配與著床階段。雖然短週期的毒性試驗不能完全反應藥品可能的毒性作用，但以齧齒類動物進行持續至少兩週的重覆劑量毒性試驗的，可用來設計生殖能力試驗，若試驗沒有觀察到對於交配等生殖能力的不良影響，則同一試驗中可以將藥品同時用於雌雄兩性後同籠再觀察後續的作用包含偵測藥品對雌性動物發情週期、受精卵輸卵管傳輸、著床、以及胚胎著床前發育等作用。對發情期的週期性監測必須在確認交配期間持續進行；而雄性動物需觀察藥品對精子生成與副睪運輸、組織病理檢查及性功能性的影響（如性慾、副睪中精液成熟過程和射精等過程）。若該試驗發現藥品對於生殖能力有不良影響，則應進一步確認雌雄兩性究竟是哪一方受到影響，給藥的雌雄兩性均只能與未給藥的異性同居來確認對於胚胎早期發育的作用。可以使用同一 FEED 試驗中區分不同的實驗組，或進行兩個獨立的 FEED 試驗來確認不良影響的可逆性及對於生殖能力與早期胚胎發育的不良反應。

二、胚胎—胎兒發育（EFD）之評估策略

EFD 試驗的目的在於探討當懷孕母體在胚胎形成時期接受給藥，藥品對於胎兒胚胎發育和懷孕媽媽的不良反應。一般可以兩個物種（一般建議可選用大鼠與兔子）進行 EFD 試驗，並進一步評估藥品對胚胎發育與存活的各項重要指標（死胎率、早產、胚胎外觀與增重、胎兒體重、外形與重要功能成熟等）。兩個物種中至少要有一方呈現期望的藥效作用，若藥品在常用的物種均未呈現藥效反應時，則可改以較少用的物種確保藥物有效下仍未觀察到明顯的發育毒性作用。只要有一個物種在相當於人類最高建議劑量（Maximum

Recommended Human Dose, MRHD）的暴露量下，即會造成明顯的畸胎或胚胎－胎兒致死（Malformations or Embryo-Fetal Lethality, MEFL），此陽性結果足以應用後續進入臨床試驗的重要參考數據。

三、產前與產後發育（PPND）之評估策略

此試驗旨於偵測懷孕母體給藥後，是否對於胚胎著床至產後斷奶這段期間產生不良影響，進而評估該藥品對懷孕或泌乳中的親代與其子代發育的影響，考量到此一期間的不良反應產生的表徵可能會延後出現，該試驗須持續追蹤子代發育至性成熟期。PPND試驗一般可使用齧齒類，然而在適當情況下亦可使用其他物種，另外還有其他包含改良式PPND／ePPND試驗協助可探討小兒發育的指標作為風險評估的參考。

根據我國2014年公告之「藥品非臨床試驗安全性規範」第五版說明生殖與發育毒性試驗應視給藥對象的需要而進行（衛生福利部食品藥物管理署，2014）。若臨床試驗之受試者為男性，而重覆劑量毒性試驗結果顯示該試驗物質對生殖器官不造成任何傷害，則生殖與發育毒性第一期試驗只須在第三期臨床試驗開始前完成即可。若臨床試驗之受試族群為不具生育力之女性，且相關的臨床前重覆劑量毒性試驗已包括雌性生殖器官評估，則可不需執行生殖與發育毒性試驗；新藥執行至少2週重覆劑量動物毒性試驗（通常為齧齒類，需進行之詳細睪丸與卵巢病理檢查）後，可在進行動物雌性生育力試驗之前，將具生育力之女性納入參與重覆給藥的第一期和第二期臨床試驗中，然而臨床試驗中必須嚴謹、小心監控試驗過程，包括進行驗孕檢查（例如，HCG檢測）、使用高效率之避孕方法及在確認的生理期後方可進入臨床試驗，並須檢附受試者同意書，同意書須告知受試者該試驗中新藥可能潛在的危險性包含可能對於發育毒性的不確定性等說明；若藥品可提供兩個物種的初步生殖毒性結果（每組達6隻懷孕母獸），並在整個器官發生期間（Organogenesis）完成投藥、進行評估胎兒存活率，體重變化、外型和內臟檢查等試驗後，在臨床試驗使用高效率之避孕方法下，可接受納入最多150位具生育力之女性接受短期（最多3個月）的研究性臨床試驗治療；新藥需要先完成生殖與發育及基因毒性試驗才能將臨床試驗對象擴大至懷孕女性作為受試者參與臨床試驗。

美國食品藥物管理局於1979年依據安全評估的各項資料針對懷孕用藥的安全，將藥物分為A、B、C、D、X等五級分級標準提供為孕婦用藥的參考。A級為以孕婦的研究中，有足夠的證據證明用於懷孕初期及後期皆不會造成胎兒之危害、B級為動物實驗證實對胎兒無害但缺乏足夠的孕婦資料；或動物實驗有副作用報告，但孕婦實驗無法證明對懷孕初期及後期之胎兒有害、C級為動物實驗顯示對胎兒有害但缺乏控制良好的孕婦臨床資料；或缺乏動物實驗或孕婦實驗數據、D級為已有實驗證實對人類胎兒之危害；但緊急或必要時權衡利害之使用仍可接受使用、X級為動物實驗和／或孕婦實驗業已證實對胎兒有

害，且使用後其危害明顯大於其益處。然本分級仍為初步分類的依據臨床使用上仍需謹慎評估使用。

肆、結語

　　新藥開發若用於懷孕婦女或生育階段成人時，則需要進行生殖或發育毒性之測試，試驗評估週期包含配子形成階段、受精卵著床與分化階段、胎兒器官發育與功能成熟期、分娩至子代斷奶期等，評估指標包含藥物對於生殖力、受精卵毒性、致畸胎性、胎兒發育毒性甚至到影響授乳與子代的發育等；由於生殖發育評估的階段相當複雜，這些研究需要相對大量的實驗動物進行完整的試驗，且相關試驗通常在藥物開發過程的後期才開始進行；隨著動物福祉的推動，若具有符合3R原則、早期簡單且便宜的篩選平臺，將可減少實驗動物之使用以及促進安全藥物的開發過程；因此開發動物替代的試驗平臺以早期發現藥物或環境化學物質可能具有之生殖發育毒性，為近年來毒理研究的重要議題。例如大鼠WEC（Whole Embryo Culture）試驗已經開發可作為評估小分子藥物的致畸胎潛力；斑馬魚也是很好的模式生物，因為其胚胎與子代發育非常快速可作為早期發育階段的快篩平臺，且斑馬魚仍為體內模型，並且可容易評估單個胚胎／子代的整個發育時期（Brannen et al., 2016）。此外亦可運用電腦機器學習現有的化學結構與引起生殖發育毒性之關聯，以開發不同試驗終點的預測平臺來篩選出可能具有生殖發育毒性的物質來進一步驗證（Tung et al., 2020）；另外亦可以收集藥物動力學的相關數據建立預測藥品如穿透胎盤的能力等，作為評估藥物暴露胎兒的風險參考資訊（Chou et al., 2022）。集合更多的新穎研發策略，未來將可加速藥品生殖發育毒性的評估，協助開發更多可用於孕期之安全藥物。

參考文獻

財團法人醫藥品查驗中心（2021）。藥品生殖發育毒性檢測指導原則（第一版）。

衛生福利部食品藥物管理署（2014）。藥品非臨床試驗安全性規範（第五版）。

Brannen, K. C., Chapin, R. E., Jacobs, A. C., & Green, M. L. (2016). Alternative models of developmental and reproductive toxicity in pharmaceutical risk assessment and the 3Rs. *ILAR Journal, 57*(2), 144-156. https://doi.org/10.1093/ilar/ilw026

Chou, C. Y., Lin, P., Kim, J., Wang, S. S., Wang, C. C., & Tung, C. W. (2022). Ensemble learning for predicting ex vivo human placental barrier permeability. *BMC Bioinformatics, 22*(10), 629. https://doi.org/10.1186/s12859-022-04937-y

Meirow, D., Biederman, H., Anderson, R. A., & Wallace, W. H. B. (2010). Toxicity of chemotherapy and radiation on female reproduction. *Clinical Obstetrics and Gynecology, 53*(4), 727-739. https://doi.org/10.1097/GRF.0b013e3181f96b54

Meistrich, M. L. (2013). Effects of chemotherapy and radiotherapy on spermatogenesis in humans. *Fertility and Sterility, 100*(5), 1180-1186. http://dx.doi.org/10.1016/j.fertnstert.2013.08.010

Tung, C. W., Cheng, H. J., Wang, C. C., Wang, S. S., & Lin, P. (2020). Leveraging complementary computational models for prioritizing chemicals of developmental and reproductive toxicity concern: An example of food contact materials. *Archives of Toxicology, 94*(2), 485-494. https://doi.org/10.1007/s00204-019-02641-0

U.S. Food and Drug Administration [FDA] (2021). S5 (R3) detection of reproductive and developmental toxicity for human pharmaceuticals. https://www.fda.gov/media/108894/download

Zhai, Q. Y., Wang, J. J., Tian, Y., Liu, X., & Song, Z. (2020). Review of psychological stress on oocyte and early embryonic development in female mice. *Reprod Biol Endocrinol, 18*(1), 101. https://doi.org/10.1186/s12958-020-00657-1

三、藥物器官毒性

Ch.06
藥物的肝臟毒性與評價

作者｜黃阿梅　李志恒　張榮叁　林英琦

摘　要

　　肝臟是人體參與醣類、脂肪和蛋白質等代謝路徑的主要器官，能夠合成各種重要的蛋白質，包括血漿蛋白、凝血因子和脂肪等，同時也能夠清除體內的毒素和有害物質，以保護身體免受損害。然而，肝臟也是一個容易受到損傷的器官，有些物質本身不具毒性，但在肝臟代謝後反而變成毒性物質。此外，長期的不良飲食習慣、過量飲酒、藥物濫用、病毒感染等因素都可能對肝臟造成傷害。物質進入人體後會在肝臟中進行代謝，但是當毒素超出肝臟的處理能力時，它們會對肝臟細胞和組織造成傷害，進而引發肝臟疾病。藥物性肝損傷（Drug Induced Liver Injury, DILI）是泛指使用藥物而引起的肝臟損傷，是一種相對罕見但嚴重的藥物副作用，可能導致肝功能異常，甚至引起肝衰竭。這種損傷依照藥物的不同，可能是可逆的或不可逆的，急性或慢性的，也可以是暫時性或持續性的。許多不同類型的藥物都可能引起肝臟損傷。肝臟毒理學主要是研究各種毒素對肝臟組織和功能的影響。本章節將說明不同類型藥物引起的藥物性肝損傷，並簡介評估及治療方法。

關鍵字：肝臟構造、肝臟生理、肝臟損傷、藥物誘發的肝毒性、肝臟毒性的檢測與評估、肝臟毒性的治療

壹、前言

一、肝臟構造與其功能簡述

　　肝臟位於人體右上腹部胃及膽囊的右側及腹側，橫膈膜之下，右腎上方。在解剖上可以分為四個主要區域，包含肝左葉、肝右葉（右葉明顯比左葉大）和在左右二葉之間的肝尾葉（Caudate lobe，較高的）及肝方葉（Quadrate lobe，較低的）。肝臟也是少數具有增生能力的器官。肝臟背面有膽囊（Gall bladder），有貯存並濃縮膽汁的功能。

　　肝臟在各個器官中比較特殊的是擁有雙重血液供給：如同一般器官，肝臟有一條動脈血管（即肝動脈，Hepatic artery），主要是輸送含氧的血液，提供約1/3的血液到肝臟；主要的血液供給則來自收集胃腸的消化物質（包括營養物質、藥物或毒素）的肝門靜脈（Hepatic portal vein）（Knell, 1980）。這一個特殊的結構也使食物產生的外來物質由胃腸道進入血流時，肝臟得以首先接觸到，也意味著由胃腸道進入肝臟時大部分的氧氣已經被移除（Roth et al., 2019）。雙重血流供給至少也部分決定了肝臟的解剖次級結構，有肝小葉（Hepatic lobule）和肝腺泡（Hepatic acinus）兩種基本功能單位概念（圖6-1）。

（一）肝小葉（Hepatic Lobule）

　　每個肝小葉長約2mm，寬約1mm，以終端肝小靜脈（Terminal hepatic venule，為肝靜脈分支）為中心，由許多肝實質細胞（即肝細胞 Hepatic parenchymal cells, or Hepatocytes）和肝血竇（Hepatic sinusoids，為類似有孔毛細血管的內皮細胞）成串以輻射狀環繞組成六角形排列。肝小葉的六個角為肝門三合體（Portal triad）所在，由肝門小靜脈（Portal venule，肝門靜脈分支）、肝小動脈（Hepatic arteriole，肝動脈分支）和膽小管（Small bile duct，膽管分支）組成。上述的兩套血液循環系統，進入肝臟後經由肝門三合體進入肝血竇，沿著肝細胞串混合、過濾及代謝反應，再匯入中央靜脈。

　　肝內膽汁的產生與排出，則是膽小管由盲端起始於中央靜脈周圍的肝細胞內產生膽汁，從肝小葉中央流向周邊與肝小葉間膽管相連，再向肝門方向匯集，最後膽管匯合成左右肝管，左右肝管再合成總肝管（Common hepatic duct）離開肝臟，總膽管連接膽囊管及總膽管，空腹時將膽汁送到膽囊管進入膽囊儲存與濃縮。飯後膽囊收縮，排出膽汁至總膽管（Common bile duct）後，進入十二指腸幫助消化。

（二）肝腺泡（Hepatic Acinus）

　　肝腺泡以對應的兩個肝門三合體（Portal triad）為中軸，兩端以鄰近的兩個中央靜脈為界，呈現菱形狀。肝腺泡內的血流以從中軸血管單向流向兩端的中央靜脈。根據血流方向與肝細胞距中軸血管的遠近，將肝腺泡分成三個區域：第I區為最接近中軸血管

的部分，該區域最先獲得富含氧和營養成分的血液，與細胞呼吸相關的酶濃度也較高，因此氧化性代謝（Oxidative metabolism）能力最高，肝細胞再生能力也較強；第 III 區為近中央靜脈的腺泡兩端，血液中的含氧量低，營養成分也較少，但細胞色素 P450 系統分布濃度最高，所以是藥物與外來物質生物轉化的重要場所，有些藥物如乙醯胺酚（Acetaminophen）、乙醇（Ethanol）等易被活化產生毒性，造成第 III 區的肝細胞壞死。第 II 區的作用則介於第 I、III 區之間。由於第 I 區的肝細胞最先暴露於進入肝臟的有毒物質，如果毒物直接傷害肝細胞（例如白磷），則細胞損傷的模式將是環門靜脈（Periportal）。需要生物活化才能造成損傷的藥／毒物（例如 Acetaminophen 和 Aflatoxin）通常會導致第 III 區肝損傷，因為該區域含有更高濃度的生物轉化酶，而又因第 III 區含氧量低，有毒物質（例如一氧化碳）改變氧氣到細胞的輸送，會導致缺氧損傷（Hypoxic injury）的風險。由於這些脆弱性，第 III 區的肝小葉中心損傷（Centrilobular injury）是毒物誘發之肝損傷的最常見形式。

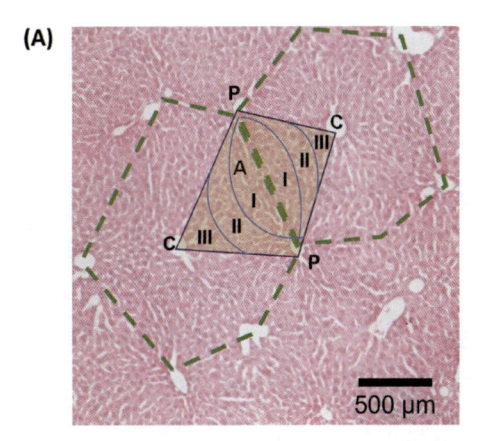

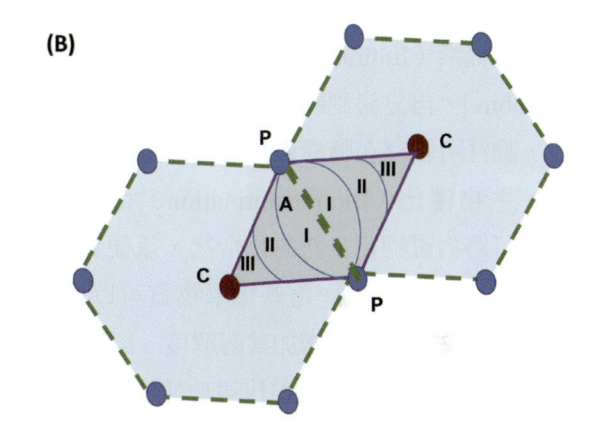

圖 6-1　A 圖為三個月大的小鼠肝臟切片，切片厚度 10μm（物鏡倍率 2 倍）；B 圖為 A 圖的模擬圖解，人類肝臟結構和小鼠雷同

說明：綠色虛線是肝小葉（Hepatic lobule），藍色菱形區域是肝腺泡（Hepatic acinus）。根據血流方向與肝細胞距中軸血管的遠近，肝腺泡可細分成三個區域，分別為第 I、II 區和第 III 區。C：中心靜脈（Central vein），P：肝門三合體（Portal triad），A：肝腺泡。

來源：高雄醫學大學醫學系解剖學科施耀翔副教授提供。

二、肝臟的生理功能與損傷影響

　　肝臟的功能非常多樣化，包括蛋白質和脂肪的合成與代謝、葡萄糖的合成和儲存、代謝和排除有害物質、膽汁的合成和分泌等；肝細胞具有很高的代謝活性，能夠合成和分解多種物質，並且能夠將部分代謝產物排泄到膽汁中，進一步參與消化和排泄過程；肝臟內有網狀內皮系統（Reticuloendothelial system）包括內皮細胞（Endothelial cells）、庫氏細

胞（Kupffer cells）、脂肪儲存細胞（Fat storing cells）和凹坑細胞（Pit cells），其中庫氏細胞具有吞噬功能，可以清除來自腸道的病原體，參與保護動物免受有害病原體侵害的免疫反應，故其生理功能對維持身體健康相當重要。

（一）代謝

肝臟可利用蛋白質分解成的胺基酸合成新的蛋白質，或將胺基酸代謝轉化成為能量或其他物質，並將代謝的氨基（Amino-group）廢物形成尿素（Urea）經腎臟排泄出體外。肝臟也能夠合成胺基酸和多種重要的蛋白質，包括血漿蛋白和凝血因子等。肝臟能夠合成葡萄糖，當葡萄糖生產過多時，以肝醣型態儲存於肝臟及肌肉中，並在需要時轉化成葡萄糖釋放進入血液，這對於維持血糖水平的穩定非常重要。在脂肪代謝方面，肝臟能夠合成脂肪和膽固醇，並將其儲存或釋放到血液中。同時，肝臟還能夠分解脂肪，產生能量和脂肪酸。

網狀內皮系統破壞衰老的紅血球，釋放出血紅素（Hemoglobin）分解產生代謝產物間接膽紅素（Indirect bilirubin）。肝臟可將血液中的間接膽紅素結合成直接膽紅素（Direct bilirubin），再分泌到膽小管中，成為膽汁主要的色素來源。肝臟會分泌消化食物需要的膽汁，膽汁可儲存在膽囊或直接分泌到十二指腸進行作用。

生物轉化（Biotransformation）是指生物體內對於化學物質進行代謝和轉化的過程，可將物質轉化為新的化合物，以便更符合生物體的需求或排除不需要的物質（Shanu-Wilson et al., 2020）。這些化學物質可以是藥物、毒物、營養物質、代謝產物等，透過改變物質的化學結構、增加其溶解度、調節其生物活性或毒性，以及促進其代謝和排泄。肝臟具有豐富的酵素系統和代謝功能，是人體最主要的生物轉化器官（Isin, 2023）。它包含多種酶系統和化學反應，可以對各種物質進行氧化、還原、水解、酯化等反應，從而改變它們的化學結構和生物活性。個體的遺傳特徵、營養狀態、年齡、性別、藥物相互作用等皆會影響肝臟生物轉化的效率，這也解釋了為什麼某些藥物在不同人群中的效果和安全性可能存在差異。生物轉化的研究對於藥物開發、藥物治療和毒物學研究具有重要意義，可以幫助我們清楚瞭解藥物的代謝和作用機轉、預測藥物的效果和安全性，以及設計更有效的治療策略。必須要注意的是，肝臟的生物轉化作用，並不一定都是解毒作用，有些物質經過代謝，反而會由原來沒有活性或毒性，變成化學性質活潑或形成有毒物質。

（二）肝細胞的代謝階段

肝細胞的代謝階段可分為三個主要相（Phase）（Almazroo et al., 2017），也有只列前兩相，而將第三相列於藥物動力學 ADME 中的 E（Excretion，排除）。本章以三相模式敘述。

第一相（Phase I）

主要經氧化（Oxidation）、還原（Reduction）及水解（Hydrolysis）等三類生物轉化反應，將溶於脂肪不利排除的物質轉換成具極性（Polar）、可溶於水（Hydrophilic）的成分（Almazroo et al., 2017; Zhao et al., 2021）。細胞色素 P450 酶系統（Cytochrome P450 Enzyme System, CYP450）是第一相氧化類型生物轉化反應中最主要的作用酵素群。人類有約 57 個 CYP450 基因，可分成 18 個家族（Family）和 42 個亞家族（Subfamily）。CYP3A4、CYP2E1 和 CYP2C9 是肝臟中含量最多的 3 種 CYP450s 分別約占 22.1%、15.3%和14.6%（Nebert & Russell, 2002; Achour et al., 2014）。藥物間交互作用（Drug-Drug Interaction, DDI）是常見的影響藥物作用和毒性的原因。

第二相（Phase II）

經轉移酶（Transferase）的結合反應（Conjugation）將代謝物質加入一個極化的親水分子，可經運輸由大小便排出。常見的第二相反應為醛醣酸化（Glucuronidation）、硫酸化（Sulfation）、甘胺酸化（Glycination）等。尿苷雙磷酸葡萄醣醛酸轉移酶（Uridine-diphosphate glucuronosyltransferase, UDP-Glucuronosyltransferase, UGTs）、磺基轉移酶（Sulfotransferases, SULTs）、N-乙醯基轉移酶（N-acetyltransferases, NATs）、穀胱甘肽 S-轉移酶（Glutathione S-transferases, GSTs）、硫嘌呤甲基轉移酶（Thiopurine S-methyltransferases, TPMTs）、兒茶酚-O-甲基轉移酶（Catechol O-methyltransferases, COMTs）等為常見的酵素（Almazroo et al., 2017）。雖然第二相反應常接續在第一相反應之後進行，但不一定得依序進行，且第一相與第二相的反應也可以單獨進行。

第三相（Phase III）

為將前兩相處理後的藥物運送排出身體，主要由膽汁排到消化道以糞便方式，或經過血液循環送至腎臟以尿液方式排出體外。藥物轉運蛋白（Drug transporters），參與藥物在肝臟的處置和排除。藥物轉運蛋白依功能大致可分為流入轉運蛋白（Influx transporters）和流出轉運蛋白（Efflux transporters），分別將特定分子從血液轉移到肝細胞中，經肝細胞代謝後排泄到血液或膽汁中。轉運蛋白的功能可能受到物種間差異和個體間變異（Polymorphism，生物多樣性）的影響。此外，一些藥物和疾病會將轉運蛋白從細胞表面轉置到細胞內，導致轉運蛋白的表達和功能發生改變。肝臟藥物轉運蛋白與藥物的肝毒性有關，受到轉運蛋白的基因多態性（Gene polymorphism）以及疾病引起的轉運蛋白表達和功能改變影響，是造成藥物性肝損傷的因素（Pan, 2019）。肝流出轉運蛋白（Hepatic efflux transporters）位於肝細胞的膽小管或基底外側膜，分別負責將藥物排泄到膽汁或血液中。由於藥物間相互作用、遺傳變異、疾病狀態導致的肝流出轉運蛋白功能改變，可能導致肝細胞或體循環中藥物濃度的變化。

肝流出轉運蛋白為多重藥物耐藥性蛋白-1（Multidrug Resistance Protein 1, MDR1，又稱 P-glycoprotein [P-gp] 及 ABC Subfamily B Member 1 [ABCB1]）、膽鹽輸出幫浦（Bile

Salt Export Pump, BSEP，又稱 ABC Subfamily B Member 11 [ABCB11]），以及多重藥物耐藥性相關蛋白（Multidrug Resistance-Associated Protein [MRP] 2，又稱 ABC Subfamily C Member 2 [ABCC2]）（Almazroo et al., 2017）。

藥物轉運蛋白（Drug transporters）依結構分為兩大類：溶質載體家族（Solute Carrier Family, SLC）和需要能量三磷酸腺苷（ATP）的三磷酸腺苷結合盒家族（ATP-Binding Cassette, ABC）。SLC 包括 400 多種流入和流出轉運蛋白，ABC 則大多為流出轉運蛋白。肝臟常見的溶質載體家族（SLC）為 Na^+-Taurocholate Co-Transporting Polypeptide（NTCP, SLC10A1）、Organic Cation Transporter 1（OCT1, SLC22A1）、Organic Anion Transporter 2（OAT2, SLC22A7）及 Organic Anion-Transporting Polypeptides（OATP1B1, OATP1B3, OATP2B1; SLCO1B1, SLCO1B3, and SLCO2B1）等。

（三）影響肝臟藥物代謝和功能的因素

藥物造成的肝損傷程度可能因人而異，以下可能影響肝臟藥物代謝和功能的因素，可能都必須列入評估的考量，包括：

- A. **遺傳變異**：基因多態性可能影響藥物代謝酵素的活性和表達，某些個體可能具有影響酵素功能的基因變異，導致藥物代謝和反應的差異。
- B. **年齡**：藥物代謝酵素活性可能隨年齡變化。新生兒和嬰兒的酵素活性可能較成人低，而老年人可能因肝功能的年齡相關變化而導致酵素活性下降。
- C. **荷爾蒙因素**：荷爾蒙可以調節藥物代謝酵素的表達和活性。例如，雌激素可以誘導某些酵素的表達，而雄激素可能具有抑制作用。
- D. **疾病狀態**：某些疾病，如肝病或腎病，可能影響藥物代謝酵素的表達和活性。特別是肝病可以破壞藥物代謝酵素的正常功能。
- E. **飲食**：過度飲酒或飲食不均衡也可能造成藥物代謝酵素的功能異常。
- F. **藥物相互作用**：多種藥物的聯合使用可能干擾藥物代謝酵素的活性。某些藥物可能誘導這些酵素的表達，而其他藥物可能抑制它們的活性，從而改變藥物代謝並可能引起藥物相互作用。
- G. **環境因素**：暴露於環境毒素、汙染物或化學物質可能影響藥物代謝酵素的表達和功能。這些物質可以誘導或抑制酵素活性，影響藥物和外源物質的代謝。

貳、肝臟疾病與藥物代謝

肝臟疾病會影響藥物的代謝，例如肝臟血液補給、藥物代謝基因表現異常，代謝反應中的輔因子不足、異常的藥物吸收和結合等。肝炎病毒、酒精、非酒精性脂性肝

炎（Nonalcoholic Steatohepatitis, NASH）引起的代謝症候群是主要引起肝臟疾病的原因（Tamber et al., 2023）。

肝臟疾病是一種常見且嚴重的健康問題，因此發展可靠的肝臟疾病生物標記（Biomarkers for liver diseases）對於診斷、監測和治療肝臟疾病是重要且必要的。肝臟疾病的生物標記物至少可以分為三大類型，包括：

（一）肝臟的生化血清指數檢測

例如，轉胺酶（Transaminase），常見有天門冬胺酸胺基轉移酶（Aspartate Transaminase, AST），又稱血清麩胺酸草醯乙酸轉胺酶（Serum Glutamic-Oxaloacetic Transaminase, sGOT），和丙胺酸轉胺酶（Alanine transaminase, ALT），又稱血清麩胺酸丙酮酸轉胺酶（Serum Glutamate Pyruvate transaminase, sGPT）。因為它們是肝細胞內最多的兩種轉胺酶。當肝臟發炎壞死時，這兩種轉胺酶就會由肝細胞內釋放至血液中，所以也是臨床上評估肝臟是否處於發炎狀態的一項重要指標；丙麩胺醯氨轉酸酶（Gamma-Glutamyl Transferase, GGT），主要功能是與穀胱甘肽（Glutathione, GSH）和胺基酸代謝有關。當肝細胞發生損傷時，GGT 被釋出至血液中，臨床上常利用 GGT 活性的上升作為診斷肝膽異常的標記，如酒精性肝炎、阻塞性黃疸等；鹼性磷酸酶（Alkaline Phosphatase, Alk-P）為一種水解酶，大量存在於肝臟中，可利用血清 Alk-P 活性的上升作為臨床上評估膽汁鬱積疾病的根據。

（二）肝臟的合成功能檢測

例如，血清白蛋白（Albumin），是哺乳動物最常見的血漿蛋白。白蛋白對維持血液的滲透壓（Oncotic Pressure）有重要作用；凝血酶原時間（Prothrombin time），肝臟合成的凝血因子，是出血時維持體內血液凝固的重要蛋白質，也是肝臟功能最敏感的檢測。

（三）肝臟的排泄功能檢測

例如，膽紅素（Bilirubin）是代謝紅血球內血基質（Heme）的主要代謝產物，由肝臟做最後的處理，呈橙黃色，是膽色素（Bile pigment）的一種，也是人類膽汁的主要色素。總膽紅素（Total Bilirubin, T-BIL）為血液中間接膽紅素和直接膽紅素的總和，是常用的肝臟功能指標。

（四）其他的肝臟功能檢測

例如，α-胎兒蛋白（Alpha-Fetoprotein, AFP）為胎兒時期產生的特殊蛋白質，但在特殊的肝臟疾病尤其是伴隨著肝臟增生時會重新活化表現。

臨床上常用的肝臟疾病生物標記正常參考範圍如表6-1，可惜的是目前所常用的生化檢測標記都沒有足夠專一性評估和預測特定藥物引起的肝臟毒性。臨床上判讀生物標記所代表的意義，需參考各實驗室的正常參考範圍標準。

表6-1　臨床上常用的肝臟疾病生物標記正常參考範圍

血清生物標記	正常參考範圍
丙胺酸轉胺酶（ALT/SGPT）	4~36 IU/L
天門冬胺酸胺基轉移酶（AST/SGOT）	5~30 IU/L
鹼性磷酸酶（Alk-P）	30~120 IU/L
丙麩胺醯氨轉酸酶（GGT）	6~50 IU/L
總膽紅素（T-BIL）	2~17 μmol/L

註：不同實驗室採用不同儀器及試劑，參考範圍可能有些不同。
來源：參考自 Tamber 等（2023）。

另外一些新穎的分子檢測標的也被利用當作是肝臟疾病生物標記的參考，例如：HMGB1、K18、GLDH、miRNAs 等（Tamber et al., 2023）。

A. 高遷移率族蛋白1（High Mobility Group Box 1, HMGB1）屬於 DNA 的結合蛋白，也參與維持染色體完整性、調節基因表現、細胞自噬（Autophagy）和免疫反應（Khambu et al., 2019）。HMGB1 被認為是壞死和發炎的生物標記物，受損的肝細胞會釋放出 HMGB1 吸引免疫細胞造成更嚴重的肝臟傷害。

B. 細胞角質蛋白18（Cytokeratin 18, CK18）是一種中間絲蛋白（Intermediate filament protein）為構成肝細胞結構之重要組成。肝細胞死亡時會大量釋放分解的片段（Caspase-Cleaved K18, ccK-18）同時誘導特殊抗體（M30）產生，因此可作為肝臟細胞凋亡的生物標記（Leers et al., 1999）。正常的 CK18 參考值為男性38~174 U/L，女性96~140 U/L。

C. 麩胺酸脫氫酶（Glutamate Dehydrogenase, GLDH）是一種存在粒線體基質中的酵素，為肝細胞很重要代謝氨基的重要酵素。正常的參考值為＜3~10 U/L。

D. 小分子核糖核酸又稱為微 RNA（Micro RNAs, miRNA），是生物體內廣泛存在的一種長約21-23個核苷酸的非編碼核糖核酸分子，藉由與目標傳訊 RNA（mRNA）的序列互補結合後，導致 mRNA 的降解或妨礙其蛋白質轉譯合成，而達到基因靜默（Gene silencing），調節基因表現的結果（He & Hannon, 2004）。例如 miR-122 和 miR-192 是兩個與 Acetaminophen-Induced Acute Liver Injury（APAP-ALI）相關的小分子核糖核酸（Starkey Lewis et al., 2011）。

隨著研究進展，更多的新興肝臟疾病生物標記被發現，但其可能的機轉與未來的應用仍有待更進一步的研究與驗證。

參、藥物於肝臟之毒性／副作用與分類

「藥即是毒」，藥物有如雙面刃，既可治病救人但也可能對人造成傷害。沒有一種藥物，對每一個人都是百分之百無害的。因為肝臟是人體重要的代謝器官，許多藥物多經由血液送到肝臟代謝，再經腸胃道或腎臟排除，因此肝臟是易受傷害的器官。目前已知有超過1,000種以上藥物會造成藥物性肝損傷（Drug-Induced Liver Injury, DILI）（Suzuki et al., 2010）。全球DILI的年發生率平均約每10萬人有1.3-19.1例，其中約30%的病例會出現黃疸（Jaundice）（Garcia-Cortes et al., 2020; Allison et al., 2023）。

每一種藥物的代謝與排出方式皆不同，引起的肝臟損傷機制也各有不同，包括肝細胞的死亡、脂肪肝（Fatty liver; Steatosis）、膽汁滯留症（Canalicular cholestasis）、膽管損傷（Bile duct damage）、肝竇內皮細胞損傷（Sinusoidal endothelial damage）、發炎（Inflammation）、肝臟再生（Liver regeneration）、肝臟纖維化（Liver fibrosis）及肝硬化（Cirrhosis）、甚至會產生肝臟腫瘤（Liver cancer）。大多數肝毒性藥物作用會直接作用在肝細胞導致壞死或凋亡。然而，有些藥物會損害膽管、膽汁輸出蛋白或膽小管、血管內皮細胞或星狀細胞（Stellate cells），有時也可能是多種組合的混合式的損傷。

臨床上藥物或毒物對於肝臟的損傷可依形態學（組織病理學）、血清或血漿中的生物標記（臨床化學分析）或毒物反應的特性進行特徵描述。例如內在性（Intrinsic）或體質特異性（Idiosyncratic）的肝損傷，而內在性的肝損傷又分直接性（Direct）或間接性（Indirect）的傷害（Hoofnagle & Bjornsson, 2019）。每種方法都提供了不同的概念來分類肝臟損傷。其中針對藥／毒物反應的特性作以下更多介紹。

直接性傷害是指藥物本身或其代謝物對肝臟具有毒性，直接引起肝細胞的壞死，或間接影響肝細胞代謝與膽汁排泄的途徑引起膽汁鬱積（Cholestasis）。這種損傷是最常見的、可預測的、劑量依賴性的，並且可在動物模式中再現。潛伏期通常很短，通常在高劑量治療或超治療劑量後1至5天內發病。大多為急性的肝壞死、生化血清ALT/AST指數升高、竇狀隙阻塞（Sinusoidal obstruction）、急性脂肪肝、結節性增生（Nodular regeneration）等（Hoofnagle & Bjornsson, 2019）。高劑量的乙醯胺酚（Acetaminophen）或化療藥物常會引起直接性的肝臟傷害。

間接性傷害的發生頻率次於直接性的傷害，藥物主要會間接式的影響肝臟功能或免疫系統的作用，常有長達數月的潛伏期。發生症狀可為急性肝炎、免疫—媒介之肝炎（Immune-mediated hepatitis）、脂肪肝、慢性肝炎等。常見的抗腫瘤藥物（Antineoplastic agents）、糖皮質激素（Glucocorticoid）、單株抗體藥物或蛋白激酶抑制劑（Protein kinase inhibitors）等為此類常見的藥物。

體質特異性傷害（Idiosyncratic）則是少見的、不可預測的、不依賴劑量、在動物模型中無法重現，可有數天或長達數年的潛伏期。又可分為過敏性和代謝異常兩類，常有急性

肝細胞肝炎、混合式或膽汁鬱積肝炎、慢性肝炎等症狀。大部分藥物引起的肝毒性屬於這一類，阿莫西林—克拉維酸（Amoxicillin–clavulanate）等抗生素引起的毒性即屬於此類。

針對藥／毒物引起肝臟毒性的分類及影響整理如下圖6-2。

	內在性		體質特異性
	直接的	間接的	
特性	・最常見的類型 ・與藥/毒物的劑量有絕對相關 ・可預測的 ・毒性反應是急性的	・發生頻率次於直接性的傷害 ・間接式的影響肝臟功能或免疫系統的作用 ・透過常有長達數月的延遲性的影響	・少見的 ・不可預測的 ・不依賴劑量 ・在動物模型中無法重現 ・可有數天或長達數年的潛伏期
表徵	・急性的肝壞死 ・生化血清指數升高 ・竇狀隙阻塞(sinusoidal obstruction) ・急性脂肪肝 ・結節性增生(nodular regeneration)	・急性肝炎免疫—媒介之肝炎 (immune-mediated hepatitis) ・脂肪肝 ・慢性肝炎	・急性肝細胞肝炎 ・混合式或膽汁鬱積肝炎 ・慢性肝炎
代表藥物	・高劑量的乙醯胺酚(acetaminophen) ・化療藥物	・常見的抗腫瘤藥物(antineoplastic agents) ・糖皮質激素(glucocorticoid) ・單株抗體藥 ・蛋白激酶抑制劑(protein kinase inhibitors)	・阿莫西林-克拉維酸 (Amoxicillin–clavulanate)等抗生素

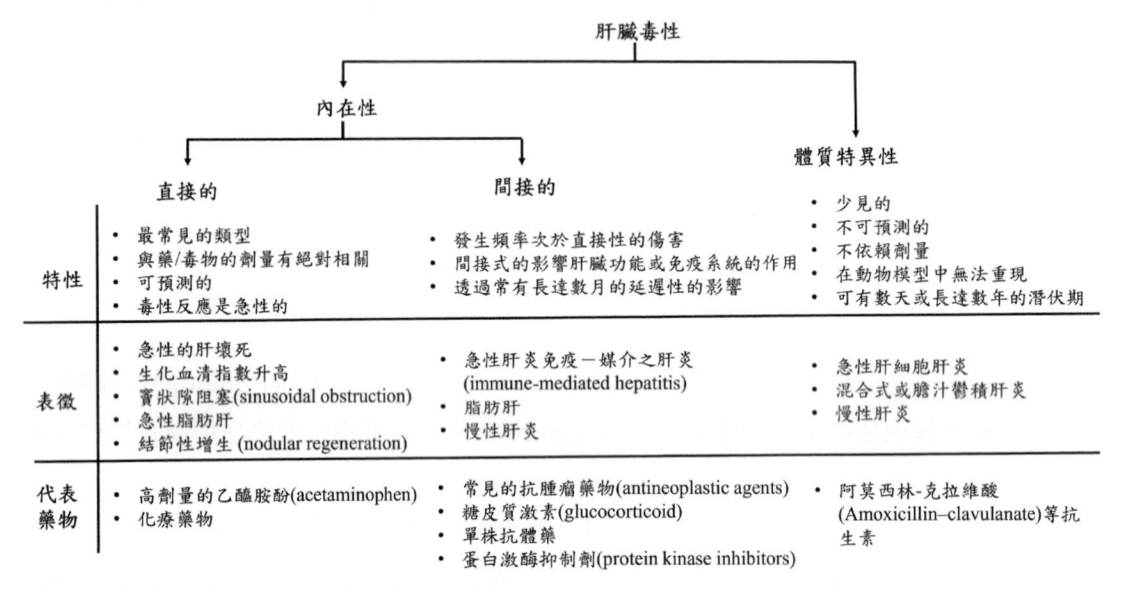

圖6-2　藥物引起肝臟毒性的分類及影響
來源：作者自製，參考自 Hoofnagle 與 Björnsson（2019）。

肆、常見具有肝毒性的藥品

1997 年前後，在臺灣口服使用抗黴菌藥 Terbinafine 及 Itraconazole 治療香港腳、灰指甲，造成多起猛爆性肝炎致死的事件，因此促使《藥害救濟法》的立法。於 2000 年 5 月 31 日經總統公布，同年 6 月 2 日實施，並於 2001 年成立「財團法人藥害救濟基金會」（簡稱藥害救濟基金會）辦理藥害救濟相關業務。《藥害救濟法》之宗旨在使正當使用合法藥物而受藥害者，給予必要與迅速之救濟。

一項於 2011 年至 2019 年在臺灣進行，為期九年的多中心前瞻性研究，比較中草藥與膳食補充品（Herbal and Dietary Supplements, HDS）引起的肝臟損傷（HDS-induced Liver Injury, HILI）與傳統藥物引起的肝臟損傷（Conventional Drug-Induced Liver Injury, CILI）的差異，結果發現 HILI 有較 CILI 更嚴重的肝臟損傷指標、併發症和死亡率（Huang et al., 2021）。這些事件與研究說明了具有肝毒性藥物的廣泛性。

LiverTox 是美國國家衛生院（National Institutes of Health, NIH）設立的開放式免費網站（https://www.ncbi.nlm.nih.gov/books/NBK547852/），根據已發表文獻的報告統計將藥物做分類，為醫師和患者以及專門研究特殊藥物引起肝毒性的臨床學者和研究人員，

提供關於處方藥和非處方藥以及選定的草藥和膳食補充劑導致肝損傷的診斷、原因、頻率、臨床模式和治療的最新且可靠的資訊（Björnsson, 2016）。一篇2016年的文獻根據 LiverTox 的報告統計，將藥物依肝損傷已發表論文數分類，分為主要四種導致肝損傷的類別（Björnsson & Hoofnagle, 2016）。A 類為已發表的肝損傷報告超過50篇，B 類有超過12篇但少於50篇，C 類有超過4篇但少於12篇，D 類有1到3篇報告。在可供分析的671種藥物中，不同類別的藥物比例為：A 類48種（14%）；B 類76種（22%）；C 類96種（27%）；D 類126種（36%）。另有318種（47%）藥物未涉及而歸納為 E 類。A 類和 B 類藥物普遍為上市較久的藥物，且至少有一例致命的肝損傷病例。臺灣自1999年實施藥害救濟制度以來，已累積救濟超過2,000件藥害案件，其中藥物不良反應型態以皮膚及皮下組織疾患（約占68%）為主，其次即為肝膽疾患（約占9%）（財團法人藥害救濟基金會〔藥害救濟基金會〕，2023）。以下以 LiverTox 及臺灣藥害救濟制度的統計，簡要列出具有肝毒性藥物的類別並舉例簡述。

（一）抗微生物藥（Antimicrobials）

在多個前瞻性研究中，抗生素（Antibiotics）是導致肝毒性最常見的藥物，分別占 A 類和 B 類的33%及30%。阿莫西林—克拉維酸（Amoxicillin–clavulanate）是最具代表性的常見藥物。近年來美國《藥物引致肝損傷網絡（*Drug Induced Liver Injury Network, DILIN*）》的世代研究顯示，抗微生物藥物，包括抗細菌藥（Antibacterial agents，如 Amoxicillin–clavulanate、Co-trimoxazole [sulfamethoxazole-trimethoprim]、Nitrofurantoin、Minocycline）及抗結核藥（Anti-tuberculosis agents，如 Rifampin、Isoniazid、Pyrazinamide），占了所有 DILI 案的大約46%。尤有甚者，在 DILIN 登記的前十大藥品，除了雙氯芬酸（Diclofenac）外，全部都是抗生素（Chalasani et al., 2015）。在藥害救濟基金會的一份藥害救濟案件分析報告中也指出，藥物引發之肝毒性案件多以急性肝炎的形式表現，且抗結核病藥物是最大宗的疑似致害藥品（藥害救濟基金會，2023）。

（二）非類固醇抗發炎藥（Nonsteroidal Anti-Inflammatory Drug, NSAID）

例如雙氯芬酸（Diclofenac）、布洛芬（Ibuprofen）、尼美舒利（Nimesulide）、舒止炎（Sulindac）等，皆屬於 A 類的藥物。根據最新的藥害救濟基金會公告資料，截至2024年1月雙氯芬酸和布洛芬名列第五和第七名的可疑藥害救濟給付的藥物（藥害救濟基金會，2024）。

（三）乙醯胺酚類（Acetaminophen）

為在藥局就買得到的中樞止痛退燒藥，除了單方，也常見於複方的綜合感冒藥中。乙醯胺酚主要經由肝臟代謝後，產生的代謝物再進入腦血屏障，與其受器結合後，由中樞神

經產生止痛的效果。但過量服用乙醯胺酚會導致肝臟傷害，而且毒性與劑量呈正相關，在臺灣也是時有發生。

（四）抗腫瘤藥物

臨床上治療腫瘤的藥物常有嚴重的副作用，雖然藥物的作用機轉不一樣，但幾乎大部分的抗腫瘤藥物都具有一定程度的肝毒性。LiverTox 網站把抗腫瘤藥物分成五大類：（1）烷化劑（Alkylating agents）、（2）抗代謝物（Antimetabolites）、（3）天然產物（Natural products）、（4）激素和拮抗劑（Hormones and antagonists）、以及（5）雜項（Miscellaneous）（National Institute of Diabetes and Digestive and Kidney Diseases [NIDDK], 2012）。肝損傷通常是由藥物直接的內在毒性引起的，與劑量相關，常引起急性中毒性肝損傷。有些抗腫瘤藥物會因免疫或代謝特異性而引起體質特異性肝損傷。例如在環磷醯胺（Cyclophosphamide）、硫唑嘌呤（Azathioprine）、巰嘌呤（Mercaptopurine）、美法崙（Melphalan）和替莫唑胺（Temozolomide）治療後，極少數情況下可能會發生典型的藥物誘發的膽汁鬱積性肝損傷。氟他胺（Flutamide）、比卡魯胺（Bicalutamide）和沙利度胺（Thalidomide）則可引起急性肝細胞損傷。

（五）中草藥和膳食補充劑（HDS）

中草藥和膳食補充劑（HDS）是許多健康族群和患有特定疾病的人常用的替代處方藥物。大多數 HDS 都包含複雜的成分混合物，包含重金屬或農藥的汙染，因此其造成的肝毒性更難確定和評估。植物中含有的吡咯嗪核生物鹼（Pyrrolizidine alkaloids）是具有最高證據等級的草藥肝毒性成分，最常引起的肝損傷是靜脈阻塞性疾病（Veno-occlusive disease），或稱肝竇阻塞症候群（Sinusoidal Obstruction Syndrome, SOS）（洪宣任、孔麒豪，2022）。主要病徵包括肝臟腫大、腹水和嚴重肺積水，而且大多會演變成肝硬化。

伍、藥物引起肝臟毒性的檢測或評價及防治

藥物性肝損傷的診斷主要是藉由排除其他可能原因後才確定，因此有其難度。主要診斷要素包括：開始使用相關藥物後發生損傷的時間（潛伏期）、停止藥物後恢復情況（停用懷疑藥物後觀察是否恢復）、再次暴露時復發（重新給藥誘發肝損傷）、了解藥物潛在的肝毒性（可能性），臨床特徵等（Björnsson & Hoofnagle, 2019）。在確定藥物性肝損傷後，立即停止藥物是最有效率的，有時醫生會進行藥物再挑戰試驗（Re-challenge），以確定特定藥物是否是導致肝臟損傷的原因。這通常是在監測下進行的，以確保患者的安全，但通常為避免不可預期的肝衰竭而不做。

表 6-2　藥物性肝損傷因果關係評分表（藥物性肝損傷因果關係評分表）

RUCAM Causality Assessment（藥物性肝損傷因果關係評分表）

Drug（藥物）：_____　Initial ALT（原始 ALT）：_____　Initial Alk-P（原始 Alk-P）：_____

R ratio（R 比率）= [ALT/ULN] ÷ [Alk-P/ULN] = _____ ÷ _____ = _____

The R ratio determines whether the injury is hepatocellular（R > 5.0）, cholestatic（R < 2.0）, or mixed（R = 2.0 – 5.0）.
R 比率決定損傷是肝細胞型（R > 5.0）、膽汁淤積性損傷（R < 2.0）還是混合性損傷（R = 2.0 – 5.0）

	Hepatocellular Type（肝細胞型）		Cholestatic or Mixed Type（膽汁鬱積性或混合型）		Assessment（評估）
	Initial Treatment（初次治療）	Subsequent Treatment（再次治療）	Initial Treatment（初次治療）	Subsequent Treatment（再次治療）	Score（分數）(check one only)（僅選擇一項）
1. Time to onset（發病時間）					
○ From the beginning of the drug（從用藥開始）： • Suggestive（建議） • Compatible（相似）	5 – 90 days（天） < 5 or > 90 days	1 – 15 days（天） > 15 days	5 – 90 days（天） < 5 or > 90 days（天）	1 – 90 days（天） > 90 days	☐ +2 ☐ +1
○ From cessation of the drug（從停藥開始）： • Compatible（相似）	≤ 15 days（天）	≤ 15 days（天）	≤ 30 days（天）	≤ 30 days（天）	☐ +1

Note: If reaction begins before starting the medication or > 15 days after stopping (hepatocellular), or > 30 days after stopping (cholestatic), the injury should be considered unrelated and the RUCAM cannot be calculated.
備註：如果反應在開始藥物治療之前或停止治療後超過 15 天（肝細胞型）或停止治療後超過 30 天（淤積性），則應該考慮與藥物無關，且無法計算 RUCAM。

| 2. Course（病程） | Change in ALT between peak value and ULN（ALT 峰值與 ULN 之間的變化） | | Change in Alk-P (or total bilirubin) between peak value and ULN（Alk-P 或總膽紅素）在峰值和 ULN 之間的變化） | | Score（分數）(check one only)（僅選擇一項） |

After stopping the drug（停藥後）：

• Highly suggestive（高度建議）	Decrease ≥ 50% within 8 days（8 天內減少≥ 50%）	Not applicable（不適用）	☐ +3
• Suggestive（建議）	Decrease ≥ 50% within 30 days（30 天內減少≥ 50%）	Decrease ≥ 50% within 180 days（180 天內減少≥ 50%）	☐ +2
• Compatible（相似）	Not applicable（不適用）	Decrease < 50% within 180 days（180 天內減少 < 50%）	☐ +1
• Inconclusive（尚定論）	No information or decrease ≥ 50% after 30 days（無資訊或30 天後減少≥ 50%）	Persistence or increase or no information（持續或增加或沒有訊息）	☐ 0
• Against the role of the drug（與該藥物的作用相反）	Decrease < 50% after 30 days OR Recurrent increase（30 天後減少 < 50% 或重複增加）	Not applicable（不適用）	☐ 2
o **If the drug is continued（如果持續用藥）：**			
• Inconclusive（尚未有定論）	All situations（所有情況）	All situations（所有情況）	☐ 0

3. Risk Factors（危險因子）	Ethanol（乙醇）	Ethanol or Pregnancy（either）（乙醇或懷孕〔兩者之一〕）	Score（分數） (check one for each) （僅選擇一項）
o Alcohol or Pregnancy（乙醇或懷孕）	Presence（有） Absence（無）	Presence（有） Absence（無）	☐ +1 ☐ 0
o Age（年齡）	Age of the patient ≥ 55 years（患者年齡≥55 歲） Age of the patient < 55 years（患者年齡<55 歲）	Age of the patient ≥ 55 years（患者年齡≥55 歲） Age of the patient < 55 years（患者年齡<55 歲）	☐ +1 ☐ 0

4. Concomitant drug（s）（併用藥物）	Score（分數） (check one for each) （僅選擇一項）
○ None or no information or concomitant drug with incompatible time to onset（無或無資訊或具有不相容的發作時間的併用藥物）	☐ 0
○ Concomitant drug with suggestive or compatible time to onset（具具提示性或相容的發作時間的併用藥物）	☐ 1
○ Concomitant drug known to be hepatoxic with a suggestive time to onset（已知具有提示性發作時間的肝毒性併用藥物）	☐ 2
○ Concomitant drug with clear evidence for its role (positive rechallenge or clear link to injury and typical signature)（具有明確證據支持其作用的併用藥物〔陽性再挑戰或與傷害有明確關聯且具有典型特徵〕）	☐ 3

		Score（分數） (check one for each) （僅選擇一項）
5. Exclusion of other causes of liver injury（排除其他肝損傷原因）		
Group I（6 causes）第一組（6 種原因）： 1. Acute viral hepatitis due to HAV (IgM anti-HAV)（由 HAV [IgM 抗 HAV] 引起的急性病毒性肝炎） 2. HBV (HBsAg and/or IgM anti-HBc) HBV（HBsAg 和/或 IgM 抗 HBc） 3. HCV (anti HCV and/or HCV RNA with appropriate clinical history) HCV（具有適當臨床病史的抗 HCV 和/或 HCV RNA） 4. Biliary obstruction (By imaging)（膽道阻塞〔透過影像檢查〕） 5. Alcoholism (History of excessive intake and AST/ALT ≥2)（酗酒〔過量攝取史且 AST/ALT ≥2〕） 6. Recent history of hypotension, shock or ischemia (within 2 weeks of onset)（最近有低血壓、休克或缺血史〔發病 2 週內〕） Group II（2 categories of causes）第二組（2 類原因）： 1. Complications of underlying disease(s) such as autoimmune hepatitis, sepsis, chronic hepatitis B or C, primary biliary cirrhosis or sclerosing cholangitis（潛在疾病的併發症，如自體免疫性肝炎、敗血症、慢性肝炎 B 或 C、原發性膽汁性肝硬化或硬化性膽管炎） 2. Clinical features or serologic and virologic tests indicating acute CMV, EBV, or HSV（臨床特徵或血清學和病毒學檢測顯示急性 CMV、EBV 或 HSV）	o All causes in Group I and II ruled out（排除第一組和第二組的所有原因） o The 6 causes of Group I ruled out（排除第一組的 6 種原因） o Five or 4 causes of Group I ruled out（排除第一組的 5 或 4 種原因） o Less than 4 causes of Group 1 ruled out（排除第一組少於 4 種原因） o Non drug cause highly probable（非藥物原因的可能性很大）	 ☐ 2 ☐ 3

		Score（分數） (check one for each) （僅選擇一項）
6. Previous information on hepatotoxicity of the drug（有關藥物肝毒性的先前訊息）		
	o Reaction labeled in the product characteristics（產物特性中標記的反應） o Reaction published but unlabeled（反應已發表但未標記）	

088

Reaction unknown（反應未知）			
Response to readministration（對再給藥的反應）			Score（分數）(check one for each)（僅選擇一項）
o Positive（陽性）	Doubling of ALT with drug alone（單獨用藥使 ALT 加倍）	Doubling of Alk-P (or bilirubin) with drug alone（單獨用藥使 Alk-P〔或總膽紅素〕加倍）	☐ +3
o Compatible（相容的）	Doubling of the ALT with the suspect drug combined with another drug which had been given at the time of onset of the initial injury（可疑藥物與初次傷害發生時服用的另一種藥物合併使用，ALT 值加倍）	Doubling of the Alk-P (or bilirubin) with the suspect drug combined with another drug which had been given at the time of onset of the initial injury（可疑藥物與初次傷害發生時服用的另一種藥物合併使用，Alk-P〔或總膽紅素〕值加倍）	☐ +1
o Negative（陰性）	Increase of ALT but less than ULN with drug alone（單獨用藥時 ALT 升高但低於正常值範圍的上限〔ULN〕）	Increase of Alk-P (or bilirubin) but less than ULN with drug alone（單獨用藥時 Alk-P〔或總膽紅素〕升高但低於正常值範圍的上限〔ULN〕）	☐ 2
o Not done or not interpretable（未完成或無法解釋）	Other situations（其他情況）	Other situations（其他情況）	☐ 0
	TOTAL（add the checked figures）合計（將勾選的數字相加）		

說明：*Abbreviations used*: ALT, *alanine aminotransferase*; Alk P, *alkaline phosphatase*; ULN, *upper limit of the normal range of values*
使用的縮寫：ALT，丙胺酸轉胺酶；Alk-P，鹼性磷酸酶；ULN，正常值範圍的上限
來源：參考自游佳玲等（2020）；Danan 與 Teschke（2016）。修改自 Danan 與 Bénichou（1993）。

臨床上藥物導致的肝損傷的評估目前主要是以 RUCAM（Roussel Uclaf Causality Assessment Method）設計的藥物性肝損傷因果關係評分表（表6-2）（游佳玲等，2020；Danan & Teschke, 2016），舊稱國際醫學科學組織理事會（Council for International Organizations of Medical Sciences, CIOMS），用於評估 DILI 因果關係，透過七種項目類型分別給予0-3分，總分分布在 -9 至 +10 分之間，8分以上為非常可能，6-8分為很可能，3-5分為可能，1-2分為不太可能，小於0分為排除。此量表已在國際上使用多年可作為診斷的參考（Danan & Teschke, 2016），惟再測信度（Re-test reliability）僅0.51（95 % CI: 0.26-0.76）（Chalasani et al., 2021），因此懷疑 DILI 時須盡早使用 RUCAM 因果關係評分表進行評估，才能正確判定是肝細胞型、膽汁鬱積性或混合型。

除了直接收集病人的臨床數據外，也可以透過臨床前模型（Preclinical models）等其他方式評估或預測藥／毒物的作用（圖6-3）。

A. 利用體外細胞培養模式（*In vitro*）例如原代人肝細胞（Primary human hepatocytes, PHH）或永生化肝源性細胞系（Immortalized liver-derived cell lines）或肝癌細胞株（Hepatoma-derived cell lines）等，進行各式分子或多體學技術分析細胞對藥物的分子變化、訊息傳導路徑或細胞存活狀況。惟此僅為 EBM（實證醫學）Level 5 證據等級，須注意其外推效度（External validity）。

B. 於動物模擬活體模式（*In vivo*）下分析藥／毒物的安全性、毒理學研究、免疫系統、跨器官間的交互作用、毒理病生理、發展生物標記和探討細胞反應機轉等。惟此亦僅為 EBM（實證醫學）Level 5 證據等級，須注意其外推效度。

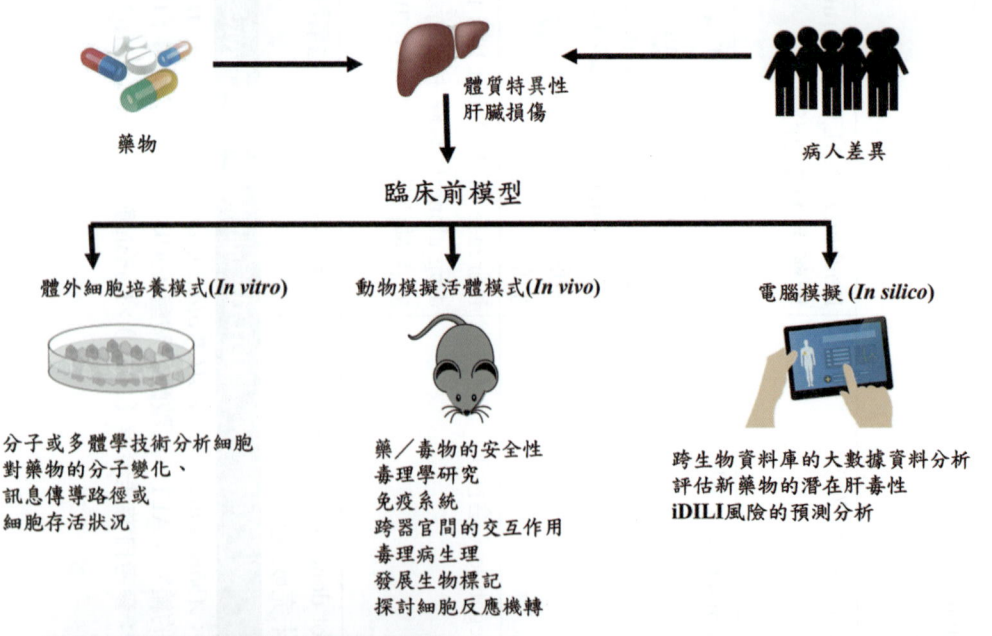

圖6-3 體質特異性肝臟損傷的臨床前模型
來源：參考自 Segovia-Zafra 等（2021）。

C. 以電腦模擬（*In silico*）工具以統計為主或配合病人的生物資訊利用跨生物資料庫的大數據資料可以作為評估新藥物的潛在肝毒性及 iDILI 風險的預測分析。惟此僅能建立假設，須注意加強臨床監測，並需更多臨床資料證實。

　　預防勝於治療，了解藥物特性與可能的藥物不良反應，在使用藥物前、後的定期監測是保障病人的用藥安全的重要方法。

參考文獻

洪宣任、孔麒豪（2022）。藥物造成之肝損傷。**內科學誌**，**33**：190-202。

財團法人藥害救濟基金會（2023）。藥物引發之肝毒性反應：台灣藥害救濟案件分析。藥學新知。83。https://www.tdrf.org.tw/wp-content/uploads/2023/08/Vol83special-1.pdf

游佳玲、江俐慧、蔡慈貞、卓偉民（2020）。藥物性肝損傷評估量表 -RUCAM。**藥學雜誌電子報**。**36**（3）。https://jtp.taiwan-pharma.org.tw/144/018.html

Achour, B., Barber J., & Rostami-Hodjegan, A. (2014). Expression of hepatic drug-metabolizing cytochrome p450 enzymes and their intercorrelations: A meta-analysis. *Drug Metab Dispos, 42*(8), 1349-1356.

Allison, R., Guraka, A., Shawa, I. T., Tripathi, G., Moritz, W., & Kermanizadeh, A. (2023). Drug induced liver injury─A 2023 update. *J Toxicol Environ Health B Crit Rev, 26*(8), 442-467.

Almazroo, O. A., Miah, M. K., & Venkataramanan, R. (2017). Drug metabolism in the liver. *Clin Liver Dis, 21*(1), 1-20.

Björnsson, E. S. (2016). Hepatotoxicity by drugs: The most common implicated agents. *Int J Mol Sci, 17*(2), 224.

Björnsson, E. S., & Hoofnagle, J. H. (2016). Categorization of drugs implicated in causing liver injury: Critical assessment based on published case reports. *Hepatology, 63*(2), 590-603.

Chalasani, N. P., Maddur, H., Russo, M. W., Wong, R. J., & Reddy, K. R. (2021). ACG clinical guideline: Diagnosis and management of idiosyncratic drug-induced liver injury. *Am J Gastroenterol, 116*(5), 878-898.

Chalasani, N., Bonkovsky, H. L., Fontana, R., Lee, W., Stolz, A., Talwalkar, J., Reddy, K. R., Watkins, P. B., Navarro, V., Barnhart, H., Gu, J., & Serrano, J. (2015). Features and outcomes of 889 patients with drug-induced liver injury: The DILIN prospective study. *Gastroenterology, 148*(7), 1340-1352.

Danan, G., & Bénichou, C. (1993) Causality assessment of adverse reactions to drugs─I. A novel method based on the conclusions of international consensus meetings: Application to drug-induced liver injuries. *J Clin Epidemiol, 46*(11), 1323-1330.

Danan, G., & Teschke, R. (2016). RUCAM in drug and herb induced liver injury: The update. *Int J Mol Sci, 17*(1),14.

Garcia-Cortes, M., Robles-Diaz, M., Stephens, C., Ortega-Alonso, A., Lucena, M. I., & Andrade, R. J. (2020). Drug induced liver injury: An update. *Arch Toxicol, 94*(10), 3381-3407.

He, L., & Hannon, G. J. (2004). MicroRNAs: Small RNAs with a big role in gene regulation. *Nat Rev Genet, 5*(7), 522-531.

Hoofnagle, J. H., & Björnsson, E. S. (2019). Drug-induced liver injury─Types and phenotypes. *N Engl J Med, 381*(3), 264-273.

Huang, Y. S., Chang,T. T., Peng, C. Y., Lo, G. H., Hsu, C. W., Hu, C. T., & Huang, Y. H. (2021). Herbal and dietary supplement-induced liver injury in Taiwan: Comparison with conventional drug-induced liver injury. ***Hepatol Int, 15***(6), 1456-1465.

Isin, E. M. (2023). Unusual biotransformation reactions of drugs and drug candidates. ***Drug Metab Dispos, 51***(4), 413-426.

Khambu, B., Yan, S., Huda, N., & Yin, X. M. (2019). Role of high-mobility group box-1 in liver pathogenesis. ***Int J Mol Sci, 20***(21), 5314.

Knell, A. J. (1980). Liver function and failure: The evolution of liver physiology. ***J R Coll Physicians Lond, 14***(3), 205-208.

Leers, M. P., Kölgen, W., Björklund, V., Bergman, T., Tribbick, G., Persson, B., Björklund, P., Ramaekers, F. C. S., Björklund, B., Nap, M., Jörnvall, H., & Schutte, B. (1999). Immunocytochemical detection and mapping of a cytokeratin 18 neo-epitope exposed during early apoptosis. ***J Pathology, 187***(5), 567-572.

National Institute of Diabetes and Digestive and Kidney Diseases [NIDDK](2012). LiverTox: Clinical and research information on drug-induced liver injury. Bethesda (MD). https://www.ncbi.nlm.nih.gov/books/NBK548022/

Nebert, D. W., & Russell, D. W. (2002). Clinical importance of the cytochromes P450. ***Lancet, 360***(9340), 1155-1162.

Pan, G. (2019). Roles of hepatic drug transporters in drug disposition and liver toxicity. ***Adv Exp Med Biol, 1141***, 293-340.

Roth, R. A., Jaeschke, H., & Luyendyk, J. P. (2019). Toxic responses of the liver. In C. D. Klaassen (Ed.), ***Casarett & doull's toxicology: The basic science of poisons*** (9th ed). McGraw Hill Education.

Segovia-Zafra, A., Di Zeo-Sánchez, D. E., López-Gómez, C., Pérez-Valdés, Z., García-Fuentes, E., Andrade, R. J., Lucena, M. I., & Villanueva-Paz, M. (2021). Preclinical models of idiosyncratic drug-induced liver injury (iDILI): Moving towards prediction. ***Acta Pharm Sin B, 11***(12), 3685-3726.

Shanu-Wilson, J., Evans, L., Wrigley, S., Steele, J., Atherton, J., & Boer, J. (2020). Biotransformation: Impact and application of metabolism in drug discovery. ***ACS Med Chem Lett, 11***(11), 2087-2107.

Starkey, Lewis, P. J., Dear, J., Platt, V., Simpson, K. J., Craig, D. G. N., Antoine, D. J., French, N. S., Dhaun, N., Webb, D. J., Costello, E. M., Neoptolemos, J. P., Moggs, J., Goldring, C. E., & Park, B. K. (2011). Circulating microRNAs as potential markers of human drug-induced liver injury. ***Hepatology, 54***(5), 1767-1776.

Suzuki, A., Andrade, R. J., Bjornsson, E., Lucena, M. I., Lee, W. M., Yuen, N. A., Hunt, C. M., & Freston, J. W. (2010). Drugs associated with hepatotoxicity and their reporting frequency of liver adverse events in VigiBase: Unified list based on international collaborative work. ***Drug Saf, 33***(6), 503-522.

Tamber, S. S., Bansal, P., Sharma, S., Singh, R. B., & Sharma, R. (2023). Biomarkers of liver diseases. *Mol Biol Rep, 50*(9), 7815-7823.

Zhao, M., Ma, J., Li, M., Zhang, Y., Jiang, B., Zhao, X., Huai, C., Shen, L., Zhang, N., He L., & Qin, S. (2021). Cytochrome P450 enzymes and drug metabolism in Humans. *Int J Mol Sci, 22*(23), 12808.

Ch.07
藥物於腎臟之毒性／副作用

作者｜劉興華

摘　要

　　腎臟組織在全身新陳代謝的調節上扮演重要角色。腎臟不僅是代謝廢物的排泄器官及具有調節細胞外液體積、電解質組成和酸鹼平衡的功能，腎臟也會合成和釋放某些荷爾蒙。腎臟的功能性單位稱為腎元（Nephron），包含三部分：血管元件（入球和出球小動脈）、腎絲球和管狀元件（腎小管）。急性腎損傷是一種由多個致病因素所組成的綜合徵候群，發生在具有不同臨床表現的各種環境中，可以從血清肌酸酐的輕微升高到無尿性腎功能衰竭。急性腎損傷在暴露於不斷新增的藥物清單以及內源性化合物、有機溶劑、重金屬和其他試劑後發展起來；放射顯影劑和胺基糖苷類藥物是住院患者急性腎損傷案例中最常見的藥物。從理論上講，藥物引起的腎毒性是可以預防的，故需要仔細注意潛在腎毒性藥物的使用和劑量。慢性腎臟病已是屬於國際性的公共健康問題，全球發病率和盛行率逐漸增加，許多病患已到需要換腎治療的程度；長期接觸多種化學物質（例如止痛藥、鋰和環孢靈）可能會導致腎功能惡化。慢性腎臟病會導致末期腎臟病，可能與長期濫用止痛藥有關。其他化學物質，如鋰、環孢靈、非類固醇抗發炎藥、鉛和鎘，可能會導致慢性腎小管間質性腎病變，伴隨腎功能進行性喪失。本章將由腎臟生理和病理談起，再至藥物於腎臟之毒性／副作用之詳細內容。

關鍵字：腎臟生理、急性腎損傷、慢性腎臟病、藥物毒性

壹、前言

　　腎，俗稱腰子，外形如蠶豆般，大小如拳頭，位於後腹腔肋骨下緣，正常人有兩顆腎臟。腎臟組織在全身新陳代謝的調節上扮演重要角色。腎臟不僅是代謝廢物的排泄器官及具有調節細胞外液體積、電解質組成和酸鹼平衡的功能，腎臟也會合成和釋放荷爾蒙，例如腎素（Renin）和促紅血球生成素（Erythropoietin），並將維生素 D3 代謝成具活性的1,25-二羥基維生素 D3 形式（Schnellmann, 2019; Sands & Verlander, 2018）。同時，腎臟具備有多種解毒機制及功能儲備和再生能力，故可以應付腎臟可能遭受到的毒性傷害（例如藥、毒物）；但是，毒性損傷的性質和嚴重程度可能會導致這些解毒和補償機制不堪負荷，從而導致腎損傷，甚至永久性腎損傷，而需要長期透析治療（俗稱洗腎）或進行腎臟移植（換腎）。由於藥物引起之腎臟毒性牽涉到腎臟本身之解剖結構和功能，本章首先將概述腎臟生理學之基本觀念，讓讀者有基本腎臟生理知識後，再進到腎臟病理學領域，將介紹腎臟相關疾病包括急性腎損傷和慢性腎臟病；中間也會提到可能導致急性腎損傷和慢性腎臟病的危險因子包括環境毒物和藥物。有了這些腎臟生理和病理基本認識後，就可以進入本章之重點內容——藥物於腎臟之毒性／副作用，將介紹一些臨床常用藥物可能引起的腎臟毒性或副作用。

貳、腎臟生理

　　在功能性解剖學上，腎臟可分為幾個部分：腎血管系統和腎絲球、近端小管、亨利氏環、遠端小管和集尿管。腎臟的功能性單位稱為腎元（Nephron），包含三部分：血管元件（入球和出球小動脈）、腎絲球和管狀元件（腎小管）。正常人腎臟的總腎元（以腎絲球計）數目差異很大，一般認為，每顆腎臟的平均腎元數目約為90萬至100萬（Schnellmann, 2019; Sands & Verlander, 2018）。

　　腎絲球被鮑氏囊（Bowman's capsule）所包裹。腎絲球是一個複雜的、專門的微（毛細）血管床，主要由三個部分構成：（1）血管內皮細胞，其特徵是變薄和有窗孔狀的細胞質；（2）鮑氏囊內之臟層上皮細胞，其特徵是具有一細胞體（足細胞），及從細胞體延伸出的許多小樑和蒂（足突；構成過濾孔隙）；（3）腎絲球基底膜是夾在內皮細胞和上皮細胞之間的一種三層結構。當一部分的血液進入腎絲球微血管網絡後，會被過濾成幾乎不含蛋白質和細胞的超濾液，隨後它會通過鮑氏囊腔而進入至腎小管部分。這種超濾液的形成是決定流體穿過微血管床的史達林力（Starling force）的最終結果，亦即跨微血管靜水壓和膠體滲透壓之間的平衡（Schnellmann, 2019; Sands & Verlander, 2018）。而當化學性誘導的腎絲球過濾率（Glomerular Filtration Rate, GFR）降低時，可能是因為經微血管

靜水壓和腎絲球血漿流量降低有關，這是由於入球小動脈阻力增加所致，或者與可用於過濾的表面積減少有關，這又是因為微血管內皮窗孔（Fenestrae；內皮細胞與內皮細胞之間的孔隙）的大小和／或數量減少或足突的脫離或消失的緣故。一般來說，在正常生理情況下，大分子的濾過程度是與物質的分子量成反比；故小分子物質，例如菊糖（分子量~5,500），可以自由濾過，但對於大分子物質，例如白蛋白（分子量56,000-70,000），則會受到限制而無法濾過；正常的腎絲球過濾率大約是100-120 ml/min/1.73 m^2，它會隨著年齡的老化而逐漸衰退，腎絲球過濾率越小代表腎功能越差（Schnellmann, 2019; Sands & Verlander, 2018）。

腎絲球產生的超濾液最初含有水、葡萄糖、氨基酸、碳酸氫鹽、尿素和肌酸酐等小分子，以及鉀、鈉、氯、鈣和磷酸鹽等離子。所有這些濾液都從鮑氏囊內的空間輸送到腎元中一長串管道（腎小管）的第一部分——近端小管，接著是亨利氏環、遠端小管和集尿管；在此過程中，這些腎小管內壁的細胞會在超濾液中添加（再分泌）或減去（再吸收）許多物質，最終形成身體排出的尿液。一般來說，濾液中的葡萄糖會100%、碳酸氫鹽 >99.9%、鈉99.4%、氯99.1%、水99.1%、及尿素50% 被再吸收回體內，而肌酸酐會完全被排泄不會被再吸收（Schnellmann, 2019; Sands & Verlander, 2018; Sweet, 2018）。

近端腎小管由三個獨立的部分所組成，包括：S1（彎曲段 Pars convoluta）、S2（彎曲段與直立段之間的過渡）和 S3（直立段 Pars recta）三段。近端腎小管具有特殊結構——刷狀緣（Brush-border），含有多種酶，當近端腎小管損傷時，會在尿中偵測出刷狀緣酶。近端腎小管是腎元的主力，因為它重吸收大約60-80% 在腎絲球處過濾下來的溶質和水；因此，毒物引起的近端腎小管損傷將對水和溶質平衡產生重大影響（Schnellmann, 2019; Sands & Verlander, 2018; Sweet, 2018）。近端腎小管也存在有許多運輸系統，能夠驅動許多代謝產物的集中運輸，包括氨基酸、葡萄糖和檸檬酸循環中間體。另外，近端腎小管可藉由特定的胞飲蛋白質重吸收程序來重吸收幾乎所有濾過的低分子量蛋白質。短線性胜肽也可被近端腎小管刷狀緣相關的肽酶所水解。近端腎小管也具有一個重要的排泄功能，可以透過特殊之轉運蛋白來分泌弱有機陰離子和陽離子，驅動這些離子從腎絲球後之血液集中運送到近端腎小管細胞，然後分泌至腎小管管液之中（Schnellmann, 2019; Sands & Verlander, 2018; Sweet, 2018）。轉運蛋白介導的有機溶質流過近端腎小管上皮細胞是消除代謝廢物和外源性物質的重要過程；在慢性腎臟病或腎功能衰竭期間，這些化合物的廓清率會降低或喪失，並且許多會升高到毒性濃度，從而引發新的病症。轉運蛋白當中的溶質載體-22家族（Solute carrier-22 family, SLC22）代表了一種介導此類有機溶質進行有效腎小管分泌的途徑，並且越來越多的證據顯示，這些轉運蛋白的功能障礙可能是某些疾病狀態啟動和／或進展的關鍵因素。毒物引起的任何干擾這些主動運輸機制或關鍵細胞膜結合酶或轉運蛋白功能所需能量的產生都將深遠影響近端腎小管和整個腎臟功能（Schnellmann, 2019; Sands & Verlander, 2018; Sweet, 2018）。

緻密斑（Macula densa）是腎元中一個特殊部位，由位於亨利氏環上升枝厚段（Thick ascending limb of Henle's loop）末端和遠端腎小管初段部位之間的特化細胞組成，靠近入球小動脈。這種解剖結構非常適合進行回饋系統（Feedback system）的運作，由此將從緻密斑處所接收到的刺激傳遞到同一腎元中的入球小動脈；在正常生理條件下，緻密斑位置的溶質輸送或濃度的增加將會觸發一個信號，導致入球小動脈收縮，進而引起腎絲球過濾率降低（從而降低溶質的輸送）。因此，當腎小管重吸收受損時，從近端腎小管來的液體／溶質會增加，此將活化該回饋系統（又稱為腎小管腎絲球回饋〔Tubuloglomerular Feedback, TGF〕），並導致同一腎元的腎絲球過濾率降低（Schnellmann, 2019; Sands & Verlander, 2018）。

　　腎臟對毒素和有毒物質特別敏感，因為它們接收並過濾大量血液。平均而言，兩顆腎臟接收約25%的心輸出量，腎絲球每天過濾約180升血液（Schnellmann, 2019; Sands & Verlander, 2018）。因此，腎絲球經常暴露於血液中的毒素和毒物濃度遠超過其他組織所暴露的。此外，腎小管重吸收和腎小管分泌的過程及腎髓質中逆流排列的結構通常會導致毒素和毒物濃度以高於全身血漿濃度之程度集中在腎組織、腎血漿或腎小管液中，從而加劇任何腎毒性的可能性（Sands & Verlander, 2018）。

參、腎臟疾病

一、急性腎損傷（Acute Kidney Injury, AKI）

　　急性腎損傷是腎功能突然和持續下降的一種常見且具有破壞性的臨床實證，其發病率不斷增加，死亡率高得令人無法接受（Schnellmann, 2019）。根據2022年美國腎臟數據資料庫系統（United States Renal Database System, USRDS）年度報告，於2020年，美國急性腎損傷住院率因COVID-19疫情而下降至每1,000人年62.1例（可能與總體住院率下降有關），但急性腎損傷患者對於透析的需求卻增加了16%；急性腎損傷患者住院後的預後結果並不好，總體而言，有10.8%的人在1個月內死亡，17.1%的85歲以上患者在活著出院後1個月內死亡（United States Renal Data System [USRDS], 2022a）。在美國，因急性腎損傷而需要門診透析的患者中，到3個月時，有29.7%患者的腎功能已恢復，18.8%患者仍需透析，35.7%患者已進展到末期腎臟病（End-Stage Renal Disease, ESRD），15.8%患者已死亡，而到6個月時，32.2%患者腎功能恢復，2.1%患者仍需繼續透析，48.8%患者進展到末期腎臟病，16.9%患者死亡（United States Renal Database System, [USRDS], 2022a）。

　　急性腎損傷是一種由多個致病因素所組成的綜合徵候群，發生在具有不同臨床表現

的各種環境中，可以從血清肌酸酐的輕微升高到無尿性腎功能衰竭。導致腎絲球過濾率下降的原因是多樣且複雜的，可能包括下列幾種：（1）腎前性（Prerenal）因素：腎血管收縮、血管內容積量減少和心輸出量不足；（2）腎後（Postrenal）因素：輸尿管或膀胱阻塞；（3）腎內（Intrarenal）因素：腎絲球腎炎，腎小管細胞損傷和死亡，及腎小管細胞喪失導致的濾液滲漏；腎臟血管系統損傷；間質性腎炎等因素（Schnellmann, 2019; Kelly, 2018）。據研究數據分析之估計，腎前因素導致55-60%的患者發生急性腎損傷，腎內因素導致35-40%的患者發生急性腎損傷，而腎後因素則導致患者產生急性腎損傷的比例不到5%（Schnellmann, 2019; Brady et al., 2004）。此外，一般認為超過90%的由腎內因素導致的急性腎損傷是缺血／再灌流（Ischemia/Reperfusion）損傷或腎毒性所導致的結果（Schnellmann, 2019; Kelly, 2018）。

　　急性腎損傷患者之後發生慢性腎臟病的風險和長期的死亡率，皆比沒有急性腎損傷的患者來的高。腎臟缺血、敗血症和接觸多種有毒物質是急性腎損傷最常見的原因（Schnellmann, 2019; USRDS, 2022; Kelly, 2018）。有許多毒、藥物能通過多種機制引發腎毒性之產生，進而誘發急性腎臟損傷包括造成急性腎小管壞死誘導細胞損傷和壞死，或是在腎間質引起發炎反應導致急性腎間質性腎炎。例如臨床診斷時（例如電腦斷層掃描）使用之顯影劑即可能引起急性腎損傷；治療癌症的順鉑（Cisplatin），也是眾所周知會造成顯著急性腎損傷的藥物；順鉑造成的急性腎損傷的機制更是複雜，包括與細胞凋亡的外在路徑（Extrinsic pathway）與內在路徑（Intrinsic pathway）皆會受到順鉑調控而造成腎小管細胞凋亡（Schnellmann, 2019; Kelly, 2018）。除藥、毒物外，腎臟缺血／再灌流亦為常見造成急性腎損傷的原因，其造成的傷害常發生於腎臟移植、腎臟動脈血管狹窄或是其他原因所導致。過去研究指出，腎臟缺血／再灌流會造成血管內皮細胞功能異常、引發嚴重的發炎反應、活化細胞死亡相關的蛋白及造成氧化壓力增加等而導致腎臟傷害。腎臟缺血／再灌流所產生大量的活性氧化物（Reactive oxygen species）被認為是造成腎臟傷害的主要原因，這些活性氧化物會經由蛋白質氧化、脂質過氧化、DNA的傷害而導致腎臟急性傷害以及細胞凋亡等。腎臟缺血／再灌流也可能會誘發細胞產生自噬作用（Autophagy），而細胞可能會透過此機制走向死亡或存活；腎臟缺血／再灌流所引起之氧化壓力可以進一步引起內質網壓力，最終造成腎臟的損傷及功能的喪失（Schnellmann, 2019; Kelly, 2018; Brady et al., 2004; Venkatachalam et al., 1981; Zhu et al., 2006; Mahfoudh-Boussaid et al., 2012）。

　　隨著人口的老化，急性腎損傷的發生率有增加之趨勢，在臺灣，雖無類似的研究發表，但人口老化的問題日益嚴重，急性腎損傷的發生率逐漸增加亦應為大勢所趨（USRDS, 2022; Xue et al., 2006; Waikar et al., 2006）。慢性腎功能衰竭和遠端器官的不良影響被認為是可能的急性腎損傷後遺症。目前臨床上對於急性腎損傷的處理原則仍以「預防勝於治療」最重要；在住院病患以及重症加護病房，可從足夠的輸液、維持腎臟灌流及減

少腎毒性藥物使用著手；使用腎臟劑量之多巴胺（Dopamine）於急性腎損傷之預防或治療也是有正面及負面之評價（Schnellmann, 2019; Kelly, 2018; Graziani et al., 1984; Bellomo et al., 2000）。而其他的急性腎損傷藥物治療包括促紅血球生成素（Erythropoietin）、活性丙型反應蛋白（Activated protein C）、凋亡蛋白酶抑制劑（Caspase inhibitor）及抗發炎藥物（如 Sphingosine 1 phosphate analogs 與 Inducible nitric oxide synthase inhibitors）等，雖有很多動物研究證據，但臨床應用上仍有待證實（Schnellmann, 2019; Kelly, 2018）。臨床上迄今仍缺乏有效的藥物來治療急性腎損傷。因此，如何防治及尋找有效治療急性腎損傷的策略是一項需要積極解決的重要課題。

暴露到會引起腎毒性的物質（腎毒物）可能占引起急性和慢性腎功能衰竭原因的大約50%（Kelly, 2018）。急性腎損傷在暴露於不斷擴大的藥物清單以及內源性化合物、有機溶劑、重金屬和其他試劑後發展起來；放射顯影劑和胺基糖苷類藥物是住院患者急性腎損傷案例中最常見的藥物。從理論上講，藥物引起的腎毒性是可以預防的，因此需要仔細注意潛在腎毒性藥物的使用和劑量（Kelly, 2018）。表7-1 列出急性腎損傷可能機制及誘發急性腎損傷的可能危險因子包括藥、毒物。

表7-1　急性腎損傷（Acute Kidney Injury）機制及危險因子

腎前性（Prerenal）	利尿劑、降血壓藥物
血管收縮（Vasoconstriction）	前列腺素合成抑制劑（阿斯匹靈〔Aspirin〕、非類固醇抗發炎藥〔NSAIDs〕）、含碘放射顯影劑、環孢靈（Cyclosporine）、兩性黴素 B（Amphotericin B）
腎小管毒性（Tubular toxicity）	抗生素（胺基糖苷類〔Aminoglycosides〕、頭孢子菌素類〔Cephalosporins〕、萬古黴素〔Vancomycin〕）、含碘放射顯影劑、順鉑（Cisplatin）、重金屬、鹵代烷類（Haloalkanes）
內皮損傷（Endothelial injury）	環孢靈、絲裂黴素 C（Mitomycin C；抗癌藥）、古柯鹼（Cocaine）、奎寧（Quinine）、共軛雌激素（Conjugated estrogens）
腎絲球病變（Glomerulopathy）	非類固醇抗發炎藥、青黴胺（Penicillamine；重金屬中毒或類風濕性關節炎治療藥物）、金（Gold）
間質性腎炎（Interstitial nephritis）	急性過敏性腎小管間質性腎病變（免疫性）、非類固醇抗發炎藥、抗生素、利尿劑
結晶尿（Crystalluria）（阻塞性）	草酸鹽、尿酸、Methotrexate、Acyclovir、蛋白酶抑制劑、磺胺藥（Sulfonamides）、Triamterene、乙二醇（Ethylene glycol）

來源：參考自 Schnellmann（2019）、Kelly（2018）、Tarloff 等（2010）、Decker 與 Molitoris（2018）、Weisbord 與 Palevsky（2018）、Neugarten 等（2018）。

二、慢性腎臟病（Chronic Kidney Disease, CKD）

慢性腎臟病已是屬於國際性的公共健康問題，全球發病率和盛行率逐漸增加，許多病患已到需要換腎治療的程度。在美國，腎臟疾病是導致死亡的主要原因；據估計，約有15%（3,700萬）美國成年人患有慢性腎臟病，其中大多數尚未被診斷；有40%具有腎功能嚴重下降（未接受透析）的患者，並不知道自己患有慢性腎臟病；在2019年，治療患有慢性腎臟病的美國聯邦醫療保險受益人花費了872億美元，且治療患有末期腎臟病的患者額外花費了373億美元（USA Centers for Disease Control and Prevention [USA CDC], 2022）。在美國，糖尿病和高血壓是導致慢性腎臟病的主要原因，占每4個新病例中的3個（USA CDC, 2022）。根據2022年美國腎臟數據資料庫系統年度報告，於2020年，美國慢性腎臟病患者的全原因性住院率為14.9%，此數值因COVID-19疫情而大幅下降，單年降幅大於2013-2019年期間的累計變化（USRDS, 2022b）。在美國，既往未曾罹患過慢性腎臟病的急性腎損傷住院倖存患者中，有11.6%在出院後3個月內被診斷為慢性腎臟病，這個百分比在24個月時會逐漸增加到20.7%，人口死亡率也很高，有36.7%的患者在24個月內死亡（USRDS, 2022b）。在我國，末期腎臟病之近年來盛行率、發生率及死亡率，也不斷攀升，已逐漸與高血壓、糖尿病等慢性疾病同列為我國人之重要疾病。許多不同的腎臟疾病都有可能演變為末期腎臟病。根據2022年美國腎臟數據資料庫系統年度報告，全球於2020年接受治療的末期腎臟病（ESRD）發生率排名最高的是臺灣（每百萬人口525例），比第二高的國家（美國：每百萬人口396例）高33%；而2020年全球接受治療的末期腎臟病盛行率排名最高的仍是臺灣（每百萬人口3,772例），其次為韓國（每百萬人口2,798例）（USRDS, 2022b）。末期腎臟病是需要腎臟替代治療。一項基於社區篩選的前瞻性世代研究計畫結果顯示在臺灣估計的總慢性腎臟病的盛行率為15.46%，而慢性腎臟病第3-5期盛行率則為9.06%（參與者的平均年齡為47.7±15.4歲）（Tsai et al., 2018）。

慢性腎臟病是一種腎臟受損且無法正常過濾血液的疾病，會使得血液中多餘的液體和廢物留在體內，並可能導致其他健康問題，例如心臟病和中風；慢性腎臟病的其他一些健康影響還包括有：貧血或紅血球數量減少、感染發生率增加、血液中的低鈣濃度、高鉀濃度和高磷濃度、食慾不振或吃得少、抑鬱或生活質量下降。慢性腎臟病的風險因素包括有：糖尿病、高血壓、心臟病、慢性腎臟病家族史、肥胖（Schnellmann, 2019; USRDS, 2022a）。毒物與藥物也可能導致慢性腎臟病的產生。由於大多數末期腎臟病的治療方法包括了血液透析、腹膜透析和腎臟移植，這些都所費不貲，且唯有腎臟移植可使患者腎功能恢復到近似正常人（USRDS, 2022a; Tsai et al., 2018）。因此，如何防治及尋找有效治療慢性腎損傷的策略是一項需要積極解決的重要課題。

一般認為慢性腎臟病和末期腎臟病的進展不僅僅是原發性腎臟本身損傷之作用，而且是與初始損傷引發的繼發性病理生理過程有關。實驗動物研究數據顯示已經開始確立急性

腎損傷和慢性腎臟病之間的關係（Schnellmann, 2019）。某些情況下，慢性腎功能衰竭和對遠端器官的影響被認為可能是急性腎損傷的後遺症。在急性腎損傷恢復過程中，再生腎小管可能會生長停滯、無法分化並發生萎縮的現象。急性腎損傷發作已知與罹患慢性腎臟病風險增加有關。缺血性急性腎損傷時損傷的近端腎小管上皮組織的內在能力可以經由去分化（Dedifferentiation）和存活的上皮細胞的增殖來自我修復，此不需要獨特的前驅細胞（或幹細胞）來源（Bonventre & Yang, 2011）。一項基礎研究提供了有關在成年小鼠誘發單次缺血性急性腎損傷後之時間特異性生物學變化的長期全方位組織學、細胞學和分子特徵之描述，發現在亞致死性缺血／再灌流損傷之後，腎功能會在2週內恢復，但是分子和細胞表徵顯示此時實驗動物腎元丟失和腎臟功能程序中斷，導致腎臟在1年內嚴重受損；這項研究也觀察到在1年內可以從單次缺血性急性腎損傷進展到具有末期腎臟病急性腎功能不全伴隨組織學變化的程度，這顯示在嚴重的初始損傷作用之下，重複多次的急性腎損傷發作對於由急性腎損傷進展至末期腎臟病之過程並不是必要的（Liu et al., 2017）。急性腎損傷過渡到慢性腎臟病的轉變在臨床上很重要；若能研究出負責此種進程的訊號傳導機制，則可以揭示能夠干預的分子標靶，藉以預防急性腎損傷後慢性腎臟病的發展並延緩進一步進展（Venkatachalam et al., 2018）。

阻塞性尿路疾病（Obstructive uropathy）臨床特徵為腎臟維持正常尿液製造功能，但尿液從腎盂至尿道之間的正常流通受到了阻塞，此常出現在尿路結石的病患且好發於輸尿管與腎盂接合處（Hegarty et al., 2001）。單側輸尿管阻塞（Unilateral Ureteral Obstruction, UUO）是一種適合模擬阻塞性尿路腎臟疾病慢性纖維化進程的動物病理模型（Nagatoya et al., 2002）。由於尿路的阻塞伴隨著腎臟水腫的病理變化，輸尿管阻塞1週內，各種黏附分子和趨化因子高度表現所驅使的病理變化會導致腎小管快速萎縮、細胞過度增生、腎間質纖維化和細胞凋亡的徵狀，進而導致腎臟組織漸進式的纖維化（Hegarty et al., 2001; Chen et al., 2001）。但不管是慢性腎絲球腎炎，間質性腎炎，抑或是其他腎臟傷害導致的慢性腎臟病變，最終都可能會導致末期腎臟病的發生（Fogo, 2007）。

糖尿病會誘發病人產生慢性腎臟病，造成腎臟肥大、腎絲球過濾功能減退並逐漸產生蛋白尿及腎臟纖維化。糖尿病造成的腎病變進程主要有五個階段：（1）第一階段：早期腎臟功能亢進（Hyperfunction）及肥大（Hypertrophy）；（2）第二階段：無臨床徵狀但腎臟形態學改變，腎絲球基底膜增厚及腎臟肥大，伴隨著不同細胞（如：腎膈細胞〔Mesangial cell〕、足細胞〔Podocyte〕、近端腎小管細胞〔Proximal tubular cell〕）增生、細胞週期停滯等作用，但腎絲球過濾率（GFR）是增加的；（3）第三階段：屬初期糖尿病腎病變（Incipient diabetic nephropathy），出現不正常性尿白蛋白增加，其緩慢而逐漸增加的過程也成為這時期的特徵；（4）第四階段：屬顯性糖尿病腎病變（Overt diabetic nephropathy）。此時持續性的蛋白尿生成（>0.5g/24h）顯示腎臟功能（GFR）下降，同時在腎素－血管收縮素－醛固酮系統（Renin-angiotensin-aldosterone system）作用下會使得

高血壓患病率增加與更高的蛋白尿表現量；(5)第五階段：糖尿病腎病變導致之末期腎臟衰竭合併尿毒症，患者腎臟 GFR 降至最低，腎臟產生明顯的纖維化病變；在美國的末期腎臟衰竭病人中約有25%是屬糖尿病患者（Romero-Aroca et al., 2012; de Boer et al., 2011; Forbes & Cooper, 2013; Mogensen et al., 1983）。

　　高血壓患者具有罹患慢性腎臟病的高風險。腎臟腎素—血管收縮素系統已知在高血壓的發展中扮演重要角色。有實驗動物研究指出血管收縮素-II（Angiotensin II）受體 AT（1）R 和 AT（2）R 表現的不平衡與引起自發性高血壓大鼠（SHR）腎臟損傷和高血壓發展的一種炎症過程有關（Landgraf et al., 2011）。也有實驗動物研究顯示在14週齡 SHR 觀察到高血壓和高蛋白尿；進一步發現高度表現的腎皮質部 O-連結乙醯葡萄糖氨糖基化（O-GlcNAcylation）、麩醯胺酸—果糖氨基轉移酶（Glutamine–fructose aminotransferase）和 O-連結乙醯葡萄糖氨轉移酶（O-GlcNAc transferase）蛋白表現，這些反應與蛋白尿生成有正相關性（Silva-Aguiar et al., 2018）。

　　當腎臟的過濾器（腎絲球）發炎並結疤時，就稱為腎絲球腎炎（Glomerulonephritis），腎臟會逐漸失去從血液中清除廢物和多餘液體以製造尿液的能力；其為常見的末期腎臟病致病原因之一。腎絲球腎炎可由多種因素引起，包括：毒素或藥物、病毒感染（例如 HIV、B 型和 C 型肝炎病毒）、Immunoglobulin A（IgA）腎病、狼瘡（Lupus）相關的腎臟炎症、通常引起咽喉和皮膚感染的細菌感染（例如鏈球菌或葡萄球菌）；有些找不到原因的被歸類為原發性腎絲球腎炎。在病理變化上，腎絲球腎炎可以觀察到腎絲球巨噬細胞的聚集、腎膈細胞（Mesangial cells）的增生及細胞外間質（Extracellular matrix）蛋白堆積（Floege, 2013; Couser, 1999）。另一方面，腎絲球硬化症（Glomerulosclerosis）乃進行性腎臟疾病重要的病理變化；不論引發慢性腎損傷的起始原因為何，腎絲球硬化被認為是最終的共同病變途徑；當腎臟受到傷害時，其變化包含有：細胞外間質堆積及腎絲球結構塌陷；腎絲球硬化症的進展在起始期時腎絲球內皮細胞受傷及發炎，接著是引起腎膈細胞增生，最後為腎絲球硬化和纖維化（Dall'Amico et al., 1999）。治療方面，根據病因來治療腎絲球腎炎；以藥物（例如類固醇、免疫抑制劑、抗血小板劑或抗凝固劑）來抑制發炎反應、腎絲球細胞增生、及／或細胞外基質沉積對腎絲球腎炎的進展或惡化具有減緩效果。然而，尋找有效防治或治療急性或慢性腎絲球腎炎或甚至腎絲球硬化症的策略，仍是一項需要積極解決的重要課題。

　　長期接觸多種化學物質（例如止痛藥、鋰和環孢靈）可能會導致腎功能惡化。慢性腎臟病會導致末期腎臟病，其可能與長期濫用止痛藥有關（Schnellmann, 2019）。據報導，在某些國家（如瑞士），鎮痛藥性腎臟病（Analgesic nephropathy）的發生率高達20-25%。其他化學物質，如鋰、環孢靈（Cyclosporin）、NSAIDs、鉛和鎘，可能會導致慢性腎小管間質性腎病變，伴隨腎功能進行性喪失（Schnellmann, 2019; Decker & Molitoris, 2018）。表7-2列出慢性腎臟病之種類及誘發慢性腎臟病的可能危險因子包括藥、毒物。

表 7-2　慢性腎臟病種類及危險因子

慢性腎小管間質性腎病變（Chronic Tubulo-Interstitial Nephropathy）	例如：止痛劑（Analgesics）、重金屬（鉛、鎘、鋰等）、環孢靈等所致 特徵：患者通常表現為不明原因的輕度至中度腎功能不全；以間質纖維化伴隨單核發炎性細胞浸潤為主要；腎小管萎縮和管腔擴張是可觀察到的普遍現象
慢性腎絲球腎炎（腎絲球硬化症）（Chronic Glomerulonephritis; Glomerulosclerosis）	由多種疾病發展而來，包括全身性、血管性和藥物使用引起的過程 例如：毒品海洛因及安非他命濫用、有機溶劑等所致

來源：參考自 Schnellmann（2019）、Decker 與 Molitoris（2018）、USA CDC（2022）。

肆、藥物於腎臟之毒性／副作用

以下介紹幾種較常見會引起腎臟毒性或副作用之藥物：

一、乙醯胺酚（Acetaminophen; N-Acetyl-P-Aminophenol, APAP; Paracetamol）

乙醯胺酚可經由提升疼痛閾值而產生鎮痛作用，並經由作用於下視丘體溫調節中樞以產生解熱效能。依規定醫療人員應囑咐病人，病人亦應注意藥品的標示中是否含有 Acetaminophen 或 Paracetamol 成分，不可同時使用超過一種以上含有 Acetaminophen 成分之藥品。如果一天誤服超過 4,000 毫克的乙醯胺酚，建議即使並未感覺不適，也應立即就醫（財團法人藥害救濟基金會，2018）。

大劑量的解熱鎮痛藥乙醯胺酚通常與肝臟毒性（致命性之肝臟壞死）有關；但是，大劑量的乙醯胺酚也會對人和動物造成腎毒性（Schnellmann, 2019; Decker & Molitoris, 2018）。

乙醯胺酚腎毒性的特徵包括有：

（1）近端腎小管壞死伴隨血液尿素氮（BUN）和血清肌酸酐（Creatinine）上升。

（2）降低腎絲球過濾率（GFR）和對氨基馬尿酸鹽（Para-aminohippurate）廓清率（一種測量腎血漿流量的方法）。

（3）增加水、鈉和鉀的局部排泄。

（4）增加尿液中葡萄糖、蛋白質和刷狀緣酶濃度。

在小鼠實驗中，發現乙醯胺酚受到腎臟代謝酶-細胞色素 P450 2E1 作用而進行生物

轉化成為具有反應性的中間體 N-乙醯基-對氨基-苯醌亞胺（N-Acetyl-P-Benzoquinone Imine, NAPQI）；此活性中間體會造成近端腎小管中的蛋白質芳基化並引發細胞死亡（Schnellmann, 2019; Decker & Molitoris, 2018）。

二、非類固醇抗發炎藥（Nonsteroidal Anti-Inflammatory Drugs, NSAIDs）

非類固醇抗發炎藥包含 Aspirin、Ibuprofen、Naproxen、Diclofenac 及 Celecoxib 等多種成分。具有緩解發炎、解熱、止痛（頭痛、牙痛、咽喉痛、關節痛、神經痛、肌肉酸痛、月經痛等）之藥理功效。作用機轉為抑制前列腺素（Prostaglandin）的合成。2019 年全國藥物不良反應通報前 20 名可疑藥品中，NSAIDs 共占了 4 名，分別是第 1 名 Ketorolac（2.03%）、第 2 名 Diclofenac（1.92%）、第 12 名 celecoxib（1.13%）和第 19 名 ibuprofen（0.9%）（財團法人藥害救濟基金會，2021）。美國 FDA 曾發布警訊，懷孕 20 週左右或以上之孕婦使用非類固醇抗發炎藥時可能造成胎兒出現罕見但嚴重的腎臟問題，使得胎兒周圍的羊水量低下，並可能造成併發症。羊水量低下之情形通常於停止使用非類固醇抗發炎藥後恢復正常。在孕期約 20 週後，胎兒的腎臟會製造大部分羊水，因此若腎臟出現問題可能會導致羊水量低下；羊水可以提供胎兒緩衝的環境，並幫助胎兒肺部、消化系統與肌肉的發育。建議懷孕 20 週以上之孕婦避免使用非類固醇抗發炎藥及可能導致羊水量低下之風險（財團法人藥害救濟基金會，2020a）。

急性腎損傷可能在服用大劑量非類固醇抗發炎藥後數小時內發生，通常是停藥後症狀是可逆的，其特徵是腎臟血流和腎絲球過濾率降低以及少尿。當血管擴張性前列腺素（例如 PGE2 和 PGI2）被非類固醇抗發炎藥抑制時，身體血液循環系統中的兒茶酚胺（Catecholamines）和血管收縮素 II（Angiotensin II）誘導的血管收縮現象將不受到抗衡，導致腎臟血流減少和缺血。已知有許多危險因子（例如腎功能不全、充血性心力衰竭、肝硬化、出血、高血壓、敗血症和糖尿病）會促進服用非類固醇抗發炎藥後發生急性腎損傷（Schnellmann, 2019; Decker & Molitoris, 2018）。

長期服用非類固醇抗發炎藥和／或乙醯胺酚的組合（超過 3 年）會導致一種通常不可逆的腎臟毒性，稱為鎮痛藥性腎臟病。鎮痛藥性腎臟病的發病率在西方世界差異很大，在止痛藥消耗量低的國家（例如美國、加拿大），於所有末期腎臟病患者中此腎病發病率不到 2-5%；而在止痛藥消耗量最高的國家（例如澳大利亞、瑞典），於所有末期腎臟病患者中此腎臟病發病率可高達 20%。這種腎臟病的主要病變是腎臟乳頭組織（Papilla）壞死伴隨有慢性間質性腎炎。由於缺乏模擬人類觀察到的腎臟乳頭損傷的動物模型，因而限制了對於此種腎臟病的機制研究（Schnellmann, 2019; Decker & Molitoris, 2018）。

三、胺基糖苷類抗生素（Aminoglycosides Antibiotics）

Aminoglycoside 類抗生素藥品包括有 Gentamicin、Amikacin、Tobramycin 及 Neomycin 等成分。為廣效性抗生素，具抑制細菌蛋白質合成作用而達殺菌效果。此類藥品之治療濃度區間（Therapeutic window；即具治療反應且無明顯不良反應的藥物濃度範圍）狹窄，具有可能導致毒性之風險，包括腎毒性及耳毒性（聽力喪失）；毒性產生與使用藥品劑量及治療持續時間有關，且會因腎臟或肝臟功能不良（或兩者）而加劇，較常發生於老年人及新生兒（財團法人藥害救濟基金會，2022a）。

Aminoglycoside 類抗生素最常以靜脈內給藥方式施用，血清濃度峰值出現在30分鐘內。在腎功能正常的患者中，Aminoglycoside 類藥物可以通過腎絲球濾過，而以原形從尿液中排出，消除半衰期為2-3小時（Weisbord & Palevsky, 2018）。一般建議在使用含 Aminoglycoside 類藥品期間，應定期監測腎臟、肝臟及耳（聽力）功能、藥品血中濃度與相關血清生化學數值，以降低可能的不良反應風險（財團法人藥害救濟基金會，2022a）。

Aminoglycoside 類抗生素之腎毒性的特徵包括有（Schnellmann, 2019; Weisbord & Palevsky, 2018）：

（1）Aminoglycoside 類藥物腎毒性的發生率為5-10%。這類腎毒性的患者風險因素包括高齡、男性、腹水、低白蛋白血症和白血病。合併使用下列藥物：Clindamycin、Vancomycin、Piperacillin、Cephalosporins 和血管收縮素轉換酶抑制劑等，會增加 Aminoglycoside 類腎毒性的風險。

（2）在接受非消化道給藥途徑之 Aminoglycoside 類抗生素治療患者中有10%會出現中度但明顯的腎絲球過濾率下降和血清肌酸酐濃度升高（屬於非少尿性急性毒性反應）。

（3）在所有急性腎損傷病例中的 10-15% 可歸因於使用此類抗生素。

（4）近端腎小管細胞是體內 Aminoglycoside 類藥物唯一可以自由進入的細胞。

（5）產生酶尿（Enzymuria）：在尿液中測量到刷狀緣酶和溶酶體酶。

Aminoglycoside 類抗生素是高度極性的陽離子；它們幾乎完全被腎絲球濾過且以未改變的原形結構被排泄。濾過後的 Aminoglycosides 進入至近端腎小管，藉與刷狀緣中的陰離子磷脂質結合而被近端腎小管重吸收，隨後在近端腎小管 S1 和 S2 段經胞飲作用進入溶酶體中而被隔離（Schnellmann, 2019; Weisbord & Palevsky, 2018）。Aminoglycoside 類抗生素進入細胞後也會導致溶酶體磷脂質沉積症（Lysosomal phospholipidosis），這被認為是其引起腎毒性的一種指標。Aminoglycoside 類抗生素與溶酶體中磷脂雙層的結合可能導致溶酶體磷脂酶活性降低，這解釋了為何未被降解的磷脂質會累積。雖然磷脂質沉積症在 Aminoglycoside 類抗生素引起的腎毒性上扮演重要角色，但是磷脂質在溶酶體中的積累與腎小管細胞死亡之間的過程或相關性仍不太清楚。一種假設理論提到，溶酶體逐漸膨脹直

至破裂，將溶酶體中的酶和高濃度的 Aminoglycoside 類物質釋放到細胞質中，釋放出的溶酶體內容物可以與各種膜和細胞胞器相互作用並觸發細胞死亡機制（Schnellmann, 2019; Weisbord & Palevsky, 2018）。

四、環孢靈（Cyclosporine）

環孢靈屬於一種鈣調磷酸酶抑制劑（Calcineurin Inhibitor, CNI）；結構上是一種真菌環狀多肽，通過選擇性抑制親環蛋白（Cyclophilin），進而抑制鈣調磷酸酶和 T 細胞活化。為強效免疫抑制劑，廣泛用於預防器官移植及骨髓移植後之移植排斥、預防移植物反宿主疾病；藥理作用為於細胞週期之 G0 或 G1 期可以專一且可逆地抑制具免疫能力之淋巴球，且會優先作用於 T 淋巴球，而其中的 T 輔助細胞為主要作用目標；環孢靈也會抑制淋巴因子（包括介白質素 -2〔IL-2〕）的生成及釋出（財團法人藥害救濟基金會，2020b）。一般建議注射劑型之環孢靈應使用於無法使用口服劑型（例如手術後不久）或因合併有胃腸道疾病而使得口服劑型之吸收效果變差的患者，但建議還是盡可能及早改成口服劑型給藥（財團法人藥害救濟基金會，2020b）。

腎毒性是環孢靈的一個嚴重副作用，幾乎所有接受該藥物的患者都會表現出某種形式的腎毒性。臨床上，CNI 引起的腎毒性可能表現為下列幾種情形（Schnellmann, 2019; USRDS, 2022a）：

- A. **急性可逆性腎功能障礙**：可觀察到腎血流和腎絲球過濾率降低，而血液尿素氮和血清肌酸酐升高；腎血流和腎絲球過濾率的降低可能與環孢靈引起的顯著血管收縮有關；減少劑量或停止治療可減輕這些影響。
- B. **急性血管病變（血栓性微血管病變）**：這是一種相當罕見的腎毒性病變；在環孢靈治療後，小動脈和腎絲球微血管會受到影響，但不具有發炎成分；這種病變由纖維蛋白 - 血小板血栓和阻塞血管的碎片紅血球所構成；這種病變的發病機制目前所知甚少。
- C. **長期 CNI 治療引發慢性腎臟毒性伴隨間質纖維化和腎小管萎縮**：可觀察到血清肌酸酐適度升高和腎絲球過濾率降低伴隨著高血壓、蛋白尿和腎小管功能障礙；具明顯組織學變化，以小動脈病變、球性和節段性腎絲球硬化、條紋式間質纖維化和腎小管萎縮為特徵；如果停止環孢靈治療，這些損傷可能是不可逆的，並可能導致末期腎臟病；雖然慢性環孢靈引起腎臟病變的作用機制尚不清楚，但血管收縮可能扮演一定的參與角色。

Tacrolimus（FK506）是一種較新的 CNI 免疫抑制藥物，其安全及有效治療濃度範圍非常狹窄；毒性濃度的 Tacrolimus 會引起許多與環孢靈相同的副作用包括腎毒性（Schnellmann, 2019）。

五、順鉑（Cisplatin; Platinol; Kemoplat）

順鉑是一種含鉑的抗癌藥物，作用主要是阻斷 DNA 的合成，抑制腫瘤細胞生長。可單獨使用或與其他藥物併用於治療多種癌症。腎臟不僅負責順鉑的大部分排泄，而且還是其蓄積的主要部位。順鉑在腎臟的攝入主要是透過有機陽離子轉運蛋白的途徑而來。在近端腎小管上皮細胞中的順鉑濃度約為其血清中濃度的 5 倍（Schnellmann, 2019; USRDS, 2022a; Dupre et al., 2018）。順鉑採靜脈輸注給藥；一般建議給藥前後補充靜脈點滴，並注意排尿情形，以減低對腎臟之毒性傷害。

急性腎損傷的特徵是腎功能迅速下降，其可以透過多種方式誘發，而其最常見的原因之一是化學腎毒性；抗癌化療藥物如 Gemcitabine、Pemetrexed、Bevacizumab、Ifosfamide 和 Cisplatin（順鉑）被認為具有腎毒性；其中，順鉑是較常被研究，因為腎毒性是其主要的劑量限制性毒性／副作用。接受高劑量順鉑治療的患者中有 20% 會出現嚴重的腎功能不全（Dupre et al., 2018）。順鉑對腎臟的影響有多種情況，包括急性和慢性腎功能衰竭、腎臟鎂含量耗竭和多尿。接受順鉑處方治療的患者會永久喪失 10-30% 的腎功能。順鉑的腎毒性可分為腎小管毒性、血管傷害、腎絲球損傷和間質損傷。順鉑的早期作用是減少腎血流和多尿，同時增加電解質排泄。而腎絲球過濾率下降是由於血管收縮所導致，隨後造成腎小管損傷和酶尿（尿中酶濃度上升）。雖然在大鼠研究上發現與順鉑引起的急性腎損傷（AKI）相關的主要細胞標的是在近端腎小管的 S3 段，但在人類中，位於近端腎小管 S1 和 S2 段、遠端腎小管和集尿管的細胞也都會受到順鉑的影響（Schnellmann, 2019; Dupre et al., 2018）。

順鉑產生細胞損傷的機制尚不清楚，但可能涉及到順鉑的代謝物。研究發現順鉑的反式異構體並不具有腎毒性，即使在給藥後在腎臟中觀察到相似濃度的鉑原子；故造成腎毒性的不是鉑原子本身，而是複合物或代謝物的幾何結構物。順鉑的抗腫瘤作用和可能的腎毒性作用可能是由於其在細胞內水解成具反應性單氯單水合二氨合鉑（Mono-chloro-mono-aquodiammineplatinum）或二水合二氨合鉑（Diaquo-diammine-platinum）種類以及這些代謝物使嘌呤和嘧啶鹼基烷基化的能力（Schnellmann, 2019; Dupre et al., 2018）。目前並沒有美國 FDA 批准的腎臟保護劑用於治療／預防抗癌化療藥物引起的急性腎損傷；研究學者認為若能開發研究和了解急性腎損傷相關分子機制的方法將有助於開發未來的腎臟保護劑（USRDS, 2022a; Dupre et al., 2018）。

六、兩性黴素 B（Amphotericin B）

傳統的 Amphotericin B 藥物屬於烯類（Polyene）抗黴菌劑，為治療嚴重全身性黴菌感染的標準治療藥劑。Amphotericin B 採靜脈輸注給藥，每日最大劑量為 1.5 mg/kg/day

（Sterns, 2023）。但其臨床使用受限於其所引起之腎毒性（急性腎損傷）。與 Amphotericin B 治療相關的腎功能障礙取決於累積的劑量，並且是由於血液動力學和腎小管效應所造成。以血液動力學來說，Amphotericin B 給藥與繼發於腎小動脈血管收縮或腎小管腎絲球回饋（TGF）活化所致腎血流和腎絲球過濾率降低有關（Schnellmann, 2019; USRDS, 2022a; Sterns, 2023）。

Amphotericin B 引起的腎毒性的特徵是會產生對於抗利尿激素（ADH）具抗性之多尿症（腎源性尿崩症）、腎小管酸中毒引起的代謝性酸中毒、低鉀血症和尿鉀耗損（尿排泄鉀增多）、低鎂血症和尿鎂耗損（尿排泄鎂增多）以及腎功能衰竭。Amphotericin B 的腎毒性是不尋常的，因為它會損害腎絲球以及腎元近端和遠端部位的功能完整性（Schnellmann, 2019; Sterns, 2023）。Amphotericin B 引起的腎損傷的風險會受其他因素影響包括：與其他具腎毒性藥物（如 Aminoglycoside、Cyclosporine、Foscarnet 等）同時使用會增加急性腎損傷的風險，以及具慢性腎臟病病患也會增加風險（Sterns, 2023）。

為使 Amphotericin B 副作用降低和增加用藥安全性，一種雙層微脂體劑型結構之 Liposomal Amphotericin B 已研發上市，可以降低腎毒性、低血鉀症、低血鎂症與貧血等副作用。

七、含碘放射顯影劑（Radiocontrast Agents）

含碘放射顯影劑只能於診斷時使用；經由靜脈血管注射顯影劑，透過全身血液循環到達欲檢查之組織，依組織的血管分布狀態與組織對顯影劑的吸收，在影像上呈現不同亮度以達到臨床診斷目的（財團法人藥害救濟基金會，2022b）。

暴露於用於多種醫學成像程序（包括對比增強電腦斷層掃描和冠狀動脈和非冠狀動脈造影術）的含碘放射顯影劑後，急性腎損傷是最常見的醫源性急性腎損傷形式之一；顯影劑 - 急性腎損傷一般定義為使用顯影劑 48 小時內血清肌酸酐升高 ≥0.3 mg/dL 或基線值升高 ≥1.5 倍或連續 6 個小時尿液量 <0.5 mL/ kg/ 小時（並且排除其他可能造成急性腎衰竭之原因）。含碘放射顯影劑誘發的腎臟病變是急性腎損傷的第三大原因，占醫院獲得性腎功能衰竭所有原因的 10-12%。在某些特殊族群病患中，發病率更高，可能高達 20-50%，例如患有潛在高血壓、心血管疾病、糖尿病或既往腎功能不全的患者（Schnellmann, 2019; Neugarten et al., 2018）。

含碘放射顯影劑的毒性與其滲透壓有關，與低滲透壓顯影劑和等滲壓顯影劑相比，高滲透壓顯影劑的腎毒性更高。目前使用的主要有兩大類化合物：離子態高滲透壓製劑和非離子態低滲透壓製劑（Schnellmann, 2019; Neugarten et al., 2018）：

A. **離子態高滲透壓製劑（氨基三唑酸鹽〔Diatrizoate〕衍生物）具有以下特徵：**（1）在生理 pH 下被離子化，（2）與蛋白質沒有顯著結合，（3）局限於細胞外空間，（4）

幾乎完全由腎臟清除，和（5）由腎絲球自由過濾，在腎小管既不被分泌也不被重吸收。這些藥物具有非常高的滲透壓濃度（超過1,200 mOsm/L）並且具有潛在的腎毒性，特別是在患有腎功能損害、糖尿病或心臟衰竭或正在接受其他具有腎毒性之藥物治療的患者中。

  B. 非離子態低滲透壓製劑：由於添加了有機側鏈，此類顯影劑（例如Iotrol和Iopamidol）是非離子態的，具有較低的滲透壓和較少的腎毒性。

  這些含碘放射顯影劑引起的腎毒性可能是由於血液動力學改變（血管收縮）和近端腎小管損傷（細胞毒性）所導致。血管收縮的延長可能由不止一種介質來誘導產生；而活性氧物質（自由基）被認為在引起近端腎小管細胞毒性中扮演重要角色；自由基被假定介導顯影劑引起的腎臟病（Schnellmann, 2019; Neugarten et al., 2018）。注射等張碳酸氫鈉（Sodium bicarbonate；鹼化腎小管液）水溶液或是等張生理食鹽水可能可以減少損傷。儘管在施用含碘放射顯影劑前後使用多種藥物（包括 N-Acetylcysteine、Adenosine Antagonists、Statins 和 Ascorbic acid）已被提議可以預防顯影劑相關急性腎損傷，但這些藥物的真正有效性仍不確定；其他藥物，包括利尿劑、甘露醇、多巴胺和其他多巴胺受體致效劑，以及預防性血液透析和血液過濾，都不能有效降低顯影劑相關急性腎損傷的風險（Schnellmann, 2019; Neugarten et al., 2018）。

八、古柯鹼和海洛因濫用（Cocaine and Heroin Abuse）

  藥物濫用和成癮使得每年在工作場所生產力的減少、醫療保健的費用和與犯罪相關的費用方面給美國社會造成超過7,400億美元的損失（National Institute on Drug Abuse [NIDA], 2017）。海洛因是美國最常濫用的鴉片類物質，在12歲及以上的美國人中，其終生流行率為1.6%。根據美國國家藥物濫用研究所的數據（2014年）調查報告，大約0.6%的12歲及以上人口指出他們在前一個月內曾以消遣方式使用過古柯鹼；在全球已開發國家中，使用古柯鹼的終生流行率為1-3%（Lamberg et al., 2021）。

  腎臟病在吸毒者中是很常見的情形。19世紀的臨床醫生已觀察到有7-17%的鴉片成癮者會出現蛋白尿。海洛因相關腎臟病似乎成為城市地區末期腎臟病的主要原因，約占需要慢性腎臟替代療法（透析）的年輕人的10%（USA CDC, 2022）。在古柯鹼和海洛因使用者身上產生的的腎臟疾病被認為是與下列情形有關：腎病綜合症候群、急性腎絲球腎炎、澱粉樣變性（Amyloidosis）、間質性腎炎和橫紋肌溶解症（USA CDC, 2022; Jaffe & Kimmel, 2006）。古柯鹼已知會引起多種全身性病變，包括急性腎損傷（可能由橫紋肌溶解症所引起）；古柯鹼造成的相關腎損傷的病理生理學基礎牽涉到腎臟血流動力學變化、腎絲球基質合成和降解、氧化壓力和腎動脈粥樣硬化的誘導（USA CDC, 2022; Lamberg et al., 2021）。另外，有研究指出黑人海洛因使用者的主要腎臟病變是屬於局灶節段性腎絲球

硬化（Focal segmental glomerulosclerosis），而白人海洛因使用者的主要腎臟病變是膜增生性腎絲球腎炎（Membranoproliferative glomerulonephritis）；與海洛因相關反應的異質性與單一或簡單的腎病發病機制概念並不一致（Jaffe & Kimmel, 2006）。整體而言，目前還沒有設計良好的前瞻性流行病學研究來評估鴉片類藥物使用者人群中腎臟疾病的發病率和患病率，並確定所引起的綜合症候群例如海洛因腎病變的正確性（Jaffe & Kimmel, 2006）。

九、半合成青黴素類（Semisynthetic Penicillins）

青黴素化學結構核心，6-氨基青黴烷酸（6-aminopenicillanic acid），由噻唑烷環和β-內醯胺環組成。半合成青黴素類是相對於天然青黴素而言的，是通過修飾酰基（Acyl）側鏈製備而來。半合成青黴素類一般分成五類：抗葡萄球菌青黴素（耐青黴素酶〔Penicillinase-resistant〕青黴素）、氨基青黴素、羧基青黴素、脲青黴素和耐β-內醯胺酶（β-lactamase-resistant）青黴素（β-內醯胺酶抑制劑）（Oshiro, 1999）。

青黴素類藥物的大多數不良反應是由於過敏反應引起的。其中 Nafcillin、Meticillin（舊稱 Methicillin）、Amoxicillin 及 Ampicillin（前兩者屬耐青黴素酶青黴素，後兩者屬氨基青黴素）被觀察到可能具有腎臟毒性而引起腎臟病變（Nephropathy）（Hoppes et al., 2007; Oshiro, 1999）。Meticillin 是最常被報告與腎炎相關的青黴素衍生物，多達三分之一的使用患者會出現這種併發症（Hoppes et al., 2007）。Nafcillin 曾用作治療多種 Meticillin 敏感性金黃色葡萄球菌（Meticillin-Sensitive *S. Aureus*, MSSA）感染（例如心內膜炎、導管相關感染和複雜性軟組織感染）的首選藥物，也曾被發現會引起急性間質性腎炎（Acute interstitial nephritis）（Hoppes et al., 2007）。

十、抗病毒藥物（Antiviral Drugs）

病毒是引起人類、動物和植物許多嚴重疾病的主要病原體之一。病毒會引起人類許多疾病，從自癒性疾病到急性致命性疾病。與真菌、蠕蟲和原生動物的複雜結構不同，病毒結構很簡單，由蛋白質外殼、核酸、病毒酶，有時還有脂質包膜所組成。病毒會利用宿主的細胞機制進行複製，因此是專性細胞內病原體。這些病毒特性給開發針對病毒具有選擇性毒殺作用的藥物帶來了困難。抗病毒藥物是一類專門用於對抗病毒或治療病毒感染的藥物。抗病毒藥物的開發策略側重於兩種不同的方法：針對病毒本身或宿主細胞因子。直接針對病毒的抗病毒藥物包括病毒附著抑制劑、病毒進入抑制劑、病毒脫殼抑制劑、聚合酶抑制劑、蛋白酶抑制劑、核苷和核苷酸逆轉錄酶抑制劑以及整合酶抑制劑。蛋白酶抑制劑例如 Ritonavir、Atazanavir 和 Darunavir，病毒 DNA 聚合酶抑制劑例如 Acyclovir、Tenofovir、Valganciclovir 和 Valacyclovir，以及整合酶抑制劑例如 Raltegravir 均躋身 2010

年代銷售額前 200 名藥物之列（Kausar et al., 2021; Leowattana, 2019）。然而，對於許多病毒感染，目前仍然沒有有效的抗病毒藥物。

藥物性腎損傷是臨床上藥物治療的主要副作用，經常導致急性腎損傷；它分別占了住院或加護病房患者中急性腎損傷案例的 2-15% 以上（Izzedine et al., 2005）。更有效的抗病毒藥物的引入是藥物引起的急性腎損傷的常見原因，但是抗病毒藥物引起的腎毒性的真實患病率或引起腎毒性的確切頻率卻很難確定（Izzedine et al., 2005; Leowattana, 2019）。抗病毒藥物通過多種機制引起急性腎損傷，包括急性腎小管壞死、過敏性間質性腎炎和結晶性腎病（Crystal nephropathy）。急性腎小管壞死已被證實與 Cidofovir、Adefovir 和 Tenofovir 等幾種抗病毒藥物造成之轉運蛋白缺陷、細胞凋亡和粒線體損傷等獨特作用有關；Atazanavir 引起的過敏性間質性腎炎是一種快速發作的急性腎損傷，且通常為非尿少性，但由於嚴重性而需要透析治療（Leowattana, 2019）。此外，Acyclovir、Indinavir 和 Foscarnet 引起的結晶性腎病可因為結晶在腎小管內沉積和阻塞而導致急性腎損傷發作（Leowattana, 2019; Schnellmann, 2019）。

十一、馬兜鈴酸腎病變（Aristolochic Acid Nephropathy）

馬兜鈴酸腎病變原本稱為中草藥腎病變（Chinese Herb Nephropathy），最早是在 1992-1993 年，比利時爆發了與使用中草藥配方之減肥療法有關的快速進展性腎衰竭案例（Vanherweghem et al., 1993）。對運往比利時的中草藥粉末萃取物進行的化學分析顯示，原本應該使用防己科植物粉防己，但卻誤用了另一種具有潛在腎毒性的馬兜鈴科植物廣防己，最終因馬兜鈴酸中毒引發間質性腎炎。由這些案例的觀察，顯示在不明原因的間質性腎炎病例中需要深入尋找有腎毒素存在的可能性，以及有必要採取措施來控制中草藥來源的正確鑑定及識別。

此後，馬兜鈴酸被證明在巴爾幹地方性腎病變（Balkan endemic nephropathy）和中草藥腎病變（現在稱為馬兜鈴酸腎病變）中扮演重要角色；在這兩種情況下，腎功能障礙的特徵是腎小管功能障礙、蛋白尿和間質纖維化（Schnellmann, 2019）。馬兜鈴酸是含不同化合物的混合物（主要有馬兜鈴酸-I 和馬兜鈴酸-II），會形成共價 DNA 加合物（Adduct），具有遺傳毒性和致癌性。有研究顯示在小鼠腎臟對於馬兜鈴酸-I 的攝取是透過有機陰離子轉運蛋白（Organic Anion Transporters, OAT）介導進行的，並透過硝基還原作用而被生物活化（Bioactivate），而馬兜鈴酸活性中間產物與 DNA 或蛋白質進一步形成加合物（Schnellmann, 2019）。

伍、藥物引起腎毒性的檢測或評價及防治

根據《2021 台灣腎病年報》，在 2019 年國人平均透析（俗稱洗腎）年齡為 67.5 歲，而有糖尿病比率占 47.9%（台灣腎臟醫學會，2021）。除了高年齡、高血糖，其他危險因子還有腎絲球腎炎疾病合併高蛋白尿患者、高血壓、高血脂、多囊腎、腎臟病家族史、使用中草藥、非類固醇止痛藥、痛風、尿路結石、腫瘤、紅斑性狼瘡等（臺北市立聯合醫院，2021）。

腎臟功能評估有許多方法，最方便的方法為測量血液中肌酸酐（Creatinine）濃度，然後再依據公式推估腎絲球過濾率。正常年輕人無腎臟疾病者應該要超過 90 ml/min/1.73m^2，但是若出現腎臟影像異常或尿蛋白量過高情形超過 3 個月，就是第一期腎臟病（腎臟功能約正常人的 60% 以上）；如果腎絲球過濾率下降到 60-89 ml/min/1.73 m^2 同時有腎臟影像異常或尿蛋白過高情形超過三個月，就是第二期或稱為輕度慢性腎臟病（腎臟功能約正常人的 60% 以上）；如果腎絲球過濾率降到 30-59 ml/min/1.73 m^2 就是第三期或稱為中度慢性腎臟病（腎臟功能約正常人的 30-59%）；腎絲球過濾率降到 15-29 ml/min/1.73 m^2 就是第四期或稱為重度慢性腎臟病（腎臟功能約正常人的 15-30%）；而第五期就是腎絲球過濾率小於 15 ml/min/1.73 m^2，這時腎臟功能已經衰竭，通常血液中肌酸酐會超過 6-8 mg/dl，但是只要沒有症狀其實都還不需要洗腎，一旦尿毒症出現，會發生疲倦、下肢水腫、尿量減少、噁心、嘔吐、食慾不振、皮膚癢、呼吸困難、貧血等症狀，使用藥物都無法緩解時，就需要靠洗腎（血液透析、腹膜透析）或接受腎臟移植才能解除尿毒症（臺北市立聯合醫院，2021；熊昭、許志成編，2018）。如果確認有慢性腎臟病，一定要定期接受腎臟專科追蹤，千萬不要有僥倖或逃避心理；慢性腎臟病是一種腎臟老化現象，經由門診個案管理師及飲食指導，維持健康生活型態，加上藥物治療，已經確定是可以減慢腎臟老化現象，甚至逆轉改善部分腎功能（臺北市立聯合醫院，2021；熊昭、許志成編，2018）。

末期腎臟病（End-stage renal disease）成因有許多，有兩個近年來開始受到全世界腎臟病專家關注，一是所謂不明原因造成之腎臟病，包括了全球暖化下，極端氣候造成的環境變遷、社會快速過度發展造成的環境汙染、食品安全問題、毒性物質汙染、慢性感染和藥物造成的腎損傷等；第二種則是多重原因造成的慢性腎病，這類病人可能有一個以上慢性腎病危險因子，在多重傷害下，加重、也加速末期腎臟病形成，其中，醫療處置和藥物使用所造成加成的急慢性腎傷害，進展至末期腎臟病。國人有吃西藥會「敗腎」的錯誤觀念，對於三高（高血壓、高血脂、高血糖）服藥遵從性不佳，以致疾病惡化進一步傷害了寶貴的腎臟。衛福部國民健康署調查顯示，臺灣有高達 7 成 5 民眾缺乏正確用藥觀念，甚至有 5 成 6 的民眾竟然認為按時吃糖尿病、高血壓等三高藥物會「傷害腎臟」、「敗腎」，轉而迷信偏方、中草藥、祖傳秘方、來路不明藥品及保健食品來強身，毒上加毒，反而惡

化腎臟功能（國家衛生研究院〔國衛院〕，2018）。

　　預防勝於治療，若有必要服用藥物時應遵從醫囑，有疑慮時諮詢醫師或藥師，儘可能避免用藥錯誤，用藥時考量下列事項：時序關係──新增藥品、增加劑量；劑量、頻率、血中濃度；合併危險因子──脫水、感染、疾病惡化；藥物交互作用（合併多種腎毒性藥物）；停藥後反應（可逆與不可逆腎毒性）。預防方式：（1）辨認高風險藥物，避免使用，或選用替代藥物；（2）如果必需使用藥物或無替代藥物時，則應：依腎功能調整劑量、使用最低有效劑量或最短療程、給與相對應的預防措施（促進藥物排除、給與保護劑）、密集監測腎功能（初期須頻繁監測）、衛教病人腎功能惡化之徵兆，及早發現處理、以及避免其他腎毒性藥物的使用（國衛院，2018；呂宛真，2021）。

參考文獻

台灣腎臟醫學（2021）。**TWRDS 台灣腎病年報**。https://www.tsn.org.tw/twrds.html

呂宛真（2021）。**門診腎毒性藥品及中草藥使用評估**。https://dpm.taiwan-pharma.org.tw/media/uploads/j5333326/2021/10/20/2- 門診腎毒性藥品及中草藥使用評估 - 呂宛真藥師 FINAL.PDF

財團法人藥害救濟基金會（2018）。**Acetaminophen 成分藥品安全資訊風險溝通表**。https://www.tdrf.org.tw/2018/04/26/safety02-4/

財團法人藥害救濟基金會（2020a）。**非類固醇消炎藥品安全資訊風險溝通表**。https://www.tdrf.org.tw/2020/11/24/safety02-49/

財團法人藥害救濟基金會（2020b）。**Cyclosporine 成分注射劑型藥品安全資訊風險溝通表**。https://www.tdrf.org.tw/2020/09/29/safety02-42/

財團法人藥害救濟基金會（2021）。**Vol_75 非類固醇抗發炎藥（NSAIDs）相關之藥害救濟審議案例分析**。https://www.tdrf.org.tw/2021/09/13/vol_75-special-report-2/

財團法人藥害救濟基金會（2022a）。**Aminoglycoside 類藥品安全資訊風險溝通表**。https://www.tdrf.org.tw/2022/01/27/safety02-61/

財團法人藥害救濟基金會（2022b）。**含碘顯影劑以血管投予之注射劑型藥品安全資訊風險溝通表**。https://www.tdrf.org.tw/2022/05/18/safety02-71/

熊昭、許志成編輯（2018）。**避免腎損傷用藥安全手冊（第一版）**。財團法人國家衛生研究院。https://lib.nhri.edu.tw/NewWeb/nhri/ebook/39000000439633.pdf

臺北市立聯合醫院（2021 年 2 月 25 日）。**腎臟病檢查及治療常見疑問**。https://tpech.gov.taipei/mp109211/News_Content.aspx?n=90A2D13D5A8E2C6A&s=3C517A54C1DB7E47

Bellomo, R., Chapman, M., Finfer, S., Hickling, K., & Myburgh, J. (2000). Low-dose dopamine in patients with early renal dysfunction: A placebo-controlled randomised trial. *Lancet, 356*, 2139-2143. https://doi.org/10.1016/S0140-6736(00)03495-4

Bonventre, J. V., & Yang, L. (2011). Cellular pathophysiology of ischemic acute kidney injury. *Journal of Clinical Investigation, 121*(11), 4210-4221. https://doi.org/10.1172/JCI45161

Brady, H. R., Clarkson, M. R., & Lieberthal, W. (2004). Acute renal failure. In B. M. Brenner (Ed.), *Brenner and Rector's the Kidney* (7th ed., pp. 1215-1292). WB Saunders.

Chen, C. F., Yeh, S. U., Chien, C. T., & Wu, M. S. (2001). Renal response during acute unilateral ureteral obstruction in rats. *Neurourology and Urodynamics, 20*, 125-137. https:// 10.1002/1520-6777(2001)20:1<125

Couser, W. G. (1999). Glomerulonephritis. *Lancet, 353*(9163), 1509-1515. https://doi.org/10.1016/S0140-6736(05)75849-9

Dall'Amico, R., Ghiggeri, G., Carraro, M., Artero, M., Ghio, L., Zamorani, E., Zennaro, C., Basile, G., Montini, G., Rivabella, L., Cardillo, M., Scalamogna, M., & Ginevri, F. (1999). Prediction and treatment of recurrent focal segmental glomerulosclerosis after renal transplantation in children. *American Journal of Kidney Diseases, 34*(6), 1048-1055. https://doi.org/10.1016/S0272-6386(99)70010-7

de Boer, I. H., Rue, T. C., Hall, Y. N., Heagerty, P. J., Weiss, N. S., & Himmelfarb, J. (2011). Temporal trends in the prevalence of diabetic kidney disease in the United States. *Journal of the American Medical Association, 305*(24), 2532-2539. https://doi.org/10.1001/jama.2011.861

Decker, B., & Molitoris, B. A. (2018). Aminoglycoside-Induced Nephrotoxicity. In C. A. McQueen (EIC), *Comprehensive toxicology* (3rd ed., pp. 256-273). Elsevier Science.

Dupre, T. V., Sharp, C. N., & Siskind, L. J. (2018). Renal Toxicology/Nephrotoxicity of cisplatin and other chemotherapeutic agents. In C. A. McQueen (EIC), *Comprehensive toxicology* (3rd ed., pp. 452-486). Elsevier Science.

Floege, J. (2013). Primary glomerulonephritis: A review of important recent discoveries. *Kidney Research and Clinical Practice, 32*(3),103-110. https://doi.org/10.1016/j.krcp.2013.06.004

Fogo, A. B. (2007). Mechanisms of progression of chronic kidney disease. *Pediatric Nephrology, 22*(12), 2011-2022.

Forbes, J. M., & Cooper, M. E. (2013). Mechanisms of diabetic complications. *Physiological Reviews, 93*(1), 137-188. https://doi.org/10.1152/physrev.00045.2011

Graziani, G., Cantaluppi, A., Casati, S., Citterio, A., Scalamogna, A., Aroldi, A., Silenzio, R., Brancaccio, D., & Ponticelli, C. (1984). Dopamine and frusemide in oliguric acute renal failure. *Nephron, 37*(1), 39-42. https://doi.org/10.1159/000183205

Hegarty, N. J., Young, L. S., Kirwan, C. N., O'Neill, A. J., Bouchier-Hayes, D. M., Sweeney, P., Watson, R. W., & Fitzpatrick, J. M. (2001). Nitric oxide in unilateral ureteral obstruction: Effect on regional renal blood flow. *Kidney International, 59*(3), 1059-1065. https://doi.org/10.1046/j.1523-1755.2001.0590031059.x

Hoppes, T., Prikis, M., & Segal, A. (2007). Four cases of nafcillin-associated acute interstitial nephritis in one institution. *Nature Clinical Practice Nephrology, 3*(8), 456-461. https://doi.org/10.1038/ncpneph0561

Izzedine, H., Launay-Vacher, V, Deray, G. (2005). Antiviral drug–induced nephrotoxicity. *American Journal of Kidney Diseases, 45*(5), 804-817. https://doi.org/10.1053/j.ajkd.2005.02.010

Jaffe, J. A., & Kimmel, P. L. (2006). Chronic nephropathies of cocaine and heroin abuse: A critical review. *Clinical Journal of the American Society of Nephrology, 1*(4), 655-667. https://doi.org/10.2215/CJN.00300106

Kausar, S., Said Khan, F., Ishaq Mujeeb Ur Rehman, M., Akram, M., Riaz, M., Rasool, G., Hamid Khan, A., Saleem, I., Shamim, S., Malik, A. (2021). A review: Mechanism of action of antiviral drugs. *International Journal of Immunopathology Pharmacology, 35*, 20587384211002621. https://doi.org/10.1177/20587384211002621

Kelly, K. J. (2018). Acute Kidney Injury. In C. A. McQueen (EIC), *Comprehensive toxicology*

(3rd ed., pp. 98-127). Elsevier Science.

Lamberg, H., Cohan, R. H., & Millet, J. D. (2021). Cocaine nephropathy: A rare cause of abnormal nephrograms. *Radiology Case Reports, 16*(3), 728-730.

Landgraf, S. S., Wengert, M., Silva, J. S., Zapata-Sudo, G., Sudo, R. T, Takiya, C. M., Pinheiro, A. A., & Caruso-Neves, C. (2011). Changes in angiotensin receptors expression play a pivotal role in the renal damage observed in spontaneously hypertensive rats. *American Journal of Physiology-Renal Physiology, 300*(2), F499-510. https://doi.org/10.1152/ajprenal.00384.2010

Leowattana, W. (2019). Antiviral Drugs and Acute Kidney Injury (AKI). *Infection Disorder Drug Targets, 19*(4), 375-382. https://doi.org/10.2174/1871526519666190617154137

Liu, J., Kumar, S., Dolzhenko, E., Alvarado, G. F., Guo, J., Lu, C., Chen, Y., Li, M., Dessing, M. C., Parvez, R. K., Cippà, P. E., Krautzberger, A. M., Saribekyan, G., Smith, A. D., & McMahon, A. P. (2017). Molecular characterization of the transition from acute to chronic kidney injury following ischemia/reperfusion. *JCI Insight, 2*(18), e94716. https://doi.org/10.1172/jci.insight.94716

Mahfoudh-Boussaid, A., Zaouali, M. A., Hauet, T., Hadj-Ayed, K., Miled, A. H., Ghoul-Mazgar, S., Saidane-Mosbahi, D., Rosello-Catafau, J., & Abdennebi, H. B. (2012). Attenuation of endoplasmic reticulum stress and mitochondrial injury in kidney with ischemic postconditioning application and trimetazidine treatment. *Journal of Biomedical Science, 19*(1),71. https://doi.org/10.1186/1423-0127-19-71

Mogensen, C. E., Christensen, C. K., & Vittinghus, E. (1983). The stages in diabetic renal disease. With emphasis on the stage of incipient diabetic nephropathy. *Diabetes, 32*(Suppl 2), 64-78. https://doi.org/10.2337/diab.32.2.s64

Nagatoya, K., Moriyama, T., Kawada, N., Takeji, M., Oseto, S., Murozono, T., Ando, A., Imai, E., & Hori, M. (2002). Y-27632 prevents tubulointerstitial fibrosis in mouse kidneys with unilateral ureteral obstruction. *Kidney International, 61*(5), 1684-1695. https://doi.org/10.1046/j.1523-1755.2002.00328.x

National Institute on Drug Abuse [NIDA] (2017). Trends & Statistics. http://archives.drugabuse.gov/research-topics/trends-statistics/costs-substance-abuse

Neugarten, J., Friedman, B., & Golestaneh, L. (2018). Nephrotoxicity of lithium and drugs of abuse. In C. A. McQueen (EIC), *Comprehensive toxicology* (3rd ed., pp. 304-339). Elsevier Science.

Oshiro, B. T. (1999). Infectious diseases update: The semisynthetic penicillins. *Primary Care Update for OB/GYNS, 6*(2), 56-60. https://doi.org/10.1016/S1068-607X(98)00184-X

Romero-Aroca, P., Baget-Bernaldiz, M., Reyes-Torres, J., Fernandez-Ballart, J., Plana-Gil, N., Mendez-Marin, I., & Pareja-Rios, A. (2012). Relationship between diabetic retinopathy, microalbuminuria and overt nephropathy, and twenty-year incidence follow-up of a sample of type 1 diabetic patients. *Journal of Diabetes and its Complications, 26*(6), 506-512. https://doi.org/10.1016/j.jdiacomp.2012.06.010

Sands, J. M., & Verlander, J. W. (2018). Functional anatomy of the kidney. In C. A. McQueen (EIC), *Comprehensive toxicology* (3rd ed., pp. 1-26). Elsevier Science.

Schnellmann, R. G. (2019). Chapter 14: Toxic responses of the kidney. In C. D. Klaassen (Ed.), *Casarett & Doull's toxicology: The basic science of poisons* (9th ed., pp. 767-792). McGraw-Hill Education.

Silva-Aguiar, R. P., Bezerra, N. C. F., Lucena, M. C., Sirtoli, G. M., Sudo, R. T., Zapata-Sudo, G., Takiya, C. M., Pinheiro, A. A. S., Dias, W. B., & Caruso-Neves, C. (2018). O-GlcNAcylation reduces proximal tubule protein reabsorption and promotes proteinuria in spontaneously hypertensive rats. *Journal of Biological Chemistry, 293*(33), 12749-12758. https://doi.org/10.1074/jbc.RA118.001746

Sterns, R. H. (2023, May 17). *Amphotericin B nephrotoxicity*. UpToDate. https://www.uptodate.com/contents/amphotericin-b-nephrotoxicity

Sweet, D. H. (2018). Renal organic cation and anion transport: From physiology to genes. In C. A. McQuee (EIC), *Comprehensive toxicology* (3rd ed., pp. 27-29). Elsevier Science.

Tarloff, J. B. (2010). Analgesics and nonsteroidal antiinflammatory drugs. In C. A. McQuee (EIC), *Comprehensive toxicology* (3rd ed., pp. 387-403). Elsevier Science.

Tsai, M. H., Hsu, C. Y., Lin, M. Y., Yen, M. F., Chen, H. H., Chiu, Y. H., & Hwang, S. J. (2018). Incidence, prevalence, and duration of chronic kidney disease in Taiwan: Results from a community-based screening program of 106,094 individuals. *Nephron, 140*(3), 175-184. https://doi.org/10.1159/000491708

United States Renal Database System [USRDS](2022a). *Chronic kidney disease: Chapter 4: Acute kidney injury (Highlights)*. National Institute of Diabetes and Digestive and Kidney Diseases. https://usrds-adr.niddk.nih.gov/2022/chronic-kidney-disease/4-acute-kidney-injury

United States Renal Database System [USRDS](2022b). *End stage renal disease: Chapter 11: International Comparisons (Highlights)*. National Institute of Diabetes and Digestive and Kidney Diseases. https://usrds-adr.niddk.nih.gov/2022/end-stage-renal-disease/11-international-comparisons

USA Centers for Disease Control and Prevention [CDC] (2022). *Chronic Kidney Disease Basics*. Centers for Disease Control and Prevention. https://www.cdc.gov/kidneydisease/basics.html#print

Vanherweghem, J. L., Tielemans, C., Abramowicz, D., Depierreux, M., Vanhaelen-Fastre, R., Vanhaelen, M., Dratwa, M., Richard, C., Vandervelde, D., Verbeelen, D., & Jadoul, M. (1993). Rapidly progressive interstitial renal fibrosis in young women: Association with slimming regimen including Chinese herbs. *Lancet, 341*(8842), 387-391. https://doi.org/10.1016/0140-6736(93)92984-2

Venkatachalam, M. A., Geng, H., Lan, R., Singha, P., Saikumar, P., & Weinberg, J. M. (2018). Maladaptive repair and AKI to CKD transition. In C. A. McQuee (EIC), *Comprehensive toxicology* (3rd ed., pp. 164-188). Elsevier Science.

Venkatachalam, M. A., Jones, D. B., Rennke, H. G., Sandstrom, D., & Patel, Y. (1981). Mechanism of proximal tubule brush border loss and regeneration following mild renal ischemia. *Laboratory Investigation, 45*(4), 355-365.

Waikar, S. S., Curhan, G. C., Wald, R., McCarthy, E. P., & Chertow, G. M. (2006). Declining mortality in patients with acute renal failure, 1988 to 2002. *Journal of the American Society of Nephrology, 17*(4), 1143-1150. https://doi.org/10.1681/ASN.2005091017

Weisbord, S. D., & Palevsky, P. M. (2018). The pathogenesis, outcomes, and prevention of contrast-associated acute kidney injury. In C. A. McQuee (EIC), *Comprehensive toxicology* (3rd ed., pp. 274-303). Elsevier Science.

Xue, J. L., Daniels, F., Star, R. A., Kimmel, P. L., Eggers, P. W., Molitoris, B. A., Himmelfarb, J., & Collins, A. J. (2006). Incidence and mortality of acute renal failure in Medicare beneficiaries, 1992 to 2001. *Journal of the American Society of Nephrology, 17*(4), 1135-1142. https://doi.org/10.1681/ASN.2005060668

Zhu, C., Xu, F., Wang, X., Shibata, M., Uchiyama, Y., Blomgren, K., & Hagberg, H. (2006). Different apoptotic mechanisms are activated in male and female brains after neonatal hypoxia-ischaemia. *Journal of Neurochemistry, 96*(4), 1016-1027. https://doi.org/10.1111/j.1471-4159.2005.03639.x

Ch.08
藥物於心血管之毒性／副作用

作者｜林英琦　葉竹來　李志恒

摘　要

　　心血管系統重要的生理功能為維持血液循環，將營養物、氧氣和其他生物活性物質傳送到身體各組織細胞，並將外來化學品及體內代謝物帶到排泄器官送出體外。如果血液循環功能發生障礙，嚴重時會危及到個體的生命，因此藥品開發須避免會對心血管產生毒性，常見的藥物誘發的心血管毒性包括心肌炎、心律不整、心肌病變、心衰竭，以及血管炎和血壓的異常。然而，有些藥物，特別是癌症用藥，已知在治療劑量以內或長期蓄積均可對心血管產生毒性副作用。本章將由心血管生理和病理談起，再至藥物於心臟和血管之毒性／副作用，並介紹臨床前藥品開發對於心毒性風險評估方式的規定和發展。

關鍵字：心毒性、血管毒性、癌症用藥、QT 間隔、hERG

壹、前言

　　心血管系統為維持血液循環，傳送營養物、氧氣和其他生物活性物質到身體各組織細胞，並運送外來化學物質及體內代謝物到排泄器官排出所必需，如果其正常功能受損或產生障礙，有時會直接或間接影響生命徵象，嚴重時甚至會致命。因此，心血管疾病的藥物治療是維護或恢復身體健康重要的一環，但另一方面，有些藥物也會對心血管造成功能上或結構上的傷害，不可不慎。一項研究顯示，在過去四十年中，10% 的上市後藥品撤回是由於心血管安全問題（Varga et al., 2015）。另一項研究也發現，心臟毒性是最常見藥物不良反應的第三大原因，占撤回的 14%（Onakpoya et al., 2016）。所以藥物誘導的心血管毒性是上市後監測期間藥物撤回的主要原因之一。

　　許多癌症治療藥品／方法已知與心血管疾病有相關，統稱為癌症治療相關的心血管功能障礙（Cancer Therapeutics-Related Cardiovascular Dysfunction, CTRCD）。CTRCD 可能源自藥品和／或放射治療對心臟結構及功能的直接毒性，或是加速既存的心血管疾病惡化。CTRCD 的出現可能會造成癌症治療的中斷，或是造成癌症治療期間或是治療後的心衰竭。Anthracyclines 類（例如 Doxorubicin 和 Idarubicin）長期毒性造成心肌細胞死亡的心毒性為不可逆的結構性傷害（Volkova & Russell, 2011），而抗 Human Epidermal Growth Factor Receptor 2（HER2 或 ErbB2）的治療藥品如 Trastuzumab 造成 Reactive Oxygen Species（ROS）的產生並阻礙了粒線體功能，而使左心室射出分率下降（可逆性的毒性）（Yang et al., 2021）。癌症以外的藥品若有心毒性，特別是會延長 QT 間隔，造成可能致命的心律不整，在評估臨床效益和安全性風險下可能無法獲得許可證或是會被要求下市。

　　左心室射出分率（Ejection fraction）為臨床最常用來評估左心室收縮功能的測量標的，然而左心室射出分率對於偵測早期功能變化的能力不佳，易受多種因素干擾，容易有高測量變異性。由於量測整體縱向應變（Global Longitudinal Strain, GLS）更對早期的心毒性敏感性很高且更全面，臨床上目前較常使用斑點追蹤心臟超音波（Speckle tracking echocardiography）（林霈等，2022）。生物標記為影像偵測外可能臨床上用來偵測心毒性的方式。NT-ProBNP 被認為最可以早期偵測 HER2 抑制劑的心毒性（Yang et al., 2021）。

貳、心血管生理

一、心臟

　　心臟主要的功能為將血液送入肺臟和其他全身動脈，提供氧氣和營養來滿足全身組織器官的需求。心臟主要由心房和心室組成，通過心臟瓣膜分隔。心房收集靜脈血液，心室

則將血液運送到體循環（動脈系統）或肺循環（肺動脈系統）。在心臟收縮時，血液被推入動脈，稱為心排出量。舒張時，心臟充滿血液以進行下一次收縮。

心肌細胞（Cardiac myocyte）為心臟中最大的細胞，雖然僅占整體細胞數量約25%，但是組成了大部分的心臟。收縮的基本單位（Contractile elements）為肌小節（Sarcomere），由肌原纖維（Myofibril）組成，而每個肌纖維（Muscle fiber）又是由一定數量的粗和細的肌絲（Myofilament）所形成：粗肌絲為肌凝蛋白（Protein myosin）組成，而細肌絲主要為肌動蛋白（Protein actin）。接近90% 的非心肌細胞為心纖維母細胞（Fibroblast），而血管細胞、浦金耶細胞（Purkinje）和其他連結組織細胞只占了其他的10%。

心臟通常在成長階段在大小（Size）和質量（Mass）方面有很大的成長，而心肌細胞本身僅有有限的增生能力，主要抵抗受到壓力傷害的方式是經由已存在的細胞代償性肥大（Hypertrophy），而纖維母細胞受到毒素傷害後會促進纖維化（Fibrosis）和結疤（Scarring）。

心臟具有自主性節律生成器，即心臟起搏點，通常為竇房結（Sinoarial node），控制心跳的速率和節律。當由節律細胞（Pacemaker cell）和其他刺激活化，心肌細胞透過鈣離子、鈉離子和鉀離子在細胞內流動產生動作電位（Action potential）。每種離子在心肌細胞膜都有特定的通道和運送幫浦，透過這些離子的流動產生心傳導。

心肌需要同步化（Synchronize），每個心肌細胞收縮和放鬆來達到幫浦血液的功能。心肌細胞間藉由緊密的孔隙結合（Tight gap junctions）耦聯並達到離子流通，讓細胞間可以達到高度同步化的電位傳遞和協調性收縮。

心臟內有特化細胞可以重複自主性的活化（Self-excitation），以高度協調方式產生和分散脈衝控制心跳。竇房結節律細胞（Pacemaker cells）有三個顯著不同的動作電位：Phase 0（快速去極化，由鈣離子增加促成）、Phase 3（再極化）及 Phase 4（慢速去極化）。Phase 4 通常又稱為起搏電位（Pacemaker potential），讓膜電位接近閾值來活化鈣離子的流入，啟動了 phase 0 快速去極化和節律細胞的自主性（Automaticity）。在心臟浦金耶纖維（Purkinje fibers），這個動作電位則從去極化到完全再極化會分成五階段：Phase 0 為快速去極化（鈉離子流入）；Phase 1 為立即快速的再極化（鈉離子停止流入，鉀流出）；Phase 2 為動作電位高原期後（鈣離子緩慢流入）降低；Phase 3 反應快速的（鈣離子停止流入，鉀離子快速流出）；最後 Phase 4 為舒張期（重置為休息電位）。

收縮力（Contractility）為心細胞的一個功能特徵，發生於動作電位因為鈣離子自肌質網（Sarcoplasmic reticulum）釋出和細胞外的鈣離子進入細胞。動作電位誘發血漿內鈣離子增加和心肌收縮稱為興奮—收縮耦聯 [Excitation-Contraction (EC) coupling]，收縮的強度是直接和鈣離子的濃度成正比。

二、血管

　　血管是構成循環系統的重要組成部分，負責運輸血液、營養物質和氧氣到身體各部位，並將代謝物和廢物從組織中運送出來。血管包括動脈（Arteries）、靜脈（Veins）和毛細血管（Capillaries）。動脈是從心臟輸送血液到身體各組織器官的管道。動脈壁相對較厚，由三層組成：內膜（內皮細胞層）、中膜（平滑肌細胞層）和外膜（結締組織層）。動脈壁的彈性使其能夠承受來自心臟的高壓血流，並將血液輸送到全身。冠狀動脈供應心肌血液，以滿足心肌的氧氣和營養需求。靜脈是將血液從組織和器官輸送回心臟的管道。靜脈壁相對較薄，通常有較大的內徑，相對較低的壓力和速度。毛細血管是動脈和靜脈之間的微小血管，毛細血管壁非常薄，由單層內皮細胞構成，方便氣體和營養物質的擴散。血管壁的平滑肌層可透過收縮或舒張調節血管的直徑和血流量，以滿足組織對氧氣和營養的不同需求。淋巴系統也屬於血管系統，但是只運輸血漿。淋巴管為組織內內皮細胞組成的管路，在回收過量的液體及血漿蛋白扮演重要的角色。

　　血管系統受到神經、荷爾蒙和局部交互調控。大部分的動脈和靜脈僅接收交感神經支配，而骨骼肌中的血管除了受交感系統調控外也受副交感系統調控，正腎上腺素（Norepinephrine）為造成血管平滑肌收縮的主要荷爾蒙，腎上腺素（Epinephrine）則是造成血管平滑肌舒張，其他調控血管系統的荷爾蒙包括腎素—血管張力素—醛固酮（Renin-Angiotensin-Aldosterone, RAA）、抗利尿激素（Antidiuretic Hormone, ADH）和心房利鈉肽（Atrial Natriuretic Peptide, ANP）。

　　腎素（Renin）是由腎臟釋放以回應減少的動脈壓力和血液體積並催化血管收縮素原（Angiotensinogen）轉換成 Angiotensin I，Angiotensin I 再被血管收縮轉換酵素（Angiotensin Converting Enzyme, ACE）轉換成 Angiotensin II，Angiotensin II 造成強力的動脈收縮並造成醛固酮從腎上腺皮質釋放。醛固酮減少鈉排除，造成水分滯留和增加血液體積。ADH 為腦下垂體釋放的血管收縮劑，也會增加水滯留於腎臟，增加血液體積。ANP 是作用和 ADH 相反的荷爾蒙，在體液過多時由心房心肌細胞釋放並增加鈉和水的排除，因此下降血液體積。

　　局部代謝調控主要是微循環調控。氧氣為微循環主要的調控者，代謝速率和氧氣需求成正比，下降的氧張力（Oxygen tension）會造成心臟和腦部的血管舒張。一氧化氮（Nitric Oxide, NO）為重要的局部微循環調節的介質，NO 由精胺酸（Arginine）透過一氧化氮合成酶（Nitric Oxide Synthase, NOS）形成，會造成血管平滑肌細胞的放鬆、抑制血小板活化和減少白血球附著力。

參、心臟毒性反應及血管毒性反應

一、心毒性

　　急性心毒性發生在單一高劑量心毒性化學品暴露，通常是以心律不整（Arrhythmia）表現，也可能伴隨有心肌細胞凋亡。而長期化學品暴露造成的慢性心毒性則通常觀察到心肌肥大（Cardiac hypertrophy）並進而演變為心衰竭。心律不整為嚴重可能導致猝死的心臟毒性反應，而大多的心律不整是其他心臟受損間接造成，例如缺血、梗塞、結痂和纖維化或是心室肥大。任何可能會阻斷離子活動或穩定（Homeostasis）的化學物質也可能會引起心毒性的反應，造成心律的干擾。

　　化學品產生的心毒性包括暴露後造成心臟型態上和功能上的改變，造成下降心輸出量（Cardiac output）和周邊組織灌流不足（Hypoperfusion）。心臟肥大為心臟要增大工作量的補償機制，也是心臟細胞受損，例如缺血性心臟病（Ischemic heart disease）後心臟再塑（Cardiac remodeling）的重要一環，當心臟肥大仍無法提供足夠的心臟輸出來達到周邊組織代謝和氧氣的需求時則演變成了心衰竭。左心的衰竭可能造成肺部水腫，而右心衰竭則會觀察到肢端水腫。化學品亦可能直接導致心臟衰竭和肥大，使心臟更容易產生惡性心律不整，造成突然心肌壞死或是轉變為心衰竭。

心毒性產生的主要作用機制

　　心肌退化反應（Myocardial degenerative responses）包括心肌細胞死亡、纖維化或是出現疤痕組織和心收縮功能性下降，可能會造成心律不整、肥大和心衰竭。心肌退化最常見的是細胞死亡造成，通常伴隨著存活的心肌細胞的肥大。急性心毒性（心肌退化）沒有影響到心肌再生的能力時為可逆的毒性反應。如果心肌修復機制超載，則不論是急性還是慢性毒性壓力皆可能會造成不可逆的退化。

　　暴露於心毒物後不久，心肌生化反應就會改變，包括改變離子的平衡（例如：細胞內鈣離子的濃度改變）、能量代謝異常（減少 ATP 的產生或增加消耗）和酵素反應改變。心律不整為接觸毒性物質後心臟功能失調最容易觀察到的早期反應，通常是因為細胞內鈣離子濃度和其他生化反應的改變，使細胞互動和電流傳導不流暢。長期毒性反應會看到形態上的變化（例如：心室肥大）。肥大的心臟來自於心肌細胞增加蛋白質合成，提高肌小節的組織，最終增加細胞體積。從心臟肥大到心臟衰竭的轉變的關鍵細胞事件是由發炎細胞因子（例如：TNF-α）觸發動死亡受體介導凋亡訊息傳遞路徑造成心肌細胞凋亡。這種轉變也可能由神經激素因素觸發，例如：ANP。

　　纖維化則是為細胞外基質（Extracellular Matrix, ECM），通常為膠原蛋白（Collagens）的過度累積。ECM的降解靠基質金屬蛋白酶（Matrix Metalloproteinases, MMPs）的活性，

而毒性反應可能增加 ECM 的合成，也可能會改變 MMP 的活性。

粒線體失能被認為是造成心毒性的重要機制之一（Varga et al., 2015）。毒性物質造成的粒線體不平衡不只是造成細胞死亡，也影響到自噬（Autophagy）反應，造成細胞養分缺乏（因自噬可將不需要的蛋白質降解，提供胺基酸和脂質基質）。因影響粒線體而產生心臟毒性的藥品，包括抗癌藥品（Anthracyclines〔Doxorubicin／Adriamycin®〕、Cisplatin、trastuzumab〔Herceptin®〕、Arsenic trioxide〔Trisenox®〕、Mitoxantrone〔Novantrone®〕、Imatinib〔Gleevec®〕、Bevacizumab〔Avastin®〕、Sunitinib〔Sutent®〕、Sorafenib〔Nevaxar®〕）和抗病毒藥品 Azidothymidine（AZT，Zidovudine®）。非法藥品例如古柯鹼、甲基安非他命類和合成大麻素類的藥品也可能引起粒線體相關的心臟毒性（Varga et al., 2015; Wallach et al., 2020）。

心臟幹細胞（Cardiac progenitor cells）可以修補心肌和血管構造，也有很多毒性反應是因為影響心肌的血管新生（Angiogenesis）能力而發生心肌缺血（Cardiac ischemia），同時發生心缺血和心肌細胞死亡可能協同加重了心毒性的產生。

有不少抗癌藥（包括化學製劑、標靶製劑和免疫療法）、全身性抗生素、性荷爾蒙、抗發炎和抗心律不整的藥品都被警示有心毒性（Qu et al., 2023）。出現的臨床症狀也很多元，包括心律不整（竇性心搏過緩、心房顫動、心房撲動、心室心律不整、QT 間隔延長、Torsades de Pointes 心室性心搏過速）、心肌病變、心肌炎、心肌缺血／梗塞、心功能失調／心衰竭、心因性休克，甚至引起猝死。

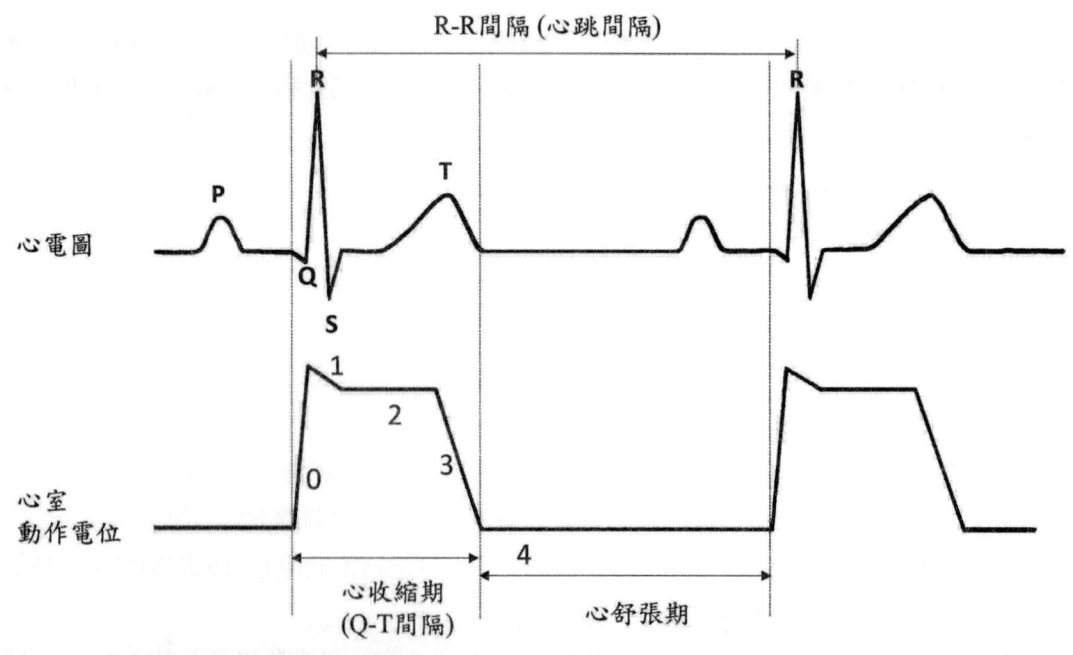

圖 8-1　動作電位和心電圖的關聯性
來源：參考自 Zimmerman（2023）。

心電圖 QT 間隔變長是由於心室肌細胞動作電位延長所致（圖8-1）。QT 間隔的持續時間與心室動作電位的長度有關，淨外向電流的減少和／或內向電流的增加是心臟動作電位延長的潛在貢獻者，從而導致心電圖上的 QT 延長。儘管許多通道可能參與心臟動作電位的延長，但目前的研究已確定鈉向內通道和鉀向外通道（IKr 和 IKs）是心臟動作電位平臺期（Phase 2）的重要參與者。臨床上通常是指 QT 間格比 460 ms 長（正常 QT 間隔約為 300 ms）。當 QT 區間增加大約 200 ms，多形式心室性心律不整（Torsades de Pointes, TdP）會出現。TdP 容易導致猝死，因此會引發 TdP 的藥物被認為是嚴重的心臟毒性藥物，由於 TdP 效應而被撤出市場的幾種藥物包括 COX-2 抑制劑 Vioxx（Rofecoxib）和 Bextra（Valdecoxib）以及 Fenspiride 等。

在人類心臟衰竭中，兩種鉀通道 Ito1（Transient outward current）和 IK1（Inward rectifier current 內向整流性）的選擇性下調已被證明與動作電位延長有關。Ito1 電流參與動作電位的第 1 相並反對去極化，去極化的延長為興奮—收縮耦合提供了更多的時間，從而減輕了心輸出量的減少。這兩種鉀離子通道的下調或許在短期是有助適應性的，然而，從長遠來看為不良適應的，因為它使個體容易出現早期後除極、不均勻復極和多形性室性心搏過速。

低血鉀（Hypokalemia）可能加重 QT 期間延長和 TdP 的風險。鈉離子的補充可以降低由於鈉通道功能獲得性突變（Gain-of-function mutations）而導致的延長 QT 症候群。壓力引起的心肌細胞 Ca^{2+} 超載會增加心律不整的可能性。

間隙連接介導的細胞間通訊對於心臟中電脈衝的傳播至關重要。正常情況下，間隙連接電流減弱心肌細胞動作電位持續時間的差異。會對間隙連接的成分造成損害的毒性反應也可能導致細胞間電耦合的破壞。

急性心肌缺血可能因為干擾離子平衡（Ionic homeostasis）造成立即性的心律不整，也可能導致心肌梗塞而使心臟傳導停止。心肌梗塞後，疤痕組織所分隔的區域會和正常細胞解耦，使得不同區域心肌細胞動作電位時間出現差異。心肌中浦金耶纖維的分布正常與心臟的質量成正比，然而心臟肥大會導致浦金耶纖維在重塑心臟中分布不平衡，而造成起搏器電位的傳導受阻。

二、血管毒性

所有毒性物質吸收到循環系統會先接觸到血管細胞後才抵達身體的其他部位。常見的血管毒性機制包括：（1）細胞膜結構和功能的改變；（2）氧化還原壓力；（3）促毒物的血管特異性生物活化（Vesselspecific bioactivation of protoxicants）及（4）毒性物質偏好累積於血管細胞。

血管內皮細胞是化學物質的直接目標。血管內皮細胞應對毒性損傷時，內皮細胞中

NO 和 ROS 的產生增加。由 Nuclear factor kappa-light-chain-enhancer of activated B cells（NF-κB）、Mitogen-activated protein kinase（MAPK）、NO 和 ROS 觸發的下游信號轉導途徑隨後活化基因表達並調節蛋白質的翻譯後修飾，從而產生針對毒性損傷的細胞保護作用，或產生細胞因子、趨化因子和黏附分子以保護循環系統和受影響的器官系統。

血管生成（Angiogenesis）是對毒性損傷後的損傷的適應性反應。血管內皮細胞對於啟動和促進新血管的形成扮演重要角色，細胞凋亡是血管內皮細胞死亡的主要機制，導致細胞凋亡的機制和分子訊號路徑與心肌細胞的描述基本上相同。內皮細胞損傷可導致動脈粥狀硬化，內皮細胞損傷會導致內皮素-1（Endothelin-1, ET-1）產生增加和前列環素釋放增加，內皮細胞分泌的 ET-1 是血管毒性的主要介質，也參與心肌疾病的致病機轉。

ET-1 是一種有效的血管收縮劑，在維持健康受試者的血管張力和血壓方面發揮重要作用。內皮細胞也參與將發炎細胞募集到病變部位，活化的淋巴細胞分泌細胞因子，例如：Transforming growth factor-β（TGF-β），導致訊號傳導級聯（Signaling cascade）和一系列有害反應，包括膠原蛋白沉積。

平滑肌細胞對毒性損傷的反應血管平滑肌細胞損傷的後果，包括血管張力的變化和動脈粥狀硬化。平滑肌細胞質膜中受體的活化導致細胞內鈣含量增加，引發受影響血管的收縮。有毒物質還可以透過其他方式影響鈣穩態，包括破壞鈣結合蛋白和鈣激活蛋白。內側平滑肌細胞的增生和遷移是硬化形成的主要原因。在某些情況下，平滑肌細胞會失去大部分收縮力。在大多數情況下，這種轉變是可逆的。這種新形式的平滑肌細胞合成膠原蛋白，累積低密度脂蛋白，並減少肌絲的數量。平滑肌細胞的這種表型轉變發生在動脈粥狀硬化。

內皮細胞和平滑肌細胞都能夠透過酵素和非酵素機制產生 ROS 和隨後的氧化損傷。血管細胞中參與 ROS 生成的酵素包括胺氧化酶、細胞色素 P450 單加氧酶和前列腺素合成酶。這些酵素使用多種受質（Substrate）來產生 ROS。非酵素反應涉及循環系統中的游離亞鐵和亞銅離子，催化芬頓反應（Fenton reaction）產生 ROS。

血管系統的發炎病變，稱為血管炎，是血管系統的常見反應。儘管對此主題進行了大量研究，但許多類型血管炎的原因仍然未知。內皮細胞的最初損傷和受傷細胞釋放化學物質是發炎反應的起始原因，包括發炎細胞募集到受傷部位。活化的發炎細胞釋放的細胞激素進一步傳播發炎反應，導致最終病變或血管炎。

血管壓力變化也是血管損傷的主要表型。高血壓是由於動脈脈管系統過度收縮和微循環系統阻力增加所造成的，為一種血管疾病。小動脈暫時關閉或在某些情況下永久關閉的發生率增加與終末器官阻力增加有關。有毒物質可能直接或間接影響交感神經系統或改變循環中兒茶酚胺的周轉，導致高血壓。持續性高血壓會造成所有器官的血管阻力升高。化學品引起的持續性高血壓可能涉及終末器官更複雜的代謝變化，也會發生微循環的變化。例如：化學物質可能會增強腎素—血管張力素系統以及腎毒性，可能導致高血壓。

壓力感受器、容量感受器、化學感受器和疼痛感受器都參與維持適當血壓的綜合調節作用。在化學品暴露期間，這些機制可能單獨或共同受到影響，導致調節機制的整合受到干擾。藥品也可引起暫時性和持續性低血壓。

動脈粥狀硬化為最常見的血管結構損傷。動脈粥狀硬化斑塊的經典定義是動脈內膜變化的組合，包括脂質、複合碳水化合物、血液和血液製品、纖維組織和鈣沉積的局部積累，造成血管的機械閉塞，導致血流不足以滿足器官的代謝需求。然而，一些晚期動脈粥狀硬化斑塊可以侵入中膜並產生動脈膨出或擴大、細胞浸潤和新血管形成。

血管平滑肌細胞的活化與動脈粥狀硬化密切相關。一旦受到刺激，血管平滑肌細胞就會增殖，遷移到病灶部位，發生表型轉變，並增加 I 型和 II 型膠原蛋白、硫酸皮膚素、蛋白多醣和溶基質素的產生。此外，平滑肌細胞也會產生促發炎細胞因子，包括巨噬細胞集落刺激因子（Granulocyte-Macrophage Colony-Stimulating Factor, GM-CSF）、TNF-α 和單核細胞趨化蛋白 -1（MCP-1）。發炎細胞向病變部位的募集是動脈粥狀硬化的持續過程。

在正常生理條件下，過濾的液體多於重新吸收的液體。多餘的液體可經由淋巴系統排出，最終排入腔靜脈。外來化學品可以改變壓力梯度，從而導致過濾比正常情況下的重吸收更多。此外，對淋巴系統的毒性損傷可導致間質壓力升高和隨後的組織水腫。

肆、藥物於心血管之毒性／副作用

雖然心臟與血管的損傷或毒性常是互相關聯的，但為便於討論，由前述心血管的毒性反應與機制，將藥物對心血管的毒性分為心臟毒性及血管毒性：

一、藥物導致的心臟毒性

心臟毒性評估為藥物開發過程中為必要的臨床前安全性評估項目，然而由於個體差異（基因和／或心血管共病）和多元因素（例如藥物交互作用），臨床上仍可能看到嚴重藥物引起的心毒性和上市後監測期間因心毒性風險而下市的藥品案例（Varga et al., 2015）。

心臟毒性可能直接由藥物造成，或是接觸了藥物後由毒性代謝物產生，抑或是間接因為神經體液不平衡，例如心臟壓力過量造成或是為調節血壓造成的過量的發炎因子造成。參照本章第參節的毒性反應機制，並依其所引起心肌受損或退化反應的嚴重程度和可逆性與否，可以將較常見藥物導致的心臟毒性分為：

（一）心肌炎（Myocarditis）

心肌炎是心肌（Myocardium）的炎症，可由微生物感染、過敏或藥物造成，會降低

心臟泵血的能力。心肌炎可引起胸痛、呼吸急促以及心跳加快或不規則。由世界衛生組織全球個案安全報告資料庫（The World Health Organization Global Database of Individual Case Safety Reports, ICSR）的全球藥物主動監視資料顯示，從1967至2020年的2,100多萬份病例安全性報告中，有5,108份藥物性心肌炎的狀況和主要特徵報告（Nguyen et al., 2022）。整體研究確認了62種與心肌炎相關的藥物，其中41種分屬5個主要藥理學類別，依照累積通報個案數的高低順序為：（1）抗精神病藥（Antipsychotics），其中最多的案例是Clozapine；（2）疫苗（Vaccines）；（3）抗腫瘤免疫治療（Antineoplastic-immunotherapies）；（4）水楊酸鹽（Salicylates）和（5）抗腫瘤細胞毒性藥物（Antineoplastic-cytotoxics）。38種（61.3%）藥物以往未報導與心肌炎相關。抗精神病藥類是第一個（於1979年）也是報告最多的類別。治療開始和心肌炎之間的發病時間平均為15天，隨後的死亡率為10.3%。不同藥物類別之間存在差異，免疫療法最高（32.5%），水楊酸鹽最低（2.6%）。這些要素突出了心肌炎表現的多樣性，具體取決於藥物類別，並顯示了抗腫瘤藥物引發心肌炎所逐漸浮現的新問題（Nguyen et al., 2022）。

（二）心律不整（Arrhythmia）

依照美國心臟協會（The American Heart Association, AHA）所發表的文獻說明（Tisdale et al., 2020），許多廣泛使用的藥物可能會導致或加重各種心律不整。許多抗心律不整藥、抗菌藥、精神藥物和美沙酮，以及越來越多的其他治療類別藥物（神經治療藥、抗癌藥和許多其他藥物），可延長QT間隔並誘發多形式心室性心律不整（TdP）。藥物也可以觸發其他心律不整，包括緩慢性心律不整（Bradyarrhythmias）、心房顫動／心房撲動（Atrial fibrillation／Atrial flutter）、房性心搏過速（Atrial tachycardia）、房室結折返性心動過速（Atrioventricular nodal reentrant tachycardia）、單形性室性心搏過速（Monomorphic ventricular tachycardia）和Brugada綜合症（Brugada syndrome）。一些藥物性心律不整（緩慢性心律不整、房性心動過速、房室結折返性心動過速）主要是因為它們的癥狀較顯著；其他（單形性室性心動過速、Brugada綜合症、TdP）可能導致嚴重後果，包括心源性猝死（Sudden cardiac death）。

某些藥物的心律不整機制是眾所周知的，但在其他情況下，人們對心律不整仍然知之甚少。對於一些藥物誘發的心律不整，尤其是TdP，危險因素已明確，故盡可能避免或改變危險因素對於預防和降低風險很重要。對於存在不可改變的危險因素但仍需要使用可能誘發心律不整藥物的患者，加強心電圖和其他監測策略可能有利於早期發現和治療。藥物性心律不整的管理包括停用致病藥物和遵循特定心律不整的治療指南。在過量的情況下，可能需要有針對性的解毒策略。對於臨床醫師而言，瞭解可能引起心律不整的藥物和瞭解可能由藥物誘發的不同心律不整是必要的，考慮患者的心律不整可能由藥物誘發的可能性很重要。

由於 K⁺、Na⁺ 和 Ca²⁺ 通道等對心臟的衝動與傳導過程、心肌的收縮與搏動、心跳的速率和節律等有重要的作用，因此可以影響心肌細胞膜離子通道、干擾心臟代謝、改變自主神經的相關藥物都有可能誘發心律不整，因此需要有完整的用藥安全知識。

TdP 是一種與 QT 間隔延長相關的多形性心室性心搏過速症，可能是遺傳性或後天獲得性的，最常見的原因是藥物。由於包括 Terfenadine、Astemizole、Grepafloxacin、Cisapride 和 Levomethadyl 在內的藥物造成與 TdP 相關的死亡，這些藥物已從美國市場和全球其他市場撤出。然而，仍有超過200種藥物有可能誘導 TdP，其他各種可能造成心律不整的藥物，請參閱 AHA 的清單（Tisdale et al., 2020）。

（三）心肌病變（Cardiomyopathy, CM）

根據美國心臟協會（American Heart Association, AHA）對於心肌病變（CM）的定義，CM 為一組異質性的心肌疾病，與機械和／或電功能障礙相關，該組疾病通常（但並非總是）表現出不適當的心室肥厚或擴張，並且是由於多種原因引起的，這些原因常是遺傳造成（Maron et al., 2006）。因此，藥物誘導的 CM 可定義為一種非遺傳性的 CM，由暴露於與心肌功能衰竭相關的處方藥或娛樂性毒品引起，這可能是心臟傳導系統的機械性（收縮或舒張功能障礙）或擾動，容易發生危及生命的心律不整。藥物誘導的 CM，即使使用得當，長期接觸各種具有心臟毒性作用的藥物也可能導致藥物誘發的 CM（Albakri, 2019）。

不過，藥物誘導的 CM 在接受化療（抗癌）藥物（主要是 Anthracyclines、Cyclophosphamide、Trastuzumab 及 Tyrosine kinase inhibitors）的癌症患者中較為顯著（Wu, 2008）。非抗癌藥物中，可能誘發 CM 的藥品包括：抗逆轉錄病毒藥物（Zidovudine、Didanosine、Zalcitabine）和抗精神藥物（Phenothiazines 和 Clozapine）（Figueredo, 2011）。

（四）心衰竭（Heart Failure, HF）

心衰竭（HF）是一種常見、昂貴且使人衰弱的綜合症，與高度複雜的藥物治療方案、大量合併症以及大量且通常不同的醫療保健提供者有關。所有這些因素經由直接心肌毒性、藥物相互作用或兩者兼而有之，共同增加心衰竭惡化的風險。藥物可能經由如下機制引起或加重 HF：引起直接的心肌毒性；由負性收縮肌力、鬆弛性或變頻性作用（經由 Negative inotropic、Lusitropic 或 Chronotropic effects）、由加劇高血壓、由提供高鈉負荷或經由藥物與藥物的交互作用限制了 HF 醫療藥物的有益作用（Page et al., 2016）。

為避免這些負面影響，醫療保健提供者需要一份全面且可近性的指南，其中包含可能加劇 HF 的處方藥、非處方藥（OTC）和輔助與另類療法（Complementary and Alternative Medications, CAM）。AHA 的研究，使用病例報告、病例系列、包裝說明書、統合性分析以及前瞻性和觀察性試驗，依照證據力的高低，提供了一份臨床相關的處方藥清單，

這些藥物可能導致心肌毒性或加劇潛在的心肌功能障礙，導致 HF 的觸發（Precipitation）或誘導，並強調了對 CAM 和非處方藥的關切（Page et al., 2016）。由於 HF 本身是一種綜合症，與共病（Co-morbidity）及其衍生的多重用藥（Polypharmacy）也有關，因此會觸發（Precipitate）、誘發（Induce）或加重（Exacerbate）HF 的藥物很多是可以理解的。在 AHA 的藥物造成或加重 HF 清單中，依照評估標準，列為「觸發或加重心衰竭量級（Magnitude of precipitation or exacerbation of HF）」為重大（Major）者，即「其作用為危及生命或導致住院或急診」的程度，而其 HF 觸發或加重的證據力（Level of evidence of precipitation or exacerbation of HF）在 A 級者（Level A: Multiple populations evaluated. Data derived from multiple randomized, controlled trials or meta-analyses，亦即有多數族群被客觀評估的證據），在重大量級及 A 級證據力中，具有誘發或加重 HF 的可能性者例示如下：

抗心律不整用藥（Antiarrhythmic medications）：Dronedarone

抗癌藥（Anticancer medications）：Anthracyclines（包括：Doxorubicin, Daunorubicin、Epirubicin、Idarubicin、Mitoxantrone）

標靶治療藥（Targeted therapies）：Bevacizumab（VEGFA）、Lapatinib（ErbB2）、Trastuzumab（ErbB2，antibodydependent cytotoxicity）

抗偏頭痛藥（Antimigraine medications）：Appetite suppressants（Fenfluramine、Dexfenfluramine 和 Sibutramine 已經從美國市場撤除）

風濕病用藥（Rheumatological agents）：TNF-α inhibitors

其他詳細類別與品項資料，以及量級程度和證據力較低者，請參閱 AHA 研究報告（Page et al., 2016）。

二、藥物導致的血管毒性

「血壓」是指血液在血管內流動時對血管壁所產生的壓力。心臟收縮時產生的壓力稱為「收縮壓」，心臟舒張時所產生的壓力稱為「舒張壓」。一般而言，血壓的正常值為收縮壓 120 mmHg、舒張壓 80 mmHg，長期血壓符合收縮壓 >130 mmHg 或舒張壓 >80 mmHg，就被定義為高血壓。許多因素可以造成血壓的升高或降低，用藥是因素之一。有些藥物如「非類固醇抗發炎藥（NSAIDs）」會抑制前列腺素（Prostaglandin）的合成，導致鈉離子和水的滯留，增加血管抗性，引起血壓升高。抗高血壓藥有不同的作用機轉，如 α1-Blockers、Calcium channel blockers、Centrally acting α-adrenergic medications、Peripheral vasodilators 等，當正確治療高血壓時自有其必要性，惟需要注意的是其使用劑量與期間。

藥物性血管炎（Drug-induced vasculitis）是最常見的血管炎形式，係由使用各種藥物

引起的血管炎症。血管炎會導致血管壁發生變化，包括增厚、變弱、變窄和形成瘢痕。炎症可以是短期（急性）或長期（慢性）的，並且可能非常嚴重，以至於受影響血管供應的組織和器官無法獲得足夠的血液。血液短缺會導致器官和組織損傷，甚至死亡。常見可引起血管炎的藥物包括（Radic et al., 2012; Rivas et al., 2015）：

A. **Antibiotics**：Cephotaxime、Minocycline
B. **Anti-thyroid drugs**：Benzylthiouracil、Carbimazole、Methimazole、Prophythiouracil
C. **Anti-tumour necrosis factor-α agents**：Adalimumab、Etanercept、Infliximab
D. **Psychoactive agents**：Clozapine、Thioridazine
E. **Miscellaneous drugs**：Allopurinol、D-Penicillamine、Hydralazine、Levamisole、Phenytoin、Sulfasalazine

伍、藥物引起心毒性的檢測或評價及防治

多數藥品造成的心毒性為累積性的，或是容易發生在高劑量。Anthracyclines 就是典型即使是使用低劑量，長期使用會累積產生心毒性的藥品。在臨床上，檢測化學品造成的心臟毒性通常需要綜合利用多種方法，以下是一些常用的方法（Li et al., 2022）：

A. **心電圖**（Electrocardiogram, ECG）：心電圖紀錄去極化和再極化的電流流動，可以觀察到波的轉換和間隔，通常可以觀察到的波動包括心房去極化（P wave）、心室去極化（QRS complex）和心室再極化（T wave）。PR 間隔主要對應於經由 AV 結的傳導速度，QRS 波群代表心室除極，ST 段是整個心室心肌去極化的時間間隔，QT 間隔對應心室的去極化和再極化，反應出動作電位的持續，與藥物心毒性最相關，因此可透過心電圖進行分析藥物的心毒性。

B. **心肌生物標誌物**（Biomarker）：在心肌受損時，心肌細胞可能釋放出特定的生物標誌物（表8-1），如 Troponin（Tn）可以作為早期心損傷的生物標記。B-Type Natriuretic Peptide（BNP）和 N-Terminal Pro-B-Type Natriuretic Peptide（NT ProBNP，BNP 的前導物質）的顯著升高也是常用來診斷心衰竭的生物標記。

Biomarkers for cardiac toxicity 如表8-1：

表8-1　常見的心臟毒性生物標記

生物標記 Biomarker	組織位置 Tissue Location
心肌鈣蛋白 Cardiac troponins（首選）	心肌細胞，包含 TnI／TnT 兩類
肌酸激酶 Creatine kinase CK-MM CK-BB CK-MB（最具心臟專一性）	Skeletal muscle、Myocardium、Brain、Kidney
肌紅蛋白 Myoglobin	骨骼肌，也包含在心肌上
B-Type Natriuretic Peptide（BNP） N-Terminal Pro B-Type Natriuretic Peptide（NT-ProBNP）	心室細胞分泌的荷爾蒙
C-Reactive Protein（CRP）	Liver

來源：作者整理自 Murtagh 等（2023）。

　　The human Ether-a-go-go-Related Gene（hERG）是編碼 Kv11.1 鉀離子通道（IKr 通道）的基因。基於 hERG 通道離子流動下降可能導致 QT 間隔延長，增加心律不整的風險，增加引發嚴重的心律不整，如多形式心室性心律不整（Torsades de Pointes, TdPs）和心室顫動的風險，hERG 通道的功能性檢測通常用於評估藥物的心臟毒性，尤其是其可能導致 QT 間隔延長和心律不整的風險。hERG 測試通常能夠很好地識別那些可能導致 QT 間隔延長的藥物，特別是那些已知對心電活動有影響的藥物。之前因為心毒性下市的藥品如抗組織胺 Terfenadine、促胃腸動力藥 Cisapride 及鴉片受體致效劑 Levomethadyl acetate 都是其成分或是代謝物會直接抑制 hERG，使藥物交互作用或肝腎功能不佳的病人容易發生心律問題而下市。然而，並非所有會抑制 hERG 或延長 QTc 間隔的藥品都會造成 TdPs，例如 Verapamil、Ranolazing 和 Phenobarbital，這些藥品可能也抑制了其他心離子流通道，使鈉離子和 L-型鈣離子流入變慢，而使 TdPs 不會發生（Pang et al., 2019）。

　　傳統毒性試驗的單一劑量（急性）和多重劑量（慢性）動物模型中分別可能觀察到藥品引起心血管功能（例如血壓、心跳、ECG 和心收縮力）和結構上、血液和生化數值上對心血管的影響（例如以心臟組織進行病理學評估，觀察心肌細胞的形態和組織學變化；分析心肌損傷標記物，如心肌肌鈣蛋白等在血清或心臟組織的變化）（Pang et al., 2019）。然而動物已知對於毒性的反應可能跟人很不同，例如狗對於血管舒張劑的血管毒性特別敏感，而大鼠可能會發生其他物種沒有的心肌病變而由於動物毒性試驗的限制，尤其是藥品具有人類特異性時（例如重組蛋白、單株抗體、核酸藥品和 Small interfering RNA 等），動物試驗觀察到的毒性可能跟病人身上觀察到的很不同。

　　為更能正確反應人對於化學品的反應，使用人類幹細胞分化的心肌細胞搭配電腦計算模型預期可以增加心毒性篩選能力，評估候選藥物對心肌細胞的直接影響，包括細

胞毒性和電生理效應。美國 FDA 也在推動全方位藥物性心律不整體外測試倡議（The Comprehensive in Vitro Proarrhythmia Assay [CiPA] initiative），希望透過可表達多離子通道的細胞、計算預測模型、幹細胞衍生之心肌細胞及搭配 ECG 的整合系統等方式，在更接近生理條件下評估藥品造成心律不整風險的方法。這些新測試方法的發展，導入對於產生心律不整的機轉來評估造成心律不整的風險，預計可下降對以動物試驗的依賴，並提高藥物開發的效率（Wallis et al., 2018）。

陸、結論

　　心臟為維生的重要器官，藥物對心血管系統若有毒性，就成為用藥安全所重視的問題。因此，心臟毒性的評估為藥物臨床前安全藥理的重要一環，而目前測試方式以 hERG 通道作為心毒性預測的主要生物標記搭配完整的動物心毒性試驗。隨著對於藥品產生心血管毒性機制的了解，基於機轉的體外試驗將有望被藥物審查機制認可，更有效率地加速藥品開發及下降研發費用。

參考文獻

林霈、劉嚴文、蔡惟全（2022）。斑點追蹤心臟超音波評估左心室收縮功能的新進展。**內科學誌，33**，169-177。

Albakri, A. (2019). Drugs-related cardiomyopathy: A systematic review and pooled analysis of pathophysiology, diagnosis and clinical management. *Int Med Care, 3*. http://doi.org/10.15761/IMC.1000129

Figueredo, V. M. (2011). Chemical cardiomyopathies: The negative effects of medications and non-prescribed drugs on the heart. *Am J Med 124*, 480-488.

Li, M. Y., Peng, L. M., & Chen, X. P. (2022). Pharmacogenomics in drug-induced cardiotoxicity: Current status and the future. *Front Cardiovasc Med, 9*, 966261. https://doi.org/10.3389/fcvm.2022.966261

Maron, B. J., Towbin, J. A., Thiene, G., Antzelevitch, C., Corrado, D., Arnett, D., Moss, A. J., Seidman, C. E., & Young, J. B. (2006). Contemporary definitions and classification of the cardiomyopathies: An American Heart Association scientific statement from the council on clinical cardiology, heart failure and transplantation committee; quality of care and outcomes research and functional genomics and translational biology interdisciplinary working groups; and council on epidemiology and prevention. *Circulation, 113*(14), 1807-1816.

Murtagh, G., Januzzi, J. L., Scherrer-Crosbie, M., Neilan, T. G., Dent, S., Ho, J. E., Appadurai, V., McDermott, R., & Akhter, N., (2023). Circulating cardiovascular biomarkers in cancer therapeutics related cardiotoxicity: Review of critical challenges, solutions, and future directions. *Journal of the American Heart Association, 12*(21), e029574-e029574. https://doi.org/10.1161/JAHA.123.029574

Nguyen, L. S., Cooper, L. T., Kerneis, M., Funck-Brentano, C., Silvain, J., Brechot, N., Hekimian, G., Ammirati, E., M'Barek, B. B., Redheuil, A., Gandjbakhch, E., Bihan, K., Lebrun-Vignes, B., Ederhy, S., Dolladille, C., Moslehi, J. J., & Salem, J. E. (2022). Systematic analysis of drug-associated myocarditis reported in the World Health Organization pharmacovigilance database. *Nat Commun, 13*, 25 https://doi.org/10.1038/s41467-021-27631-8

Onakpoya, I. J., Heneghan, C. J., & Aronson, J. K. (2016). Post-marketing withdrawal of 462 medicinal products because of adverse drug reactions: A systematic review of the world literature. *BMC Med, 14*(1), 10. http://doi.org/10.1186/s12916-016-0553-2

Page, R. L. II, O'Bryant, C. L., Cheng, D., Dow, T. J., Ky, B., Stein, C. M., Spencer, A. P., Trupp, R. J., Lindenfeld, J., & American Heart Association Clinical Pharmacology and Heart Failure and Transplantation Committees of the Council on Clinical Cardiology; Council on Cardiovascular Surgery and Anesthesia; Council on Cardiovascular and Stroke Nursing; and Council on Quality of Care and Outcomes Research (2016). Drugs that may cause or exacerbate heart failure: A scientific statement from the American Heart Association. *Circulation, 134*(6), e32-69. http://doi.org/10.1161/CIR.0000000000000426

Pang, L., Sager, P., Yang, X., Shi, H., Sannajust, F., Brock, M., Wu, J. C., Abi-Gerges, N., Lyn-Cook, B., Berridge, B. R., & Stockbridge, N. (2019). Workshop Report: FDA workshop on improving cardiotoxicity assessment with human-relevant platforms. *Circ Res, 125*(9), 855-867. http://doi.org/10.1161/CIRCRESAHA.119.315378

Qu, Y., Li, T., Liu, Z., Li, D., & Tong, W. (2023). DICTrank: The largest reference list of 1318 human drugs ranked by risk of drug-induced cardiotoxicity using FDA labeling. *Drug Discov Today, 28*(11), 103770. https://doi.org/10.1016/j.drudis.2023.103770

Radic, M., Kaliterna, D. M., & Radic, J. (2012). Drug-induced vasculitis: A clinical and pathological review. *The Netherlands Journal of Medicine, 70*(1), 12-17.

Rivas, S., Pandya, A. G., & Dominguez, A. R. (2015). Drug-induced vasculitis. In J. Hall & B. Hall (Eds), *Cutaneous Drug Eruptions. Springer* (pp. 77-85). London. https://doi.org/10.1007/978-1-4471-6729-7_8

Tisdale, J. E., Chung, M. K., Campbell, K. B., Hammadah, M., Joglar, J. A., Leclerc, J., Rajagopalan, B., & American Heart Association Clinical Pharmacology Committee of the Council on Clinical Cardiology and Council on Cardiovascular and Stroke Nursing (2020). Drug-induced arrhythmias: A scientific satement from the American Heart Association. *Circulation, 142*(15), e214-e233. http://doi.org/10.1161/CIR.0000000000000905

Varga, Z. V., Ferdinandy, P., Liaudet, L., & Pacher, P. (2015). Drug-induced mitochondrial dysfunction and cardiotoxicity. *Am J Physiol Heart Circ Physiol, 309*(9), H1453-1467. https://doi.org/10.1152/ajpheart.00554.2015

Volkova, M., & Russell, R. III (2011). Anthracycline cardiotoxicity: Prevalence, pathogenesis and treatment. *Curr Cardiol Rev, 7*(4), 214-220. http://doi.org/10.2174/157340311799960645

Wallach, J. D., Wang, K., Zhang, A. D., Cheng, D., Grossetta Nardini, H. K., Lin, H., Bracken, M. B., Desai, M., Krumholz, H. M., & Ross, J. S. (2020). Updating insights into rosiglitazone and cardiovascular risk through shared data: Individual patient and summary level meta-analyses. *BMJ, 368*, l7078. http://doi.org/10.1136/bmj.l7078

Wallis, R., Benson, C., Darpo, B., Gintant, G., Kanda, Y., Prasad, K., Strauss, D. G., & Valentin, J. P. (2018). CiPA challenges and opportunities from a non-clinical, clinical and regulatory perspectives. An overview of the safety pharmacology scientific discussion. *J Pharmacol Toxicol Methods, 93*, 15-25. http://doi.org/10.1016/j.vascn.2018.06.005

Wu, A. H. (2008). Cardiotoxic drugs: Clinical monitoring and decision-making. *Heart, 94*(11), 1503-1509. https://doi.org/10.1136/hrt.2007.133876

Yang, Z., Wang, W., Wang, X., & Qin, Z. (2021). Cardiotoxicity of epidermal growth factor receptor 2-targeted drugs for breast cancer. *Front Pharmacol, 12*, 741451. http://doi.org/10.3389/fphar.2021.741451

Zimmerman, F. H. (2023), Chapter 4 From Electrophysiology to Electrocardiography. In

F. H. Zimmerman (Ed.), ***ECG Core Curriculum.*** McGraw Hill Education. https://accesscardiology.mhmedical.com/content.aspx?bookid=3339&sectionid=277533258

Ch.09
藥品對呼吸系統的毒性作用

作者｜王湘翠　劉宗榮

摘　要

　　藥物主要經由口服或注射進入人體，但少數氣態或微粒狀藥物可經由呼吸進入體內，所以本章一開始將介紹人體呼吸系統的生理構造、功能（如肺活量）、及在毒理動力學（吸收、分布、代謝及排除）的角色。接著介紹藥物對呼吸系統造成的毒性反應及病理變化，常見引發肺損傷藥物亦會加以討論，這包括細胞毒性、心血管、抗炎、抗菌、生物製劑和其他藥物。藥物測試時的投藥方式主要依循口服以後在人體的給藥途徑，由於經呼吸給藥的藥物數量少，所以大部分藥物在非臨床安全試驗時都不會做經由呼吸投藥的安全測試，但是有些藥物在人體試驗或是上市後被發現可能會造成對呼吸系統的毒性，所以國際醫藥法規協合組織（ICH）對藥物訂出呼吸安全藥理測試規範，希望能在藥物上市前找出這些能造成呼吸損傷的藥物，避免在藥物上市後造成憾事，本章最後將介紹呼吸毒性及呼吸安全藥理的測試方法。

關鍵字：呼吸毒理、安全藥理、肺毒性

壹、呼吸道的結構與功能

呼吸道可分為**上呼吸道**（咽以上部分）與**下呼吸道**（氣管與肺部實質）兩部分（圖 9-1），空氣可經由鼻腔（或口腔）及咽喉進入體內，水溶性的氣體可在鼻腔吸收，另外大的粒子亦可經衝擊（Impaction）而沉降在鼻腔黏膜。鼻腔表皮細胞上有不同的受體，如對氣味的味覺受體；化學性的刺激、溫度等可經由細胞上的傷害感受器（Nociceptors）感知；味蕾則可分辨鹹、酸、甜、苦及鮮味。

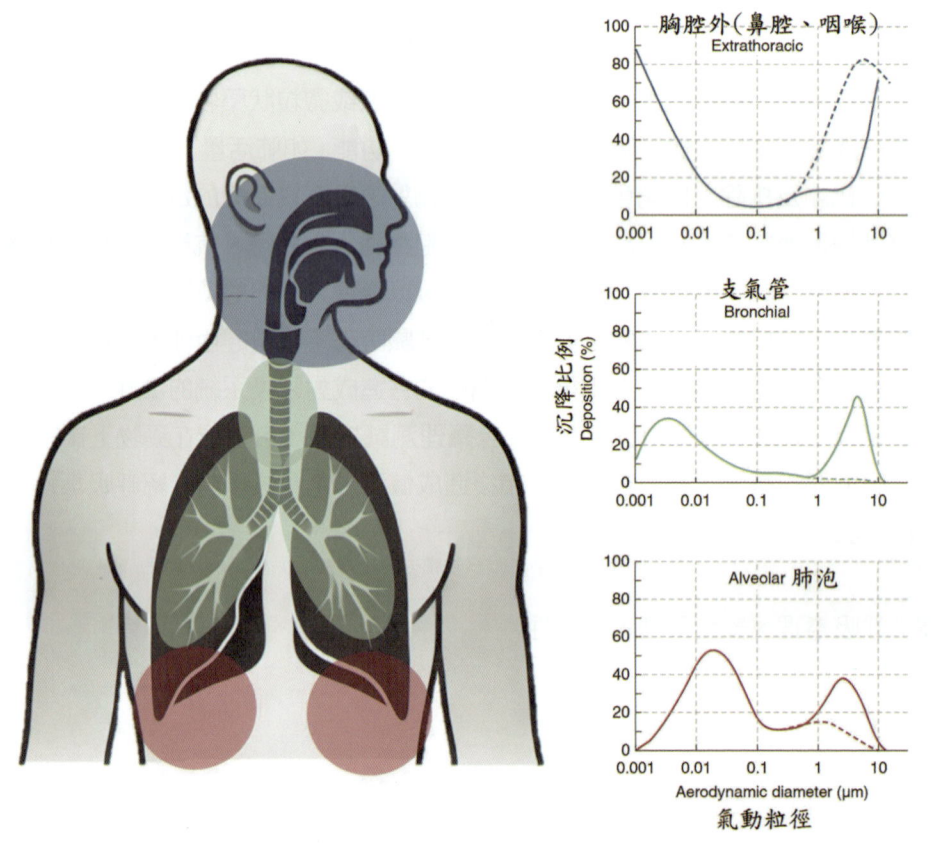

圖 9-1 呼吸道的主要區域與吸入粒子在人類呼吸道的胸腔外、支氣管與氣泡區域預估的沉降比例
說明：實線代表以口呼吸，虛線代表以鼻呼吸。
來源：改編自 Klaassen 與 Watkins III（2021）。

下呼吸道則由咽開始，連接傳導氣道，包括氣管、2 支氣管與小支氣管，此傳導氣道由支氣管開始分岔，其內徑越分越小，因而使氣管內的總接觸面積變大。空氣在氣管內的流速受到傳導氣道外平滑肌的影響，所以平滑肌收縮可導致支氣管收縮，進而使空氣中的粒子在近端支氣管沉降下來。人類的氣管、支氣管、小支氣管甚至部分鼻腔的表皮細胞上

分布有纖毛細胞與可分泌黏液的細胞（杯狀細胞），這些黏液在氣道表面形成黏液膜，當吸入氣體中的粒子附著在黏液上再經纖毛擺動而排出，這稱為黏膜纖毛清除（Mucociliary clearance），是人類呼吸道的重要保護機制。

下呼吸道的最後（小支氣管的末端）就是**肺泡**，氣體交換就在這裡進行，肺泡是換氣的基本單位，肺泡占了肺部約85%的體積，一個成年人的肺臟約有3-5億個肺泡。肺泡表面約有95%由第一型肺泡細胞（Alveolar type I cell）覆蓋，極易受損而發展為不可逆的纖維化，另有第二型肺泡細胞（Alveolar type II cell）散布其間，主要功能為分泌肺泡表面活性物質以降低肺泡表面張力，並含有許多酶以進行代謝，是藥物在肺代謝轉化的重要機制所在。每個肺泡是由很薄的肺泡表皮細胞所圍繞形成，這使得氧氣（O_2）與二氧化碳（CO_2）能與環繞在外的微血管行氣體交換；由於濃度的差異，吸入空氣中的氧氣可以由肺泡進入微血管，而血液中高濃度的 CO_2 則可以由微血管進入肺泡而在下次呼氣時排出體外。

肺臟的主要功能是行氣體交換，這包括了；換氣、擴散、及灌注三個部分。

1. 換氣（Ventilation）

當吸氣時胸腔擴大橫膈向下，此時新鮮空氣經由上呼吸道、傳導氣道而到達肺泡，當 O_2 擴散進入血液，CO_2 進入肺泡而隨著下次胸腔與橫膈的鬆弛（呼氣）而排出體外。肺功能會隨著年齡與疾病而改變，肺功能可以由肺活量計（Spirometer）來量測（圖9-2）。總肺容量（TLC）是指在盡可能吸氣之後，肺中的容積，一般成人（女）約為4-5L，（男）約為6-7L。用力呼氣到不能再呼為止時，肺中仍存留約1.1L（女），及1.2L（男），這就是餘容積（RV）。而肺活量（VC）就是最大呼氣後再用力吸氣的最大吸氣量，約為3.1L（女）及4.8L（男）。潮氣容積（TV）只有肺活量的一小部分，是指每次正常呼吸下所吸進呼出的容積，約0.5L。一般人的呼吸速率約為每分鐘12-20次，靜止換氣約為每分鐘6-8L。肺功能可以在肺活量計上用力吹氣來做量測，受試者首先用最大的力來吸氣，接著以最大的速度來呼氣，此時1秒鐘所強迫呼出的體積就是第一秒用力呼氣量（Forced Expiratory Volume in One Second, FEV1），而整個呼出的體積就是用力肺活量（Forced Vital Capacity, FVC），健康人的 FEV1/FVC 約為80%。

2. 擴散（Diffusion）

肺泡的總面積約有140m^2，主要是讓空氣中的 O_2 擴散進入紅血球（血液），但是如果吸入空氣中有毒性的外來物質（Xenobiotics）亦可由此途徑擴散進入血液。某些疾病或外來物質亦可影響肺泡的氣體擴散。

3. 灌注（Perfusion）

肺臟血液完全由肺動脈灌注而來，此時到肺臟的血液含有高濃度的二氧化碳及低濃度的氧氣，但在肺臟行氣體交換後，肺靜脈就有高濃度的 O_2 及低濃度的 CO_2。同樣地，血液中的毒性外來物質亦會被分布到肺臟。

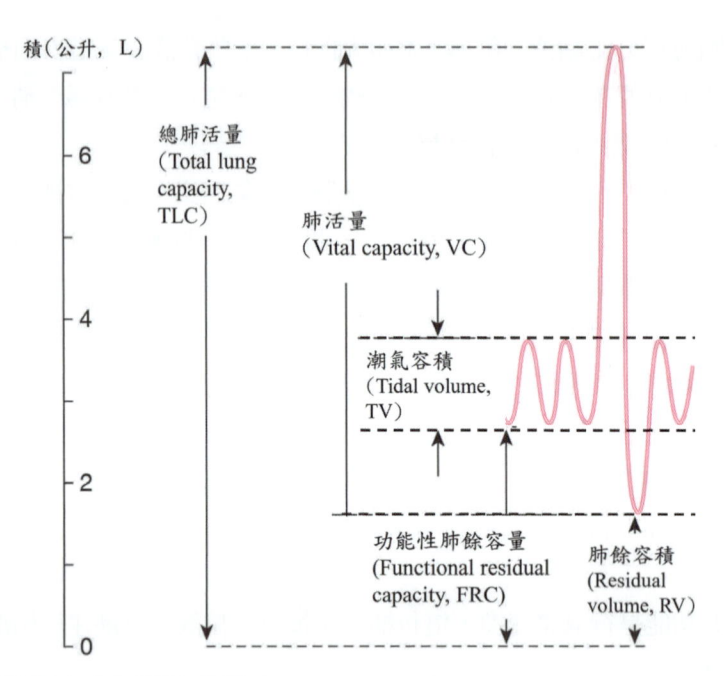

圖 9-2　肺活量計產出的各種肺容量（Lung volume）
說明：總肺容量（Total lung capacity）是盡可能吸氣之後，肺中容積的總和，當用力呼氣到不能再呼為止時，肺中仍存留的氣體容積稱為餘容積（Residual volume），肺活量（Vital capacity）是最大呼氣後再用力吸氣的最大吸氣量，潮氣容積（Tidal volume）是每次正常呼吸下所吸進呼出的容積，功能性肺餘容量（Functional residual capacity）是安靜呼氣狀態下，留在肺內的空氣。此功能性肺餘容量與餘容積不能由肺活量計直接量測。
來源：改編自 Klaassen 與 Watkins III（2021）。

貳、代謝（生物轉化）

　　肺臟有代謝功能，但能力較肝臟低，如肺臟細胞色素 Cytochrome P450（CYP）的活性加總約只有肝臟的十分之一到三分之一。肺臟與鼻腔中只有某些特定細胞種類有代謝能力，而且在氣管中有一定的分布區域。外來物質的代謝活化與不活化必須平衡，所以肺臟中亦分布有將活性外來物結合成不活化物質的結合酵素。肺臟中的氧氣濃度高，所以肺臟有避免氧化傷害機制。小支氣管上的分泌球蛋白細胞（Bronchiolar secretoglobin cells）有最多的 P450 酵素，接著就是第二型肺泡細胞，肺臟中亦有其他第一相（Phase I）代謝酵素，沒有一定分布在某些細胞上，但主要分布在表皮細胞上。第二相（Phase II）酵素有非常多種，如磺基轉移酶（SULTs）、穀胱甘肽 S- 轉移酶（GSTs）等，主要作用為結合由第一相酵素（如 P450 酵素）代謝後形成的代謝物，肺臟中主要由 GSTs 及穀胱甘肽（GSH）扮演對抗急性與慢性外來物質傷害的角色。

參、造成肺部損傷外來物質的特性

一、氣體

　　水溶性、化學活性、與呼吸速率都可決定此外來物質到達呼吸道或肺泡的程度。溶解度非常高的二氧化硫在實驗鼠的實驗中只到達鼻腔組織，完全不會到達肺組織。溶解度較差的臭氧、二氧化氮與一氧化二氮（笑氣）等在吸入後就可到達小支氣管與肺泡，進而造成毒性。不溶的氣體如一氧化碳與硫化氫（H$_2$S）等，就很容易穿過呼吸道到達肺泡，進而擴散進入血液而到達全身。

二、粒子

　　粒子（Particles）的大小可決定此粒子侵入到呼吸道的位置。當探討粒子在呼吸道的分布與沉降時，除了要考慮粒子的大小，還要考慮粒子的形狀與質量。粒子的表面可能附著生物活性物質如微生物或有毒的化學物質隨呼吸而進入體內。當粒子越小，每單位體積內的粒子數及其表面積就會增大，舉例來說：對10μg/m^{3}的粒子而言，如果粒子直徑為5μm，每毫升中有0.15個粒子，其表面積為12（μm^2/cm^3）；但當粒子直徑降到0.05μm，此時同樣體積（每毫升）中的粒子數為153,000,000，其表面積則遽增為12,000μm^2/cm^3（Oberdörster et al., 2005）。當粒子分散在空氣中就稱為氣膠（Aerosols），此時這些粒子上都附著有液態或固態的汙染物；可依其大小再細分，最小的粒子就稱為奈米顆粒（≦0.1μm）。

　　上呼吸道可以有效的移除大的粒子（>10μm）或小粒子（<0.01μm）（圖9-1）。如果用鼻呼吸，1-10μm粒子通常會落在上呼吸道的鼻腔咽喉區或到小支氣管。如果用口呼吸，以上大小的粒子就會落到更深的小支氣管甚至到肺泡。小粒子（0.001-0.1μm）亦可落在氣管及支氣管區域。更小的粒子（0.003-5μm）則可經由小支氣管最後進入肺泡。對一定大小的粒子，不同的呼吸方式可影響其落在區域。另外，吸濕性的外來物質如甘油在溫暖潮濕的上呼吸道吸收水分後就更容易沉降下來。

三、粒子的清除

（一）鼻腔

　　如果粒子落在鼻腔前端，則可能因用力擤鼻涕而排出。落在後鼻腔的粒子可能落在表皮細胞的黏液，再經由黏膜纖毛的擺動傳輸到聲門（Glottis）而吞入食道。

（二）氣管支氣管

　　落在此區的粒子亦可經由黏膜纖毛作用傳輸到口咽區而吞入或隨痰吐出。此黏膜纖毛清除作用在健康者約需 24-48 小時，但是在黏膜纖毛受損的人如抽菸者，則須更長的時間才能清出附著在黏液上的粒子。

（三）肺泡

　　進入此區的粒子主要由肺泡的巨噬細胞清除。巨噬細胞是身體免疫系統之一環，肺臟本身的免疫系統（巨噬細胞）可以認出進入身體包括藥物在內的異生物質而後吞食，就如吞噬進入肺泡的細菌及其他微生物。後天免疫在碰到外來微生物（抗原）時亦會被啟動，此時樹突狀（Dendric）細胞就會將此抗原轉給 T 細胞或產生抗體的 B 細胞。當粒子沉降在肺泡後，巨噬細胞在很短時間內（≥ 50 在 3 小時內，幾乎 100% 在 24 小時內）就能將此粒子吞噬，再經過一段時間（數天到數星期）此巨噬細胞就可移動到小支氣管表面的黏液而經纖毛的擺動排出。但也有某些粒子被巨噬細胞吞食後會進入淋巴系統，其排出體外的時間就要數月甚至數年之久。對某些不溶或很長的粒子（如石綿）被巨噬細胞吞噬後就會停留在肺組織中。

肆、化學物質或藥物可能引發之肺部損傷

一、肺部對於損傷之急性反應（Acute Responses）

　　呼吸道對吸入外來物質損傷的急性反應會首先藉由三叉神經（Trigeminal nerve）所調節之呼吸道反射所產生，吸入的外來物質或顆粒會與從鼻孔到氣體交換區域的呼吸道內壁細胞進行接觸。鼻腔和氣道刺激是對吸入毒性外來物質的常見反應。鼻腔刺激所產生之反應是鼻黏液分泌可以稀釋刺激物，化學品在長期接觸引起毒性反應時會產生嚴重刺激。此外，肺部對於損傷之急性反應也會引發支氣管收縮，穿透鼻腔或經口吸入（沉積效率較低）的外來物質會活化呼吸道中的刺激性受體。引起支氣管收縮的吸入化學物質是具有溶解性的刺激性氣體，進而刺激大支氣管而造成呼吸道阻抗。支氣管收縮還可能伴有呼吸道腔內黏液的聚積。支氣管收縮的特徵包括咳嗽、喘鳴聲、呼吸急促，以及胸悶、胸骨下疼痛（Substernal pain）和呼吸困難等相關症狀。臨床上乙醯膽鹼（Acetylcholine）等藥物可引發支氣管收縮。

　　除了支氣管收縮、咳嗽和呼吸道高敏感性以外，刺激物還可以刺激 TRP 通道（Transient Receptor Potential Cation Channel，瞬態感受器電位陽離子通道，尤其是成員的 TRPA1 和 TRPV1），從而引起神經源性發炎（Neurogenic inflammation）。神經源性發炎包

括血管擴張、血漿蛋白外滲和白血球黏附到血管內皮是由傷害感受神經末梢（Nociceptive nerve terminals）釋放的神經肽（Neuropeptides），包括速激肽族（Tachykinin）。Tachykinin 包括 P 物質（Substance P），又名神經激肽 1（Neurokinin 1）可活化呼吸道組織上的速激肽受體（Tachykinin Receptors, TACR）。Tachykinin 刺激呼吸道平滑肌 TACR2 和 TACR1 引發支氣管收縮，黏膜下腺體 TACR1 進而引發黏液蛋白分泌，刺激膽鹼性神經元 TACR3 引發神經末梢之刺激。辣椒素（Capsaicin）活化 TRPV1 所引發的咳嗽作用是廣泛用於咳嗽激發研究。因此，TRPV1 和 TRPA1 拮抗劑可能代表呼吸道疾病的潛在鎮咳和抗發炎治療。

二、急性肺損傷和肺水腫（Acute Lung Injury and Lung Edema）

急性肺損傷，又名成人或嬰兒呼吸窘迫綜合群（Adult or infant respiratory distress syndrome）由多種因素引發，其特徵為肺泡上皮細胞和內皮細胞通透性增加以及免疫細胞浸潤，進而導致表面活性劑之破壞、肺水腫和肺塌陷（Atelectasis）。肺水腫（Lung edema）造成肺泡微血管屏障增厚，進而影響 O_2 和 CO_2 之交換。急性肺損傷會破壞有效的氣體交換，肺損傷伴隨著凝血和纖維蛋白溶解的改變。肺水腫不僅會引起肺臟結構和功能的急性損害，即使水腫消退後可能存在肺臟結構異常。為了解決肺泡和組織液滲出，免疫細胞之聚集引發有絲分裂和纖維化反應中發揮作用，釋放對傷口修復有益之重要的因子。此外，急性肺損傷可由全身性影響引起，包括敗血症（Sepsis）進而造成其他器官之傷害。

三、肺部對損傷的慢性反應（Chronic Responses）

（一）氣喘（Asthma）

氣喘的定義是偶發性的氣流阻塞，導致呼吸困難。氣流阻塞被測量為增加的氣道阻力（或減少 FEV1）。在氣喘中，氣道阻力可為正常或略有增加，這可以藉由支氣管擴張劑來逆轉。氣喘是持續或複發性的呼吸道高敏感性。如上所述，呼吸道高敏感性定義為乙醯膽鹼或乙醯甲膽鹼（Methacholine）引發的呼吸阻力增加的閾值較低。呼吸道高敏感性可能是特異性的，如過敏性氣喘，由暴露於單一已知刺激物或抗原引發。呼吸道高敏感性也可能是非特異性的，支氣管收縮可由多種觸發因素引起，包括刺激物、寒冷乾燥的空氣或運動。因此，非特異性呼吸道高敏感性的治療更加困難。對乙醯甲膽鹼或組織胺（Histamine）刺激的反應可能因疾病的嚴重程度而異。在刺激物誘發的（非過敏性）氣喘中，發炎反應不是由吸入的抗原引發的，而是由許多相同的介質和訊號傳遞活化。持續的發炎和上皮損傷會導致呼吸道高敏感性。

(二)閉塞性細支氣管炎（Bronchiolitis Obliterans）

閉塞性細支氣管炎的特徵是細支氣管發生纖維化阻塞。細支氣管上皮因吸入化學物質或呼吸道感染而受損，尤其是在器官移植後，導致廣泛的纖維增生、表皮下增厚而阻塞氣道。與慢性阻塞性肺疾病（Chronic Obstructive Pulmonary Disease, COPD）類似，閉塞性細支氣管炎開始時會出現咳嗽、喘鳴、呼吸困難（呼吸急促）和疲勞。這些症狀通常進展緩慢，但嚴重的症狀可能會在沒有警告的情況下發展。一些人出現的其他症狀包括發燒、體重減輕和夜間盜汗。閉塞性細支氣管炎的診斷定義為三週以上 FEV1 持續下降，且已排除 COPD 或氣喘等肺功能障礙。病理特徵是表皮下纖維化導致細支氣管部分或完全管腔閉塞。纖維化病變通常伴隨呼吸道壁彈性組織的破壞。肺臟組織切片可藉由 Masson's trichrome 染色辨識膠原蛋白和 Verhoeff-Van Gieson 染色辨識彈性組織進而識別受損或閉塞的呼吸道。

(三)肺纖維化（Pulmonary Fibrosis）

肺纖維化的病理學特徵是肺泡間質中膠原纖維的局部染色增加。通常不僅在肺泡間質中觀察到過量的肺膠原蛋白，而且在整個中央包括肺泡和細支氣管區域也觀察到。這些病灶可能誘導材料，包括石棉、二氧化矽或合成玻璃纖維，即人造礦物纖維。肺的胸膜表面也可能變得纖維化，最終，肺無法正常膨脹或收縮。肺纖維化的病理機制涉及上皮細胞損傷和由多種毒性損傷產生的巨噬細胞活化。

四、藥物引發之肺毒性（Drug-Induced Lung Toxicity）

肺臟因其器官表面積大且是某些藥物之代謝器官，因此成為許多藥物產生毒性的目標。目前已知有380多種藥物引起藥物性呼吸道疾病，然而，真實頻率未知（Flieder & Travis, 2004）。隨著新藥的開發，導致肺部疾病的藥物數量勢必將繼續增加。藥物性肺損傷可能累及呼吸道、肺實質（Parenchyma）、縱隔（Mediastinum）、胸膜（Pleura）、肺血管系統和／或神經肌肉系統。

(一)臨床症狀

藥物引發之肺毒性臨床上常見症狀如下（Ozkan et al., 2001）（藥物類別請詳見表9-1）：

1. 過敏反應（Hypersensitivity）

大多數引起肺部副作用的藥物都可以將其作用顯示為過敏反應。呼吸道症狀包括呼吸困難、咳嗽和發燒。周邊血液嗜酸性白血球增多。胸部 X 光影像顯示局限性或雙側肺泡浸潤。有些藥物如 Penicillin，對其過敏者也可能造成特異性的 IgE-mediated Type-I Hypersensitivity。

2. 非心源性肺水腫（Noncardiogenic Pulmonary Edema）

係指不存在左心室、左心房負荷過重，不存在心肌收縮力減弱時，單純由藥物引起的肺間質和／或肺泡腔內滲液增加的疾病。非心源性肺水腫症候群表現為急性呼吸窘迫，發生數小時。大多數情況下是由於微血管內皮損傷，導致通透性水腫增加。胸部 X 光影像顯示瀰漫性不明確的肺泡浸潤和正常的心臟大小。理學檢查顯示瀰漫性濕囉音，生化檢查顯示顯著低氧血症。產生原因主要為過敏或中毒反應，引起呼吸抑制、換氣功能減弱而導致缺氧。可能造成藥物過敏性肺水腫的如：Penicillin、Strptomycin、Sulfa drugs 等，可能造成藥物過量（中毒）肺水腫者：麻醉藥品（如 Heroin、Methadone）、安眠鎮靜劑、解熱鎮痛劑等。

3. 間質性肺炎或纖維化（Interstitial Pneumonitis or Fibrosis）

可以由藥物或其代謝物對肺部產生直接毒性作用，或是經由氧自由基等間接作用造成。急性肺炎以類似於非心源性肺水腫的方式出現；慢性肺炎中，症狀為緩慢進展的咳嗽、呼吸困難、體重減輕等。胸部 X 光影像顯示從肺底胸膜下區域開始的網狀浸潤，並進展到包括整個肺。預後通常比藥物誘導的非心源性肺水腫差。常見造成這類毒性者如 Bleomycin、Aminopurine 等抗癌藥物。

4. 胸膜和縱隔疾病（Pleural and Mediastinal Disorders），胸腔積液（Pleural Effusions）

常見於藥物誘發的全身性紅斑狼瘡（Systemic lupus erythematosus）。血胸（Hemothorax）或縱隔血腫（Mediastinal hematoma）可能是抗凝劑的併發症。縱隔淋巴結腫大（Mediastinal adenopathy）可能是 Dilantin、Cyclosporine 或 Methotrexate 造成。急性胸腔積液也可被視為過敏反應的一部分。

5. 肺血管疾病（Pulmonary Vascular Disease）

在接受細胞毒性藥物治療惡性腫瘤的患者中，肺靜脈閉塞性疾病的發病率增加，其特徵是肺小靜脈閉塞，隨後肺動脈壓升高。診斷通常需要進行肺採檢切片。違禁藥物可引起血管炎（Angiitis）和高血壓。α-腎上腺素能鼻噴霧劑（Alpha-adrenergic nasal sprays）與間質纖維化和肺血管阻塞有關。含雌激素的藥物以及食慾抑制劑與肺動脈高壓的發生有關。

6. 藥物性狼瘡（Drug-induced lupus）

藥物可能會加劇潛在的狼瘡，誘發易感患者的狼瘡，或引起疾病。藥物性狼瘡患者可出現多種全身症狀，包括發燒、肌痛、皮疹、關節痛、關節炎等，其中 50-75% 的藥物性狼瘡病例涉及肺和胸膜，可能造成的症狀包含胸腔積液伴或不伴胸膜炎性疼痛、瀰漫性間質性肺炎和肺泡浸潤，常見引發藥物性狼瘡藥物包含 Diphenylhydantoin、Hydralazine、Isoniazid 或 Procainamide 。

7. 藥物性支氣管痙攣（Drug-Induced Bronchospasm）

在使用 propranolol 和其他 β-腎上腺素拮抗劑（Beta-adrenergic antagonists）的正常人

和無症狀氣喘患者中可見氣道阻力增加的證據。所有已知患有阻塞性肺疾病的患者應盡可能避免使用這些藥物。同樣的發現已被證明發生在接受 Timolol 滴眼液治療青光眼的氣喘患者中。另外，Aspirin 與其他非類固醇抗發炎藥可能造成氣喘患者產生支氣管痙攣。

8. 藥物性間質性肺部疾病（Drug-Induced Interstitial Lung Disease, DILD）

藥物性肺毒性最常見的形式是 DILD 口服和注射途徑給藥最常引發 DILD，但是霧化吸入和脊髓腔內注射也可能發生。藥物性肺毒性可能由直接或間接的藥物作用引起。直接影響可能是特異性（Idiosyncratic），也可能是由於藥物或其代謝物之一所產生之毒性反應。然而，由於臨床、放射學和組織學診斷是非特異性的，因此藥物性肺毒性不易被辨識。與藥物使用以及相關發炎損傷或特異性毒性的發展有關很難識別和客觀化，特別是在使用多種藥物的病例中。肺毒性根據接觸途徑可分為兩大類，肺泡和支氣管上皮細胞可能因吸入藥物或通過血液循環系統進而損傷。以 DILD 為特徵的組織學異常為產生肺泡間隙或呼吸道更大程度的肺間質。任何藥物造成肺間質損傷時，肺臟會對損傷自行修復。如果藥物暴露持續存在或修復過程不完善，肺臟即可能會永久性受損，增加的間質組織取代正常的毛細血管、肺泡和完整的間質。大多數藥物反應的組織學變化是非特異性的，但部分藥物（例如 Amiodarone）可產生特徵性的組織病理學模式進而可以立即識別藥物病因。例如，Methotrexate 可引起類似於伺機性感染的急性肉芽腫性 ILD（Granulomatous ILD）。

（二）常見引發肺毒性藥物

包括細胞毒性、心血管、抗炎、抗菌、生物製劑和其他藥物（表9-1）：

1. 細胞毒性藥物（Cytotoxic Drugs）

任何化療藥物均可對肺產生不良影響，但最常與肺毒性有關的藥物是 Bleomycin、Bis（2-Chloroethyl）-1-Nitrosourea（BCNU）、Carmustine、Busulfan 和 Cyclophosphamide（Danson et al., 2005; Meadors et al., 2006）（詳見表9-1）。大約1-10% 服用其中一種藥物的患者受到影響。Bleomycin 是最常研究產生 DILD 的藥物。大規模的研究顯示，肺損傷發生率為 8-10%。症狀可能在化療後4週之前和之後10週出現，損傷位置主要發生在肺底。Busulfan 中毒通常在長期暴露後（通常在治療3-4年後）引起藥物誘發的肺損傷。Cyclophosphamide 引起早期 DILD 的發生率較低，估計低於1%，但 Cyclophosphamide 也可能引起晚期肺損傷。以下針對常見三種臨床化療藥物進一步介紹：

Bleomycin 是一種癌症化療藥物，具有可能致命的肺纖維化併發症（Azambuja et al., 2005）。Bleomycin 對微血管內皮細胞和肺泡第一型細胞（Alveolar type I cells）產生一系列損傷和壞死。這反過來會導致肺泡第二型細胞水腫形成和出血，在1-2週後會抑制生長以及產生細胞凋亡。最終肺泡壁因纖維化而增厚。在許多組織中，細胞內 Bleomycin 水解酶可分解 Bleomycin（Schwartz et al., 1999）。然而，與其他器官相比，在肺臟和皮膚這兩個 Bleomycin 產生毒性的器官中，這種酵素的活性較低。Bleomycin 刺激肺臟膠

原蛋白的產生。在小鼠中，因為肺泡上皮細胞中缺乏 Bleomycin 誘導 TGFB1 產生之受體 TGFBR2，因此小鼠在使用 Bleomycin 會減輕肺纖維化並增加存活率（Degryse et al., 2011）。

BCNU 是一種具有肺纖維化併發症的化療藥物。BCNU 與 DNA 可形成交叉鏈結進而抑制 DNA 複製而發揮其抗腫瘤特性。在人體中，與劑量相關的肺毒性通常首先表現為肺部擴散能力之下降，這可能會發展成致命的肺纖維化，目前明確作用機制尚不完全清楚（Wu et al., 2001）。可能機制為 BCNU 抑制肺部穀胱甘肽二硫化物還原酶（Glutathione disulfide reductase），進而導致肺部細胞中 GSH/GSSG 含量減少。最終，這種狀態使細胞無法應對氧化壓力。吸入空氣中的高濃度氧氣可能會增強 BCNU 的肺毒性，也會增強已知會影響肺組織的 Bleomycin 或 Cyclophosphamide 的肺毒性。

Cyclophosphamide 被廣泛用作抗癌和免疫抑製藥物。不良副作用包括出血性膀胱炎和肺纖維化。Cyclophosphamide 被細胞色素 Cytochrome P450 代謝為兩種高活性代謝物：丙烯醛（Acrolein）和磷酰胺芥（Phosphoramide mustard），亦可經由 Prostaglandin H Synthase（PHS）產生。雖然導致肺損傷的確切作用機制尚未確定，但對分離的肺微粒體的研究顯示，Cyclophosphamide 及其代謝物丙烯醛會引發脂質過氧化反應（Patel & Block, 1985）。

2. 心血管治療藥物

Amiodarone 是與心血管肺異常相關的最常見藥物。該病影響多達6%的接受該藥的患者，在這些病例中，病死率為10-20%（Schwaiblmair et al., 2010）。大多數 Statin 藥物均有 DILD 案例報告（Fernández et al., 2008）（詳見表9-1）。

3. 抗發炎藥

Aspirin 是不良藥物反應中最常見抗發炎藥物。過去已有不良藥物反應症候群的水楊酸（Salicylate）中毒案例報告（Zitnik & Cooper, 1990）。此外，Methotrexate 越來越多地用作治療許多疾病的抗發炎劑，對 Methotrexate 的肺部反應通常為亞急性且伴隨過敏反應（Sharma et al., 1994）。具有潛在 DILD 的重要藥物包括金、Penicillamine、Azathioprine 和非類固醇之抗炎藥（Nonsteroidal Anti-Inflammatory Drugs, NSAIDs）（Ramos-Casals et al., 2011）。NSAIDs 可能引起急性肺過敏反應，導致雙側肺間質浸潤和嗜酸性白血球性肺炎（Eosinophilic pneumonia）。這種反應可在首次暴露後第1週內以及長達3年內發生（Zitnik & Cooper, 1990）（詳見表9-1）。

4. 抗微生物劑

目前已知 Nitrofurantoin、Amphotericin B、Sulfonamides 以及 Sulfasalazine 可引起 DILD（詳見表9-1）。例如，Nitrofurantoin 與急性或慢性肺損傷有關。急性肺損傷是最常見的，被認為是由於藥物的過敏反應。慢性肺損傷則包括肺纖維化和阻塞性細支氣管炎合併組織化肺炎（Bronchiolitis Obliterans with Organizing Pneumonia, BOOP）

5. 生物製劑

生物製劑的開發和生產在過去10年中迅速增長，占美國或歐盟食藥署批准使用的所有新藥的22%（Giezen et al., 2008; Walsh, 2006）。過去曾報導會導致DILD的生物製劑包括Tumor Necrosis Factor（TNF）拮抗劑、抗CD20抗體、重組干擾素Interferon（IFN）Alpha、T細胞抗增生試劑，或其他生物製劑如Cetuximab、Bevacizumab、Alemtuzumab或Trastuzumab（Domingo & Roig, 2007; Peerzada et al., 2010; Zayen et al., 2011）（詳見表9-1）。

6. 其他藥物

Bromocriptine曾有引起肺纖維化和胸膜疾病之案例報告（Spagnolo et al., 2022）。也有治療帕金森病之Cabergoline（麥角衍生物）產生胸膜肺毒性之案例報告（Belmonte et al., 2009）（詳見表9-1）。

伍、毒性評估方式

一、人體研究

肺臟容易受到不同外來物質的影響，但是可以用適當的測試來評估其影響，最常用來評估肺功能的方法是用肺活量計來量測FEV1、FVC及呼吸道阻力，其他的方法包括最大流量、動脈及靜脈中氧及二氧化碳含量等。肺功能測試（如FEV1與FVC）雖然需要受試者的配合，但是此非侵入性的測試不需要精密的儀器設備，在小孩和成人一樣都可量測，所以可在醫院以外的場所執行。測試時受試者首要用力吸氣，而後以最快的速度吐氣；如此重複三次就可由肺活量計得到結果。FEV1降低通常代表換氣變差，通常會出現在限制性（肺僵硬度增加）或阻塞性（氣流受阻）肺病。

與氣體交換有關的肺臟結構包括肺體（容）積、影響氣體擴散的氣道長度、肺泡總面積、及供給氣泡微血管中的血液體積等，而與氣體交換有關的功能性特性則包括氣體交換與灌注二者的關係、肺泡處的擴散特性及此處微血管中血紅素結合能力等，氣體交換會因下列因素而變慢：肺泡中有多的液體（水腫）、肺泡變厚（纖維化）、肺泡區換氣不足（肺氣腫）、換氣與灌注不相稱等，氣體交換程度可以用動脈血的氧與二氧化碳分壓來評估。

肺功能亦可用其他方法來評估，電腦斷層可以看出氣管與肺實質的結構改變，如果呼氣中一氧化氮（NO）的濃度升高通常代表有發炎反應（iNOS誘發），氣管鏡可以直接觀察氣管與支氣管的變化。氣管鏡的另一好處可以取得支氣管肺泡灌洗液做細胞型態檢查，亦可取組織做切片顯微鏡檢查。

二、動物實驗

(一) 呼吸暴露方式

呼吸測試應優先選用與人類呼吸系統相近的實驗動物，所以猴子應是最佳的選擇，但是在道德（Ethic）及經濟等因素考量下幾乎都使用大鼠與鼷鼠。不過由於齧齒類動物在解剖（缺少小支氣管）與功能（鼠只用鼻呼吸）與人類的差異，所以由齧齒類動物的實驗結果推論到人要非常小心。近年有人用天竺鼠與兔子來取代大鼠與鼷鼠來取代呼吸毒性測試而且有不錯的結果（Mauderly, 1996）。呼吸暴露主要是將測試動物放入暴露艙在可活動的情況下吸入測試藥物，或是將實驗動物保定後只露出鼻腔的暴露方式；對於不溶或難溶的測試藥物可將其研磨後經由氣管或鼻腔直接滴入麻醉後的測試動物，但如此容易引起局部反應，相對之下這種局部反應在吸入暴露就不會產生。

(二) 實驗動物的肺功能試驗

在實驗動物做肺功能檢測有很大的挑戰，尤其是小的齧齒類動物。由於不能強迫實驗動物用力吸及呼氣，所以只有在麻醉的情況下才能得到動物的 FEV1，此時可以用外力壓胸腔或由氣管給負壓來達到用力呼氣。實驗動物比較容易求得肺的壓力與體積曲線，而肺的順應性（Lung compliance）就是體積與壓力曲線的斜率。在動物犧牲後將空氣或生理食鹽水灌到肺，逐漸減少並同時量測空氣或生理食鹽水的量並記錄此時的壓力變化，如此求得的肺順應性就可反應動物肺泡的彈性。如果有肺氣腫，肺的順應性就會增加，因為肺臟的彈性後座力減少。

(三) 形態學技術

急性或慢性的肺損傷可以在測試動物屍檢及組織切片的鏡檢中發現，鏡檢組織包括鼻腔、咽、支氣管及肺實質組織，必要時可以對鏡檢組織加做免疫組織化學染色或其他特殊檢查。

(四) 肺灌洗和肺水腫

肺泡表皮細胞外的液體可經由支氣管肺泡灌洗而獲得，可以用來分析並評估呼吸道的毒性，如果灌洗液中的中性白血球或淋巴細胞增加，這就代表發炎反應。

三、體外試驗

(一) 分離灌注的肺

此方法對探討肺組織代謝能力非常有幫助，其做法是以血液或替代液體經由肺動脈灌

注進肺，但仍以機器維持肺的換氣功能，待測試的藥物可以經由灌注液或氣體投予離體的肺組織，最後由灌注液中採樣分析就可知肺對此測試藥物的代謝能力。

（二）氣道顯微解剖及器官培養

將鼻腔或支氣管取出，修剪出需要的組織接著分離出鼻腔或支氣管的表皮細胞，再以能維持表皮細胞分化及正常功能的培養液做組織培養，但培養時要將表皮細胞暴露到空氣，而其他部分仍須浸在培養液中。這種器官培養就可以用來評估懸浮在空氣中的測試物質。

（三）肺細胞培養

有許多不同的肺臟細胞可以維持在細胞培養中，但是培養時的氣液介面是維持肺臟表皮細胞分化特性的必須條件。先將表皮細胞種在適當的支撐墊片，如膠原蛋白或硝化纖維，墊片的另外一邊種間質細胞，如此就可建立表皮細胞與纖維母細胞的連結。這種初代培養的細胞可以在培養基中維持一段時間，有時甚至可以將其轉型成細胞株。用此方法由肺癌細胞形成的細胞株廣泛的用在研究與肺臟相關藥物及毒性化學物質上。

四、安全藥理試驗

由於很多藥物是經由口服或注射進入體內，所以在安全評估時不會要求提供動物經由吸入暴露的毒性試驗，但是藥物在體內可能因藥物動力學的影響而造成肺部病變，為了保護臨床試驗受試者或以後使用此藥物者的安全，國際醫藥法規協和組織（International Council for Harmonisation of Technical Requirements for Pharmaceuticals for Human Use, ICH）就規定藥物安全評估必須包括安全藥理試驗，主要在評估心血管、呼吸及中樞神經三個重要的生命系統。由於動物的肺功能臨床表徵不易觀察，所以根據 ICH S7A 規範（Goineau et al., 2013; ICH, 2001），目前呼吸安全藥理試驗主要是評估／量測肺功能，就是肺的潮氣容積或血紅蛋白氧飽和度，實驗動物肺的潮氣容積可以在清醒（沒有麻醉）的情況下使用腔體積描計儀（Plethysmographs）求得，血紅蛋白氧飽和度可由血氧儀得到。除此之外亦可加做肺動脈分壓、血中氣體濃度及血的酸鹼值等。

陸、結論

包括藥物在內的外來物質可以經由呼吸或其他方式進入體內而影響呼吸系統，甚至誘發急性或慢性病變；目前已知有細胞毒性、心血管、抗發炎、生物製劑等超過380多種藥

物可以誘發藥物性呼吸系統疾病。新藥臨床前試驗可以用實驗動物呼吸暴露方式及安全藥理來評估此新藥可能對呼吸系統的毒性潛能，而肺臟細胞及器官培養可用來探討藥物及外來物的毒性作用機轉，唯有如此才可減少新藥對呼吸系統造成的毒性。

表9-1　引起肺毒性之常見藥物

Chemotherapeutic agents	Azathioprine, BCNU, Belomycin, Bortezomib, Busulfan, Camustine, Chlorambucil, Colony-stimulating factors, Cyclophosphamide, Cytarabine, Deferoxamine, Docetaxel, Doxorubicin, Erlotinib, Etoposide, Flutamide, Gefitinib, Gemcitabine, Hydroxyurea, Imatinib, Interferons, Lomustine, Melphalan, Methotrexate, Methyl-CCNU, Mitomycin C, Nitroureas, Paclitaxel, Procarbazine, Thalidomide, Vinblastine, Zinostatin
Cardiovascular agents	ACE inhibitors, Amiodarone, Anticoageulants, Beta-blockers, Flecinide, Hydrochlorothiazide, Procainamide, Statins, Tocainide
Anti-inflammatory agents	Aspirin, Etanercept, Gold, Infliximab, Methotrexate, Nonsteroid anti-inflammatory agents (NSAIDs), Penicillamine
Antimicrobial agents	Amphotericin B, Isonizide, Nitrofurantion, Sulfasalazine
Biological agents	Adalimumab, Alemtuzumab, Bevacizumab, Cetuximab, Rituximab, Trastuzumab, Tumor necrosis factor (TNF)-alpha blockers
Miscellaneous drugs	Bromocriptine, Carbamazepine, Carbamazepine, Cabergolide, Methysergide, Penicillamine, Phenytoin, Talc

來源：摘錄自 Skeoch 等（2018）和 Ozkan 等（2001）。

參考文獻

Azambuja, E., Fleck, J. F., Batista, R. G., & Menna Barreto, S. S. (2005). Bleomycin lung toxicity: Who are the patients with increased risk? *Pulmonary Pharmacology & Therapeutics, 18*(5), 363-366. https://doi.org/10.1016/j.pupt.2005.01.007

Belmonte, Y., de Fàbregues, O., Marti, M., & Domingo, C. (2009). Pleuropulmonary toxicity of another anti-Parkinson's drug: Cabergoline. *Open Respiratory Medicine Journal, 3*, 90-93. https://doi.org/10.2174/1874306400903010090

Danson, S., Blackhall, F., Hulse, P., & Ranson, M. (2005). Interstitial lung disease in lung cancer: Separating disease progression from treatment effects. *Drug Safety, 28*(2), 103-113. https://doi.org/10.2165/00002018-200528020-00002

Degryse, A. L., Tanjore, H., Xu, X. C., Polosukhin, V. V., Jones, B. R., Boomershine, C. S., Ortiz, C., Sherrill, T. P., McMahon, F. B., Gleaves, L. A., Blackwell, T. S., & Lawson, W. E. (2011). TGFβ signaling in lung epithelium regulates bleomycin-induced alveolar injury and fibroblast recruitment. *American Journal of Physiology-Lung Cellular and Molecular Physiology, 300*(6), L887-897. https://doi.org/10.1152/ajplung.00397.2010

Domingo, C., & Roig, J. (2007). Neglected respiratory toxicity caused by cancer therapy. *Open Respiratory Medicine Journal, 1*, 1-6. https://doi.org/10.2174/1874306400701010001

Fernández, A. B., Karas, R. H., Alsheikh-Ali, A. A., & Thompson, P. D. (2008). Statins and interstitial lung disease: A systematic review of the literature and of food and drug administration adverse event reports. *Chest, 134*(4), 824-830. https://doi.org/10.1378/chest.08-0943

Flieder, D. B., & Travis, W. D. (2004). Pathologic characteristics of drug-induced lung disease. *Clinics in Chest Medicine, 25*(1), 37-45. https://doi.org/10.1016/S0272-5231(03)00138-2

Giezen, T. J., Mantel-Teeuwisse, A. K., Straus, S. M. J. M., Schellekens, H., Leufkens, H. G. M., & Egberts, A. C. G. (2008). Safety-related regulatory actions for biologicals approved in the United States and the European Union. *Journal of the American Medical Association, 300*(16), 1887-1896. https://doi.org/10.1001/jama.300.16.1887

Goineau, S., Lemaire, M., & Froget, G. (2013). Overview of safety pharmacology. *Current Protocols in Pharmacology, 63*(1), 10.1.1-10.1.8. https://doi.org/10.1002/0471141755.ph1001s63

International Council for Harmonisation of Technical Requirements for Pharmaceuticals for Human Use (2001). European Medicines Agency ICH Topic S 7 A. *Safety pharmacology studies for human pharmaceuticals–Note for guidance on safety pharmacology studies for human pharmaceuticals (CPMP/ICH/539/00)*. https://www.ema.europa.eu/en/ich-s7a-safety-pharmacology-studies-human-pharmaceuticals-scientific-guideline

Klaassen, C., & Watkins III, J. (2021). *Casrett & doull's essentials of toxicology* (4th ed.). McGraw Hill.

Mauderly, J. L. (1996). Usefulness of animal models for predicting human responses to long-term inhalation of particles. *Chest, 109*(3), 65s-68s. https://doi.org/10.1378/chest.109.3_supplement.65s

Meadors, M., Floyd, J., & Perry, M. C. (2006). Pulmonary toxicity of chemotherapy. *Seminars in Oncology, 33*(1), 98-105. https://doi.org/10.1053/j.seminoncol.2005.11.005

Oberdörster, G., Oberdörster, E., & Oberdörster, J. (2005). Nanotoxicology: An emerging discipline evolving from studies of ultrafine particles. *Environmental Health Perspectives, 113*(7), 823-839. https://doi.org/10.1289/ehp.7339

Ozkan, M., Dweik, R. A., & Ahmad, M. (2001). Drug-induced lung disease. *Cleveland Clinic Journal of Medicine, 68*(9), 782-785, 789-795. https://doi.org/10.3949/ccjm.68.9.782

Patel, J. M., & Block, E. R. (1985). Cyclophosphamide-induced depression of the antioxidant defense mechanisms of the lung. *Experimental Lung Research, 8*(2-3), 153-165. https://doi.org/10.3109/01902148509057519

Peerzada, M. M., Spiro, T. P., & Daw, H. A. (2010). Pulmonary toxicities of biologics: A review. *Anti-Cancer Drugs, 21*(2), 131-139. https://doi.org/10.1097/CAD.0b013e328333d662

Ramos-Casals, M., Perez-Alvarez, R., Perez-de-Lis, M., Xaubet, A., Bosch, X., & BIOGEAS Study Group (2011). Pulmonary disorders induced by monoclonal antibodies in patients with rheumatologic autoimmune diseases. *American Journal of Medicine, 124*(5), 386-394. https://doi.org/10.1016/j.amjmed.2010.11.028

Schwaiblmair, M., Berghaus, T., Haeckel, T., Wagner, T., & von Scheidt, W. (2010). Amiodarone-induced pulmonary toxicity: An under-recognized and severe adverse effect? *Clinical Research in Cardiology, 99*(11), 693-700. https://doi.org/10.1007/s00392-010-0181-3

Schwartz, D. R., Homanics, G. E., Hoyt, D. G., Klein, E., Abernethy, J., & Lazo, J. S. (1999). The neutral cysteine protease bleomycin hydrolase is essential for epidermal integrity and bleomycin resistance. *Proceedings of the National Academy of Sciences of the United States of America, 96*(8), 4680-4685. https://doi.org/10.1073/pnas.96.8.4680

Sharma, A., Provenzale, D., McKusick, A., & Kaplan, M. M. (1994). Interstitial pneumonitis after low-dose methotrexate therapy in primary biliary cirrhosis. *Gastroenterology, 107*(1), 266-270. https://doi.org/10.1016/0016-5085(94)90085-x

Skeoch, S., Weatherley, N., Swift, A. J., Oldroyd, A., Johns, C., Hayton, C., Giollo, A., Wild, J. M., Waterton, J. C., Buch, M., Linton, K., Bruce, I. N., Leonard, C., Bianchi, S., & Chaudhuri, N. (2018). Drug induced interstitial lung disease: A systematic review. *Journal of Clinical Medicine, 7*(10). https://doi.org/10.3390/jcm7100356

Spagnolo, P., Bonniaud, P., Rossi, G., Sverzellati, N., & Cottin, V. (2022). Drug-induced interstitial lung disease. *European Respiratory Journal, 60*(4), 2102776. https://doi.org/10.1183/13993003.02776-2021

Walsh, G. (2006). Biopharmaceutical benchmarks 2006. *Nature Biotechnology, 24*(7), 769-

776. https://doi.org/10.1038/nbt0706-769

Wu, M., Kelley, M. R., Hansen, W. K., & Martin, W. J. II (2001). Reduction of BCNU toxicity to lung cells by high-level expression of O(6)-methylguanine-DNA methyltransferase. *American Journal of Physiology-Lung Cellular and Molecular Physiology, 280*(4), L755-761. https://doi.org/10.1152/ajplung.2001.280.4.L755

Zayen, A., Rais, H., Rifi, H., Ouarda, M., Afrit, M., Cherif, A., & Mezline, A. (2011). Rituximab-induced interstitial lung disease: Case report and literature review. *Pharmacology, 87*(5-6), 318-320. https://doi.org/10.1159/000327681

Zitnik, R. J., & Cooper, J. A., Jr. (1990). Pulmonary disease due to antirheumatic agents. *Clinics in Chest Medicine, 11*(1), 139-150. https://www.ncbi.nlm.nih.gov/pubmed/1969788

Ch.10
免疫毒理評估

作者｜王家琪

摘　要

　　免疫系統是身體進行辨識自我與外來物質，以對抗外來物質及維持身體生理平衡的重要機制。免疫毒性為身體暴露於外來物質導致免疫器官結構的異常或免疫功能的改變，從而引起一系列的不良反應。免疫毒性評估中，免疫抑制為許多化學物質或藥物引起免疫功能下降的主要不良反應；此外藥物引起的過敏反應，又稱為藥物過敏，為免疫系統將藥物辨識成免疫原後，產生抗藥物的抗體，或促進抗藥物 T 淋巴球過度活化的現象。因此在新藥開發過程中，評估藥物對於免疫系統的影響為重要的毒理評估環節。根據國際醫藥法規協和會（ICH）發布之評估藥物免疫毒性的指引，若藥物進行標準的藥物臨床前慢性毒性試驗有如下現象：觀察到免疫器官受到影響時、藥物的藥理作用可能會影響免疫系統、藥物開發給具有免疫功能低下之病人（Immunocompromised patients）使用時、藥物的結構與已知的免疫調節藥物相近時、藥物的生體分布（Biodistribution）會沉積於免疫器官與組織中、甚至藥物進入臨床試驗時於受試對象觀察到可能的免疫毒性時，則需要進行階段性免疫毒性測試，本章節將會針對評估原則提供介紹。

關鍵字：免疫抑制、免疫刺激、藥物過敏、階段性免疫毒性測試、T 細胞依賴性抗體反應試驗、免疫原性

壹、概論

根據國際醫藥法規協和會（International Council for Harmonisation of Technical Requirements for Pharmaceuticals for Human Use, ICH）於2005年發布評估藥物免疫毒性的指引「S8 Immunotoxicity Studies for Human Pharmaceuticals（ICH S8）」（European Medicines Agency [EMA], 2005），指出人類藥物對免疫系統潛在不良影響的評估，應納入標準藥物開發的安全評估中。藥物或化學物質引起的免疫毒性包含：導致免疫器官功能低下的免疫抑制（Immunosuppression）不良反應，而可能增加感染或腫瘤疾病的罹病風險；或因不正常活化免疫系統引起免疫刺激（Immunostimulation）、過敏反應（Hypersensitivity）及誘發自體免疫反應（Autoimmune responses）等作用而增加過敏性疾病或自體免疫疾病的罹患風險。藥物本身或藥物和蛋白質的鍵結物之結構亦可能被免疫系統辨識為外來物質，誘發抗藥物的一系列免疫系統的異常活化而引起過敏反應。多年來評估藥品的免疫毒性作用已有許多評估藥物誘導過敏及藥物的免疫抑制毒性的方法，然而目前仍缺乏公認通過驗證之藥物免疫原性（Immunogenicity）的評估方法，通常可藉由測量執行重複劑量毒性動物血清中的抗藥物抗體生成量（Antidrug antibody formation）作為評估藥物免疫原性的指標（U.S. Food and Drug Administration [FDA], 2023）。因此有關藥物之免疫毒性評估作用並非常規安全試驗一定需要進行的項目，然而若藥物進行符合標準的藥物臨床前慢性毒性試驗觀察到免疫器官受到影響時、藥物的藥理作用可能會影響免疫系統、藥物開發給具有免疫功能低下之病人（Immunocompromised patients）使用時、藥物的結構與已知的免疫調節藥物相近時、藥物的生體分布（Biodistribution）會沉積於免疫器官或組織中、或任何新藥於臨床研究觀察到可能的免疫毒性時，則需要進行階段性免疫毒性測試（Tier approach for immunotoxicity testing），相關的評估方法可參見本文第參節。

免疫系統是身體進行辨識自我（Self recognization）與外來物質（Foreign materials）、對抗外來物質以維持身體正常環境的生理平衡的重要機制。免疫毒理學為研究外來物質包含化學物質、生物來源或物理性因子對於免疫系統的不良反應及其作用機制的學科。免疫毒性作用為身體暴露外來物質導致免疫器官結構的異常或免疫功能的改變而引起一系列不良反應。

免疫系統由免疫細胞（T淋巴細胞、B淋巴細胞、自然殺手細胞〔Natural-killer cells〕、巨噬細胞、單核球細胞、嗜中性球、嗜鹼性球、樹狀突細胞等）、免疫器官（第一級免疫器官如骨髓、胸腺、第二級免疫器官如脾臟、淋巴結等）、以及執行免疫功能的分子（細胞因子、抗體、補體、趨化因子、溶菌酶等）所組成。免疫系統依照功能又可分成先天免疫與後天免疫，先天免疫為一線防禦反應幾乎沒有免疫記憶（Immunological memory）的作用，而後天免疫主要包含抗原專一性（Antigen specificity）及免疫記憶作用。免疫系統因應身體的需求，仰賴不同免疫細胞之間複雜的分子作用，來各別或共同參

與先天免疫或後天免疫反應。有關免疫學正常免疫反應之生理功能，請參考免疫學專書，本文將不詳細介紹免疫細胞分子作用機制，以下僅針對化學物質包含藥物如何引起免疫系統的毒性進行作用說明。

貳、免疫毒性作用

一、免疫抑制（Immunosuppression）

在免疫毒性評估中，免疫抑制為許多化學物質或藥物引起免疫功能下降的主要不良反應。依照抑制的程度不同又可以細分成免疫功能低下（Immunodepression）或免疫反應全面性的抑制（Immunosuppression）。常見開發作為抑制器官移植排斥的藥物如環孢素（Cyclosporine）及 Tacrolimus 即為應用其抑制免疫反應之作用而作為免疫抑制劑。

免疫抑制的毒性作用依據影響的作用機制不同又可分成以下幾種作用：

1. 影響皮膚或黏膜的屏障

由於皮膚與黏膜為抵抗感染的第一線屏障，若化學物質影響到上皮細胞的功能或完整性可能會因此造成增加感染的機率。例如吸食含尼古丁電子煙或大麻煙會因為造成呼吸上皮細胞的損傷、及造成組織發炎而降低先天免疫的屏障增加感染的機率（Martin et al., 2016; Rebuli et al., 2021; Bhat et al., 2023）。

2. 干擾補體系統

由於補體系統為先天免疫反應的重要一系列蛋白質。補體存在於血清、組織液及細胞膜表面，可藉由一系列酵素反應互相切割後啟動具有酶活性的蛋白質，最終於目標微生物上面形成類似孔洞的複合物（Membrane Attack Complex, MAC），而使目標細胞因滲透壓改變破裂而死亡。許多研究顯示殺蟲劑成分如 Carbaryl、Carbofuran、Dichlorvos 具有劑量依賴性的（Dose-dependent）抑制補體的反應。

3. 干擾趨化因子（Chemokines）

趨化物質為細胞分泌的信號傳送蛋白，可誘導免疫細胞遷移至趨化因子產生的位置而進一步執行免疫作用。例如誘導淋巴球到二級淋巴器官或增加發炎組織中抗原呈現細胞（Antigen presenting cells）的數量等。常見的趨化因子例如白血球介素 -8（Interleukin-8, IL-8），即可藉由結合趨化因子受體 IL-8 受體調節嗜中性細胞（Neutrophils）趨化至發炎組織，進行炎症反應的調節（Baggiolini et al., 1989）。此外如趨化因子 CCL5（Chemokine [C-C motif] Ligand 5），又稱為 RANTES（Regulated on activation, normal T cell expressed and secreted）可誘導白血球細胞包含 T 淋巴細胞、嗜酸性球（Eosinophils）、嗜鹼性球（Basophils）、單核球（Monocytes）、自然殺手細胞、樹狀突細胞（Dendritic cells）趨化

至特定的位置，參與調節多種包含先天及後天免疫細胞執行相關的免疫反應（Appay & Rowland-Jones, 2001）。因此，若化學物質具有干擾驅化因子的生合成或分泌等毒性作用時，則會因干擾其正常的免疫調節反應而干擾免疫系統的作用。

4. 干擾特定免疫細胞

許多研究指出化學物質可藉由干擾吞噬細胞的聚集調控、細胞的活化、吞噬作用的調節等（包含巨噬細胞或單核球細胞等）的功能而產生免疫毒性的作用，例如研究指出柴油引擎廢氣顆粒物質、環孢素及有機氯殺蟲劑成分等造成吞噬細胞功能的降低。然而隨著深入探討作用機轉後，反而可進一步開發可抑制免疫細胞吞噬作用來作為免疫相關疾病的治療策略。例如 lovastatin 可抑制 Fc 受體媒介之吞噬作用（Fc receptor-mediated phagocytosis）而具有抑制巨噬細胞發炎的藥理作用（Loike et al., 2004; Tajbakhsh et al., 2022）。自然殺手細胞可啟動細胞毒殺作用以清除受到病毒感染的自體細胞或突變的腫瘤細胞，在免疫系統扮演重要的免疫監測（Immunosurveillance）的重要功能，有研究指出嗎啡衍生物（Morphine、Methadone、Buprenorphine、Loperamide 等）會抑制人類自然殺手細胞毒殺作用，該作用可能與嗎啡結合至 Toll-Like Receptor（TLR）-4 及 Opioid receptors 等受器有關（Maher et al., 2019, 2020）。

5. 干擾後天免疫反應

後天免疫可包含體液免疫反應及細胞免疫反應，B 淋巴球與 T 淋巴球為重要執行後天免疫反應的細胞。抗體（Antibody）又稱為免疫球蛋白（Immunoglobulin, Ig），主要為抗原活化之專一性 B 淋巴球轉化成漿細胞（Plasma cell）所分泌，抗體生成作用也需要仰賴 T 淋巴球之間的專一性免疫活化的參與，該作用為 T 細胞依賴性抗體反應試驗（T-Cell-Dependent Antibody Response, TDAR），為評估後天免疫整體活化反應的重要評估指標。若化學物質會干擾 TDAR 的任何一個環節，都有可能降低抗原專一性抗體的產量。例如研究指出較高分子量的聚苯乙烯（Poly styrene sulfonate; Mw=35,000）可能藉由影響抗體的 μ 重鏈（Heavy chain）和 λ 輕鏈（Light chain）的組裝而降低漿細胞製造抗體的能力（Nagira et al., 1995）。Tofacitinib 為口服 Janus Kinase（JAK）的抑制劑為臨床用來治療類風濕關節炎的藥物，該藥品對於 JAK1 及 JAK3 具有很好的抑制效果，由於細胞激素（Cytokine）受器中的 Common gamma chain（γc）常與 JAK3 偶聯（Coupled）以進一步活化下游訊息調控來調節免疫細胞多樣的細胞反應，因此 JAK 訊息途徑的調控對於淋巴球細胞的發育與活化扮演重要的角色，研究指出 Tofacitinib 會抑制幼年實驗靈長類的 TDAR 反應，抑制抗原專一性 IgM 及 IgG 抗體的製造（Collinge et al., 2018）。細胞免疫反應（Cell-mediated immune responses）為 T 淋巴球媒介的重要後天免疫反應，也有一些物質主要可藉由影響 T 淋巴球相關的免疫作用而引起免疫系統的毒性。例如常見的免疫抑制劑 Mycophenolate mofetil，主要透過抑制鳥糞嘌呤核苷酸合成 de novo 路徑決定步驟中肌核苷單磷酸去氫酶（Inosine Monophosphate Dehydrogenase, IMPDH）酵素的活性，而抑制淋巴球複製增生反

應（Clonal expansion）。由於細胞複製增生（Proliferation）時，需要嘌呤重新合成以複製新的染色體，而包含 T 淋巴球及 B 淋巴球產生染色體嘌呤核苷酸合成多仰賴 de novo 途徑來供給，因此 Mycophenolate mofetil 可藉由抑制 T 淋巴球及 B 淋巴球的增生作用降低抗體的生成及免疫專一性 T 淋巴球的增生作用（Behrend, 2001）。

二、免疫刺激（Immunostimulation）與過敏反應（Immune Hypersensitivity）

為另外一種常見的免疫系統的不良反應，主要為化學物質誘導免疫功能增加的一種狀態。此與正常免疫系統的活化（Immunoactivation）仍有一些不同的地方，若提到免疫刺激通常為誘導不正常免疫反應的過度活化，比如增加組織的發炎現象或甚至進一步造成免疫系統的過敏反應（Immune hypersensitivity）。比如現在常見的奈米材料有許多文獻報導奈米顆粒會造成免疫刺激的現象（Zolnik et al., 2010）。由於免疫系統已知為奈米顆粒進入體內的重要標的器官，且奈米材質的物化特性與組成非常多樣性，有許多研究報告顯示其干擾免疫系統功能的作用機制與傳統化學品不同，因此奈米物質的免疫毒性作用有待更多的研究探討。

化學物質與藥物引起的免疫毒性之不良作用比較常見的為藥物引起的過敏反應，又稱為藥物過敏（Drug allergy; Drug hypersensitivity reactions），為免疫系統將藥物辨識成免疫原，而產生抗藥物的抗體（Anti-drug antibodies）或抗藥物 T 淋巴球活化（Anti-drug T cell activation）的現象，根據個體差異，藥物過敏的臨床症狀輕微的包含產生蕁麻疹、皮疹或發燒等，但是也有少數會產生嚴重的過敏反應如過敏性休克（Anaphylaxis）、毒性表皮溶解症（Toxic epidermal necrolysis）、史帝文強森症候群（Stevens-Johnson Syndrome）、藥物疹合併嗜伊紅血症及全身症狀等嚴重副作用。根據統計藥物過敏的發生比例大約占一般藥物產生之不良反應（Adverse drug reactions）的15%（Gomes & Demoly, 2005）。藥物引起的過敏反應依據症狀發生的時間又可以分成立即的過敏反應，一般可於給藥後 1-6 小時發生，其作用機轉包含免疫反應的誘導（Immediate hypersensitivity 為第一型過敏反應 Type I hypersensitivity 的活化，藉由產生抗藥物 IgE 誘導的肥大細胞去顆粒化，進而釋出發炎性媒介物而產生一連串的不良反應）或非免疫反應如藥物直接刺激肥大細胞的去顆粒作用、補體活化、改變細胞的代謝途徑等；另外若產生的不良反應為給藥後超過 6 個小時則屬於遲發性的過敏反應（Delayed-Type Hypersensitivity, DTH），此類過敏反應之作用機轉通常為誘發出第四型細胞媒介過敏反應的發生（Type IV or cell-mediated hypersensitivity），其媒介的免疫細胞包含辨認藥物的記憶性 T 細胞（Memory T cells）、單核球（Monocyte）或巨噬細胞（Macrophage）的活化及其他的白血球細胞如嗜中性球（Neutrophils）等，這類過敏反應的臨床症狀非常多樣，可能包含皮膚出現的不良反應遲

發性蕁麻疹（Delayed urticaria）、固定型藥疹（Fixed drug eruption）、血管炎（Vasculitis）、史帝文強森症候群、毒性表皮溶解症、及器官的發炎等包含肝炎（Hepatitis）、腎衰竭（Renal failure）、肺炎（Pneumonitis）、血球減少症等從輕微至嚴重的副作用（Dykewicz & Lam, 2020）。

參、免疫毒性的階段性測試方法（Tier Approaches of Immunotoxicity Testing）

　　一般藥物會造成免疫功能的抑制或干擾可能為下列兩種情況：（1）藥物本身的作用機轉旨在調節免疫功能以達到治療目的的藥物（例如預防器官移植排斥的免疫抑制劑），但因為過高的藥效作用而產生嚴重的免疫抑制反應；（2）藥物並非設計於影響免疫功能，但是可能因其導致細胞壞死、凋亡而影響免疫細胞，也可能同時存在共通的效應或藥物的作用受體於目標組織或免疫系統之細胞，因此引起免疫毒性的不良反應。因為藥物若具有免疫抑制的作用，會導致用藥者抵抗力下降而容易有感染症或抗腫瘤免疫力下降等，反之若藥物具有免疫刺激的毒性作用，可能會引起不同的過敏反應，甚至增加自體免疫疾病的機率。當藥物預期的使用族群為免疫功能較低的病人時，例如幼兒、年長者或者是用以治療免疫功能低下的疾病者，評估藥物對於免疫系統的影響則為重要的評估項目。根據 ICH S8 人用藥品的免疫毒性的評估法規，可了解執行免疫毒性評估的判斷標準與建議（EMA, 2005）。

　　在藥物開發的過程中，進入臨床試驗前需經過一系列的臨床前試驗，以確保藥物的安全性。藥物進入臨床一期試驗時需完成最大耐受劑量與短時間 14 天或 28 天重複劑量毒性試驗（Sub-acute toxicity study），在重複劑量毒性試驗執行過程中，可以初步由常規試驗項目的血液生化值的數據與組織病理診斷中觀察到藥物是否會對於血液細胞的組成、胸腺及脾臟細胞及淋巴結等結構的毒性影響，而觀察到藥物可能具有的免疫毒性作用。另外血液中的免疫球蛋白濃度的改變，亦可能是肝臟、腎臟或者免疫功能調節發生變化，亦可提供藥物可能具有影響免疫功能的證據；若實驗動物觀察到感染的增加、腫瘤發生率變高，亦為免疫功能下降的一個指標。此外，部分的小分子藥物因容易與細胞的蛋白質結合，這類物質於免疫學上又稱為半抗原（Hapten），而容易被免疫系統辨認後進一步產生抗藥物的免疫反應；而蛋白質藥物因為本來就是後天免疫反應主要辨識的抗原（Antigen），許多蛋白質藥物因重複給藥後容易誘發免疫系統的活化與記憶效應，而產生抗藥物的抗體或 T 淋巴球的活化等，而進一步誘導免疫的過敏反應或因抗藥物抗體的生成而下降藥物於身體內的有效濃度等，這類不良反應的評估可藉由偵測藥物本身是否為好的免疫反應誘發物質（免疫原性），例如生物體內會增加抗藥物抗體的生成量或給藥後出現 T 淋巴球過度增生等

反應，來評估藥物誘發免疫系統活化的程度。蛋白藥物的免疫原性評估方法可延伸參考美國食品藥物管理局的指引（FDA, 2014）。

在常規的急性或慢性毒性試驗中觀察到免疫器官的變化或可能具有免疫功能低下的臨床觀察時，則可進一步規劃免疫毒性的試驗來確認藥物對免疫系統的確切作用與影響機制。在階段測試第一階段可進行血液或脾臟白血球族群的淋巴細胞表型分析（Immunophenotyping），此為以特定的細胞表面抗原染色分析方法確認包含 CD4T 淋巴球、CD8T 淋巴球、CD11b 骨髓衍生白血球、CD11c 樹狀突細胞、B220B 淋巴球等重要的白血球亞群的族群比例的變化，此分析不涉及免疫細胞功能的測定，但是若藥物對於特定的族群有毒性作用時，則可觀察到原來恆定的白血球族群的異常變化，例如若藥物會引起系統性發炎的現象時，CD11b 骨髓衍生白血球族群比例常會隨之增加，此外若藥物會引起免疫細胞的凋亡時，淋巴球的族群則常觀察到下降。有研究指出，Immunophenotyping 的分析可預測出八成進入臨床試驗時觀察到的免疫毒性作用。

另外，後天免疫反應的功能性評估主要以 T 細胞依賴性抗體反應試驗（TDAR）來進行試驗，此方法主要以 T 細胞可辨識之抗原包含羊紅血球細胞（Sheep red blood cells）、Keyhole Limpet Hemocyanin（KLH）、卵白蛋白（Ovalbumin, OVA）等成分進行免疫，依據給藥的頻率與免疫於活體反應的時間，可於最少免疫後 1 週（7 天）、2 週（14 天）或 4 週（28 天）採集動物的血清，測定對免疫原反應的專一性抗體生成；例如若以 OVA 免疫後，可測定抗 OVA 的 IgM、抗 OVA 的 IgG 及抗 OVA 的 IgE 等，並進一步評估藥物處理組與藥物的溶媒對照組（Vehicle 控制組）動物產生之專一抗體的生成量的變化進行統計分析，確認藥物是否會影響 TDAR 的作用，例如大麻二酚（Cannabidiol）、含奈米鐵之 Resovist® 照影劑、及除蟲劑 Fipronil 具有影響 TDAR 的免疫毒性作用而需進一步評估後續臨床的應用性（Jan et al., 2007; Shen et al., 2011; Kuo et al., 2024）。在執行相關 TDAR 試驗時，除了測定抗體生成的變化外，亦可同時進行脾臟細胞的功能性測定，動物犧牲後製備初代脾臟免疫細胞給予特定的免疫刺激物於體外進行刺激（*Ex vivo* stimulation），在 OVA 免疫的小鼠可給予 OVA 刺激後測定細胞增生的反應（Lymphocyte clonal expansion proliferation）並測定細胞培養液中細胞激素的表現量，IL-2 為 T 淋巴球重要的生長因子，而 IL-4 與 IFN-gamma 則為不同 T 細胞亞群 T helper 1（Th1）/T helper 2（Th2）功能趨化與亞群成熟的指標性細胞激素，若藥物具有選擇性影響上述之重要細胞激素時，則能進一步確認對於免疫執行功能細胞的可能作用機制。

除了上述評估方法亦可使用 Delayed-Type Hypersensitivity（DTH）動物模式（Allen, 2013）來評估更為複雜的免疫毒性影響。如前段提及藥物過敏若超過 6 小時的遲發性過敏時，即為藥物增加 DTH 的過敏機制，利用這個評估方法可探討藥物如何加強 DTH 反應的免疫刺激反應（Naisbitt et al., 2020）；此外若藥物降低 DTH 反應，因為 DTH 涉及 Th1 免疫細胞與細胞媒介活化的多種白血球細胞功能，可進一步判定藥物可能藉由抑制 Th1 細胞

之功能而導致後續的免疫作用受到抑制。DTH 的評估可使用 OVA 免疫後，於活體的局部位置例如耳翼、腳掌再注射 OVA 進行免疫刺激（Challenge）後，待 24 小時候再量測局部組織腫脹的程度，來評估 DTH 反應的程度與受到藥物的影響方向包含增強該反應或下降該反應等（Liu et al., 2010; Wang et al., 2011; Shen et al., 2012）。

除了上述的評估項目外，自然殺手細胞的活性測試、巨噬細胞／嗜中性球功能分析法（Macrophage/Neutrophil functional assay）亦可評估藥物對於抗腫瘤免疫的毒性作用與橫跨先天與後天免疫的巨噬細胞的影響。由於免疫功能的調節非常複雜，涉及多種細胞的交互作用，因此免疫毒性之評估於第一階段多為使用活體的實驗動物來進行法規建議之免疫毒性測試評估項目。然而近幾年亦有持續開發因應不同的毒性評估點之作用機轉建立之動物替代試驗方式，例如化學物質引起之皮膚過敏反應，傳統為使用天竺鼠加佐劑最大化試驗（Guinea Pig Maximization Test, GPMT）、天竺鼠無佐劑過敏檢測法（Buehler Test, BT）或小鼠局部淋巴結細胞增殖分析法（Local Lymph Node Assay, LLNA）等動物體內試驗進行評估（Botham et al., 1991; Basketter & Gerberick, 2022），但因應毒理學作用機轉的研究導入健康危害途徑之概念（Adverse Outcome Pathway, AOP），依據不同的關鍵步驟開發多種動物取代之替代試驗，例如直接胜肽反應測定（Direct Peptide Reactivity Assay, DPRA）可以評估化學物質的半抗原特性、角質細胞及免疫細胞的活化測定試驗（ARE-Nrf2 luciferase test method–KeratinoSens™、Human Cell Line Activation Test, h-CLAT）來測定皮膚過敏角質細胞的活化與免疫辨識細胞活化的作用，進一步利用整合測試策略（Integrated Testing Strategy, ITS）整合上述試驗的結果以綜合評估化學物質是否具有誘導皮膚過敏的毒性作用（Organisation for Economic Cooperation and Development [OECD], 2023）。根據美國食品藥物管理局 2023 公告的藥品臨床前免疫毒性的評估指引（FDA, 2023）也補充一些研究方法包含免疫細胞激素的測定（可使用全血或周邊血液單核球於刺激物活化後測定藥物對於細胞分泌重要細胞激素的影響）、藥物對於補體依賴性或抗體依賴性免疫細胞媒介之細胞毒性作用的影響、測定血清中活化的補體片段或裂解產物的濃度、測定藥物對於 T 細胞活化增殖能力的作用、抗原呈現細胞的先天免疫活化狀態的改變（吞噬作用、細胞表現重要活化功能蛋白的變化）、肥大細胞或嗜鹼性細胞活化的測定等（World Health Organization [WHO], 2006）。

一般而言免疫系統會因應生理環境之需求，隨時調整執行免疫反應之不同細胞之功能活化與平衡狀態。當外來病原的危害情形獲得緩解時，會有正常的免疫調節機制將活化狀態的免疫反應調回基礎的恆定狀態。而上述的不良反應，通常是外來物質干擾免疫系統恆定狀態而使免疫功能朝向過度（包含增加過敏反應、發炎、過敏性休克 Anaphylaxis）或過低（骨髓抑制、胸腺抑制、降低對抗感染的能力、降低抗腫瘤的免疫作用）的毒性作用。然而若將免疫抑制或免疫刺激的特性應用於特定的疾病狀態下，反而可以進一步開發免疫調節（Immunomodulation）的藥物。比如若將引起免疫刺激的物質作為疫苗的佐劑或

抗腫瘤的輔助藥品，反而可以提升疫苗的免疫辨識作用或抗腫瘤的免疫反應；反之，若將具有免疫抑制的物質應用於自體免疫疾病、器官移植、過度的炎症反應、過敏性疾病等，反而可以降低因免疫系統過度活化而引起的一連串組織傷害，而減緩病徵。因此免疫毒理與免疫藥理常常是一線之隔，重要的是如何應用不同的評估方法讓我們了解這些小分子化合物如何作用於免疫系統及其調節免疫功能的作用機轉。

肆、結語

在藥物開發過程中，以上述法規可接受的試驗方法來評估藥物對於免疫系統潛在的直接或間接不良反應，仍是提供新藥臨床前毒理安全資料的重要環節。參考的評估原則與試驗方法可以 ICH S8 為重要的參考依據。在執行臨床前動物試驗或臨床試驗中觀察到藥物對於淋巴器官或組織出現影響重量或細胞結構組成時，可使用淋巴細胞表型分析及 T 細胞依賴性抗體反應試驗來進一步評估藥物的免疫毒性；此外，舉凡化學合成的小分子、小分子腫瘤藥物、生物製劑、寡核苷酸、基因治療／幹細胞產品、疫苗或藥物的脂質體新劑型的藥物，評估其是否具有免疫原性而容易引起免疫系統的過度活化，將也可以用於觀察藥物在臨床使用上是否會造成藥物過敏的不良反應，以提供為相關的作用機制探討，因此在評估藥物的免疫毒性需仰賴毒理學家與臨床用藥團隊的合作，始可解釋非臨床測試的數據到人類臨床試驗中可能出現的不良反應。有關更多不同的研究現況可進一步參考 Paul Baldrick 發表的回顧性文獻（Baldrick, 2019）。

除了藥物開發過程依據用藥對象、藥物活性成分的結構特徵，臨床前或臨床試驗中觀察到的免疫器官或功能影響時，需要評估藥品對於免疫系統的毒性作用，許多環境化學品對於免疫系統的干擾仍是人類健康風險評估的重要議題之一。因此世界衛生組織於國際化學品安全規劃署（International Programme on Chemical Safety, IPCS）下成立免疫毒理學和過敏性反應合作中心（WHO Collaborating Centre for Immunotoxicology and Allergic Hypersensitivity）來研究化學物質對免疫系統的不利影響，建立科學性評估化學物質引起之免疫毒性的原則和方法，協助制訂與改進免疫毒性風險評估的統一方法。該中心陸續發布了包含如何評估化學品誘導自體免疫的毒性作用，及奈米物質引起之免疫毒性作用的評估原則與方法（WHO, 2019），然而由於免疫毒性的作用非常複雜，且包含自體免疫毒性的評估方法仍缺乏好的動物模式或體外試驗平臺，因此該中心雖然發表許多有關奈米物質的免疫毒性評估方法、仍無法提供被廣泛驗證或接受之新的評估原則或工具，該中心已於 2019 年停止後續相關的研究工作，顯示迄今免疫毒理評估方法的建立與法規管理之修訂，仍有待更多研究結果的投入才能有新的局面。

參考文獻

財團法人醫藥品查驗中心（2024）。藥品潛在免疫毒性的非臨床試驗藥毒理評估指導原則（草案）。

陳成章（2008）。**免疫毒理學**。鄭州大學出版。

課壯生、趙振東（2011）。**免疫毒理學**。北京大學醫學出版社。

Allen, I. C. (2013). Delayed-type hypersensitivity models in mice. ***Methods Mol Biol, 1031***, 101-107. https://doi.org/10.1007/978-1-62703-481-4_13

Appay, V., & Rowland-Jones, S. L. (2001). RANTES: A versatile and controversial chemokine. ***Trends Immunol, 22***(2), 83-87. https://doi.org/10.1016/s1471-4906(00)01812-3

Baggiolini, M., Walz, A., & Kunkel, S. L. (1989). Neutrophil-activating peptide-1/interleukin 8, a novel cytokine that activates neutrophils. ***J Clin Invest, 84***(4), 1045-1049. https://doi.org/10.1172/JCI114265

Baldrick, P. (2019). Nonclinical immunotoxicity testing in the pharmaceutical world: The past, present, and future. ***Ther Innov Regul Sci, Aug 13***, 2168479019864555. https://doi.org/10.1177/2168479019864555

Basketter, D. A., & Gerberick, G. F. (2022). Skin sensitization testing: The ascendancy of non-Animal methods. ***Cosmetics, 9***(2), 38. https://doi.org/10.3390/cosmetics9020038

Behrend, M. (2001). Adverse gastrointestinal effects of mycophenolate mofetil. ***Drug Saf, 24***(9), 645-663. https://doi.org/10.2165/00002018-200124090-00002

Bhat, T. A., Kalathil, S. G., Goniewicz, M. L., Hutson, A., & Thanavala, Y. (2023). Not all vaping is the same: Differential pulmonary effects of vaping cannabidiol versus nicotine. ***Thorax, 78***(9), 922-932. https://doi.org/10.1136/thorax-2022-218743

Botham, P. A., Basketter, D. A., Maurer, T., Mueller, D., Potokar, M., & Bontinck, W. J. (1991). Skin sensitization—A critical review of predictive test methods in animals and man. ***Food Chem Toxicol, 29***(4), 275-286. https://doi.org/10.1016/0278-6915(91)90025-3

Collinge, M., Ball, D. J., Bowman, C. J., Nilson, A. L., Radi, Z. A., & Vogel, W. M. (2018). Immunologic effects of chronic administration of tofacitinib, a Janus kinase inhibitor, in cynomolgus monkeys and rats—Comparison of juvenile and adult responses. ***Regul Toxicol Pharmacol, 94***, 306-322. https://doi.org/10.1016/j.yrtph.2018.02.006

Dykewicz, M. S., & Lam, J. K. (2020). Drug hypersensitivity reactions. ***Med Clin North Am, 104***(1), 109-128. https://doi.org/10.1016/j.mcna.2019.09.003

European Medicines Agency [EMA] (2005). ICH S8 Immunotoxicity studies for human pharmaceuticals - Scientific guideline | European Medicines Agency. https://www.ema.europa.eu/en/ich-s8-immunotoxicity-studies-human-pharmaceuticals-scientific-guideline. Accessed 4 Feb 2024

Gomes, E. R., & Demoly, P. (2005). Epidemiology of hypersensitivity drug reactions. ***Curr Opin Allergy Clin Immunol, 5***(4), 309-316. https://doi.org/10.1097/01.

all.0000173785.81024.33

Jan, T. R., Su, S. T., Wu, H. Y., & Liao, M. H. (2007). Suppressive effects of cannabidiol on antigen-specific antibody production and functional activity of splenocytes in ovalbumin-sensitized BALB/c mice. *Int Immunopharmacol, 7*(6), 773-780. https://doi.org/10.1016/j.intimp.2007.01.015

Kuo, J. F., Cheng, Y. H., Tung, C. W., & Wang, C. C. (2024). Fipronil disturbs the antigen-specific immune responses and GABAergic gene expression in the ovalbumin-immunized BALB/c mice. *BMC Vet Res, 20*(1), 30. https://doi.org/10.1186/s12917-024-03878-3

Liu, D., Hu, C., Huang, C., Wey, S., & Jan, T. (2010). Cannabidiol attenuates delayed-type hypersensitivity reactions via suppressing T-cell and macrophage reactivity. *Acta Pharmacol Sin, 31*(12), 1611-1617. https://doi.org/10.1038/aps.2010.155

Loike, J. D., Shabtai, D. Y., Neuhut, R., Malitzky, S., Lu, E., Huswmann, J., Goldberg, I. J., & Silverdtein, S. C. (2004). Statin inhibition of Fc receptor-mediated phagocytosis by macrophages is modulated by cell activation and cholesterol. *Arterioscler Thromb Vasc Biol, 24*(11), 2051-2056. https://doi.org/10.1161/01.ATV.0000143858.15909.29

Maher, D. P., Walia, D., & Heller, N. M. (2019). Suppression of human natural killer cells by different classes of opioids. *Anesth Analg, 128*(5), 1013-1021. https://doi.org/10.1213/ANE.0000000000004058

Maher, D. P., Walia, D., & Heller, N. M. (2020). Morphine decreases the function of primary human natural killer cells by both TLR4 and opioid receptor signaling. *Brain Behav Immun, 83*, 298-302. https://doi.org/10.1016/j.bbi.2019.10.011

Martin, E. M., Clapp, P. W., Rebuli, M. E., Pawlak, E. A., Glista-Baker, E., Benowitz, N. L., Fry, R. C., & Jaspers, I. (2016). E-cigarette use results in suppression of immune and inflammatory-response genes in nasal epithelial cells similar to cigarette smoke. *Am J Physiol Lung Cell Mol Physiol, 311*(1), L135-144. https://doi.org/10.1152/ajplung.00170.2016

Nagira, K., Hayashida, M., Shiga, M., Sasamoto, K., Kina, K., Osada, K., Sugahara, T., Hara, T., Yamaoto, Y., & Murakami, H. (1995). Effects of sodium poly(styrene sulfonate) on antibody production and cell growth of HB4C5 hybridoma cells. *Polym J, 27*(7), 719-727. https://doi.org/10.1295/polymj.27.719

Naisbitt, D. J., Olsson-Brown, A., Gibson, A., Meng, X., Ogese, M. O., Tailor, A., & Thomson, P. (2020). Immune dysregulation increases the incidence of delayed-type drug hypersensitivity reactions. *Allergy, 75*(4), 781-797. https://doi.org/10.1111/all.14127

Organisation for Economic Cooperation and Development [OECD] (2023). Guideline No. 497: Defined approaches on skin sensitisation. https://doi.org/10.1787/b92879a4-en

Rebuli, M. E., Glista-Baker, E., Hoffman, J. R., Duffney, P. F., Robinette, C., Speen, A. M., Pawlak, E. A., Dhingra, R., Noah, T. L., & Jaspers, I. (2021). Electronic-cigarette use alters nasal mucosal immune response to live-attenuated influenza virus. A clinical trial.

Am J Respir Cell Mol Biol, 64(1), 126-137. https://doi.org/10.1165/rcmb.2020-0164OC

Shen, C. C., Wang, C. C., Liao, M. H., & Jan, T. R. (2011). A single exposure to iron oxide nanoparticles attenuates antigen-specific antibody production and T-cell reactivity in ovalbumin-sensitized BALB/c mice. *Int J Nanomedicine, 6*, 1229-1235. https://doi.org/10.2147/IJN.S21019

Shen, C. C., Liang, H. J., Wang, C. C., Liao, M. H., & Jan, T. R. (2012). Iron oxide nanoparticles suppressed T helper 1 cell-mediated immunity in a murine model of delayed-type hypersensitivity. *Int J Nanomedicine, 7*, 2729-2737. https://doi.org/10.2147/IJN.S31054

Tajbakhsh, A., Gheibihayat, S. M., Askari, H., Savardashtaki, A., Pirro, M., Johnston, T. P., & Sahebkar, A. (2022). Statin-regulated phagocytosis and efferocytosis in physiological and pathological conditions. *Pharmacol Ther, 238*, 108282. https://doi.org/10.1016/j.pharmthera.2022.108282

U.S. Food and Drug Administration [FDA] (2014). *Guidance for Industry: Immunogenicity Assessment for Therapeutic Protein Products*.

U.S. Food and Drug Administration [FDA] (2023). *Guidance for Industry: Nonclinical Evaluation of the Immunotoxic Potential of Pharmaceuticals*.

Wang, C. C., Lin, H. L., Wey, S. P., & Jan, T. R. (2011). Areca-nut extract modulates antigen-specific immunity and augments inflammation in ovalbumin-sensitized mice. *Immunopharmacol Immunotoxicol, 33*(2), 315-322. https://doi.org/10.3109/08923973.2010.507208

World Health Organization [WHO] (2006). *Principles and methods for assessing autoimmunity associated with exposure to chemicals* (Environmental Health Criteria 236).

World Health Organization [WHO] (2019). *Principles and methods to assess the risk of immunotoxicity associated with exposure to nanomaterials* (Environmental Health Criteria 244).

Zolnik, B. S., González-Fernández, A., Sadrieh, N., & Dobrovolskaia, M. A. (2010). Nanoparticles and the Immune System. *Endocrinology, 151*(2), 458-465. https://doi.org/10.1210/en.2009-1082

Ch.11
藥物對神經系統的毒性作用

作者｜李志恒

摘　要

　　神經網路分成中樞及周圍神經系統，神經元和膠質細胞是主要的構成單位。這個聯絡網路在動物體的各部位間傳遞訊息並進行適當反應，如果受到外來毒物或藥物傷害，可能造成嚴重的疾病，甚至致死。據估計，全世界每年有數百萬人暴露於已知的神經毒物，但由層出不窮的神經性疾病事件來看，這個令人擔憂的事實可能是低估的。惟相較於環境中未知來源或摻假的神經毒物，合法上市的藥品係經過神經毒性試驗確定其安全性，如遵醫囑在正常的使用劑量與頻率內，理應是安全的。因此，就毒理學的毒性探究相關原則而言，本章所探討的藥物神經毒性，係指在所引用的個別研究的條件下（如特定劑量、個別條件、或動物實驗中）所產生之神經影響。依照主要的毒性機制，分成：(1)神經元病變、(2)軸突病變、(3)髓鞘病變、(4)神經傳導相關毒性，和(5)神經膠質細胞毒性等五個部分加以探討，並介紹幾個具有神經毒性的代表性藥物及其作用機制，最後介紹神經毒性的評價方法。

關鍵字：藥物、神經毒理學、神經傳導物質、神經元病變、軸突病變、髓鞘病變、神經傳導相關毒性、神經系統損傷評價

壹、前言

　　神經系統（Nervous System, NS）主要由神經元（Neuron）和膠質細胞（Neuro-glial cells）構成，所形成的網路在個體的各部位間傳遞訊息，是動物體最重要的中樞聯絡與調節系統，能測知環境的變化，和內分泌系統一起因應環境的變化，進行相對適當的反應來保護自己。NS 經由控制著肌肉的活動，協調各個組織和器官，建立和接受外來訊息，並進行協調。NS 也是人類的思維、認知、情感等有意識活動的基礎，如果受到外來物質的傷害，常會造成許多嚴重的後果，研究外來毒物或藥物對 NS 的結構與功能造成有害作用及其機制的科學稱為神經毒理學（Neurotoxicology）。本章專注於藥物對神經系統造成的毒性作用，並探討其不良效應的特徵、損傷的類型與機制，以及如何進行預防和治療。

　　早期人類對神經毒物的認知主要來自天然物質，例如箭毒（Poison arrows）、眼鏡蛇毒、鴉片、曼陀羅、鉛等（Wexler, 2015; Moser et al., 2019）。在工業革命之後，隨著大量化學物質被合成及製造，環境中的化學物質越來越多，具有神經毒性的物質也逐漸被發現，例如有機磷、有機氯、有機錫、有機汞、有機溶劑，乃至於現在的新興影響精神物質（又稱新興毒品）（李志恒，2021）。在過去的 20 世紀，化學物質造成人類（及其他動物）神經系統損傷的重大事件層出不窮，例如 1950 年代在日本熊本縣水俣市附近發生的水俣病（Minamata disease），當地居民及貓狗攝食被有機汞汙染的魚貝類導致神經系統中毒，是大家所熟知的工業汙染環境事件（Ministry of Environment, 2002）；又如 1930 年發生於美國禁酒令時期的三鄰甲苯磷酸脂（Tri-Ortho-Cresyl Phosphate, TOCP）中毒事件，當時所有酒精飲料都被取締，但根據美國憲法第十八修正案，生薑萃取物（Ginger Extract）在美國藥典中被列為治療「各種疾病」的藥物，故雖含有高濃度（70-80%）的酒精，卻以緩解消化不良、噁心和頭痛為由，用藥品名義在藥局中販售，成為酒類的主要替代品。其中，牙買加生薑萃取物（Jamaican ginger extract）被製造商在稱為 Ginger Jake（或牙買加「Jake」）的產品中摻加 Lindol（一種主要由 TOCP 組成的化合物），導致多達十萬人中毒，五千人癱瘓。使用 Ginger Jake 狂歡作樂（Binge）者因腿部麻木而出現高度不規則的步態，即所謂的「Jake walk」，最終導致手腕和腳部癱瘓（Jake leg），造成「有機磷酸鹽誘發的遲發性神經病變（Organophosphate-Induced Delayed Neuropathy, OPIDN）」，TOCP 中毒是一種神經系統退行性綜合症，特徵是脊髓和周圍神經系統中的遠端軸突病變、共濟失調和神經元變性（Yang et al., 2019; Fortin, 2020; Woolf, 2022）。

　　據估計，全世界每年有數百萬人暴露於已知的神經毒物，但由層出不窮的神經性疾病事件來看，這個令人擔憂的事實可能還是低估的（U.S. Environmental Protection Agency [EPA]，1994）。此外，更大的隱憂是我們對許多可能具有神經毒性作用的化學品認知不完整，其中包括許多毒物可能具有未知神經功能障礙的問題，以及慢性低劑量的暴露後產生神經毒性。不過相較於環境中未知汙染來源或摻假的毒物所造成的神經毒性事件，合法上

市的藥品在開發過程中,包括神經毒性在內的藥物安全性被法規要求確認,因此上市時業已經過安全性評價,一般而言,於醫師診療與藥師調劑下,已有一定程度之安全性保障。但如同前述,藥品仍可能存在現今科技或相關研究尚無法完全確認或未預期的神經毒性。

貳、神經系統的生理及結構特徵與藥物神經毒性的相關性

一、神經系統生理與結構概述

NS 主要由神經組織所構成,神經組織主要包括神經元和神經膠質細胞,神經元是神經組織的結構和功能單位,具有接受刺激、傳導衝動和整合訊息的能力,神經膠質細胞則提供支持、新陳代謝及修復神經元損傷等機能。神經元通常由三部分:細胞體(Soma)、一個或多個樹狀突(Dendrite)和軸突(Axon)組成,神經元之間的樹狀突互相連接,形成複雜的神經網路,以調節身體的各種活動。神經元的細胞體存在大腦和小腦的皮質(灰質)、腦幹和脊髓的灰質以及神經節內,髓鞘包裹的軸突組成大腦的白質。灰質主要由細胞體、神經膠質細胞及血管構成,大腦和小腦的灰質位於外層皮質,脊髓則恰相反在內層。

脊椎動物的 NS 可分為中樞神經系統(Central Nervous System, CNS)及周圍神經系統(Peripheral Nervous System, PNS)。CNS 包括腦及脊髓,PNS 主要由長神經纖維或軸突組成,連接中樞神經系統及身體各部位。CNS 的功用是在身體各部位之間傳送訊息及接收回饋。PNS 可分為體神經系統和自律神經系統。體神經系統處理隨意運動,自律神經系統處理不隨意願的自主動作,又可分為交感神經、副交感神經及腸神經系統;交感神經是在緊急情形時啟動,副交感神經是在器官呈休息狀態時啟動,腸神經系統則控制消化道。

二、神經衝動與訊息傳導

依照神經元的作用,可以將其分為感覺神經元(傳入神經元 Afferent neurons)、運動神經元(傳出神經元 Efferent neurons)和聯絡神經元(中間神經元 Interneuron)。在結構上,從腦部發出的神經稱為腦神經,而從脊髓發出的神經稱為脊神經。神經元的特殊構造,可以快速且準確地傳送信號給其他細胞,傳送的是電化學訊息。在神經系統中,神經元間藉由突觸(Synapse)聯結,當神經元發生電衝動時,會由突觸釋放神經傳導物質(Neurotransmitter, NT)。因此,神經元之間透過電訊號與化學訊息的相互溝通,形成神經

通路及神經網絡，控制了生物體的感知及其行為。傳遞神經衝動到突觸的神經元稱為突觸前神經元（Presynaptic neuron），接受從突觸傳來神經衝動訊息的神經元稱為突觸後神經元（Postsynaptic neuron）。簡言之，突觸前的神經細胞，會釋放各種神經傳導物質，來活化突觸後的細胞產生動作電位並傳遞訊號。

神經元的細胞膜為可興奮性的膜（Excitable membrane），具有離子通道與化學物質的受器，能將環境中的刺激轉變為神經衝動，透過神經纖維傳導出去，神經系統傳遞訊息是一種電與化學的模式，主要經由電位差的變化來進行。神經元接受刺激後，細胞膜由靜止電位（Resting potential，–70mV）開始去極化（Depolarization），膜上的鈉離子通道會部分打開，使少量鈉離子流入膜內，當到達臨界的閾電位（Threshold）時，膜上的鈉離子通道會短暫地大量打開，使膜外的鈉離子迅速大量流入膜內，膜內的極性急遽減少，呈現膜內為正，膜外為負的反極化現象，這個過程稱為去極化，並經由此過程產生動作電位（Action potential）。若去極化的作用無法使膜電位到達臨界的閾電位，則不會再有後續鈉離子通道短暫大量打開的反應，即不產生動作電位，膜電位會隨後恢復至靜止電位，這種現象稱為全或無定律（All-or-none law）。膜電位達到動作電位的峰值時，鈉離子通道會突然關閉，而鉀離子通道會開啟，使膜內的鉀離子外流，而且此時鈉泵（Sodium pump）活動也會增強，將膜內的鈉離子排出，膜內恢復原先的離子濃度梯度，重新建立靜止電位，此過程稱為再極化（Repolarization）。

神經傳導物質從突觸囊泡釋放到突觸間隙中，然後與標的細胞上的神經傳導物質受體相互作用。神經傳導物質對標的細胞的影響由其結合的受體決定。許多神經傳導物質是由簡單而多量的前驅物（如氨基酸）合成，這些前驅物很容易獲得，通常需要幾個簡單的生物合成步驟轉化。神經傳導物質對於複雜神經系統的功能至關重要。人類中特異性的神經傳導物質目前確定者已經超過100種。神經傳導物質可以分成小分子和胜肽兩大類，神經元通常只會合成和釋放一種類型的小分子神經傳導物質，但可以合成和釋放多種神經胜肽。

（一）小分子神經傳導物質（Small Molecule Neurotransmitter, SMN）

SMN在突觸前末梢被合成並包裝成囊泡（Vesicle），每種SMN都有一個限速步驟，用於控制合成速率。SMN又可分為三類：

（1）胺基酸傳導物質（Amino Acid Transmitters）

可分為興奮性及抑制性，具興奮性者如：穀胺酸（Glutamic acid）和天門冬胺酸（Aspartic acid），抑制性者如：甘胺酸（Glycine）和γ-胺基丁酸（GABA，是Glutamic acid的代謝產物，但不用於體內的蛋白質合成）。興奮性神經傳導物質激發其他大腦細胞發出指令，抑制性神經傳導物質則停止動作電位，幫助大腦結束動作。

（2）生物胺（又稱單胺）傳導物質（Biogenic Amine or Monoamine Transmitters）

包括血清素（Serotonin）、組胺（Histamine）和兒茶酚胺（Catecholamines）。兒茶酚胺又包括多巴胺（Dopamine）、去甲腎上腺素（Norepinephrine）和腎上腺素（Epinephrine）。多巴胺會造成暫時的愉悅感或快感，和大腦的酬賞機制與成癮有重要關係；血清素在大腦中影響著情緒與記憶、調節體內的生理時鐘。

（3）膽鹼類

乙醯膽鹼（Acetylcholine）從神經元釋放後，與肌肉纖維上的受體結合，觸發肌肉纖維中的動作電位，讓肌肉收縮。

（二）神經胜肽傳導物質（Neuropeptide 或 Peptide Transmitter, NP）

NP 是小的胜肽，已知的作用廣泛，包括從情緒到疼痛感知的影響。與 SMN 不同，NP 在細胞體合成並通過快速軸突運輸到軸突末梢。像其他蛋白質一樣，NP 是由 mRNA 轉譯成胺基酸組成的胜肽鏈。在大多數情況下，一種稱為前肽的較大前體分子被轉譯成粗糙內質網中的原始氨基酸序列。前肽被進一步加工到前肽階段。最終神經胜肽的剩餘加工和包裝到囊泡中，發生在高爾基體（Golgi）中。胜肽被包裝成囊泡，這些囊泡比儲存小分子遞質的囊泡大得多。然後，這些大囊泡必須從胞體移動到軸突末端。

三、神經系統的特殊生理結構功能與易受神經毒性物質損傷的相關性

NS 與其他器官系統相較，有其獨特的結構、功能和作用，這些特徵使其對特定的毒性物質具有獨特的脆弱性（Moser et al., 2019）：

（一）血腦屏障影響毒藥物進入神經系統的能力與毒性

血液和大腦之間存在著「血腦屏障（Blood-Brain Barrier, BBB）」。大部分的大腦、脊髓、視網膜和周圍神經系統與血液維持這一屏障，其選擇性類似於細胞和細胞外空間之間的介面。BBB 的主要基礎被認為是大腦微血管系統中特殊化的內皮細胞。除了與血液的這個介面外，大腦、脊髓和周圍神經還完全覆蓋著連續的特化細胞襯裡，限制分子從鄰近組織進入。NS 中內皮細胞的獨特特性之一是細胞之間存在緊密連接（Tight junctions），能阻止大分子物質通過細胞間隙。因此，分子必須穿過內皮細胞的膜，而不是像在其他組織中那樣穿過內皮細胞之間的膜。BBB 還包含轉運蛋白（Transporters），將一些滲透進入內皮細胞的外源性物質運輸回血液中。如果不主動運輸到大腦中，有毒物質的滲透很大程度上與它們的脂溶性有關，例如嗎啡脂溶性較低，若將嗎啡與無水醋酸反應形成二乙醯嗎啡（Diacetylmorphine，即海洛因），因脂溶性增加較容易通過 BBB，於腦中再分解成嗎啡，止痛作用增強，但成癮性與毒性亦增加。相類似的，巴比妥（Barbiturate）為安眠鎮靜藥

品,脂溶性不高,故進入腦組織慢,經過化學修飾其結構,如戊巴比妥(Pentobarbital)、異戊巴比妥(Amobarbital)、西可巴比妥(Secobarbital),脂溶性增加,作用較快,但也因此常被濫用,如 Secobarbital(俗稱紅中),Amobarbital(俗稱青發),目前均已被列為第三級管制藥品與毒品(李志恒,2014)。

　　BBB 的屏障作用有些例外情況,在成熟的 NS、脊髓和自主神經節以及大腦內的少數其他部位(稱為腦室周圍器官 Circumventricular organ)沒有專門的內皮緊密連接,也不受血液組織屏障的保護,而是由幾層重疊的星形膠質細胞足突(Astrocytic foot processes)所提供的不緊密屏障。事實上,正是這種細胞解剖結構使得腦室周圍器官的內分泌調節成分能夠感知血液激素水平的變化並做出相應的反應。BBB 的這種不連續性屏障,也允許一些藥物或毒物(例如抗癌藥物阿黴素 Doxorubicin)進入感覺神經節(Sensory ganglia),這是該毒物對神經節神經元選擇性神經毒性的基礎(Spencer,2000)。BBB 在出生時不完全發育,在早產兒中甚至更不發達,這使早產兒容易受到藥物或毒物(如游離膽紅素 Bilirubin 或消毒殺菌劑六氯酚 Hexachlorophene)造成腦損傷。

(二)中樞神經的高氧量與高能量需求造成其對部分毒藥物的易受傷害

　　神經元和心肌細胞都具有電脈衝傳導的特性,它們對有氧呼吸的關鍵依賴性是由於需要維持和重複重建離子梯度相關的高代謝需求。膜去極化和再極化發生的頻率如此之高,致使這些細胞即使在靜止狀態下,也必須能夠產生大量的高能磷酸鹽(如 ATP)。在缺乏能量儲備的情況下,對持續能量來源的依賴使神經元處於脆弱的位置。成人腦重量只占體重的 2.5%,但腦的供血量占全身供血量的 15%,腦的耗氧量占全身耗氧量的 20%,為了滿足高氧量與高能量需求,大腦利用有氧糖解作用(Aerobic glycolysis),因此,即便是短暫的氧氣或葡萄糖供應中斷,大腦也非常敏感。暴露於抑制有氧呼吸的有毒物質(例如氰化物)或產生缺氧的條件(例如一氧化碳中毒)會導致心肌和神經元功能障礙的早期跡象。

　　3-硝基丙酸(3-Nitropropionic Acid, 3-NP)是一種天然存在的黴菌毒素,已知存在於被色孢子節菱孢菌屬黴菌(*Arthrinium genus*)汙染過的甘蔗或椰子水(Birkelund et al., 2021),為不可逆的琥珀酸脫氫酶抑制劑(Irreversible inhibitor of succinate dehydrogenase),可耗竭大腦皮質的 ATP,並與因攝入汙染食物的牲畜和人類產生運動障礙有關(Ludolph et al., 1991; Ludolph et al., 1992)。

(三)神經元的蛋白質合成與軸突運輸(Axonal Transport)特殊結構

　　在 NS 中,脈衝在遠距離內進行快速傳送,並以協調的方式向器官提供有關環境的信息,從而在特定地點進行有組織的反應。然而,如此複雜的網路對 NS 而言是一大挑戰:

　　(1)神經元細胞不是球形的,直徑只有幾微米,但其長度可能超過 1 米,超過大

多數其他細胞的 200,000 倍；

（2）軸突沒有合成蛋白質功能，蛋白質的合成，包括合成小分子神經傳導物質（SMN）所需要的酶，以及神經胜肽傳導物質（NP）的各種胜肽，主要是在神經元細胞體的尼斯小體（Nissl body，經由對 DNA／RNA 的組織學染色觀察，為一種帶有核醣體粗糙型內質網大型顆粒）進行，再經由軸突運輸。NP 合成後先包裝於囊泡中，運輸到突觸前末梢，動作電位產生時再被釋放到突觸間隙中。細胞器、囊泡和蛋白質可以透過快速順行運輸（Anterograde transport）從細胞體移動到軸突末端，或者透過逆行運輸（Retrograde transport）從軸突末端移動到細胞體。順行運輸可以是快速的，也可以是慢的。

神經元依賴細胞體合成蛋白質，然後透過軸突運輸過程將產物運輸到適當的位點，因此在距離細胞體合成位點很遠的地方組裝細胞骨架（Cytoskeleton）是一個巨大的挑戰。軸突運輸已知有幾個主要組成元件（Component）：

（1）快速軸突運輸（Fast axonal transport）由最快的元件執行，可攜帶大量蛋白質，其中許多蛋白質並與囊泡結合。這種運輸過程需要 ATP 的能量，可以達到 400 mm/天的速率，並且需要微小管（Microtubule）相關的 ATP 酶（ATPase）活性和運動蛋白（Motor proteins）。運動蛋白包括驅動蛋白（Kinesin）和動力蛋白（Dynein），作為載體，以微小管為軌道、囊泡為貨物，利用微小管相關 ATP 酶形式之機械力，提供運輸的介面。囊泡透過驅動蛋白以順行方向、透過動力蛋白以逆行方向快速運輸。

（2）包括粒線體在內的一些胞器的運輸，是軸突運輸的中間組成元件（Intermediate component），以 50mm/天的速度移動，顯然與胞器的持續置換有關。

（3）軸突運輸中最慢的元件代表細胞骨架本身的運動。細胞骨架的結構元件組成，包括由微小管蛋白次單位（Tubulin subunit）結合形成的微小管和由 3 個神經絲蛋白次單位結合形成的神經絲（Neurofilaments）。神經絲和微小管以大約 1 mm/天的速率移動，構成 SCa 的大部分，SCa 是軸突運輸中移動最慢的組成元件。其次單位結構顯然依靠核苷三磷酸（Nucleoside triphosphates）、激酶（Kinase）和磷酸酶（Phosphatase）在作用過程中移動和重組。SCb 僅以 2-4 mm/天的稍快速度順行方向移動。SCb 中包括幾種結構蛋白，例如微絲 Microfilaments（肌動蛋白 Actin）和幾種微絲相關蛋白（M2 蛋白和 Fodrin），以及網格蛋白（Clathrin）和許多可溶性蛋白質。

蛋白質由細胞體合成，透過軸突運輸的各種組成元件轉運至適當位置，是神經元為遠端軸突提供功能性和結構蛋白的機制。一些囊泡也向逆行方向移動，併為細胞體提供有關遠端軸突狀態的訊息。任何影響神經元蛋白質合成與軸突運輸的因素，均有可能影響神經傳導功能，嚴重時造成神經毒性。

軸突若被切斷或受毒藥物所損傷，此時神經元的細胞體也對軸突的斷裂或退化做

出反應,光學顯微鏡下,細胞體的中央部分尼斯小體會暫時消失,但邊緣處仍然可以看到尼斯小體,即所謂的中央色質溶解(Central chromatolysis)現象,由於發生原因通常是軸突斷裂或退化,而逆回來影響細胞體,因此又稱為逆行性色質溶解(Retrograde chromatolysis)。

(四)髓鞘(Myelin Sheath)

CNS 和 PNS 的髓鞘分別由寡突膠質細胞(Oligodendrocyte or Oligodendroglia)和許旺細胞(Schwann cell)形成。有髓神經纖維(Myelinated fiber)的外部包有髓鞘,髓鞘構造會呈現出有規則的節段,節段間隙稱為蘭氏結(Node of Ranvier)。髓鞘具有滋養、保護軸突功能,並具有絕緣作用,形成特別的跳躍式傳遞,讓神經衝動傳導速度加快(較無髓鞘的纖維快 50 倍左右)。

當神經細胞上的髓鞘受損時,電傳導訊息會減慢或停止。在有些自體免疫疾病,錯認髓鞘為外來物質時,身體的免疫系統會產生炎症物質,破壞髓鞘並最終殺死製造髓鞘的細胞(寡突膠質細胞和許旺細胞)。髓鞘的破壞稱為脫髓鞘(Demyelination)。有案例報告,髓鞘可能被抗結核病藥中的乙胺丁醇(Ethambutol)破壞,造成視神經炎(Optic neuritis)甚或不可逆的視覺喪失。英國經全國性調查後,建議在結核病治療前和治療期間,需要為服用推薦劑量的乙胺丁醇患者制定明確的視力測試指南,並採用務實的視覺評估方法,以減少執業中的差異(Lim, 2006; MacVinish et al., 2024)。

參、藥物造成神經系統損傷的機制與類型

儘管已知大量化合物會導致神經毒性,但所有這些有毒物質都具有某些共同的特徵,亦即其對神經元的選擇性毒性,很可能是由於神經元的特殊脆弱性所造成。所以神經組織和神經元的某些獨特特徵使其面臨特定類型毒物侵害的風險,如同前述,這些特徵包括:脂溶性物質較易通過 BBB、高代謝率(因此需要高氧量及高能量)、由細胞體支援的蛋白質合成及長距離的運輸過程,以及快速去極化和毀極化的可興奮膜。由於許多神經毒性化合物在細胞體的位點起作用,當在 PNS 或 CNS 中發現大量的軸突和髓磷脂丟失時,第一個問題是神經元細胞體本身是否已被破壞。神經元的最初損傷之後是細胞凋亡或壞死,神經元的減少(Loss)基本上是不可逆的,導致神經元的永久性損失。

神經毒物通常作用於四個標的之一:神經元、軸突、髓鞘細胞或神經傳導物質系統。因此,具有神經毒性的藥物可能會導致神經元病變、軸突病變、髓鞘病變或神經傳導物質相關毒性(Moser et al., 2019)。須注意的是,許多神經毒物對神經系統並非只有一個作用標的,所以其作用機制或許是多重的。

一、依照藥物對 NS 標的之傷害分類

（一）神經元病變（Neuronopathies）

　　當神經元細胞體受到致命傷害時，它會在過程中退化，這個過程稱為神經元病變（Neuronopathy）。其特徵是細胞體及其所有過程的損失，沒有再生的潛力。然而，當損傷在軸突的層次時，軸突可能會退化，而神經元細胞體繼續存活，這種情況被稱為軸突病變（Axonopathy），隨著軸突殘端發芽和再生，有可能從毒性損傷中再生和恢復。

　　導致神經元病變的藥物可以用阿黴素（Doxorubicin; Adriamycin）為例說明。阿黴素是癌症化療中最有效的抗有絲分裂藥物（Antimitotics）之一，阿黴素的抗腫瘤特性源於其嵌入 DNA groove 的能力，從而干擾轉錄。阿黴素的其他重要作用機制包括其與拓撲異構酶 II（Topoisomerase II）的相互作用，和透過各種氧化酶、還原酶和脫氫酶進行酶促電子還原產生活性氧（ROS）。上述的機制可能也會造成神經細胞傷害，而與藥品造成的認知功能障礙有關（Kamińska & Cudnoch-Jędrzejewska, 2023）。相較於 CNS 有血腦屏障保護，阿黴素更易會損傷 PNS 的神經元，特別是感覺神經背根神經節和自主神經節的神經元。阿黴素對於心臟交感神經的毒性也被認為可能與其直接心細胞毒性共同，造成了阿黴素惡名昭彰心衰竭和心律不整的心臟毒性。可能導致神經元病變的毒藥物如表 11-1。

表 11-1　可能造成神與神經元病變相關的毒藥物、其毒性作用機制及神經毒性徵候

藥物	毒性作用機制	神經毒性徵候	參考文獻
氯黴素（Chloramphenicol）	視網膜神經元喪失（Neuronal loss of retina）、周圍神經軸突退化（Axonal degeneration of PNS）	長期（數月）及高劑量使用：視神經炎（Optical neuritis）、周圍神經病變（Peripheral neuropathy）	Spencer & Schaumburg, 2000; Wiesman & Feldman, 2003; Wong et al., 2013
阿黴素（Doxorubicin, Adriamycin）	阿黴素通過 BBB 的滲透性較差，使毒性作用主要呈現於感覺及自主神經的神經元。背根神經節細胞退化（Degeneration of dorsal root ganglion cells）、周圍神經軸突退化（Axonal degeneration of PNS）	在成年患者的臨床前和臨床研究中發現，大腦和周圍神經系統會產生認知障礙和解剖學的變化；在實驗動物有進行性的共濟失調現象（Progressive ataxia）	Kamińska & Cudnoch-Jędrzejewska, 2023; Spencer, 2000

藥物	毒性作用機制	神經毒性徵候	參考文獻
酒精、乙醇（Ethanol）	乙醇對 CNS 的傷害機制尚未完全了解，但神經發炎、氧化性壓力，及神經傳導物質系統紊亂可能扮演重要角色。若產前暴露，可能形成小腦症（Microcephaly）、腦部畸形（Cerebral malformation）	慢性乙醇毒性：對 CNS 的主要影響是焦慮、抑鬱、運動障礙和認知障礙 產前暴露：智能障礙，胎兒聽力缺損	Fernandes et al., 2017; Graham & Lantos, 1997; Spencer & Schaumburg, 2000
甲醇（Methanol）	殼核壞死（Necrosis of putamen）、視網膜神經節細胞退化（Degeneration of retinal ganglion cells）	頭痛，視覺喪失或失明，嚴重時昏迷	Graham & Lantos, 1997; Julian et al., 2019
MPTP（1-Methyl-4-phenyl-1,2,3,6-tetrahydropyridine），為非法合成配西汀（Pethidine）衍生物的汙染物	MPTP 破壞黑質（Substantia nigra）中產生多巴胺的神經細胞，導致類似於帕金森氏症的症狀	帕金森氏症（Parkinson's disease）	Graham & Lantos, 1997; Sian et al., 1999; Quaglia et al., 2003
二苯妥因（Phenytoin）	小腦蒲金耶神經細胞退化（Degeneration of Purkinje cells, cerebellum）	眼球震顫（Nystagmus），共濟失調（Ntaxia），眩暈（Dizziness）	Graham & Lantos, 1997; Spencer & Schaumburg, 2000
奎寧（Quinine）	視網膜神經節細胞空泡化（Vacuolization of retinal ganglion cells）	視野收縮（Constriction of visual field）	Freund et al., 2020; Spencer & Schaumburg, 2000
鏈黴素-胺基醣苷類抗生素（Streptomycin-Aminoglycosides）	內耳退化，傷害第八對腦神經，造成前庭毒性和耳蝸毒性。耳毒性的分子機制被認為是因 NMDA 受體的興奮性毒性激活，形成氧化性自由基推測，導致細胞死亡	聽覺喪失（Hearing loss）胺基醣苷類抗生素的成員，如 Gentamicin、Kanamycin、Neomycin 等通常也都有此毒性	Grill & Maganti, 2011; Spencer & Schaumburg, 2000

來源：作者製表，修改自 Moser 等（2019）。

（二）軸突病變（Axonopathies）和軸突退化（Axonal Degeneration）

軸突病變係指主要的神經毒性部位為軸突本身的疾病，軸突產生退化，然後是軸突周圍的髓鞘，但是神經元細胞體保持完整。John Cavanagh 曾於1964年提出「死亡回歸神經病變（Dying-back neuropathy）」一詞，假設毒性的焦點是神經元細胞體本身，並且遠端軸突從突觸逐漸退化，隨著損傷的增加而回到細胞體。但目前研究結果比較傾向於源自 Augustus Waller 所提的「神經橫斷」導致之「軸突退化（Axonal degeneration）」概念。因此，橫斷後軸突遠端殘端發生的一系列事件被稱為「沃勒氏退化（Wallerian degeneration）」。由於與化學製劑和某些疾病狀態相關的軸突退化被認為是通過相似的事件序列發生的，因此通常被稱為「沃勒樣軸突退化（Wallerian-like axonal degeneration）」。軸突病變係由毒物導致軸突在其長度上產生「化學橫斷面（Chemical transection）」，並由軸突橫斷面向細胞體的遠端產生分離、退化現象（Moser et al., 2019）。

因為較長的軸突比較短者有更多的毒性損傷標的，所以在毒性軸突病變中，較長的軸突會受到較大的影響，「中央外周遠端軸突病變（Central peripheral distal axonopathies）」即指這種軸突病變，包括 CNS 的長軸突如後柱（Posterior columns）的上升感覺軸突或下降運動軸突、及 PNS 的長感覺軸突和運動軸突，其遠端軸突最脆弱，容易為毒物傷害。對軸突毒物數量眾多且數量不斷增加，所有這些都導致遠端軸突的病理性丟失以及細胞體的存活。藥物影響微管（Microtubules）的功能與神經軸突的毒性有相關，例如許多植物生物鹼會改變神經軸突中微管的組裝和解聚（Assembly and depolymerization），從而引起神經毒性。其中秋水仙鹼（Colchicine）和長春花生物鹼（包括長春新鹼 Vincristine 和長春鹼 Vinblastine），可與微管蛋白（Tubulin）結合並導致微管解聚。

秋水仙鹼是治療痛風和其他疾病的常用藥，但狹窄的治療指數（高劑量 >0.5 mg/kg, 尤其是 >0.8 mg/kg 可致死），肝或腎功能異常患者治療與副作周圍軸突神經病變有關，雖然這種神經病變通常是輕微且可逆的，但罕見情形下可能導致無法行走的致殘性肌病變（Disabling myopathy）（Riggs et al., 1986; McEwan et al., 2023; Stamp et al., 2024）。長春花生物鹼常用於兒童和成人白血病和淋巴瘤治療，大多數接受治療的患者在一定程度上出現神經毒性，特別是長春新鹼。臨床症狀從肢端的感覺異常開始，包括無法感覺到溫度變化或針刺，可能進展到四肢近端；動作神經病變包括失去反射作用、足下垂和手腳無力；而自體神經病變包括便祕、尿滯留和姿態性低血壓。這些症狀可能在治療後數週開始並惡化，儘管給藥劑量和頻次下降，而且於治療結束後持續存在一年或更久（Mora et al., 2016）。可能造成神經軸突病變的毒藥物、其毒性作用機制及可能發生之神經毒性徵候如表11-2。

表 11-2　可能造成神經軸突病變的毒藥物、其毒性作用機制及神經毒性徵候

藥物	毒性作用機制	神經毒性徵候	參考文獻
氯奎寧（Chloroquine）	軸突退化（Axonal degeneration）；背根神經節細胞出現包涵體及肌細胞空泡化病變（Inclusions in dorsal root ganglion cells; also vacuolar myopathy）	周圍神經病變、衰弱（Peripheral neuropathy, weakness）。短期毒性：用藥24-48小時內，意識模糊、定向障礙和幻覺；長期毒性：（少見）肌炎（Myositis）、肌無力、肢體無力和假性帕金森病（Pseudoparkinsonism）	Doyno et al., 2021; Graham & Lantos, 1997; Spencer & Schaumburg, 2000
氯碘羥（Clioquinol）	脊髓、PNS及視神經軸突退化	腦病變（急性）Encephalopathy（acute），亞急性脊髓—視神經病（Subacute myelo-optic neuropathy）	Graham & Lantos, 1997; Spencer & Schaumburg, 2000
秋水仙鹼（Colchicine）	軸突退化，神經細胞體核周纖維絲聚集（Neuronal perikaryal filamentous aggregates）；肌細胞空泡化病變（Vacuolar myopathy）	可引起周圍神經病變（Peripheral neuropathy）及肌病變（Myopathy）。神經肌病變（Neuromyopathy）為秋水仙鹼不常見但已被報導的不良反應，主要見於長期（超過一年）、使用常用劑量的患者，腎和肝功能障礙以及同時使用抑制CYP3A4和P-糖蛋白（P-gp）藥物似為重要的危險因子	McEwan et al., 2023; Riggs et al., 1986; Kuncl et al., 1987; Graham & Lantos, 1997; Stamp et al., 2024
氨苯碸（Dapsone）	軸突（有或無髓鞘）退化現象	周圍神經病變，主要為動作神經	Graham & Lantos, 1997
環氧乙烷（Ethylene oxide）	軸突退化	周圍神經病變	Graham & Lantos, 1997
格魯米特、苯乙呱啶酮（Glutethimide）	--	周圍神經病變，主要為感覺神經；具有戒斷作用及成癮性	Luby & Domino, 1962; Spencer & Schaumburg, 2000

藥物	毒性作用機制	神經毒性徵候	參考文獻
異煙肼，又稱為異菸酸醯肼、4-吡啶甲醯肼（Isoniazid）	軸突退化	周邊感覺神經病變，高劑量時共濟失調	Graham & Lantos, 1997; Spencer & Schaumburg, 2000
米索硝唑（Misonidazole）	軸突退化	周圍神經病變	Graham & Lantos, 1997; Spencer & Schaumburg, 2000
甲硝唑（Metronidazole）	軸突退化，主要影響髓鞘纖維；小腦核傷害	周圍（感覺）神經病變，共濟失調，癲癇發作（Seizures）	Graham & Lantos, 1997; Spencer & Schaumburg, 2000
硝基呋喃妥因（Nitrofurantoin）	軸突退化	周圍神經病變	Yiannikas et al., 1981; Spencer & Schaumburg, 2000
紫杉醇（Paclitaxel, Taxol）	PNS 和脊髓軸突退化，單次暴露後遲發反應	周邊運動神經遲發性病變，痙攣	Röyttä et al., 1984; Horowitz et al., 1986; Lipton et al., 1989; Sahenk et al., 1994; Graham & Lantos, 1997; Nakata & Yorifuji, 1999; Spencer & Schaumburg, 2000; Mielke et al., 2006
長春新鹼（Vincristine）	PNS 軸突退化，脊髓鞘路徑神經纖維變化	腦神經（最常見者為三叉神經）病變，周圍神經病變，各種自律神經症狀	Graham & Lantos, 1997; Prakash & Timasheff, 1992; Schaumburg, 2000; Spencer & Schaumburg, 2000

來源：作者製表，修改自 Moser 等（2019）。

（三）髓鞘病變（Myelinopathies）

髓鞘為神經元進程提供電絕緣，缺少髓鞘導致相鄰進程之間的衝動減慢和／或異常傳導，即所謂的「旁觸傳遞（Ephaptic transmission）」。有毒物質導致的髓鞘病變主要有兩種類型：

A. **脫髓鞘**（Demyelination）：藥物直接作用在髓鞘細胞，造成髓鞘的選擇性丟失。
B. **髓鞘內水腫**（Intramyelinic edema）：髓鞘薄片（Myelin lamellae）分離，稱為「髓鞘內水腫」。髓鞘內水腫可能是由髓鞘鹼性-mRNA（Myelin Basic Protein-mRNA）轉錄量的改變引起的，在其演變早期是可逆的。然而，初始階段可能會進展為脫髓鞘，軸突的髓鞘丟失。

PNS中的許旺細胞能夠在脫髓鞘損傷後使軸突的髓鞘重新再生，然而，CNS中的髓鞘再生（Remyelination）僅在脫髓鞘後有限程度地發生。

周圍神經節段性脫髓鞘後的髓鞘再生涉及多重的許旺細胞，因此導致結間長度（Ranvier相鄰節點之間的距離）比正常值短得多，成為脫髓鞘事件的永久紀錄。已知有些化合物在人類中造成了問題，部分已被用作探索NS髓鞘形成過程和髓鞘毒性破壞後髓鞘再生過程的工具。一般來說，脫髓鞘的功能後果取決於脫髓鞘的程度以及脫髓鞘損傷是在CNS還是PNS，或者其分布更加分散。髓鞘破壞屬瀰漫性的中毒者，髓鞘病變會產生整體神經功能缺損，而僅限於PNS的髓鞘病變者則只產生周圍神經病變。

胺碘酮（Amiodarone）治療可能神經毒性的發生率約為3%，症狀包括顫抖（Tremor），周邊神經病變和運動失調（Ataxia），這些症狀與胺碘酮造成不同程度的脫髓鞘毒性有關。停藥或是降低劑量後症狀有觀察到緩解（Gürkov, 2018）。

可能導致神經髓鞘病變的毒物及藥物及其機制和毒性徵候如表11-3。

表11-3 可能造成神經髓鞘病變相關的的毒藥物、其毒性作用機制及神經毒性徵候

藥物	毒性作用機制	神經毒性徵候	參考文獻
胺碘酮（Amiodarone）	軸突退化及脫髓鞘；在許旺細胞造成Phospholipid的蓄積	周圍神經病變	Graham & Lantos, 1997; Spencer & Schaumburg, 2000
二硫龍（Disulfiram）	軸突退化，遠端軸突腫脹	周圍神經病變，主要為感覺神經	Graham & Lantos, 1997
六氯酚（Hexachlorophene）	大腦腫脹，CNS及PNS髓鞘內水腫，遲發性軸突退化	六氯酚暴露的急性神經毒性包括煩躁、意識模糊、癲癇發作 髓鞘內水腫初期為可逆的，但若六氯酚暴露增加，形成節段性脫髓鞘，腦內水腫造成顱內壓升高，可能致命	Graham & Lantos, 1997; Spencer & Schaumburg, 2000

藥物	毒性作用機制	神經毒性徵候	參考文獻
溶血卵磷脂（Lysolecithin）	Lysolecithin 為清潔劑，在試驗動物的神經系統之特定位置，以注射方式可以造成選擇性脫髓鞘，成為觀察脫髓鞘後復原情形的模型	僅在實驗動物觀察到對直接注射於 PNS 或 CNS 中起作用	Graham & Lantos, 1997; Pavelko et al., 1998
哌克昔林（Perhexilene）	脫髓鞘神經病變，許旺細胞中的膜結合包涵體	周圍神經病變	Graham & Lantos, 1997; Spencer & Schaumburg, 2000

來源：作者製表，修改自 Moser 等（2019）。

（四）神經傳導相關毒性（Neurotransmission-Associated Neurotoxicity）

神經傳導是電化學協同作用的結果，其順利傳導的關鍵因素，除上述的髓鞘對電傳導的絕緣功能外，化學訊息主要由神經傳導物質媒介，所以毒藥物若會影響或干擾神經傳導物質的合成、儲存、釋放、再攝取（Re-uptake）、與受體（Receptor）結合、離子通道與細胞訊息（cAMP/cGMP）傳遞這一整個過程的任一或多個環節，都可能產生神經毒性。

已知多種天然毒素以及合成化學物質會改變或干擾特定的傳導機制，使神經傳導產生異常，例如河豚毒素（Tetradotoxin）會阻斷 Na^+ 通道電導的升高，從而破壞動作電位的形成，α- 銀環蛇毒素（α-bungarotoxin）可特異性地作用在骨骼肌終板膜中的乙醯膽鹼受體，阻斷神經—肌接頭的傳遞，引起橫紋肌弛緩性癱瘓，導致呼吸麻痺，肉毒桿菌毒素（Botulinum toxin）抑制神經末梢釋放乙醯膽鹼，引起肌肉鬆弛麻痺。

許多神經毒物可以同時影響幾個神經傳導物質或傳導環節，產生不同的藥理／毒理作用。例如各種成癮物質造成欣快感的原因，固然是促使多巴胺釋放、或抑制其再攝取，因此與受體結合的多巴胺量較多所致，但各種成癮物質的其他作用機制不一，使其成癮的強度與毒性的大小亦不同。古柯鹼可與單胺類（Monoamine）再回收運輸蛋白（Reuptake transporters）結合並阻斷其作用，延長和加強多巴胺、正腎上腺素和血清素等單胺酸的作用，產生興奮和欣快感。古柯鹼也會對毒蕈鹼乙醯膽鹼、N- 甲基—D- 天冬氨酸（NMDA）、δ- 和 κ- 鴉片受體產生影響。此外，古柯鹼可興奮心血管系統的 α 和 β 腎上腺素受體（Adrenoceptor）而增加心跳、系統動脈壓和心收縮力，增加心肌的需氧，特別是心外膜冠狀動脈（Epicardial coronary arteries）收縮，造成心肌供氧下降，長期暴露產生心肌損傷，故與心肌缺血及心肌梗塞有關。古柯鹼也藉由阻斷鈉離子通道達到局部麻醉作用，但會干擾動作電位而造成心律不整。有關藥物成癮及依賴性問題，請詳見第 12 章及相關文獻（李志恆，2014 & 2021）。可能導致神經傳導異常的毒藥物如表 11-4。

表11-4　可能造成神經傳導異常的毒藥物、其毒性作用機制及神經毒性徵候

藥物	毒性作用機制	神經毒性徵候	參考文獻
安非他命和甲基安非他命（Amphetamine and methamphetamine）	雙側蒼白球梗塞（Bilateral infarcts of globus pallidus）；多巴胺、血清素、膽鹼系統異常；作用於腎上腺素受體	震顫，煩躁不安（急性症狀）；腦梗塞和出血；神經精神障礙；成癮性與依賴性	Spencer & Schaumburg, 2000; 陳景宗、江耀璋，2014
阿托品（Atropine）	阻斷膽鹼受體（Anticholinergic）	煩躁不安、煩躁、眩暈、心搏過速、幻覺	Feng et al., 2017; Spencer & Schaumburg, 2000
古柯鹼（Cocaine）	腦梗塞和出血；紋狀體多巴胺神經傳導的改變	增加中風和腦萎縮的風險（長期使用者）；心源性猝死風險增加；成癮性與依賴性；運動和精神異常，尤其是在戒斷期間；頭圍減少（胎兒暴露）	Spencer & Schaumburg, 2000; 陳景宗、江耀璋，2014
紅藻氨酸、海人酸（Kainate）	紅藻氨酸為AMPA／Kainate Class of Glutamate receptor的有效激動劑，其神經毒性是穀氨酸的30倍。可造成海馬迴、嗅覺皮層、杏仁核、丘腦神經元的退化	在齧齒動物中導致大腦選擇性神經元群的反覆癲癇發作、行為改變和隨後的退化，被用作研究Temporal lobe epilepsy的模型	Graham & Lantos, 1997; Lévesque & Avoli, 2013; Zhang & Zhu, 2011
尼古丁（Nicotine）	結合尼古丁受體（膽鹼性）：低劑量刺激作用；高劑量阻斷作用	噁心、嘔吐、抽搐	Spencer & Schaumburg, 2000

來源：作者製表，修改自 Moser 等（2019）。

（五）神經膠質細胞毒性（Gliotoxicity）

　　神經膠質細胞主要包括星形膠質細胞（Astrocyte）、寡突膠質細胞（Oligodendrocyte）和小膠質細胞（Microglia）等，主要為維持NS的環境穩定及與支持神經元的正常功能，在生理和病理條件下對CNS極為重要（Quincozes-Santos et al., 2021）。所以毒藥物所造成的神經膠質細胞的損傷，常也會造成神經元的損傷。

1. 星形膠質細胞損傷

星形膠質細胞是膠質細胞中數量最多的，為周圍和中樞系統之間連接的重要元素。其重要功能包括：（1）與 BBB 的形成和維持有關：若受藥物傷害，導致 BBB 通透性增加，使原來不能通透 BBB 的有害物質通過，誘發神經毒性；（2）調節突觸傳遞：能迅速攝取神經元所釋放的穀胺酸，保持神經元細胞外穀胺酸濃度的穩定，若星形膠質細胞受藥物損傷，穀胺酸可能外漏造成神經元過度興奮而死亡；（3）提供大腦氧氣和營養物質：星形膠質細胞與突觸和血管密切接觸，通過突觸活動和葡萄糖利用之間的耦合，稱為神經代謝耦合（Neurometabolic coupling），確保它們對神經元的代謝支援。若星形膠質細胞受藥物損傷，氧氣和營養物質的提供可能會不足；（4）調節循環因子（如外周激素、代謝物和炎症介質）的擴散和反應，也參與抗氧化壓力和有害分子的解毒；（5）作為分泌細胞，釋放出廣泛的信號分子影響周圍神經膠質細胞、神經元細胞和內皮細胞的功能。此外，炎症和免疫反應也是星形膠質細胞的重要功能特性。

2. 寡突膠質細胞和許旺細胞損傷

如同前述，寡突膠質細胞和許旺細胞分別形成 CNS 和 PNS 的髓鞘。所以藥物若會引起這兩類細胞的損傷，將會造成神經元脫髓鞘，影響電傳導。

3. 小膠質細胞損傷

小膠質細胞是 CNS 的常駐免疫細胞，分布在整個主質（Parenchyma）上，在維持腦恆定性發揮著重要作用。在因應腦損傷或感染時，它們通常是第一個被啟動以執行幾種既定功能的細胞，其中包括病原體識別、發炎反應和吞噬作用。在 CNS 疾病時，小膠質細胞會迅速做出反應，除了一般免疫功能外，小膠質細胞還與幾個恆定性過程有關，例如營養因子（Trophic factors）的釋放；促進神經元存活，以及產生和維持其他神經細胞；突觸的產生、成熟、調控和可塑性；突觸修剪，重新定義突觸和迴路；細胞和碎片的清除；髓鞘化的調節；以及記憶的形成和學習等（Quincozes-Santos et al., 2021）。

因此，藥物若對神經膠質細胞產生毒性作用，可能影響 BBB 的通透性、突觸傳遞、髓鞘病變、代謝性壓力、炎症、興奮性毒性和氧化壓力等功能，與一些神經、精神和傳染疾病有密切相關（Quincozes-Santos et al., 2021）。近些年來，研究證據顯示，大腦是黴菌毒素介導的神經毒性現象和神經退行性疾病的重要標的器官，黴菌毒素汙染可能是神經毒性和神經膠質功能障礙的關鍵因素（Pei et al., 2021）。黴菌毒素除熟知的黃麴黴毒素 B1（Aflatoxin B1）、赭麴黴毒素 A（Ochratoxin A）、玉米赤黴烯酮（Zearalenone）、伏馬菌素 B1（Fumonisin B1）和 3-硝基丙酸（3-nitropropionic acid）等外，許多黴菌所產生的次級代謝物如阿黴素（Doxorubicin）、鏈黴素、氯黴素、青黴素、頭孢子菌素等也具有神經或精神毒性（Ambizas, 2014; Pei et al., 2021; Quincozes-Santos et al., 2021），是否作用於神經膠質，值得注意。

二、依照藥物對神經系統功能的損害分類

　　各種藥物從研發過程到查驗登記上市，對其有效性（藥理）及安全性（毒理）都已做系統性的研究，故在治療劑量與其間的範圍內可能產生的毒性問題，通常以副作用或警語的方式呈現。然於藥物使用超過常用劑量、長期使用、或病人特異情形（例如疾病或基因多型性而使攝取之藥品在體內蓄積）等因素，仍可能出現嚴重毒性反應。在實驗動物或臨床上曾被觀察到的神經毒性徵狀，依神經系統功能的損害分類如下：

（一）藥物導致的腦傷害
　　以腦血管傷害為主，包括顱內壓增高或出血、腦梗塞或血栓。

1. 導致顱內高血壓的藥物

　　有些抗生素如四環素類（Tetracyclines，包括 Tetracycline、Minocycline、Doxycycline 等）和 Quinolones 類（如 Fluoroquinolone）抗生素，對少數病人會產生特異性反應，引起「特發性顱內壓增高症（Idiopathic Intracranial Hypertension, IIH）」，以前稱為「假性腦瘤或良性顱內高血壓（Pseudotumour cerebri or benign intracranial hypertension）」，症狀包括與顱內壓升高、頭痛、視神經乳頭水腫（Papilledema）、複視、短暫性視力障礙和視力喪失，但顱內壓雖升高而腦脊液（CSF）組成正常以及神經影像學或其他評估無明顯變化（Digre, 2003; Hureaux et al., 2024）。

2. 導致顱內出血或腦梗塞的藥物

　　例如安非他命、古柯鹼等藥物常在濫用者因大量或高頻率使用，發生顱內出血或腦梗塞現象（McEvoy el al., 2000; Esse et al., 2011）。

（二）藥物導致的視神經毒性、耳毒性、錐體外系統疾病等腦神經異常

1. 具有視神經毒性的藥物

　　如氯黴素、甲醇、二苯妥因、奎寧、氯碘羥喹。

2. 具有耳毒性的藥物

　　如乙醇、胺基醣苷類抗生素（如 Streptomycin、Neomycin、Kanamycin）等（Moser et al., 2019）。

3. 可能引起錐體外系統副作用（Extrapyramidal Side Effects, EPS）的藥物

　　錐體外系統症狀，包括急性運動障礙（Acute dyskinesias）和肌張力障礙反應（Dystonic reactions）、遲發性運動障礙（Tardive dyskinesia）、帕金森氏症、運動不能（Akinesia）、靜坐不能（Akathisia）和抗精神病藥物惡性症候群（Neuroleptic malignant syndrome）。錐體外系統症狀是由基底神經節中的多巴胺阻滯或耗竭引起的，類似錐體外系統特發性病理的徵狀（Blair & Dauner, 1992）。最常發生的是第一代具 CNS 多

巴胺受體阻斷作用的典型抗精神病藥物 Haloperidol 和吩噻嗪類（Phenothiazines）如 Chlorpromazine 的副作用，雖然非典型抗精神藥物（Atypical antipsychotics）發生 EPS 的頻率較低，但隨著劑量增加 EPS 的風險也增加（Farah, 2005）。

4. 其他

可以阻斷 CNS 多巴胺受體作用的藥物也被發現與 EPS 有關，包括止吐劑（Antiemetics，如 Metoclopramide、Droperidol 和 Prochlorperazine）（D'Souza et al., 2018; Miller & Jankovic, 1989）；鋰劑（Lithium）（Kane et al., 1978）；抗憂鬱劑（Antidepressant，如 Duloxetine）（Madhusoodanan et al., 2010）等。

（三）藥物導致的精神異常

許多與神經精神相關的成癮性藥品，例如 Amphetamines、Benzodiazepines、Opiates and opioids、Cannabinoids、Cocaine、LSD 等；或如影響自主神經作用的藥品如 Scopolamine；如果使用不當，本身即會產生或加重精神方面的症狀（李志恒，2014）。許多非神經精神相關藥物也可能直接或間接引起神經精神作用（Neuropsychiatric effects），包括抗帕金森病藥物、心臟藥物和皮質類固醇等，說明如下（Ambizas, 2014）：

1. 抗帕金森病藥物（Antiparkinsonian Agents）

在藥物誘發的精神病（Psychosis）中，抗帕金森病藥物有最高風險相關，可能是由於其兒茶酚胺或抗膽鹼的特性（Catecholaminergic or anticholinergic properties）。

2. 心臟藥物（Cardiac Agents）

Digoxin 可能引起譫妄（Delirium）、憂鬱和精神病，最有可能是由於電解質失衡和腦缺氧造成。這些作用與劑量有關，當血漿 Digoxin 濃度超過 1.5 ng/mL 時，出現精神病癥狀的風險增加。在治療劑量上亦可能看到精神病癥狀，特別是在老年患者中或在 Digoxin 與利尿劑一起使用，導致鉀流失的情況下。已知 β1- 腎上腺素受體阻塞劑（Beta1-adrenergic receptor blockers），特別是親脂性的 Metoprolol 和 Propranolol，也可能會引起 CNS 效應，包括奇異或生動的夢、睡眠障礙、譫妄、精神病和幻視。血管壓力素轉換酶抑制劑（ACE inhibitors）的神經精神作用很罕見，然而仍曾有使用這些藥物與幻視相關的報導。年齡增長和潛在的 CNS 疾病可能是 ACE 抑制劑誘發的精神病的危險因素。

3. 皮質類固醇（Corticosteroids）

自 1950 年代以來，皮質類固醇相關精神反應的發生率為 1.8-57%；與皮質類固醇治療相關的精神病的發病率為 3-13.9%。報告發病率的巨大差異反映了這些反應的不可預測性、劑量差異、治療持續時間不同以及一系列已確定的危險因素。接受皮質類固醇的患者所經歷的常見精神癥狀包括情緒不穩定和易怒，有時伴有幻聽和偏執。這些影響與劑量有關，接受 Prednisone 劑量超過 40 毫克 / 天的患者更有可能發生精神病反應，但即使是吸入低劑量全身暴露的皮質類固醇也可能誘發精神不良反應。皮質類固醇誘發精神病和躁狂

症（Psychosis and mania）等精神症狀的機制仍有待闡明。

4. 其他藥物（Other Medications）

A. **抗菌劑**：有一些抗生素可能會有較不為人知的神經精神不良反應。Fluoroquinolones類藥物，尤其是 Ciprofloxacin，可在0.9-11% 的患者中引起躁狂 Mania、譫妄和幻覺。Amoxicillin 可能與急性精神病的發生有關。Clarithromycin 與3% 患者的噩夢、意識模糊、定向障礙和幻覺有關。Trimethoprim-sulfamethoxazole（TMP-SMX）與精神病的發展有關，包括生動的視覺和聽覺幻覺，停藥後癥狀有所改善。氯黴素、鏈黴素、頭孢子菌素（Cephalosporins）和一些抗結核藥物（如 Cycloserine）會出現偏執幻覺性精神病（Paranoid-hallucinatory psychosis）（Ambizas, 2014）。

B. **抗逆轉錄病毒藥物**（Antiretrovirals）：HIV 感染者中新發現精神病的患病率為 0.5-15.40%，抗逆轉錄病毒療法（ART）被認為可能為一個促進因素（Ambizas, 2014）。

C. **非處方藥**（Nonprescription Medications）：有些非處方藥，例如感冒產品和鼻噴霧劑，會引起精神病症狀，其機轉可與成分中擬交感神經活性有關。H2 受體拮抗劑和質子泵抑制劑（Proton pump inhibitors）雖然被認為相對安全，也曾有被報導過可能引起嚴重的神經精神事件（包括精神錯亂和激動 Mental confusion and agitation、失眠和幻覺），尤其是在老年患者、重症患者以及肝功能或腎功能受損的患者（Ambizas, 2014）。

D. **Type-5 磷酸二酯酶抑制劑**（Phosphodiesterase Type 5 Inhibitors，簡稱 PDE5i，如 Sildenafil、Citrate 和 Tadalafil）、amiodarone、linezolid、ethambutol 及 isoniazid 等藥品：已經有報導可引起視神經病變（Kaakeh & Abel, 2010），其中 PDE5i 類藥品用於治療男性勃起困難，其可能眼部毒性，包括眼表異常（Ocular surface abnormalities）、眼壓升高和青光眼、葡萄膜炎（Uveitis）、非動脈炎性缺血性神經病變、脈絡膜視網膜病變（Chorioretinopathy）、視網膜閉塞和視野改變（Barroso et al., 2021）。

肆、神經系統損傷評價

藥物作用的多樣性與神經系統的複雜性，導致多個潛在的標的點和不良後遺症。神經細胞的替換或再生能力有限，造成神經毒性很難完全恢復的因素（World Health Organization [WHO], 2001）。此外，沒有其他器官系統具有神經系統中所見的廣泛特化細胞功能，某些特化細胞具有重要的綜合神經—免疫—內分泌功能，可協調許多生理、代謝和內分泌過程。這些整合功能是認知和高階神經功能的基礎，但關於它們如何被毒性物質暴露破壞的知識目前仍很有限，而構成神經系統的各種細胞亞群的不同易感性也使神經毒

性出現不同表現。CNS 中 BBB 的位置和作用，以及 PNS 中的類似結構，在調節某些化學物質進入神經系統的作用，也是評估神經毒性的獨特考慮因素。另外，神經毒性物質的慢性毒性出現可能有很長的延遲期，因此很難從動物試驗或臨床觀察中建立明確的因果關係。因此，藥物神經毒性的評價，無法只用單一指標來進行試驗。目前通常是依據功能改變作為藥物神經毒理的評估與判斷終點（稱為功能性評估，Functional assessments），也隨著科技的發展，各種檢測儀器日新月異，作為神經系統損傷檢測的非侵入式新工具也越來越精進。

一、神經毒性的功能性評估

了解藥物作用於神經系統的完整生化或分子毒性機制是神經毒理學的最終目標，但對毒性的全面理解也需要瞭解這些變化的功能結果。包括運動、感覺、自主神經和認知功能，是神經系統的最終輸出或表現形式。許多研究人員和各國監管機關，已經運用功能評估於評估化學品或毒藥物對神經系統的影響。Tilson 曾提出了兩個不同的神經毒物功能測試層次：第一層，運用一系列的觀察或運動活性測試來識別神經毒性物質的狀況，第二層則包含對這些作用的更完整描述（Tilson, 1993）。行為的總體評估可以使用一系列的測試來描述，這些測試經常用於評估各種神經功能，並常在法規和安全藥理學測試中用來篩檢潛在的神經毒性。具體方法包括一系列的功能性觀察（Functional Observational Batteries, FOB）、Irwin 篩檢（Irwin screens）、運動活性測試（Tests of motor activity）和擴展的臨床觀察（Tilson & Moser, 1992; Moser, 2000）。行為學分析，又可分動物行為學分析和患者行為學分析。

二、常用神經系統損傷評價方法

以下為與行為學常併同使用的方法，包括：
（1）神經學檢查：用於了解 NS 的損傷部位；
（2）病理學檢查：以神經的病理型態或組織化學改變確認神經損傷；
（3）神經電生理檢查：常用的檢查有腦電圖（Electroencephalogram）、大腦誘發電位（Brain evoked potential）、肌電圖等；
（4）神經影像學（Neuroimaging）檢查：包括 CT、MRI、PET 等。

神經毒理學評價，目前仍然有必要依賴來自實驗動物模型的資訊。行為學、生化學、電生理學和組織病理學方法，以及經過驗證的功能測試，在動物研究中常規用於識別和表徵神經毒性作用。動物試驗套組（Battery）的標準化和驗證提高了可用於毒性風險評估的數據的品質。政府間組織和國家政府利用這些方法的各種組合，制定了針對成人和發育中

動物神經毒性的具體檢測方案、檢測指南和檢測策略。標準急性和重複劑量毒性研究的新指南現在還包括行為和組織病理學終點，專門用於改善神經系統的評估。儘管動物模型已被廣泛用於研究發育中的生物體對化學損傷的不同敏感性，但目前的發育性神經毒性指南很複雜，結果往往受到不同的解釋，仍有待深入研究（WHO, 2001）。斑馬魚為目前認為最有潛力的神經毒性及發育神經毒性的替代動物模式，不僅可作為毒性篩檢，亦可能應用於毒性機制的探討（Zhao et al., 2022）。

雖然齧齒類動物、犬隻等仍為神經毒理學的安全評估主要試驗動物，但在3R原則下，使用替代試驗方式逐漸成為主流。例如以果蠅幼蟲（Larvae）對化學物質（如不同濃度的鹽酸）的嫌惡翻轉反應（Aversive Rolling Response）程度，篩選評估化學物質的傷害（疼痛）感覺神經反應及機制（Lopez-Bellido et al., 2019）。最近也有研究嘗試開發體外綜合檢測方式來評估藥物誘導的神經毒性，研究者以兩種互補的腦細胞培養模型和一種體外BBB模型分析了多個指標終點，從BBB研究獲得的資訊，再結合代謝體學（Metabolomics）、蛋白質體學（Proteomics），和在穩定的體外神經元細胞培養系統中進行的神經元電活動測量，整合的數據分析結果，作者認為具有潛力來改善當前的體外藥物誘導的神經毒性評估（Schultz et al., 2015）。

伍、結語

神經系統結構組成及功能的複雜性，使其易受毒藥物傷害的標的多元，導致功能異常不只一端，所以無法用單一指標衡量神經毒性。另一方面，特異體質造成的代謝異常、高劑量、長期使用藥物，可能造成神經的損傷，前面所敘述的例子，包括作用於神經系統的藥物，如抗精神藥（如 Haloperidol、Chlorpromazine 等）、安眠鎮靜劑（如 Benzodiazepines 等）、鴉片類鎮痛劑等；非神經系統用藥如抗生素（如阿黴素、鏈黴素、氯黴素、青黴素、頭孢子菌素等）、心血管用藥（如 Digoxin）、抗癌藥（如紫杉醇、長春新鹼等）等，都是已知可導致神經損傷的藥物類型。

藥物在開發過程中，神經毒性雖已經過安全性評價，得知其是否具神經毒性或副作用，理應可以於治療過程中避免。但藥即是毒，藥品在開發上市時本即設定於治療某些特定疾病，在驗證的劑量範圍與頻率內，療效大於毒性或副作用，故在治療過程中，若符合原來假設的醫療狀況，可以達到治療效果，自然沒有疑問。惟病人的狀況，並非一成不變，尤其是在病人是否要積極治療以求生存和生活品質能否維持產生兩難時的權衡（Trade off）（Seng et al., 2018）。以抗生素治療感染為例，抗生素為現代治療細菌性感染的主要藥品，但隨著多重抗藥性菌的出現，治療益形困難，變換使用各種抗生素、加重劑量常是對抗感染所必需。但已知抗生素誘導的神經毒性副作用可產生多種神經系統表現，有CNS

疾病、腎功能不全和高齡的患者可能特別脆弱。瞭解各種抗生素的潛在神經毒性臨床表現和對危重患者的高度警惕對於識別抗生素治療的潛在嚴重但可逆的併發症至關重要，尤其是在新型抗菌藥物出現的情況下（Grill & Maganti, 2011）。

因此，為確保藥物使用安全，藥物的神經毒性評價為藥物研發及上市過程的重要環節，同時應促進和加強監測方案，並收集關於人體神經毒性藥物中毒和不良反應發生率的數據。

誌謝

本文在撰寫過程，承蒙國立成功大學醫學院藥理學研究所簡伯武講座教授、高雄醫學大學藥學院毒理學碩博士學位學程柯志鴻醫師／教授暨林英琦主任，不吝指教並詳加審閱，特此申謝。

參考文獻

李志恒主編（2014）。**物質濫用2014**。衛生福利部食品藥物管理署。

李志恒主編（2021）。**2021 新興影響精神物質：毒性、防制與政策**。高雄醫學大學。

陳景宗、江耀璋（2014）。第五章：中樞神經興奮劑。於李志恒主編，**物質濫用2014**（頁287-330）。衛生福利部食品藥物管理署。

Ambizas, E. M. (2014). Nonpsychotropic medication-induced psychosis. *Pharm, 39*(11), HS8-HS15.

Barroso, F., Ribeiro, J. C., & Miranda, E. P. (2021). Phosphodiesterase type 5 inhibitors and visual side effects: A narrative review. *J Ophthalmic Vis Res, 16*(2), 248-259. https://doi.org/10.18502/jovr.v16i2.9088. PMID: 34055262; PMCID: PMC8126729.

Birkelund, T., Johansen, R. F., Illum, D. G., Dyrskog, S., Østergaard, J. A., Falconer, T. M., Fridholm, H., Overballe-Petersen, S., & Jensen, J. S. (2021). Fatal 3-Nitropropionic acid poisoning after consuming coconut water. *Emerging Infectious Diseases, 27*(1), 278-280. https://doi.org/10.3201/eid2701.202222

Blair, D. T., & Dauner, A. (1992). Extrapyramidal symptoms are serious side-effects of antipsychotic and other drugs. *Nurse Pract, 17*(11), 56, 62-64, 67. https://doi.org/10.1097/00006205-199211000-00018. PMID: 1359485.

Digre, K. B. (2003). Not so benign intracranial hypertension. *BMJ, 326*(7390), 613-614. https://doi.org/10.1136/bmj.326.7390.613

Doyno, C., Sobieraj, D. M., & Baker, W. L. (2021). Toxicity of chloroquine and hydroxychloroquine following therapeutic use or overdose. *Clinical Toxicology, 59*(1), 12-23. https://doi.org/10.1080/15563650.2020.1817479

D'Souza, R. S., Mercogliano, C., Ojukwu, E., D'Souza, S., Singles, A., Modi, J., Short, A., & Donato, A. (2018). Effects of prophylactic anticholinergic medications to decrease extrapyramidal side effects in patients taking acute antiemetic drugs: A systematic review and meta-analysis. *Emerg Med J, 35*(5), 325-331.

Esse, K., Fossati-Bellani, M., Traylor, A., & Martin-Schild, S. (2011). Epidemic of illicit drug use, mechanisms of action/addiction and stroke as a health hazard. *Brain Behav, 1*(1), 44-54. https://doi.org/10.1002/brb3.7. PMID: 22398980; PMCID: PMC3217673.

Farah, A. (2005). Atypicality of atypical antipsychotics. *Prim Care Companion J Clin Psychiatry, 7*(6), 268-274.

Feng, L. Y., Battulga, A., Han, E., Chung, H., & Li, J. H. (2017). New psychoactive substances of natural origin: A brief review. *Journal of Food and Drug Analysis, 25*(3), 461-471.

Fernandes, L. M. P., de Andrade Jr., E. F., Monteiro, M. C., Cartágenes, S. C., Lima, R. R., Prediger, R. D., & Maia, C. S. F. (2017). Ethanol: Neurotoxicity and brain disorders. In R. R. Watson & S. Zibadi (Eds.), *Addictive substances and neurological disease* (pp. 201-215). https://doi.org/10.1016/B978-0-12-805373-7.00020-7

Fortin, N. (2020). Jamaican ginger paralysis. September 28, 2020 https://www.canr.msu.edu/news/jamaican-ginger-paralysis

Freund, P. R., Wright, T., & Margolin, E. A. (2020). Toxic optic neuropathy from quinine overdose. *Journal of Neuro-Ophthalmology, 40*(2), 258-261. https://doi.org/10.1097/WNO.0000000000000865

Graham, D. I., & Lantos, P. L. (1997). *Greenfield's neuropathology* (6th ed.). Arnold.

Grill, M. F., & Maganti, R. K. (2011). Neurotoxic effects associated with antibiotic use: Management considerations. *Br J Clin Pharmacol, 72*(3), 381-393. https://doi.org/10.1111/j.1365-2125.2011.03991.x. PMID: 21501212; PMCID: PMC3175508.

Gürkov, R. (2018). Amiodarone: A newly discovered association with bilateral vestibulopathy. *Front. Neurol, 9*, 119. https://doi.org/10.3389/fneur.2018.00119

Hureaux, A., Bermejo, M., Suret, P. M., Bonnet, M., N'Guyen, Y., Hentzien, M., Djerada, Z., Azzouz, B., & Bani-Sadr, F. (2024). Idiopathic intracranial hypertension secondary to fluoroquinolone therapy: French pharmacovigilance data review. *Eur J Clin Microbiol Infect Dis, 43*(2), 379-381. https://doi.org/10.1007/s10096-023-04726-2

Horwitz, S. B., Lothstein, L., Manfredi, J. J., Mellado, W., Parness, J., Roy, S. N., Schiff, P. B., Sorbara, L., & Zeheb, R. (1986). Taxol: Mechanisms of action and resistance. *Annals of the New York Academy of Sciences, 466*(1), 733-744. https://doi.org/10.1111/j.1749-6632.1986.tb38455.x

Julian, T., Glascow, N., Syeed, R., & Zis, P. (2019). Alcohol-related peripheral neuropathy: A systematic review and meta-analysis. *J Neurol, 266*(12), 2907-2919. https://doi.org/10.1007/s00415-018-9123-1

Kaakeh, Y., & Abel, S. R. (2010). Visual disturbances. In J. E. Tisdale & D. A. Miller (Eds.), *Drug-induced diseases: Prevention, detection, and management* (2nd ed., pp. 250-274) American Society of Health-Systems Pharmacists.

Kamińska, K., & Cudnoch-Jędrzejewska, A. (2023). A Review on the neurotoxic effects of doxorubicin. *Neurotox Res, 41*(5), 383-397. https://doi.org/10.1007/s12640-023-00652-5

Kane, J., Rifkin, A., Quitkin. F., & Klein, D. F. (1978). Extrapyramidal side effects with lithium treatment. *Am J Psychiatry, 135*(7), 851-853. https://doi.org/10.1176/ajp.135.7.851

Kuncl, R.W., Duncan, G., Watson, D., Alderson, K., Rogawski, M. A., & Peper, M. (1987). Colchicine myopathy and neuropathy. *N Engl J Med, 316*(25),1562-1568. https://doi.org/10.1056/NEJM198706183162502

Lévesque, M., & Avoli, M. (2013). The kainic acid model of temporal lobe epilepsy. *Neurosci Biobehav Rev, 37*(10 Pt 2), 2887-2899. https:/doi.org/10.1016/j.neubiorev.2013.10.011

Lipton, R. B., Apfel, S. C., Dutcher, J. P., Rosenberg, R., Kaplan, J., Berger, A., Einzig, A. I., Wiernik, P., & Schaumburg, H. H. (1989). Taxol produces a predominantly sensory neuropathy. *Neurology, 39*(3), 368-373. https://doi.org/10.1212/wnl.39.3.368. PMID: 2564647.

Lim, S. A. (2006). Ethambutol-associated optic neuropathy[+]. *Annals Academy of Medicine, 35*(4), 274-278. https://doi.org/10.47102/annals-acadmedsg.V35N4p274

Lopez-Bellido, R., Himmel, N. J., Gutstein, H. B., Cox, D. N., & Galko, M. J. (2019). An assay for chemical nociception in Drosophila larvae. *Philos Trans R Soc Lond B Biol Sci, 374*(1785), 20190282. https://doi.org/10.1098/rstb.2019.0282

Luby, E. F., & Domino, E. F. (1962). Additional evidence of the addiction liability of glutethimide in man. *JAMA, 181*(1), 46-48. https://doi.org/10.1001/jama.1962.03050270048014

Ludolph, A. C., He, F., Spencer, P. S., Hammerstad, J., & Sabri, M. (1991). 3-Nitropropionic acid: Exogenous animal neurotoxin and possible human striatal toxin. *Can J Neurol Sci, 18*(4), 492-498. https://doi.org/10.1017/s0317167100032212

Ludolph, A. C., Seelig, M., Ludolf, A., Novitt, P., Allen, C. N., Spencer, P. S., & Sabri, M. I. (1992). 3-Nitropropionic acid decreases cellular energy levels and causes neuronal degeneration in cortical explants. *Neurodegeneration, 1*, 155-161.

Ministry of the Environment Government of Japan [MOE] (2002). Minamata disease: The history and measures. https://www.env.go.jp/en/chemi/hs/minamata2002/

McEwan, T., Bhambra, J., Liew, D. F., & Robinson, P. C. (2023). Systematic review of colchicine neuromyopathy: Risk factors, duration and resolution. *Semin Arthritis Rheum. 58*, 152150. https:/doi.org/10.1016/j.semarthrit.2022.152150

MacVinish, S., McMaster, D., Moledina, T., Tamne, S. K., Ashworth, J., & Anderson, S. R. (2024). Ethambutol and visual assessment in England: Current practice and recommendations. *Eye (Basingstoke), 38*(1), 112-117. https://doi.org/10.1038/s41433-023-02643-4

Madhusoodanan, S., Alexeenko, L., Sanders, R., & Brenner, R. (2010). Extrapyramidal symptoms associated with antidepressants—A review of the literature and an analysis of spontaneous reports. *Ann Clin Psychiatry, 22*(3),148-156. PMID: 20680187.

McEvoy, A. W., Kitchen, N. D., & Thomas, D. G. (2000). Lesson of the week: Intracerebral haemorrhage in young adults: The emerging importance of drug misuse. *BMJ, 320*(7245), 1322-1324. https://doi.org/10.1136/bmj.320.7245.1322. PMID: 10807629; PMCID: PMC1127314.

Mielke, S., Sparreboom, A., & Mross, K. (2006). Peripheral neuropathy: A persisting challenge in paclitaxel-based regimes. *Eur J Cancer, 42*(1), 24-30. https://doi.org/10.1016/j.ejca.2005.06.030. PMID: 16293411.

Miller, L. G., & Jankovic, J. (1989). Metoclopramide-induced movement disorders. Clinical findings with a review of the literature. *Arch Intern Med, 149*(11), 2486-2492.

Mora, E., Smith, E. M., Donohoe, C., & Hertz, D. L. (2016). Vincristine-induced peripheral neuropathy in pediatric cancer patients. *Am J Cancer Res, 6*(11), 2416-2430. PMID: 27904761; PMCID: PMC5126263.

Moser, V. C., Aschner, M., Richardson, J. R., Bowman, A. B., & Richardson, R. J. (2019). Toxic responses of the nervous system. In C. D. Klaassen (Ed.), *Casarett & doull's toxicology: The basic science of poisons* (9th ed., pp. 839-875). McGraw Hill.

Moser, V. C. (2000). Observational batteries in neurotoxicity testing. *Int J Toxicol, 19*(6), 407-411.

Nakata, T., & Yorifuji, H. (1999). Morphological evidence of the inhibitory effect of taxol on the fast axonal transport. *Neurosci Res, 35*(2), 113-122. https://doi.org/10.1016/s0168-0102(99)00074-7. PMID: 10616915.

Pavelko, K. D., van Engelen, B. G., & Rodriguez, M. (1998). Acceleration in the rate of CNS remyelination in lysolecithin-induced demyelination. *J Neurosci, 18*(7), 2498-505. https://doi.org/10.1523/JNEUROSCI.18-07-02498.1998

Pei, X., Zhang, W., Jiang, H., Liu, D., Liu, X., Li, L., Li, C., Xiao, X., Tang, S., & Li, D. (2021). Food-Origin mycotoxin-induced neurotoxicity: Intend to break the rules of neuroglia cells. *Oxid Med Cell Longev, 1*, 9967334. https://doi.org/10.1155/2021/9967334. PMID: 34621467; PMCID: PMC8492254.

Prakash, V., & Timasheff, S. N. (1992). Aging of tubulin at neutral pH: The destabilizing effect of vinca alkaloids. *Archives of Biochemistry and Biophysics, 295*(1), 137-145. https://doi.org/10.1016/0003-9861(92)90499-M

Quaglia, M. G., Farina, A., Donati, E., Cotechini, V., & Bossù, E. (2003). Determination of MPTP, a toxic impurity of pethidine. *Journal of Pharmaceutical and Biomedical Analysis, 33*(1), 1-6. https://doi.org/10.1016/S0731-7085(03)00256-5

Quincozes-Santos, A., Santos, C. L., de Souza Almeida, R. R., da Silva, A., Thomaz, N. K., Costa, N. L. F., Weber, F. B., Schmitz, I., Medeiros, L. S., Medeiros, L., Dotto, B. S., Dias, F. R. P., Sovrani, V., & Bobermin, L. D. (2021). Gliotoxicity and glioprotection: The dual role of glial cells. *Mol Neurobiol, 58*(12), 6577-6592. https://doi.org/10.1007/s12035-021-02574-9. PMID: 34581988; PMCID: PMC8477366.

Riggs, J. E., Schochet, S. S., Gutmann, L., Crosby, T. W., & DiBartolomeo, A. G. (1986). Chronic human colchicine neuropathy and myopathy. *Arch Neurol, 43*(5), 521-523. https://doi.org/10.1001/archneur.1986.00520050091033

Röyttä, M., Horwitz, S. B., & Raine, C. S. (1984). Taxol-induced neuropathy: Short-term effects of local injection. *J Neurocytol, 13*(5), 685-701. https://doi.org/10.1007/BF01148489

Sahenk, Z., Barohn, R., New, P., & Mendell, J. R. (1994). Taxol neuropathy. Electrodiagnostic and sural nerve biopsy findings. *Arch Neurol, 51*(7), 726-729. https://doi.org/10.1001/archneur.1994.00540190110024. PMID: 7912506.

Schultz, L., Zurich, M. G., Culot, M., da Costa, A., Landry, C., Bellwon, P., Kristl, T., Hörmann, K., Ruzek, S., Aiche, S., Reinert, K., Bielow, C., Gosselet, F., Cecchelli, R., Huber, C. G., Schroeder, O. H., Gramowski-Voss, A., Weiss, D. G., & Bal-Price, A.

(2015). Evaluation of drug-induced neurotoxicity based on metabolomics, proteomics and electrical activity measurements in complementary CNS in vitro models. *Toxicol In Vitro, 30*(1 Pt A), 138-165. https://doi.org/10.1016/j.tiv.2015.05.016. PMID: 26026931.

Seng, E. K., Grinberg, A. S., & Fraenkel, L. (2018). An intermediate factor in patient decision-making regarding escalating care. *Health Psychol Open, 5*(1), 2055102918767718. https://doi.org/10.1177/2055102918767718. PMID: 29662681; PMCID: PMC5892793.

Sian, J., Youdim, M. B. H., Riederer, P., & Gerlach, M. (1999). MPTP-induced parkinsonian syndrome. In G. J. Siegel, B. W. Agranoff, R. W. Albers, S. K. Fisher & M. D. Uhler (Eds.), *Basic neurochemistry: Molecular, cellular and medical aspects* (6th ed.). Lippincott-Raven. Available from https://www.ncbi.nlm.nih.gov/books/NBK27974/

Schaumburg, H. H. (2000). Vinca alkaloids. In P. S. Spencer & H. H. Schaumburg (Eds.), *Experimental and clinical neurotoxicology* (2nd ed., pp. 1232-1235). Oxford University Press.

Spencer, P. S. (2000). Doxorubicin and related anthracyclines. In P. S. Spencer & H. H. Schaumburg (Eds.), *Experimental and clinical neurotoxicology* (2nd ed., pp. 529-533). Oxford University Press.

Spencer, P. S., & Schaumburg, H. H. (Eds.)(2000). *Experimental and clinical neurotoxicology* (2nd ed.). Oxford University Press.

Stamp, L. K., Horsley, C., Karu, L. T., Dalbeth, N., & Barclay, M. (2024). Colchicine: The good, the bad, the ugly and how to minimize the risks, *Rheumatology, 63*(4), 936-944. https://doi.org/10.1093/rheumatology/kead625

Tilson, H. A., & Moser, V. C. (1992). Comparison of screening approaches. *Neurotoxicology, 13*(1), 1-14.

Tilson, H. A. (1993). Neurobehavioral methods used in neurotoxicological research. *Toxicol Lett, 68*(1-2), 231-240.

U.S. Environmental Protection Agency [EPA] (1994). Final report: Principles of neurotoxicology risk assessment. *Federal Register, 59*(158), 42360-42404.

Wexler, P. (2015). *History of toxicology and environmental health: Toxicology in antiquity, Volume II*. Academic Press.

World Health Organization [WHO] (2001). Environmental Health Criteria 223: Neurotoxicity risk assessment for human health: Principles and approaches. https://www.inchem.org/documents/ehc/ehc/ehc223.htm

Wiesman, J. F., & Feldman, R. G. (2003). Drug-Induced peripheral neuropathies. In M. A. Samuels & S. K. Feske (Eds.), *Office practice of neurology* (2nd ed., pp. 626-633). Churchill Livingstone. https://doi.org/10.1016/B0-44-306557-8/50101-5

Wong, S., Silva, F., Acheson. J., & Plant, G. (2013). An old friend revisited: Chloramphenicol optic neuropathy. *JRSM Short Rep, 4*(3), 20. https://doi.org/10.1177/2042533313476692

Woolf, A. D. (2022). Triortho cresyl phosphate "Ginger Jake" disaster—United States,1930s.

In Alan D. Woolf (Ed.), ***History of modern clinical toxicology: History of toxicology and environmental health*** (pp. 5-14). https://doi.org/10.1016/B978-0-12-822218-8.00044-2

Yang, B., Wang, X., Ma, Y., Yan, L., Ren, Y., Yu, D., Qiao, B., Shen, X., Liu, H., Zhang, D., & Kuang, H. (2019). Tri-ortho-cresyl phosphate (TOCP) -Induced reproductive toxicity involved in placental apoptosis, autophagy and oxidative stress in pregnant mice. ***Environmental Toxicology, 35***(1), 97-107. https://doi.org/10.1002/tox.22846

Yiannikas, C., Pollard, J. D., & McLeod, J. G. (1981). Nitrofurantoin neuropathy. ***Aust N Z J Med, 11***(4), 400-405. https://doi.org/10.1111/j.1445-5994.1981.tb03521.x. PMID: 6272676.

Zhao, Y., Yang, Q., Liu, D., Liu, T., & Xing, L. (2022). Neurotoxicity of nanoparticles: Insight from studies in zebrafish. ***Ecotoxicol Environ Saf, 242***, 113896. https://doi.org/10.1016/j.ecoenv.2022.113896

Zhang, X. M., & Zhu, J. (2011). Kainic Acid-induced neurotoxicity: Targeting glial responses and glia-derived cytokines. ***Curr Neuropharmacol, 9***(2), 388-398. https://doi.org/10.2174/157015911795596540

Ch.12
藥物成癮及依賴性

作者｜陶寶綠　林英琦　李志恒

摘　要

　　有些藥物除了原有的醫療作用外，尚可興奮腦中多巴胺神經徑路，而產生滿足、興奮、愉悅等感覺，稱之為獎賞作用（Rewarding）。此類藥物如果經常不當使用，往往會有耐藥性（Tolerance）、藥物依賴性（Drug dependence），而導致成癮（Addiction），影響家庭、工作、社交與社會安定甚劇。因此，這類藥品的使用被嚴格管制。成癮藥物大致可分為中樞神經抑制劑（CNS depressants：如 Opioids、Alcohol、Barbiturates、Benzodiazepines、Ketamine 等）、中樞神經興奮劑（CNS stimulants：如 Cocaine、Amphetamines 等）、幻覺劑（Hallucinogens：如 Cannabis、LSD、PCP 等）及其他（如 Caffeine、Nicotine 等）。成癮的治療通常包括：生理解毒治療（Detoxification）與行為療法（包含個人、家庭或團體諮商）。近年來更有替代療法（如：美沙冬和丁基原啡因等替代海洛因之療法）。研究成癮藥物的作用機制以及可用來戒癮的藥物，對於成癮的治療非常重要。目前常用來做此方面研究的動物模式有自身給藥（Self-administration）與條件性位置偏好（Conditioned Place Preference, CPP）。期望未來對於藥物成癮有更好的解決方案。

關鍵字：成癮、耐藥性、藥物依賴性、類鴉片藥物（Opioids）、苯二氮平類藥物、巴比妥類藥物、K他命、約會迷姦藥物、古柯鹼、安非他命類、卡西酮類、幻覺劑、大麻、吸入性濫用物質、尼古丁、咖啡因、自身給藥、條件性位置偏好

壹、前言

有些作用於中樞神經的藥物使用後會有愉悅或滿足感，形成再次使用的動機，稱為獎賞作用（Rewarding），長期使用後，可能變成強迫使用的行為而造成：耐藥性、藥物依賴性、強化作用（Reinforcement），甚至於成癮，而產生危害個人或社會的行為，影響家庭、工作與公共安全甚鉅。因此，這類藥品被嚴格管制，用於合法醫療及科學目的時，稱為「管制藥品」，否則即可能成為「毒品」。

一、定義（Konradi & Hurd, 2023）

1. 耐藥性（Tolerance）

當長期使用某種藥物一段時間後，身體對它的反應逐漸減小，需要增加劑量或更頻繁地使用此藥，才會達到起初的療效，稱為耐藥性。

2. 藥物依賴性（Drug Dependence）

身體依賴性（Physical dependence）是指長期使用某種藥物一段時間後，身體器官已適應此藥物之作用，以致於一旦停藥，身體會出現許多不適症狀（常是與藥物作用相反的作用），稱之為「戒斷症狀（Withdrawal symptoms）」。心理依賴性（Psychological dependence）則是指使用此藥讓人感到興奮、愉快或脫離現實，覺得難以停止使用此藥。某些藥物既有心理依賴性，又有身體依賴性。

3. 獎賞作用（Rewarding）

藥物服用後，有滿足、興奮、愉悅感等，稱之為獎賞作用。此種作用與腦中多巴胺神經徑路興奮有關，最主要的是 Mesolimbic pathway（由 Ventral tegmental area 到 Nucleus accumbens 之神經徑路），其次是 Mesocortical pathway（由 Ventral tegmental area 到 Prefrontal cortex 之神經徑路）。

4. 強化作用（Reinforcement）

藥物的獎賞作用，會加強使用者想要再度使用此藥物，以感受其活化腦中多巴胺神經徑路所達到的興奮、愉悅感等，是一種正面的強化作用（Positive reinforcement）。另一方面，長期使用此藥，如果產生依賴性，停藥後會產生戒斷症狀，身體或心理上產生許多非常不適的症狀，也會加強使用者想要再度使用此藥物，稱之為負面的強化作用（Negative reinforcement）。有研究顯示 5HT、Glutamate、Norepinephrine（NE）、Endogenous opioids 與 GABA 等神經傳遞物可能與藥物的強化作用有關。

5. 成癮（Addiction）

「成癮」係指人對某種藥物或事物，透過刺激中樞神經的獎賞系統（Reward system）造成興奮或愉快感，而產生一種超乎尋常的嗜好和習慣，且因強化作用而不可自控地反覆渴

求濫用某種藥物（藥物成癮〔Drug addiction〕）或物質（物質成癮〔Substance addiction〕，如：菸、酒等物質造成之成癮）或從事某種活動（行為成癮〔Behavioral addiction〕，如：賭癮、網癮等），雖然知道這樣做會給自己、家人或社會帶來各種不良後果，但仍然無法控制。

二、管制藥品及毒品的管制

由於成癮嚴重傷害人體健康，並可能給社會帶來巨大危害，因此除菸、酒等物質另以專法管理外，聯合國業已訂定三個國際反毒公約，希望各國互助合作，進行毒品危害管制作為，所以各國政府對於成癮物質的使用都有嚴格的管制規定。準此我國對於成癮物質的管理，依照其合法性（正當醫療及科學用途）或非法性，分別列屬管制藥品或毒品予以管制（李志恒、林英琦，2024）。

管制藥品在我國以《管制藥品管理條例》管理，其衛生主管機關：在中央為衛生福利部；在直轄市為直轄市政府；在縣（市）為縣（市）政府。

條例中所稱管制藥品，係指下列藥品：

（一）成癮性麻醉藥品。
（二）影響精神藥品。
（三）其他認為有加強管理必要之藥品。

管制藥品限供醫藥及科學上之需用，依其習慣性、依賴性、濫用性及社會危害性之程度，分四級管理。

我國另有《毒品危害防制條例》，係為防制毒品危害，維護國民身心健康，而制定之條例。此條例所稱毒品，係指具有成癮性、濫用性、對社會有危害性之虞的麻醉藥品與其製品及影響精神物質與其製品。毒品依其成癮性、濫用性及對社會危害性，分為四級。對於製造、運輸、販賣、施用、持有各級毒品等等之刑罰與罰金均有詳細的規定。

依照該二條例之規定，具有成癮性、濫用性及社會危害性的物質，按其程度由高至低，分成一至四級予以列管。合法（醫藥及科學上需用）使用者稱「管制藥品」，由取得管制藥品證照專業人員處方及調劑使用；科學研究則需事先提出申請，經主管機關批准後始可進行。除此之外，即為非法行為，稱為「毒品」（衛生福利部，2017；法務部，2022）。

三、成癮的治療

這些藥物會改變大腦的結構與功能，並且難在短期內恢復，因此有些人即使在長期停藥後仍有被誘發的風險。

生理解毒治療（Detoxification）可安全地控制戒斷期的急性症狀，部分情況下，可為有效的長期處遇鋪路，但僅進行生理解毒治療難以達到長期戒毒效果，因此，應鼓勵個案在生理解毒治療後繼續其他處遇方案。以藥物協助的處遇方案為有效減少非法藥物使用的方式，尤其是藥物治療和行為療法（包含個人、家庭或團體諮商）結合時，可有效幫助降低海洛因施用，穩定其生活，並減少其非法的藥物使用。處遇方案亦應包含對 HIV 病毒／愛滋病、B 肝、C 肝、肺結核與其他傳染性疾病等共病之檢測及治療的協助，並且提供降低感染風險的諮詢（National Institute on Drug Abuse [NIDA], 2018）。

貳、成癮藥物之分類與特性

成癮藥物大致可分為中樞神經抑制劑（CNS depressants：Opioids、Alcohol、Barbiturates、Benzodiazepines、Ketamine 等）、中樞神經興奮劑（CNS stimulants：Cocaine、Amphetamines、卡西酮類等）、幻覺劑（Hallucinogens：Cannabis、LSD、PCP 等）和其他（Caffeine、Nicotine 等）。有些成癮藥物同時兼具中樞神經興奮和迷幻性質，如搖頭丸（MDMA）；也有些同時兼具中樞神經抑制和迷幻性質，如 Ketamine。詳細敘述如下：

一、中樞神經抑制劑（CNS depressants）(Jutkiewicz & Traynor, 2023)

（一）類鴉片類藥物（Opioids）

Opiate 與 Opioid 兩個名詞常混用，嚴格來說，鴉片類（Opiates）係指由天然罌粟所產生的生物鹼，例如嗎啡（Morphine）和可待因（Codeine），類鴉片類（Opioids）則是指合成或半合成而作用類似鴉片的化學物質，例如 Hydromorphone、Hydrocodone、Meperidine、Methadone、Oxycodone、Oxymorphone、Tramadol、Fentanyl 等。不過由於兩類的作用都屬外源性配體（Exogenous ligands），透過中樞神經系統或其他系統的類鴉片受體起作用，主要臨床用途是中度或重度疼痛的鎮痛劑，所以現在多用 Opioids 涵括。內源性的類鴉片受體系統（Endogenous opioid system），目前已知有四種 G 蛋白偶聯受體（G protein-coupled receptors）：mu（μ）、kappa（κ）、delta（δ）及 Nociceptin/orphanin FQ receptor（NOP receptor），對應於四種主要的內源性胜肽配體：β-endorphin、Enkephalins、Dynorphins 及 Nociceptin/Orphanin FQ。已知嗎啡及其相關的 Opioids 藥物，若作用於 μ 受體會產生似嗎啡之源自腦部的止痛作用、欣快感、依賴性、呼吸抑制、縮瞳、抑制腸胃道、便祕等作用。若作用於 κ 受體會有似 Pentazocine 之源自脊髓的止痛作用，鎮靜及縮瞳。作用於 δ 受體，則會產生焦慮、幻覺、精神官能症與呼吸及血管收縮之

刺激作用。但以對 μ 受體作用最明顯，故藥理上將其歸屬為 μ 受體致效劑（μ-agonist）（邱麗珠等，2014；Corder et al., 2018）。

我們使用 Opioids 的有益的作用主要為鎮痛，但會伴隨一些不良反應，如抑制呼吸，噁心，嘔吐，便祕，成癮性等。

1. 類鴉片藥物的鎮痛作用機制

類鴉片藥物的鎮痛作用機制主要在中樞，如：中腦的導水管周圍灰質區（Peri-Aqueductal Gray, PAG），脊髓的背角（Dorsal horn）等感覺神經傳導相關區域，經由抑制 GABA 神經的活性，使 GABA 原本抑制下行鎮痛神經束的作用反被抑制，稱之為「去抑制（Disinhibition）」，因此使下行鎮痛神經束的活性增加，而降低或抑制了感覺神經對疼痛的上傳，達到鎮痛的效果。

2. 長期使用類鴉片藥物的作用

類鴉片藥物在臨床上對於中度與重度疼痛是最有效的藥物。此類藥物使人興奮或愉快的感覺，即所謂的獎賞作用（Rewarding），其作用機制是在中樞經由類鴉片受體，抑制 GABA 神經元，而減小或除去 GABA 神經元對於多巴胺神經的抑制作用，因而使得與獎賞作用（Rewarding）及強化作用（Reinforcement）有關的多巴胺神經徑路（Mesocortical pathway 與 Mesolimbic pathway）興奮所造成。長期使用類鴉片藥物，其藥效會越來越小，為了達到原來的藥效，必須增加劑量，此即有「耐藥性（Tolerance）」產生。如果突然停藥，會有「戒斷症狀（Withdrawal symptoms）」產生，如：渴藥、不安、打呵欠、流淚、流鼻水、盜汗、失眠、厭食、腹瀉、噁心、嘔吐、腹痛、肌肉疼痛、心跳呼吸加快、身體發冷、起雞皮疙瘩等。此即有「身體依賴性（Physical dependence）」產生。此外，類鴉片藥物會使人感到興奮或愉快或脫離現實，長期使用會覺得難以停止用此藥，即是有了「心理依賴性（Psychological dependence）」。

3. 成癮性強，最常被濫用的類鴉片藥物：海洛因 (Konradi & Hurd, 2023)

（1）海洛因（Heroin）

Heroin 是嗎啡的衍生物：Diacetylmorphine。具有高度脂溶性，注射後可迅速通過血腦屏障（Blood brain barrier），到達腦中，並水解為活性代謝物：Morphine，產生強烈的興奮愉悅感，持續約 45 秒至數分鐘，然後有鎮靜安神的效果，持續約 1 小時左右，效果漸減，視劑量大小 於 3-5 小時效果完全消失。由於海洛因的半衰期短，濫用海洛因成癮者，為了達到興奮愉悅感的高潮，與避免產生戒斷症狀，每天可能會注射海洛因 2-4 次，又因耐藥性產生，劑量需要增加，以達到原有的效果，往往最終出現注射過量造成呼吸抑制而死亡的悲劇。

（2）海洛因的戒斷症狀與醫療介入方法

海洛因成癮者於吸食或注射後 6-12 小時內，如不及時再度吸食或注射，則會出現毒癮發作症狀（戒斷症狀）。如流鼻涕、出汗、噁心、嘔吐、腹瀉、抽搐、不安、

失眠、焦慮等。當這些症狀持續加重，36-48小時後達到高峰，人開始昏昏沉沉、全身癱軟、腹瀉、腹痛、肌肉疼痛、骨關節疼痛、抽筋等，雖不致危及生命，卻非常痛苦。這些戒斷症狀為期大約5-10天，會逐漸減輕，但是焦慮、失眠、對用藥的渴望（Craving）等症狀則可能會長達6個月以上。

　　醫療介入方法：醫療上的原則是以一些藥物減輕海洛因的戒斷症狀，最後達到解毒（Detoxification）的目的。所用來減輕海洛因戒斷症狀的藥物，包括口服長效的類鴉片藥物美沙冬（Methadone）、丁基原啡因（Buprenorphine）、Clonidine（α2 adrenergic agonist）、Lofexidine（α2 adrenergic agonist）等。這些藥物可以幫忙病人減輕一般的戒斷症狀，但是不能減輕病人焦慮、失眠，以及對用藥的強烈渴望等，而這些往往使病人復發，再度濫用海洛因。

（3）海洛因（類鴉片藥物）成癮者的替代療法

　　海洛因除了成癮性強，戒斷困難外，因注射海洛因造成之犯罪行為，及因共用針頭或稀釋液而導致之血液傳染病（如愛滋病、B型、C型肝炎等）亦為嚴重之公共衛生議題。近年來，聯合國世界衛生組織主張將海洛因毒癮者視為病人，由醫療專業人員提供緊急醫療，惟因急性解毒並無法真正降低其再犯或復發，故美國、澳洲等國家積極推動「替代療法」，以兼顧公共衛生及公共安全，落實推動海洛因藥癮病人之醫療工作。

　　臺灣亦於2006年開始推動美沙冬替代治療計畫。替代療法的治療原則，為以低毒性類鴉片藥物來取代高毒性類鴉片毒品；以長效之類鴉片藥物代替短效之類鴉片毒品；用低成癮性的類鴉片藥物代替高成癮性的類鴉片毒品，在消除戒斷症狀後，定期給戒毒者替代藥物（如美沙冬、丁基原啡因等）進行維持，以期使病人恢復正常的生活狀態。以美沙冬為例，其為合成的類鴉片製劑，故副作用與其他的類鴉片藥物相似，產生的戒斷症狀與嗎啡或海洛因相似。藥物作用持續時間較長（約24-48小時），一天口服一次，即可有效減少海洛因成癮者的渴癮行為，產生戒斷症狀時間較慢也較輕。丁基原啡因有更長的半衰期（>36小時），及較低呼吸抑制副作用的風險。

4. 美國的類鴉片藥物危機（Opioid Crisis）

　　「類鴉片藥物危機（Opioid Crisis）」，又稱「類鴉片類流行（Opioid Epidemic）」，用於描述美國因「類鴉片藥物」，包括類鴉片類止痛劑、海洛因及芬坦尼等合成類鴉片類被大量處方、誤用、濫用或流用，導致過量中毒或致死的現象（李志恒、馮齡儀，2020）。

　　這個流行起因於美國在1990年代後期有大量的慢性疼痛人口，導致部分藥廠和聯邦政府推動擴大「類鴉片鎮痛藥」的處方使用。此外，醫療照護組織認證聯合委員會（The Joint Commission on Accreditation of Healthcare Organizations）等非營利組織也推動醫師重視患者的疼痛，把疼痛稱為第五種生命徵象（另外四種徵象為體溫、血壓、心律、呼吸速率），使原本「類鴉片藥物」處方的數量已增加的情況下，更擴大這類藥物的使用。

美國的「類鴉片藥物危機」可以分三個時期：

(1) 從1990年代後期

　　部分藥廠開始向醫事人員促銷並保證，其所生產的類鴉片類止痛劑（Opioid pain relievers）成癮性不高，開立處方給病人不會導致他們成癮，由於大部分醫師沒有受過足夠的疼痛控制訓練，大量開立 Oxycodone（羥考酮，商品名 OxyContin、Percocet）、Hydrocodone（氫可酮，商品名 Vicodin; Norco）等類鴉片類止痛劑給病人治療慢性疼痛，造成誤用、濫用與流用；美國疾病管制局（Centers for Disease Control and Prevention, CDC）對於「類鴉片藥物」的處方箋開立，提出新的指導方針規定，使此類藥物的處方箋大為減少。

(2) 2010年起

　　美國政府開始著手稽查過度處方和調劑類鴉片類止痛劑的醫師和藥師，不過此舉卻使得已經對類鴉片處方藥品上癮的人轉向使用廉價且更強效的非法海洛因。美國黑市海洛因供應量跟著增加且價格下降，海洛因的濫用因此大幅增加。在2005-2012年間，濫用海洛因的人數幾乎加倍，由每年380,000增加到670,000人。在2010年，有2,789人因使用海洛因過量而死亡，比之前每年因海洛因過量死亡的人數增加了50%。

(3) 2013年之後

　　非法販賣海洛因者為增加利潤，開始混用更廉價、藥效更強但更致命的芬坦尼（Fentanyl）等合成麻醉藥品。根據美國 CDC 的資料，此一波的高峰始於2013年，每年超過六萬國民因此喪命。Fentanyl 原來並非毒品，用於治療嚴重疼痛的效果發生快（onset 快），有效劑量比嗎啡小50-100倍，常用於癌末疼痛及醫院手術的麻醉。但其強效及容易取得性，雖然具有成癮和過量使用死亡的潛在風險，仍使其在醫療和娛樂性方面廣受使用。類鴉片類止痛劑被證實具有高度成癮性，已經導致大量的類鴉片類使用者過量中毒甚或死亡。僅2017年一年，就有超過47,000人美國人死於類鴉片類過量，類鴉片類的流行更使美國的平均餘命從2014年的78.8歲連續幾年降低到2017年的78.5歲，顯示出問題的嚴重性，也使當時美國川普總統宣布進入全國公共衛生緊急狀態，以因應類鴉片類藥品氾濫。美國 CDC 正致力於與「類鴉片藥物危機」奮戰。丁基原啡因由於相對於其他鴉片類物質有較高的安全性，因此也成為目前對抗類鴉片藥物危機的重要藥物。

(二) 酒精（Alcohol）（Konradi & Hurd, 2023）

　　乙醇（Ethanol），俗稱酒精（Alcohol），在醫學上的用途有消毒殺菌的作用（75%乙醇），或甲醇（假酒含有的成分）中毒時的解毒劑。一般人飲酒時，喝入的酒精飲料，含有不同濃度的酒精（啤酒通常為4-6%；葡萄酒通常為12-15%；烈酒通常為35-57%）。

1. 酒精在中樞神經的作用

酒精在中樞神經的普遍作用是抑制作用，由於飲酒後起初最先被抑制的神經是 GABA 等抑制性的神經，因此這種「去抑制（Disinhibition）」的結果會造成某些神經的興奮，而使人感覺輕鬆、愉快、幸福、減少焦慮，敢於表達自己，增加社交行為。不過當喝的量越來越多，血中酒精濃度越來越高時，腦中興奮性神經也會被抑制，而顯出安靜、口語不清、想睡，以及運動、判斷力和記憶等機能也會減低。如果在短時間內一口氣喝很多烈酒，血中酒精濃度會高到抑制腦幹（Brainstem；是控制呼吸和血液循環的中樞），使得呼吸和血液循環無法維持，而有生命危險。酒精是一種致畸胎劑，會對胎兒中樞神經系統造成不可逆轉的損害，可能導致胎兒大腦體積減少，或損害大腦內部結構。孕婦無論在哪個孕期接觸酒精，即使是少量，對胎兒都可能造成影響。因此準備懷孕的婦女就應避免飲酒，以免在尚不知已懷孕的初期，影響到胎兒。

2. 長期飲酒對身體的毒性

酒精主要是由肝臟代謝，長期喝酒的人不僅影響腸胃道、心血管系統、內分泌系統、營養不良、記憶力減退，而且傷肝，常導致肝硬化、肝癌等。此外酒精在中樞對多巴胺等神經的獎賞作用（Rewarding）與強化作用（Reinforcement），導致許多人因長期飲酒而成癮，無法自拔。長期飲酒的人突然停止飲酒或減量時，易於 6-12 小時內出現「酒精戒斷症狀」，如：失眠、心悸、焦慮、頭痛、噁心、嘔吐、全身疲倦、盜汗、血壓及體溫上升、煩躁不安、眼皮、嘴唇與雙手發抖等。嚴重時可能出現意識障礙、妄想、幻覺與譫妄等精神病症狀，更嚴重時可能出現全身性痙攣而死亡。

3. 長期飲酒產生之耐藥性（Tolerance）

長期飲酒產生的耐藥性，主要是中樞神經，因此飲酒者會感覺自己的酒量變大，比較不易酒醉，因此會越喝越大量。殊不知身體其他器官對酒精並沒有產生耐藥性，喝得越大量，對於腸胃道、心血管系統、內分泌系統、肝臟的傷害性越大。

4. 長期飲酒產生之交互耐藥性（Cross Tolerance）

長期飲酒亦會對其他一些中樞抑制劑產生「交互耐藥性」，特別是鎮定劑（Sedatives），例如：Benzodiazepines 之類的藥物。因此有酒癮者，使用 Benzodiazepines 之類的鎮定安眠劑效果會較差。但是如果兩者同時用，亦即服用鎮定安眠劑的同時，也有飲酒的話，會加強鎮定安眠劑的效果，長期如此可能導致憂鬱，甚至自殺的危險。

5. 酒精成癮者的藥物介入治療

有嚴重酒癮的人要戒酒癮不是一件容易的事，因為身體與心理依賴性都非常嚴重。在醫療上首先要幫助戒酒癮的病人減輕其戒斷症狀，到完全解毒（Detoxification）。通常是使用短效的 Benzodiazepine 藥物，例如 Oxazepam，或使用抗痙攣藥物（Anticonvulsants），例如 Carbamazepine。到完全解毒，沒有戒斷症狀後，酒精的心理依賴性卻往往使人忍不住又酒癮復發，因此在醫療上，美國食品藥物管理局（FDA）核准了三種藥物，用

在已經解毒，沒有戒斷症狀的酒癮者，幫助他們能夠成功長期戒除酒癮。這三種藥物為 Disulfiram、Naltrexone 和 Acamprosate。

Disulfiram 會阻斷酒精的代謝酶：Aldehyde dehydrogenase，使飲酒後血液中的乙醛（Acetaldehyde）不能很快代謝而積聚，造成潮紅、噁心等不適感，如果想戒酒的人，服用此藥，又忍不住去喝酒，則會感到非常不適。不過在臨床試驗上發現此藥戒酒的效果並不佳。許多人寧可選擇停藥，而再度飲酒。

Naltrexone 是類鴉片受體拮抗劑，由於酒精也有激活腦內啡（Endorphin）的作用，臨床試驗發現慢性長期給予 Naltrexone（口服 25、50 或 100mg 或延長釋放劑型的肌肉注射藥品 Vivitrol；380 mg，每 4 週注射 1 次）可以降低嚴重酒癮者的復發率。

Acamprosate 是一種 N-甲基-D-天冬氨酸（N-Methyl-D-Aspartate Receptor, NMDAR）受體的拮抗劑，也是 $GABA_A$ 受體的正向異位調節劑，似乎可以使長期飲酒所造成的神經傳遞失調回到較為正常，而降低酒癮的復發機制。Acamprosate 也具有神經保護的作用。

6. 酒測與法律標準

喝酒開車時常造成交通事故，因為血液中酒精濃度只要達百分之 0.03 以上，即會使人專注力降低，以致於駕車時容易造成交通事故，因此各國對於酒駕都有一定的罰則。

依據中華民國〈道路交通安全規則〉第 114 條第 2 款規定，駕駛人「**飲用酒類或其他類似物後其吐氣所含酒精濃度達每公升 0.15 毫克或血液中酒精濃度達百分之 0.03 以上**」者，不得駕車。如有酒駕，即使未造成交通事故，經酒測超過標準者，根據酒精濃度有不同裁罰基準，包括罰鍰與行政罰之規定。

此外，《刑法》第 185 條之 3 第 1 項第 1 款「**吐氣所含酒精濃度達每公升 0.25 毫克或血液中酒精濃度達百分之 0.05 以上**」，明確規定構成犯罪的標準，亦即觸犯《刑法》規定的「不能安全駕駛罪」（又稱「醉態駕駛罪」），將根據行為（酒駕未肇事、酒駕肇事、酒駕再犯）有不同刑責。

（三）苯二氮平類藥物（Benzodiazepines）(Mihic & Mayfield, 2023)

苯二氮平類（Benzodiazepines, BZD）是目前最常用的鎮靜安眠藥物，可分為短效（Midazolam、Triazolam）、中效（Estazolam、Temazepam）及長效（Flurazepam、Diazepam）製劑。其作用機制是 $GABA_A$ 受體的異位調節劑，可增加 $GABA_A$ 受體對 GABA 的親和力，因此加強 GABA 神經的抑制性作用。

Benzodiazepines 於臨床上常用於鎮靜、安眠、抗焦慮及抗痙攣等用途。副作用包括嗜睡、噁心、嘔吐、記憶力障礙、反彈性失眠（Rebound insomnia）、精神恍惚、運動失調、呼吸抑制等。

服用此類藥物時，應避免飲用酒精性飲料或與其他中樞神經抑制劑併用，否則會增加其副作用，甚至危及生命。此類藥品長期使用會產生耐藥性、依賴性及出現嗜睡、步履

不穩、注意力不集中、記憶力和判斷力減退等症狀；突然停藥可能產生戒斷症狀，包括焦慮、暴躁、對光線聲音敏感、感覺異常、厭食、頭暈、出汗、惡夢、失眠、頭痛、肌肉緊張和／或抽搐、顫抖等症狀。急性使用過量患者，大都呈現肌肉過度鬆弛及深度睡眠狀態，較少造成死亡，但是若與酒精或其他中樞神經抑制劑併用，則危險性大為提高。

另有一類「非」苯二氮平類藥品（non-BZD，又稱 Z-drugs），如 Zolpidem（Stilnox）、Zaleplon 等，屬於 Benzodiazepine 受體致效劑，常用來助眠。相較於 BZD，Z-drugs 作用快、半衰期短、且能快速誘導睡眠，但缺點是發現有頭痛、頭昏、腸胃不適、失憶、夢遊等較為嚴重的副作用。特別要注意的是，不論是 BZD 或 Z-drugs，都要注意長期使用可能產生的耐藥性及依賴性，因此如果想要停藥，最好請教醫師逐步減量。若驟然停藥，可能發生反彈性失眠及躁動等戒斷症狀。

（四）巴比妥類藥物（Barbiturates）（Mihic & Mayfield, 2023）

Barbiturates 在臨床上用於：安眠（Butabarbital、Secobarbital）、手術前的鎮靜劑（Amobarbital、Secobarbital）、麻醉之誘導與維持（Methohexital、Thiopental）、抗痙攣、抗癲癇（Phenobarbital）、癲癇重積狀態（Status epilepticus：Phenobarbital）之治療等。

其作用機制與 Benzodiazepines 類似，與 $GABA_A$ 受體產生異位結合，增加 GABA 刺激氯離子通道打開的活性，使細胞膜過極化（Hyperpolarization），而加強 GABA 的抑制作用。不同的是 Barbiturates 在高濃度下可以直接活化 $GABA_A$ 受體，而且有實驗顯示在同樣效力的 GABA 濃度下，最大有效濃度的 Barbiturates 增強 $GABA_A$ 受體的功能比最大有效濃度的 Benzodiazepines 大好幾倍。這說明了為何 Benzodiazepines 在臨床上的應用比 Barbiturates 安全得多，也因此 Benzodiazepines 在鎮靜安眠藥方面大幅取代了 Barbiturates 的製劑。

長期使用 Barbiturates 製劑，其鎮靜、安眠、愉悅的作用會比其抗痙攣與致死的效應更容易產生耐藥性，而且所產生的耐藥性更大，以致於其治療安全指數（Therapeutic index）會降低。長期使用也可能產生依賴性，因此如果想要停藥，最好請教醫師逐步減量。若驟然停藥，可能發生反彈性失眠及躁動等戒斷症狀。要特別注意的是 Barbiturates 製劑與 Benzodiazepines、Alcohol、Opioids 等類似，均屬於中樞神經抑制劑，如果併用，會加強中樞抑制的作用，甚至抑制呼吸而死亡。

（五）K 他命、愷他命（Ketamine）（Konradi & Hurd, 2023）

Ketamine 是一種 NMDA 受體拮抗劑，能阻斷痛覺衝動的傳導，又能興奮腦幹及邊緣系統，引起意識模糊，短暫性記憶缺失及滿意的鎮痛效應，但意識並未完全消失，常有夢幻、肌張力增加、血壓上升。在 Ketamine 使用後讓人感到與身體或物理環境分離的狀態稱「解離麻醉（Dissociative anesthesia）」。自 1960 年代開始被用來當成麻醉劑，特別是小

孩和動物的麻醉，但因為病人在麻醉恢復時容易有解離麻醉異常的感覺，而逐漸被其他的麻醉藥所取代，但目前仍用在麻醉引導及獸醫的麻醉上。近年來 Ketamine 亦被用來治療憂鬱症病患（Li et al., 2011）。

有人為了尋求刺激，濫用 Ketamine，其施用途徑包括口服、靜脈注射、肌肉注射、鼻吸、以及混合菸草或大麻做成所謂的 K 菸。鼻吸 K 粉和吸 K 菸是目前最常用的兩種途徑。低劑量的 Ketamine 會使人感到時間和空間的扭曲、產生幻覺以及輕微的解離感。長期使用 Ketamine 會導致身體許多器官損害。在心臟血管系統方面，Ketamine 會使心搏過速、血壓升高，增加心臟的負荷，因此很容易導致原本心臟不好的病人心臟衰竭。對於呼吸系統，Ketamine 可能造成咽喉收縮、分泌物增加、氣管擴張、急性肺水腫、呼吸抑制等。另外有報告顯示約有三分之一長期及大量的 Ketamine 使用者，曾經歷劇烈腹痛，即所謂的 K 痙攣（K-cramp），其原因目前還不清楚。長期使用 Ketamine 亦會導致腦部病變及認知功能障礙，特別是記憶力變差。此外，長期濫用 Ketamine 造成的慢性膀胱炎可能會導致嚴重的頻尿和急尿症狀，甚至5-10分鐘就要去一次廁所，晚上也無法安眠，成為長期濫用者的夢魘。這類膀胱炎還常伴隨有膀胱疼痛和血尿，患者為了這些泌尿道的症狀痛苦不堪。臨床檢查常可發現這類患者的膀胱容量變小，纖維化，彈性變得很差。在膀胱內視鏡中可看到膀胱壁表皮脫落，也常見到嚴重潰瘍和出血。慢慢地，膀胱就失去了貯尿的功能。更可怕的是，除了膀胱之外，輸尿管也可能因著長期使用 Ketamine 而產生纖維化及狹窄，隨之而來的是腎臟積水及腎功能喪失。

在急性中毒時，病患會有突然全身抽搐、肌肉震顫、呼吸停止、意識昏亂、流淚、血糖高、喉部肌肉收縮、心臟停止跳動等症狀，嚴重時會造成死亡。

長期使用 Ketamine 會產生耐藥性與心理依賴性，不易戒除。初期接觸 Ketamine 的人可能不會感受到上癮，等到長期使用之後，有些人會產生焦慮、震顫、流汗及心悸等戒斷症狀，心理上的依賴性也很大。戒斷 Ketamine 不但要靠個人的意志力，家庭、醫療院所和社會機構的幫助也是戒 K 的重要一環。

（六）約會迷姦藥物（Date-Rape Drugs）

「約會迷姦藥物」是指會讓人處於無能力狀態，因此容易受到性侵犯的藥物。這類藥物常是在兩人約會中，其中一人誤服到此藥物，因此被性侵犯、強姦、或是受到其他的侮辱，甚至事後並不記得事情發生的經過。這些藥物原是有其合法的醫療用途，但是用在非醫療用途上會有這類的特性或是副作用。此類「約會強姦藥」並不一定發生於約會，強姦者有可能是剛認識的人或是熟人。

最常見的「約會迷姦藥物」如下：

1. Gamma-Hydroxybutyric Acid（GHB）

GHB 無色無味，使用前溶於水或飲料中服用，會使人快速昏睡及暫時性喪失記憶

力,被使用這種藥品迷姦的被害人,經常醒來後完全不記得發生什麼事;而且 GHB 在人體內代謝相當快,常常無法及時被驗出。醫師有時會開立此藥,用以治療一種特殊的睡眠障礙:昏睡症或猝睡症。由於無醫療用途,所以列為第二級毒品管制。

2. Flunitrazepam（FM2; Rohypnol）

這是一種強效的 Benzodiazepine 類之安眠藥,有很好的水溶性,並有「強暴藥丸」之稱;濫用的劑量如果達到 28 mg 以上,還可能有致死危險。各國都不斷將 Flunitrazepam 的劑量與包裝縮小,包括從原本的 2 mg 改為 1 mg,也將整個包裝減小;同時提高 Flunitrazepam 的管制等級。藥廠方面,也嘗試加入著色劑,讓藥物如果加入飲料或水中,會讓液體變色,且留下殘渣。其中,美國乾脆禁止 Flunitrazepam 的使用,直接視之為毒品。我國列為第三級管制藥品及第三級毒品管制。

3. K 他命、愷他命（Ketamine）

低劑量的 Ketamine 會使人感到時間和空間的扭曲、產生幻覺以及輕微的脫離現實之解離感。大劑量有麻醉的效果。我國列為第三級管制藥品及第三級毒品管制。

4. Alcohol

自願喝酒時攝取的酒精,是最常用來迷姦或性侵犯的藥物,不過飲酒的人通常會有防禦心,知道發生的事,或事後記得發生的事。由於飲酒會促進前面所述任一種迷姦藥物的作用,常會被人併用。

GHB、FM2 和 K 他命被稱為三大迷姦藥物,它們都是無色無味,容易溶於液體中,可以讓食用者 15 分鐘內產生頭昏、全身發軟並昏迷的藥效,另外像是 GHB 還會讓人暫時失憶,完全想不起發生什麼事,甚至也不記得加害者;因此提醒讀者絕對不要隨意飲用來路不明的飲料,如果喝下去後發現開始昏沉,第一時間就要趕緊呼救。

二、中樞神經興奮劑（CNS Stimulants）（Konradi & Hurd, 2023）

中樞神經興奮劑包括古柯鹼（Cocaine）、安非他命類（Amphetamines）和亞甲雙氧甲基安非他命 Methylene DioxyMethAmphetamine（MDMA、「Ecstasy」、搖頭丸）及苯乙胺類、卡西酮類等新興影響精神物質（New psychoactive substances）等。此類藥物通常為單胺類運輸蛋白（Amine transporters）抑制劑,會作用於中樞神經系統,使中樞神經突觸間的多巴胺（Dopamine）、正腎上腺素（Norepinephrine）、和／或血清素（Serotonin）濃度上升,也可能會同時抑制這些神經傳導物質之再吸收,使這些神經傳遞物質濃度上升,導致直接或間接的活化多巴胺而引起欣快感及興奮作用。中樞神經興奮劑的周邊反應則來自擬交感神經作用,會引發心搏過速和高血壓等作用。

中樞神經興奮劑對中樞神經之作用先興奮後抑制,會出現精神渙散、憂鬱等雙極性之精神症狀。中樞神經興奮劑中毒會產生焦躁、暴力情緒、精神異常症狀及交感神經亢奮症

狀，造成心跳加快、血壓升高、高溫等，會增加急性冠狀動脈症候群、中風、急性心臟衰竭、腎衰竭甚至死亡的風險。藥物引發的心理精神變化可能肇因自藥物引發的中樞神經毒性，造成特定的神經細胞發炎。

中樞神經興奮劑所產生中樞作用興奮症狀和持續時間，很大程度取決於不同物質及其官能基變化產生的特性、使用途徑、使用者知耐受性及藥物基因體學特性等，造成每位使用者反應會有程度上的差異。

（一）古柯鹼（Cocaine）

古柯鹼為一種生物鹼，具有局部麻醉、血管收縮和中樞神經興奮的效果，可能用鼻吸或靜脈注射等方式使用，會由黏膜快速被吸收，但是由於其血管收縮的能力會減緩吸收和延遲其最大效果產生的時間。

吸收後古柯鹼有九成會和血漿蛋白，特別是 α1acid glycoprotein 結合，分布體積約為 1.6-2.7L/kg。半衰期約為 1 小時。

古柯鹼的代謝受到基因和其他因子影響。一般情形下古柯鹼約有 32-49% 由血漿中的 Plasma Cholin-Esterase（PChE）和其他的 Esterases 代謝為無中樞藥理活性的 Ecgonine Methyl Ester（EME）。具有較低 PChE 活性的人對於古柯鹼的感受性會增加。古柯鹼和酒精會產生交互作用，生成具有神經毒性和心毒性的代謝物，增強古柯鹼的毒性反應。

古柯鹼主要作用是與單胺類（Monoamine）再回收運輸蛋白（Reuptake transporters）結合並阻斷其作用，造成延長和加強多巴胺、正腎上腺素和血清素等單胺酸的作用，產生興奮和欣快感。古柯鹼也會對毒蕈鹼乙醯膽鹼、NMDA、δ- 和 κ- 鴉片受體產生影響。

古柯鹼使用和心肌缺血及心肌梗塞有關。古柯鹼造成心血管系統的 α 和 β 腎上腺素受體（Adrenoceptor）興奮而造成增加心跳、系統動脈壓和心收縮力，增加心肌的需氧，然而古柯鹼和其代謝物並可能造成動脈血管收縮，特別是心外膜冠狀動脈（Epicardial coronary arteries），而造成心肌供氧下降。長期暴露在高濃度的 Catecholamines 會造成因粒線體受損及氧化壓力產生的心肌損傷。古柯鹼具局部止痛效果，是藉由阻斷鈉離子通道達到，此活性則會干擾動作電位傳播而造成心律不整。

古柯鹼也會引起血小板活化和纖溶酶原激活酶抑制物（Plasminogen activator inhibitor）增加，會惡化 α- 腎上腺素和二磷酸腺苷（Adenosine diphosphate）媒介的血小板聚集和血栓增加，增加心肌梗塞的風險。

古柯鹼急性中毒常出現不安、焦慮、高熱（可能高達 45℃）、心跳過快、心律不整、高血壓、癲癇等症狀，導致急性冠心症、中風甚至死亡。高熱通常與較差的預後有關，可能造成橫紋肌溶解、腎臟和肝臟損傷、腦病變、彌散性血管內凝血（Disseminated Intravascular Coagulation, DIC）和代謝性酸中毒。急性中毒可使用苯二氮平類藥物（Benzodiazepines）來下降中樞交感神經的興奮。

古柯鹼長期使用則會出現食慾不振、失眠、譫妄等症狀。長期的古柯鹼使用也會降低多巴胺受體而造成錐體外症狀如肌張力障礙、運動遲緩、運動不能和靜坐不能。長期古柯鹼使用的心毒性則包括可能會改變心臟的組織，造成纖維化、心肌炎和收縮環帶壞死。孕婦使用古柯鹼則會因血壓升高而易流產，也因古柯鹼具胎盤通透性，導致畸胎或是胎兒發育遲緩的狀況。停止使用古柯鹼會出現戒斷症狀，例如：憂鬱、嗜睡及暴飲暴食，症狀持續時間約為1-3週。

我國將古柯鹼列為第一級管制藥品及第一級毒品管制。

（二）安非他命類（Amphetamines）（Richards & Laurin, 2023）

安非他命類藥品包括安非他命、甲基安非他命及其他具苯乙胺（Phenylethylamine）骨架的藥品等，這類藥物可以很快地增加警覺性、降低食慾並有欣快感，因此很容易被濫用。長期濫用可能會造成神經毒性和精神症狀。安非他命及其類似物所產生交感神經興奮的症狀，會根據不同物質的特性、使用途徑、使用者之耐受性及藥物基因體學特性等，每位使用者間會有程度上的差異。為了防止病人發生急性冠狀動脈症候群、中風、肺高壓、急性心臟衰竭、腎衰竭及死亡，最重要的是能有效控制病人焦躁、暴力情緒、精神異常症狀及交感神經亢奮症狀。

安非他命及其類似物會透過多種機轉增加體內單胺類物質如多巴胺、正腎上腺素及血清素的量。安非他命類藥物化學結構與兒茶多酚胺（例如多巴胺、腎上腺素和正腎上腺素）相似，可阻斷細胞膜運輸蛋白及囊泡運輸蛋白而提升細胞質及突觸的單胺類物質濃度，也會反向運輸突觸前神經元細胞膜內的單胺類物質至突觸間隙。安非他命類物質也會干擾囊泡內單胺類物質的儲存及抑制單胺氧化酶（Monoamine oxidase）的作用。這些單胺類神經傳導物質會造成欣快感、活動力和自信心增加，因此可能會快速的產生成癮。

安非他命會造成心跳血壓體溫上升作用，服用過量的症狀包括躁動（Agitation）、坐立不安（Restlessness）、心率過速（Tachycardia）、高溫（Hyperthermia）、反射亢進（Hyperreflexia）和可能出現癲癇（Seizures）。過量情形下沒有特定的解毒劑，僅能以支持療法控制身體體溫，避免心律不整和癲癇。

安非他命引起的心跳過速和高血壓，可導致腦血流量顯著增加30%，特別是於左額葉皮層位置，可能導致出血和其他形式的中風。多項研究發現濫用安非他命與冠狀動脈疾病和蛛網膜下腔出血密切相關。長期使用安非他命與心肌壞死、心肌病變和心肌梗塞有關。

安非他命濫用多經由吸食或是注射。口服投與的甲基安非他命達到血中最高濃度通常是2-4小時，若是以吸入或是注射則是幾分鐘內達到。排除的半衰期為6-15小時。安非他命是脂溶性的，因此在攝入後可迅速分布全身，也可穿過血腦屏障，安非他命和甲基安非他命分布體積約為3-5 L/kg。安非他命類藥物是經由多種肝臟酵素代謝，包括CYP1A2、CYP2D6、CYP3A4和Flavin Mono-Oxygenase（FMO）。依照著不同種類的安非他命，代

謝物可能仍有活性。CYP2D6 的基因多型性曾被指出可能和安非他命毒性有關。然而因為安非他命類藥物會被多種酵素代謝，單一酵素缺乏可能不致於顯著增加毒性。安非他命有很大比例以原型態方式被腎臟排除。安非他命類為鹼性，尿液 pH 值降低的情形下排除能力會增加。不同安非他命藥物的半衰期長短差異很大。安非他命約為 10-30 小時，而 MDMA 約只有 5-10 小時。重複的投與藥物可能造成藥物蓄積和效果拉長。

急性或是長期使用安非他命可能對心血管、中樞神經系統、腸胃道、皮膚和牙齒產生毒性。心跳過速和高血壓最常見，也可能發生心律不整和因為心臟缺血和梗塞產生的胸痛。安非他命也可能造成急性腸繫膜血管收縮而出現嚴重的腹部疼痛。甲基安非他命也曾被研究指出跟潰瘍和缺血性結腸炎相關，也可能造成橫紋肌溶解、壞死性血管炎、急性間質性腎炎或腎小管壞死甚至腎衰竭。皮膚症狀包括寄生蟲病妄想和長期抓皮膚導致神經性抓癢和結節性癢疹。注射者經常出現膿腫和蜂窩組織炎。牙科檢查通常會發現嚴重的齲齒，可能是上頜牙齒的動脈血管收縮、口乾和衛生條件差造成的。懷孕期間使用甲基安非他命可能會導致胎盤血管收縮，導致自然流產。長期高劑量的濫用會造成譫妄、顫抖、類似思覺失調症等症狀及強迫性的反覆行為。

有些安非他命類似物，包括 MDMA，具有迷幻特性，以口服使用。MDMA 相對於安非他命更對中樞血清素轉運蛋白有選擇性。過量毒性包括高體溫等血清素症候群（Serotonin syndrome）症狀及癲癇（Seizures）。因為交感神經興奮造成活動力增加、過度運動造成體溫上升（高溫症候群〔Hyperthermia〕和熱衰竭死亡）、肌肉痙攣（引起肌肉崩解、肝腎衰竭等狀況）、電解質失調而高血鉀及心律不整。MDMA 的長期使用會造成腦中血清素相關神經元減少，會造成使用者注意力、記憶力、學習能力和智力的退化。其戒斷症狀包括持久的疲倦、食慾下降和憂鬱（Protracted depression）。

（三）其他中樞興奮劑

安非他命類物質依結構廣義來說也屬於苯乙胺類物質（Phenethylamines）。苯乙胺衍生物多元，可以依取代基再做分類，除安非他命類外，也包含新興的影響精神物質卡西酮類。

卡西酮類，主要為卡西酮（Cathinones）衍生的人工合成興奮劑，為國內最常見的新興影響精神物質。卡西酮類命名是基於其特殊的 β- 酮基。卡西酮類中樞作用持續時間和影響精神程度，與替代的官能基變化及給藥途徑有很大的關係。由於結構與安非他命類的相似，卡西酮類造成的中樞及生理效應與安非他命類似，但因為其 β- 酮基的極性導致血腦屏障的滲透性降低，因此被認為比相對應的苯乙胺類物質效果低。儘管效果可能較低，但由於卡西酮類在國內常以毒咖啡包混合使用的模式出現，因無法確定被混合物質的實際含量或純度，且使用者通常也會同時濫用其他物質，此混用情形會增加藥物交互作用，增加藥物之生理及精神危害情形。卡西酮類物質濫用者出現自殺或暴力攻擊行為皆常見。

中樞興奮劑如安非他命類和卡西酮類藥物也容易被濫用作為娛樂用藥，以藥物提高感官敏感方式助性的「藥愛（Chemsex）」，會增加高風險性行為及感染性疾病傳播的風險，成為公共衛生的隱憂。

三、幻覺劑（Hallucinogens）

（一）大麻（Cannabis）（Hill & Mackie, 2023）

大麻（Cannabis、Marijuana）由於有精神活性作用與其他醫療作用，在人類歷史上已被使用五千多年之久。它所含的化合物植物大麻素（Phytocannabinoids），已知有一百多種。吸食的大麻是使用雌性大麻的花與毛狀體晾曬製成，在醫療合法化的國家被視為醫療用藥，不過在全球大多數地區，擁有、使用和買賣大麻製品被視為非法活動。

近年來發現人類與動物體內有內源性的大麻素（Endogenous cannabinoids; Endocannabinoids）與其受體（CB_1、CB_2）及訊息傳導系統。此系統廣泛存在於身體內，調節壓力、疼痛、獎賞作用、代謝、發炎以及其他許多生理作用。CB_1受體主要存在於腦中與疼痛傳導有關的部位，以及基底核與邊緣系統等與精神活性有關的部位。CB_2受體主要存在於免疫系統，與大麻素的免疫調節作用有關。

大麻的精神活性作用來自其所含的化合物 Phytocannabinoids，其中四氫大麻酚（Δ^9-Tetrahydrocannabinol, Δ^9THCTHC）是具大麻精神活性特徵的一種大麻素（Cannabinoids），是作用於CB_1與CB_2受體的致效劑，對於慢性疼痛，其他藥物難以控制的癲癇，化療引起的噁心、嘔吐，臨終前的安寧治療，降低青光眼的眼壓等有效，但是精神活性方面的副作用（如躁狂、抑鬱、眩暈、飄飄然、恐慌、幻覺等）也必須列入考量。

Dronabinol是化學合成的THC，溶於芝麻油，作成膠囊口服，商品名為Marinol等，在醫療上美國核准之適應症為：用傳統止吐劑對化療引起的噁心、嘔吐無效時的應用；愛滋病（AIDS）病人因厭食造成體重減輕的治療。

另一種大麻素大麻二酚（Cannabidiol, CBD），是Δ^9THC的異構體（Isomer），其作用機制多重，包括CB_1受體的異位拮抗，所以不具精神活性，而具有醫療用途的潛力，如：鎮痛、癲癇、焦慮、情緒障礙症、類鴉片藥物使用疾患之治療等。目前美國FDA所核准的係用於2歲或大於2歲的「卓飛症候群（Dravet syndrome）」及「克雷格症候群（Lennox-Gastaut syndrome）」的癲癇病人。

以上所述的二種醫用大麻素（Dronabinol與Cannabidiol），因是單一成分，作成口服製劑，吸收較慢，生體可用率（Bioavailability）較低，口服後約經1-3小時達到最高血液濃度。以Dronabinol為例，口服後約經1-1.5小時於血液中達到最高濃度，約2-20 ng/mL；但是吸食大麻由肺部很快吸收至血液，生體可用率可達60-70%，最高血液濃度可達60-200 ng/mL，遠比口服醫用大麻素的血液濃度高。

大麻使用劑量較大時，會產生情緒，知覺與動機方面的改變，常會想要尋求高潮（High）或放鬆狀態（Mellowing out）。大麻有時會造成眩暈與飄飄然的感覺，有時卻會有恐慌、幻覺甚至精神變態等不愉快的感覺。長期濫用大麻會導致大麻成癮。大麻的耐藥性會快速產生，但也消失得很快。每日使用大麻的疾患或濫用者突然停用時，會有一些脫癮症狀，如：煩躁不安、易怒、輕度躁動、失眠、睡眠腦電圖之干擾、噁心、抽筋等。此外也有些負面情緒狀態，如：易激性、焦慮、食慾下降、睡眠中斷等。經常吸食大麻，慢性中毒的人，常出現「動機缺乏症候群（Amotivational syndrome）」，其主要表現為退出或停止許多社交活動，對於學校或工作或其他一些目標導向行為（Goal directed activity）缺乏興趣，且重度使用大麻的人常伴隨有憂鬱症之症狀（詹東榮，2014；李志恆，2021）。

（二）其他幻覺劑（Other Hallucinogens）

幻覺劑為會造成改變知覺或是扭曲使用者對於現實認知和心情的藥品。幻覺劑在人類使用的歷史很久，多使用於宗教儀式。幻覺劑可能來自天然（例如肉豆蔻內 Myristicin）、半合成（例如 Lysergic Acid Diethylamind [LSD]）或是合成（如 Phencyclidine [PCP]），結構多元，多以作用於中樞 Serotonin receptors 來造成對精神上和生理上的影響，主要是有濫用性，但並無生理依賴性。有些成分同時也具有興奮劑或類鴉片止痛效果。幻覺劑較少出現致死毒性，但是在嚴重幻覺情形下不顧後果行為（Reckless behavior）、自主神經紊亂、癲癇、高溫和震顫性譫妄可能會造成自我傷害和死亡。因此在中毒的情形下多是以維持生命徵象和以 Benzodiazepine 來達到鎮定、防止癲癇的效果。

（三）吸入性濫用物質（Inhalants）

吸入性濫用物質包含揮發性溶劑、氣體及亞硝酸酯類的物質。這些物質常在生活中可接觸。揮發性溶劑包括油漆稀釋劑、乾洗劑、汽油、修正液等。這些物質從肺部快速被吸收，快速進入體內。這些吸入性的物質在成分上很多元，通常都具高親脂性，很容易進入中樞神經系統，短時間內施用者便會有興奮及欣快感。

揮發性溶劑係室溫下即可揮發的溶劑，在一般家庭用品中經常可以發現，例如汽油、油漆稀釋劑、噴霧推進劑、強力膠、指甲油、修正液、及除臭芳香劑等。包括的主要成分包括苯（Benzene）、正己烷（Hexane）、丁酮（Methylethylketone）、甲苯（Toluene）和三氯乙烯（Trichloroethylene, TCE）等。這些揮發性的碳氫化合物（烴）可能是透過抑制神經傳導和中樞神經中的興奮性神經傳導拮抗產生作用。這些溶劑多半也對肝腎有毒性，對周邊神經也會有損傷，在動物實驗中也發現會對腦部造成傷害。

麻醉用的笑氣（一氧化二氮、Nitrous oxide）及各種含鹵素麻醉性氣體如氯仿（Chloroform）、氟烷（Halothane）等，可能造成不同程度的鬆弛、止痛及鎮靜作用。其中笑氣為目前最容易取得並也最常遭濫用的麻醉性氣體。笑氣對於人體的作用，主要可抑制

中樞神經,產生麻醉效果。吸入笑氣後,會產生中樞神經麻醉作用、低血壓及反射性的脈搏加速、暈眩及幻覺。笑氣另外會產生欣快感,並可能產生臉部潮紅、肺氣腫及氣胸。少數嚴重中毒者,可能因腦部麻醉導致呼吸抑制或因缺氧窒息而致死。由於笑氣可與維生素B12中的鈷產生不可逆的氧化反應,造成周邊神經病變,出現如麻痺感、平衡失調、反射功能變差等症狀;並可能產生精神疾病,如幻覺、失憶、及憂鬱等。

亞硝酸酯(Nitrites)多為揮發性氣體,可用於室內除臭劑、液態芳香劑。亞硝酸酯對於人體的作用,不似其他有機溶劑或吸入性物質,與中樞神經抑制作用無關,主要與其代謝物一氧化氮(Nitric oxide)具有鬆弛平滑肌及擴張血管的作用有關。亞硝酸酯的血管擴張效果因會產生陰莖海綿體充血,因此可能會被濫用於助性。吸入後可能使腦血管擴張,造成腦內壓升高而產生欣快感。動物實驗顯示,這類物質也可能具有提高多巴胺釋出效果。長期暴露可能下降肢體協調力和記憶力。亞硝酸酯吸入後會造成血管擴張,出現頭暈、心悸、低血壓、面部潮紅等現象。變性血紅素症(Methemoglobinemia)為亞硝酸酯類中毒最常被發現的嚴重不良反應,這是亞硝酸酯氧化血紅素內的二價鐵離子,造成血液中異常出現過多不能帶氧的正鐵血紅蛋白(Fe^{3+})而導致。

(四)其他

1. 尼古丁(Nicotine)

飲品中的咖啡因和菸品中的尼古丁(Nicotine)在大部分的國家中都是合法的,但是他們也是具成癮性的物質,而且也可能有些不良的作用。

尼古丁為菸草產生成癮的主要成分,影響著菸草的使用習慣,但也可以作為戒菸的輔助藥物使用。由於小支氣管和肺泡的大面積的特性,當菸抵達肺泡,尼古丁可以快速地透過小支氣管和肺泡被吸收,使高濃度的尼古丁在10-20秒內到達腦部,產生很強的藥理作用,在中樞出現耐受性反應前即產生藥理活性,並且有立即的行為增強效果而更容易造成成癮。抽菸者也可以透過吸菸的動作,例如吸入的深度、速率和頻率等,達到想要的血中的尼古丁濃度。

尼古丁呈現弱鹼性,嚼食菸草、鼻煙或是菸斗的煙呈鹼性的環境有助於尼古丁處於分子狀態,使可從口腔黏膜即可達到足夠的吸收,然而從黏膜吸收的尼古丁在血中濃度升高的速度較慢也降得較慢,也因此腦中的血液濃度升高較慢。吞嚥下去的尼古丁則會受到首度效應的影響而使生體可用率下降。尼古丁替代療法的不同劑型,例如尼古丁口香糖、貼片等也是因為沒有很快的增加腦中濃度而較抽菸不易產生成癮。

尼古丁被吸收進入血液(pH 7.4)後,約有三成會呈現分子狀態,僅有少於5%與血漿蛋白結合。尼古丁分布到身體各器官,特別是肝、腎、脾和肺部,分布體積約為每公斤2.6L。尼古丁對腦部組織有高度的親和力,相較於非抽菸者,在抽菸者的腦部有更多的受體。尼古丁會穿過胎盤,因此在胎兒血漿和羊水中濃度均較母親血漿更高。尼古丁也會累

積在乳汁（乳汁／血漿比為2.9）。

在人類有70-80%的尼古丁是經由CYP2A6代謝，4-7%由Flavin-Containing Monooxygenase 3（FMO3）代謝。除了上述氧化代謝途徑，尼古丁也有3-5%會經由Uridine Diphosphate-GlucuronosylTransferase（UGT）代謝。尼古丁及其代謝物皆由尿液排除。CYP2A6的基因多型性可能也會影響到戒菸的效果。CYP2A6弱代謝者使用尼古丁貼片之後被觀察到較快速代謝者有較高的尼古丁血中濃度和較好的戒菸結果；CYP2A6快速代謝者也可能對於尼古丁有更強的依賴，包括可能是因為快速代謝者會經歷較強的戒斷作用和／或是快速消除耐受性。尼古丁代謝的能力除受到基因型影響，同時也受到種族、飲食、年紀、性別、懷孕和腎臟疾病、其他藥品等因素影響。

尼古丁的急毒性包括過度的CNS刺激伴隨著震顫、失眠、緊張及心律不整。尼古丁可能造成呼吸癱瘓（Respiratory paralysis）。尼古丁的戒斷造成的焦慮和心理不適使戒除尼古丁變得困難。

新興菸品包括電子菸（E-cigarettes or vaping）、加熱菸（Heat-not-burn）及混合式菸草產品（Hybrid tobacco products）等，成分較傳統菸品單純，但電子菸油經加熱霧化後產生之成分，也會產生類似傳統紙菸的有害化學成分，因此雖然下降了傳統香菸煙焦油的危害，是否能作為減害產品降低菸品危害性尚不明。而一些新興裝置和配方（如尼古丁鹽）反而大幅度增加尼古丁的吸收，因此反而可能增加成癮性（李志恒、劉宗榮，2021）。

2. 咖啡因（Caffeine）

咖啡因為植物的生物鹼，可能是全世界最廣泛被使用的中樞神經興奮劑。咖啡因在一般人血中的半衰期約為5小時（1.5-9.5小時），但其排除有很大的個體差異，包括生理和環境的因子影響咖啡因代謝。咖啡因在低劑量有助於改善情緒和注意力，然而在高劑量可能會產生令人不快的中毒（Intoxicating）作用，包括過度的中樞刺激伴隨著震顫、失眠、緊張及心律不整，因此使用者通常會自我限制咖啡因用量。儘管並不是一個強烈會造成成癮的藥品，但咖啡因停止使用後，可能會出現類似戒斷症狀，例如頭痛、煩躁、緊張和精力下降等，顯示咖啡因具有成癮性。

咖啡因從飲料中攝入後在1小時內會幾乎完全被胃腸道吸收並分布到身體的水分中，並也會穿透細胞膜至腦部。透過嚼食含咖啡因口香糖等方式從口腔黏膜吸收會有更快速的吸收。在血漿中最高濃度會發生在口服後15-120分鐘，這樣大的差異與胃排空時間及其他飲食成分有關。

咖啡因並無首渡效應，與血漿中蛋白質的結合率為10-30%。身體內的分布體積為0.7L/kg，顯示其高親水性和分布到細胞組織間的水中。但是咖啡因也具足夠的親脂性，故可通過血腦障蔽。咖啡因的排除為一級反應並且通常被描述為單室模型。重複的咖啡因攝取不會改變藥物動力學，但可能會造成部分藥理活性，特別是中樞行為方面的耐受性。

咖啡因會受到腎小管的再吸收，因此僅有少部分會以原型態由尿液排出，因此咖啡

因的代謝為影響清除的主要因子。咖啡因代謝主要是藉由肝臟，在人類有75-80%是藉由CYP1A2代謝成Paraxanthine，再由腎臟排出。Paraxanthine雖無咖啡因強效，但還是具有生理活性。在長期暴露咖啡因後會於體內有蓄積，被推論可能與長期暴露咖啡因後產生咖啡因耐受性和戒斷症狀有關。

CYP1A2的基因多型性會影響咖啡因轉換成Paraxanthine的能力，因此可預期個體對於咖啡因的反應有很大的變異性。另外，抽菸、性別以及體內雌激素的含量（競爭代謝）等因子也都有可能會影響到咖啡因的代謝。

咖啡因對於心血管、呼吸系統、腎臟和平滑肌甚至是心情、記憶、警覺和生理及認知表現皆有藥理活性，主要是透過腺苷（Adenosine）受體的拮抗作用和磷酸二酯酶（Phosphodiesterase）的抑制作用造成。

咖啡因和Paraxanthine皆為弱的腺苷受體拮抗劑，會間接影響正腎上腺素、多巴胺、乙醯膽鹼（Acetylcholine）、血清素、麩胺酸（Glutamate）、γ-氨基丁酸（GABA）和神經肽的釋放。咖啡因是相當弱的磷酸二酯酶抑制劑，此抑制作用可能為咖啡因及Theophilline造成心臟刺激作用，與造成冠狀動脈血流量的增加有關。

高濃度的咖啡因會干擾橫紋肌肌漿網中鈣的吸收和儲存，並增加細胞內鈣離子流動。由於此造成骨骼肌和心肌細胞內肌漿網鈣離子釋放的閾值比已知會造成心臟刺激的濃度高得多（250 μM vs. 50 μM），因此影響鈣離子流動的機轉可能主要與咖啡因中毒有關。

咖啡因也為相當弱的苯二氮平受體拮抗劑，會改變或拮抗苯二氮平類藥物對動物和人類行為的影響。咖啡因利尿、增加腎血流量和腎素分泌似乎也是與咖啡因對腺苷受體的作用有關，也有些研究指出咖啡因和苯二氮平類藥物之間的交互作用是通過咖啡因對腺苷受體造成的。

咖啡因的急性口服致死劑量約為150-200 mg/kg體重（約為10-14克）。在攝入約15 mg/kg (1g)可能會出現煩躁（Restlessness）、緊張和易怒（Irritability），然後進展至譫妄（Delirium）、嘔吐、神經肌肉震顫、抽搐及心跳過速和呼吸加快。

參、藥物成癮、依賴性的動物測試方法

由於藥物成癮不但對於個人與其家人生活有非常不好的影響，對於社會也有許多負面的影響，因此研究成癮藥物的作用機制以及可用來戒癮的藥物，成為非常重要的課題。目前常用來做此方面研究的動物模式如下：

一、自身給藥（Self-Administration）

　　自身給藥的動物實驗是一種操作性制約的實驗（Operant conditioning），動物會學習某些行為，得到他們想要的或避免他們不想要的，其中實驗對象（如：大鼠、小鼠、猴子等）獲得的獎賞是所測試的藥物。這種藥物可以透過遠程按操作桿來靜脈輸液，也可以腦室內給藥，或肌肉注射、口服、抽菸、吸食等方式自己給藥。自身給藥目前被認為是最佳，最適當的研究藥物成癮現象的實驗模型。動物越頻繁地給自己用此藥，表示該藥品的成癮度就越高。不過操作性制約的實驗，在小動物通常採用靜脈輸液給藥的方式，動物需先作手術埋管於頸靜脈，待手術恢復後，操作性制約的訓練過程又需要耗費許多時日，才能開始測試藥物，因此在研發治療成癮的藥物前期的階段，常會採用比較簡單的動物模式（如：條件性位置偏好；CPP）來作篩選，到後期最後一步要確認所篩選出的藥物是否具有臨床治療某成癮藥物的潛力時，則會採用自身給藥的動物模式。

二、條件性位置偏好（Conditioned Place Preference, CPP）

　　條件性位置偏好是巴甫洛夫制約（Pavlov conditioning）的一種模式，用於衡量動物對環境和／或情境與體驗藥物刺激的作用是否喜好。通常使用小鼠或大鼠作為受試者。
　　雖然各實驗室所使用的儀器與環境暗示有所不同，但是基本上都包含兩個連接但迥然不同環境暗示之箱子（如箱子的大小、形狀、地板的材質光滑或粗糙、壁面的顏色或圖案等的不同），與不同的刺激（如藥物或溶劑）配對。經過多次配對實驗後（如上午動物注射溶劑後置於其中一個箱子1小時，下午將動物注射藥物後置於另一個箱子1小時，連續數日），作測試之日，兩個不同環境暗示的箱子中間隔門打開，讓動物（不注射任何溶劑或藥物）可自由出入兩個箱子，測量一定時間內動物在與藥物刺激相關的情境區域箱中花費的時間，與另一注射溶劑的箱中花費的時間比較，因這種動機來自體驗藥物的愉悅方面，因此可以使大腦想起「體驗愉悅」的環境，透過測量動物在相關刺激情境區域中所花費的時間，研究人員可以推斷出動物對此藥物刺激的喜好程度。

肆、結語

　　每一種臨床用藥都經過長期審慎的研發過程，證實其確有治療上的藥效，且與其副作用相較，利遠大於弊，方可通過國家衛生主管機關的審查，作為臨床治療的藥物。其中有少數的藥物有成癮性，如果經常不當使用這些藥物，導致成癮，影響家庭、工作、社交與社會安定甚劇，因此，這類藥品的使用需要嚴格管制。所有醫、牙、藥、護、獸醫等相關

人員對於這些成癮藥物危害個人身心的知識要有深刻的了解，並且遵循《管制藥品管理條例》規範使用，才能使藥物發揮其治療效果，預防或減少其成癮的副作用發生。此外，戒癮藥物以及不具成癮性的強效止痛藥物之研發亦為醫藥界重要的課題。

參考文獻

李志恆（2021）。**2021 新興影響精神物質・毒性、防治與政策**。高雄醫學大學藥學院。

李志恆、林英琦（2024）。我國管制藥品管理沿革。**台灣醫療法律雜誌，5**（1）：4-32。

李志恆、馮齡儀（2020）。醫源性麻醉藥品成癮與減害處置：趨勢與挑戰。**管制藥品簡訊。83**，4-6。

李志恆、劉宗榮（2021）。**新興菸品健康危害研議**。國家衛生研究院論壇。

法務部（2022 年 5 月 4 日修正）。毒品危害防制條例。**全國法規資料庫**。https://law.moj.gov.tw/LawClass/LawAll.aspx?PCode=C0000008

邱麗珠、吳貞儀、邱鈺庭（2014）。第三章　中樞神經抑制劑——麻醉藥品類，載於李志恆、蔡文瑛主編。**物質濫用・2014：物質濫用之防制、危害、戒治**（頁175-250）。衛生福利部食品藥物管理署。

詹東榮（2014）。第六章　中樞神經迷幻，載於李志恆、蔡文瑛主編。**物質濫用・2014：物質濫用之防制、危害、戒治**（頁331-373）。衛生福利部食品藥物管理署。

蒙恩（2023）。K 他命膀胱炎。**三軍總醫院泌尿外科衛教資訊**。https://wwwv.tsgh.ndmctsgh.edu.tw/unit/10027/13818

衛生福利部（2017 年 6 月 14 日修正）。管制藥品管理條例。**全國法規資料庫**。https://law.moj.gov.tw/LawClass/LawAll.aspx?pcode=L0030010

Corder, G., Castro, D. C., Bruchas, M. R., & Scherrer, G. (2018) Endogenous and Exogenous Opioids in Pain. *Annu Rev Neurosci, 41*, 453-473.

Hill, M. N., & Mackie, K. (2023). Cannabinoids. In L. L. Brunton & B. C. Knollmann (Eds.), *Goodman & Gilman's: Pharmacological basis of therapeutics* (14th ed.). McGraw-Hill Education.

Jutkiewicz, E. M., & Traynor, J. R. (2023). Opioid analgesics. In L. L. Brunton & B. C. Knollmann (Eds.), *Goodman & Gilman's: The pharmacological basis of therapeutics* (14th ed.). McGraw-Hill Education.

Konradi, C., & Hurd, Y. L. (2023). Drug use disorders and addiction. In L. L. Brunton & B. C. Knollmann (Eds.), *Goodman & Gilman's: The pharmacological basis of therapeutics* (14th ed.). McGraw-Hill Education.

Li, J. H., Vicknasingam, B., Cheung, Y. W., Zhou, W., Nurhidayat, A. W., Des Jarlais, D. C., & Schottenfeld, R. S. (2011) To use or not to use: An update on licit and illicit ketamine use. *Substance Abuse and Rehabilitation, 2*, 11-20.

Mihic, S. J., & Mayfield, J. (2023). Hypnotics and sedatives. In L. L. Brunton & B. C. Knollmann (Eds.), *Goodman & Gilman's: The pharmacological basis of therapeutics* (14th ed.). McGraw-Hill Education.

National Institute on Drug Abuse. (2018). *Principles of Drug Addiction Treatment: A Research-Based Guide* (3rd ed.). https://archives.nida.nih.gov/publications/principles-drug-addiction-treatment-research-based-guide-third-edition

Richards, J. R., & Laurin, E. G. (2023). Methamphetamine toxicity. In StatPearls Publishing (Ed.), *StatPearls*. https://www.ncbi.nlm.nih.gov/books/NBK430895/

Ch.13
內分泌系統與藥物安全

作者｜陳百薰

摘　要

　　人體的內分泌系統與身體維持於恆定的生理狀態息息相關。內分泌系統的作用主要是透過腺體分泌激素（又稱荷爾蒙），經由血液循環系統到標的細胞與受體結合，調節身體的作用。主要的腺體包括下視丘、腦下垂體、松果腺、甲狀腺、副甲狀腺、腎上腺、胰島腺、性腺、胸腺等。本章先介紹常見的內分泌功能異常疾病，闡述內分泌激素異常所造成的問題，也間接說明了醫源性激素分泌量異常對內分泌系統功能不全或亢進的影響。然後說明其他藥物對各個內分泌系統也可能產生損害或毒性，並以表列舉例說明常見藥物所引起的腎上腺和甲狀腺毒性。

關鍵字：內分泌、激素、荷爾蒙、腎上腺毒性、甲狀腺毒性

壹、前言

人體內部由內分泌系統和神經系統共同運作，使身體維持於恆定的生理狀態。內分泌系統的作用主要是透過腺體分泌激素（又稱荷爾蒙），經由血液循環系統到標的細胞與受體結合，調節身體的作用。主要的腺體包括下視丘、腦下垂體、松果腺、甲狀腺、副甲狀腺、腎上腺、胰島腺、性腺、胸腺等。

內分泌系統產生的激素可分為三類：

A. **類固醇**（Steroids）：包括皮質醇和醛固酮、動情素和孕酮、睪固酮。

B. **胺基酸類**：包括酪胺酸、色胺酸的衍生物。例如甲狀腺素和三碘甲狀線素是碘化的酪胺酸衍生物，黑色素、腎上腺激素和正腎上腺激素屬於兒茶酚胺，也是酪胺酸的衍生物。褪黑激素（松果腺素）則是色胺酸的衍生物。

C. **蛋白質或肽類激素**：其餘大多數的激素均屬於此類。

貳、常見的內分泌功能異常疾病

一、甲狀腺問題

（一）甲狀腺機能亢進（簡稱甲亢症）

甲狀腺機能與人體新陳代謝有關，因此甲亢症時人體新陳代謝加快，臨床表現主要為甲狀腺腫大（Tumor）、心跳加速（Tachycardia）與顫抖（Tremor）（即所謂3T）。病患有不少也注意到體重減輕。病患有可能因心跳加速而先找心臟內科醫師。至於如果眼睛突出，即使藥物治療也不一定能很快改善眼睛突出症狀。

甲亢症是一種自體免疫疾病，也可說是現代人生活壓力增加導致的文明病。男女比例約為 1:5-8，多為女性。臨床上有時可見女性三代病例。甲亢症之實驗室診斷依據血液中 T4 及 free T4（即未跟蛋白質結合，真正發揮生理功能者，正常值0.8-1.8 ng/dL）值增加與 TSH 值降低，以及自體免疫抗體（Microsomal antibody and thyroglobulin antibody）值增加。

甲亢症之治療主要以 Methimazole（商品名 Thimazol® 等）或 Propylthiouracil（商品名 Propylmazol® 等）。以此類藥物治療甲亢症後須檢驗一般血液常規，須注意白血球有否 Agranulocytosis。雖然臨床上少見。有些年輕女性因生活作息不正常或需輪大小夜班，平常 Thimazol 5mg 每天用量2 至 3 顆即可控制者，有時需使用到13 顆才使 T4 值壓抑下來。一般此甲亢症治療至自體免疫抗體值明顯降低或是 TSH receptor antibody 值 <1.5 IU/L，則可考慮減低劑量或停藥。治療期間往往需數月或數年。在美國醫界則較多以原子碘治療，

只須服用一次原子碘。但因其半衰期極長，幾乎都會產生甲狀腺功能低下，而需終生以甲狀腺素補充治療。目前臺灣全民健康保險制度為了抑制檢驗過度使用，造成醫療浪費，甲狀腺自體免疫抗體檢驗一年限制只能檢驗一次。

（二）甲狀腺機能低下

血液中甲狀腺自體免疫抗體增加也可能導致甲狀腺功能低下症或橋本氏甲狀腺炎（Hashimoto thyroiditis）。此甲狀腺功能低下症因新陳代謝慢而產生心跳減慢、腸子蠕動降低而便秘，體重增加或面無表情。甲狀腺功能低下症之實驗室診斷依據血液中 T4 及 free T4 值均降低，與 TSH 值（正常值0.5-5.0 mIUL）增加。臺灣於1984年開始實施新生兒代謝篩檢，其中包括先天性甲狀腺功能低下症，發生率約為四千分之一。此症臨床症狀包括新生兒高膽紅素血症（即黃疸）、肚臍突出（Umbilical hernia）等。若無及時治療則會產生呆小症（Cretinism）。曾有位先天性甲狀腺功能低下症女性患者因多年未繼續兒科門診，中斷了甲狀腺素治療，以致幾年後再回門診，經檢驗已罹患身材矮小症且智能低下。

甲狀腺功能低下症之治療是補充甲狀腺素，依照體重每日適量補充幾顆50ug即可，一般無副作用。不過我們曾有先天性甲狀腺功能低下案例，因為沒有即時領連續處方箋而沒服用甲狀腺素數天，而後在門診緊急甲狀腺素功能檢驗，顯示出甲狀腺素（T4）值稍微低於正常值，而甲狀腺刺激荷爾蒙（TSH）值高到120 mIU/L。

二、尿崩症（Dbetes Isipidus）

此症是腦下垂體後葉 Anti-Diuretic Hormone（ADH）抗利尿激素分泌不足所致。尿崩症中樞型者較腎臟型者抗利尿激素分泌不足常見。中樞型尿崩症可能來自於腦下垂體腫瘤，或是中樞神經系統之感染：如腦炎、腦膜炎等。此尿崩症診斷上是依據尿液滲透壓 Osmolality 值降低（正常值300-1,000 Osm/kg）。此類疾患在治療上目前已有口服藥於 Desmopressin（Minirin® 等）代替之前的鼻吸型，效果很好。單純夜尿症（Nocturia，即尿液滲透壓值正常者）也可以此藥物治療。

三、生長激素（Growth Hormone）缺乏症

生長激素是由腦下垂體分泌之多種荷爾蒙之一。在臺灣，由家長身高可預測最終成年身高（Target height），在男孩是家長平均身高加5.5±7公分，在女孩則是家長平均身高減5.5±6公分。

人體生長激素是由腦下垂體前葉分泌，其分泌量70%以上都是在晚上熟睡後（天黑了褪黑激素先分泌）生長激素再接續分泌。整個晚上生長激素分泌有3至4個高峰，在早

上起床前也仍有些分泌高峰。因此要讓生長激素充分的分泌，就需要有充足的睡眠（即所謂睡到自然醒）。每個人所需要的睡眠時數有個別差異，通常年紀越小所需要的睡眠時數越長。臨床上我們醫師都會建議家長應安排讓小朋友有安心睡覺的氛圍。室內燈光也要盡量暗，睡前不要吃太飽或喝甜的飲料，否則生長激素分泌即受影響。手機反射的藍光也不利於生長激素分泌。更不要讓小孩或學童看太刺激電視節目或電動遊戲，否則壓力荷爾蒙興奮，會壓抑生長激素分泌。每日分泌的生長激素量約30%則是靠有曬太陽之有氧運動與均衡的飲食。白天有在室外曬太陽，吸收維生素D，製造活性D3，也才會有正常的日出而作日入而息的日夜節奏。

生長激素缺乏者一般身高均在最後百分之三以下。此症之診斷主要靠：（1）骨齡遲緩兩個標準偏差以上；（2）血液中不受抽血時間影響的 Insulin Growth Factor 1（IGF-1）值低於兩個標準偏差以及（3）兩種生長激素刺激試驗（如 Insulin、Arginine 等），10支生長激素檢體值最高均低於7 IU。2023年初本屆世界杯足球賽冠軍阿根廷隊主將梅西，即為生長激素缺乏患者，由他加入之歐洲球隊付錢以生長激素治療後，其身高由148公分增加至169公分。近年來對於僅具前兩項條件者（即非特異性身材矮小者）也有研究指出有生長激素施打者較沒施打者自6歲多起打了六、七年後，有意義地增高7公分之效果。

生長激素幾十年來都已經由生物技術萃取製造，基本上沒有什麼副作用。依照體重每日睡前約半小時輪流在8個部位皮下施打，也可由抽血檢驗IGF-1作偵監。在大陸近年來生長激素已有長效型，每週打一次即可，但歐美生產生長激素大藥廠仍多需每日施打。生長激素如果劑量施打過多則可造成肢端肥大症（Acromegaly）有手指及腳趾過長現象。

四、糖尿病

（一）第一型糖尿病

此症主要發生於低於20歲年輕者，發生率僅占全部糖尿病者10%以下，多發病於緯度較高之北歐三國。此病導因於人體內胰島素分泌嚴重不足。其發病機轉為：（1）基因易感受性 Human Lymphocyte Antigen（HLA）系統（如具 HLA DR3 或4者比較非具 HLA DR3 或4者相對危險性分別為5-6倍；（2）自體免疫抗體如 Glutamic Acid Decarboxylase（GAD）之破壞胰島素分泌；（3）環境因素：如克沙奇病毒感染。

此病之治療主要以胰島素補充。胰島素依照其作用發生、有效時間、種類分為速效、短效、中效及長效。另外還有混合型（如表13-1）。

表13-1　不同胰島素的作用

	常見藥物	作用	備註
中效胰島素	Humulin N® Insulatard HM®	約1.5小時開始作用，藥效高峰約6小時	作用慢藥效高峰太長劑量不好調整現已少單獨使用
短效胰島素 又稱餐前胰島素	NovoRapid® Humalog U100 Apidra®	注射後15分鐘內就開始作用，很快達到藥效高峰，持續1-2小時	通常用來控制當餐飯後的血糖
混合型胰島素	Humalog Mix25® Humalog Mix50® NovoMix30® NovoMix50®	保有速效胰島素的快速作用，又延長了作用時間，是現在使用很普遍的胰島素藥品	仍不理想，原因是無法模擬體內的胰島素分泌
長效胰島素	Levemir® Lantus® Toujeo® Tresiba®	通常不會有藥效高峰，持續時間很長，至少都能維持22個小時以上或將建議一天的藥效	目前糖尿病友最常使用的胰島素

來源：智抗糖部落格（2020）。

　　混合型胰島素因為要減輕病患注射次數，通常主要由速效（照顧血糖一頓飯）及中效（照顧血糖兩頓飯）比例為3:7組成。年紀較小者，一般以一天注射2次（早餐前及晚餐前）為原則。這種胰島素打法其劑量之調整是：若連續幾天晚餐前均血糖過高，則找其源頭，應調高早餐前胰島素劑量。年紀8或9歲以上為求治療效果較好則可考慮一天多次（多為4次）。這種多重胰島素注射主要是三餐飯前各打速效（一天劑量各六分之一），而睡前打長效。睡前長效胰島素劑量約為一天胰島素總量之45-50%。例如一位30公斤兒童一天胰島素總量30單位，則三餐飯前各打速效5單位，而在睡前打長效15單位。一般而言，青春期以前胰島素需要量是每天每公斤0.5-1單位，青春期以後胰島素需要量是每天每公斤1.0-1.5單位。

　　每日多重行施打胰島素者，其劑量之調整分為：(1) **三餐前**：若血糖臨時過高，可以依照1,800原則，即1,800除以一天胰島素總量（如60單位）則得到結果30（即胰島素敏感度），也就是一單位速效胰島素可降血糖30 mg/dL。因此若三餐前血糖160 mg/dL，則可增加速效1單位。血糖190 mg/dL則可增加速效2單位，以此類推。相反的，如果臨時血糖低於70 mg/dL，則速效須減少1單位。若甚至低於50 mg/dL以下，則須減少速效2單位。(2) **睡前**：若有連續4天以上早餐前血糖都超過130 mg/dL之趨勢，則可增加長效胰島素2單位。

　　第一型糖尿病通常以糖尿病酮酸血症（Diabetic ketoacidosis）表現。其臨床症狀包括多喝、多吃、多尿及體重減輕，甚至陷入意識不明或昏迷。血糖過高，身體脂肪代謝不好，會動用到脂肪組織（因此變瘦）並產生酸性酮體，進而造成糖尿病酮酸血症。糖

尿病酮酸血症治療上主要需以小劑量（0.1 u/kg/hour）連續性靜脈點滴注射短效胰島素（Regular insulin），並以0.9%生理食鹽水改善脫水之狀態，並須注意血液電解質（尤其是鉀離子）之補充（除非血鉀濃度高於5.1 mEq/mL）。若是糖尿病酮酸血症酸鹼度已改善至正常範圍，而且可以開始進食，則胰島素可以每6小時皮下施打短效胰島素1-2天，如此可計算出一天胰島素總量，然後再以此胰島素液一天總量，依照患者年紀分成一天2次或多重性4次胰島素皮下注射。有一次筆者夜間門診時，曾有位來自屏東第一型糖尿病女患者回診，筆者看她血糖記錄手冊上血糖值168 mg/L還好，結果她當晚回家後，就因為糖尿病酮酸血症住院。筆者與同事覺得血糖變動太奇怪，後來進一步詢問病史，才知道是患者自知血糖高，怕被醫師罵控制不好，而要其妹妹測指尖血代替登錄到血糖記錄手冊的。

糖尿病酮酸血症臨床上須與高血糖高滲透壓症候群（Hyperglycemia Hyperosmolality Syndrome, HHS）作鑑別診斷。高血糖高滲透壓症候群通常血糖值在600 mg/L以上，但血液及尿液沒有酮體，也不會有代謝性酸血症。

血糖過高長期控制不好會有糖尿病併發症。身體大小血管都會影響到。小血管後遺症包括：眼底、腎臟及神經病變。糖尿病之腎病變最早之指標是指檢驗尿中微量白蛋白尿（Microalbuminuria）在3到6個月內的三次檢驗中至少2次高於30-300 mg/g。糖尿病之初期眼睛病變是微小動脈瘤（Microaneurism），最早糖尿病之神經病變則是手腳末端麻麻的感覺。

在糖尿病酮酸血症發作時，有一小部分患者會有Sick Euthyroid syndrome（又稱low T3或low T4 syndrome）。也就是抽血檢測甲狀腺功能血中T3或T4值會低於正常值，但是TSH值仍是正常，臨床上不用特別處置。糖尿病酮酸血症相當改善時，再測T4值，則已回復正常。

血糖過低（Hypoglycemia）則比高血糖更危險，臨床症狀多樣化，包括：飢餓感、手抖、冒冷汗（沾到嘴邊無鹹味），甚至可能嚴重到抽筋甚或死亡。筆者曾經有位17歲男性病患血糖控制不穩定，血糖起伏過大。一旦三餐前發現血糖過高，則自行增加速效胰島素劑量，之後不多久又發生低血糖。後來門診時醫師甚覺奇怪，轉介至糖尿病衛教師諮詢，想實際了解病患如何施打胰島素時，才發覺病患未脫牛仔褲即在屁股外上四分之一處施打胰島素。也有病患三餐前打了速效胰島素，可能5分鐘速效即開始作用，病患卻未及時吃東西，以致在跨年晚會發生低血糖抽筋現象。低血糖之治療需即時補充15公克糖分或是嚴重低血糖到意識不明時須即時肌肉注射升糖素（Glucagon）。

（二）第二型糖尿病

以前又稱非胰島素依賴型糖尿病，之後因為此型糖尿病也可能口服糖尿治療效果不好，仍須以胰島素治療，而改稱第二型糖尿病。

在臺灣，糖尿病是國人的十大死因之一，根據衛生福利部統計，2021年糖尿病造成

11,450 人死亡，年增率達 11%。且根據調查結果顯示，超過八成的糖尿病合併有體重過重或肥胖的情形，而血糖控制不良加上肥胖，除了增加罹患心血管疾病的可能性，更會有較高的死亡風險。

這種第二型糖尿病之治療大部分屬口服降血糖藥。依照其藥理作用分為：

1. 改善胰島素抵抗性

（1）雙胍類（Biguanide）：大家最熟知的是 Metformin，是第二型糖尿病或青少年早熟型糖尿病的首選藥物。比較不會增加體重，需注意的副作用是腸胃道症狀（腹瀉、便秘、噁心或口有金屬味）。且須注意若是腎絲球過濾率 eGFR<30-45 時其劑量須減半。

（2）胰島素敏感劑（Thiazolidines, TZD）：例如 Pioglitazone，此類藥物須注意心衰竭、骨折風險、體液滯留及體重增加。

2. 促進胰島素分泌

（1）硫醯基尿素類（Sulphonylurea, SU）：其成分如 Glipizide、Glimepiride、Glyburide 等。該類藥物大部分都經由肝臟代謝，因此肝腎功能不佳者，使用時要特別注意。此外，促進胰島素分泌以調降血糖的藥物，較容易產生低血糖，出現飢餓感、眩暈、冒冷汗、顫抖、頭痛、意識模糊、體重上升等副作用。其副作用尤其需注意低血糖或體重增加。

（2）美格替耐類（Meglinitide）：例如 Repaglinide，其副作用是需注意低血糖或體重增加。

3. 影響腸泌素分泌及代謝

（1）升糖素類似胜肽 1 受體活化劑（Glucagon-Like Peptide-1 Receptor Agonist, GLP-1RA2）：其藥理作用是升糖素類似胜肽（GLP-I）為腸泌素的一種，可調控胰島素和糖素的分泌以及延遲胃排空減少食物攝取。Dulaglutide、Liraglutide、Semaglutide、Exenatide，前三項無須因腎功能不好調整劑量，Exenatide 則若 eGFR<30，則不建議使用。此類藥物副作用包括噁心、嘔吐及腹瀉。其過敏反應含血管性水腫及注射部位紅腫。

（2）雙基胜肽酵素抑制劑（Dipeptidyl Peptidase-4 inhibitors, DPP-4i）：此類藥物抑制雙基胜肽酵素（DPP-4）的活性進而延長腸泌素，胃抑制胜肽（G1P）和升糖素類似胜肽（GLP-1）作用的時間，進而有利於調控胰島素和升糖素的分泌以及延遲胃排空、減少食物攝取。Sitagliptin 和 Saxagliptin，其副作用須注意頭痛、鼻咽炎、上呼吸道感染及急性胰臟炎。此類藥物腎功能不佳時須減少劑量。

4. 影響身體吸收排出醣類物質

（1）鈉-葡萄糖共同轉運蛋白 2 抑制劑（Sodium-Glucose Cotransporter 2 Inhibitors, SGLT-2i）：如 Canagliflozin、Dapagliflozin3、Empagliflozin。藥理作用是抑制腎臟第二型鈉-葡萄糖協同轉運蛋白，減少尿糖的再吸收鈉-葡萄糖。能抑制腎小管把血糖再吸收作用，使大部分的血糖隨尿液排出體外，而達到降低血糖之效。研究發現，還能降低心腎

病變的風險，成為現今藥物治療的主流藥物之一。腎功能不佳 eGFR<30，不建議開始使用。此類藥物副作用包括急性腎損傷、泌尿道感染、糖尿病酮酸中毒及低血糖風險。

（2）葡萄糖肝酵素抑制劑（Alpha-Glucosidase Inhibitor, AGI）：如 Acarbose。這一類的藥物對於餐後血糖值的下降是有幫助的，如糖友餐後血糖比較高，就可能會考慮選擇此類藥物。常見副作用為腸胃道脹氣及腹瀉。這種藥物須注意若 eGFR<30 則避免使用。

（三）糖尿病與腎病變相關

2018 年臺灣末期腎病變透析患者之中，合併患有糖尿病的病人占 47.8%，而且在透析患者中有 61.5% 患有糖尿病（台灣腎臟醫學會，2020）。

根據 2021 年美國糖尿病學會標準化醫療照護指引（American Diabetes Association [ADA], 2021），藥物治療的首選藥物為 Metformin。而第二型糖尿病患合併慢性腎病時，如果確定為糖尿病腎病變，而且合併有白蛋白尿時，SGLT-2i 為首選併用的藥物。第一型類 GLP-1RA 為二線選擇。2020 年 Kidney Disease: Improving Global Outcomes（KDIGO）針對第二型糖尿病合併慢性腎臟病治療提出之建議（KDIGO, 2020）：第一階段以生活作息模式調整為主，包含運動、營養和體重控制。第二階進入藥品控制，首選用藥直接建議為 Metformin，合併使用 SGLT-2i。第三階段則依據個人化的需求來做藥物治療選擇（如表 13-2）。

表 13-2　慢性腎臟病病人第三階段血糖併用藥物選擇建議

個人化藥物治療考量	首選	次選
心臟衰竭病人	GLP1RA	TZD
ASCVD 高風險病人	GLP1RA	--
降血糖效力高	GLP1RA、胰島素	DPP4i、TZD、AGI
低血糖風險低	GLP1RA、DPP4i、TZD、AGI	SU、胰島素
避免注射劑型	DPP4i、TZD、AGI、SU、口服 GLP1RA	GLPIRA，胰島素
減輕體重	GLP1RA	SU、胰島素、TZD
價格便宜	SU、TZD、AGI	DPP4i、GLP1RA、胰島素
透析或 eGFR<15 的病人	DPP4i、TZD、胰島素	SU、AGI

縮寫：Alpha-Glucosidase Inhibitor, AGI; Atherosclerotic Cardiovascular Disease, ASCVD; Dipeptidyl Peptidase-4-Inhibitor, DPP4i; Glucagon-Like Peptide-1 Receptor Agonist, GLPIRA; Sodium-Glucose Cotraptor-2 Inhibitor, SGLT2i; Sulphonylurea, SU; Thiozolidinedione, TZD。

來源：KDIGO（2020）。

五、腎上腺異常

（一）腎上腺皮質機能低下症（Adrenocortical Insufficiency）

此症分為原發性或續發性。原發性之腎上腺皮質機能低下症，又稱愛迪生氏症，是一位名字叫愛迪生醫師本人罹患此病而有此名稱。此症在1930年以前是以結核病為最常見，之後主要是因為腎上腺皮質萎縮，可能來自於化學劑、出血或自體免疫現象原因。其臨床症狀出現衰弱無力、食慾不振、體重減輕、黏膜色素沉著（Hyperpigmentation）及血壓降低等徵候。這種患者血液中皮質類固醇與17酮類固醇值都會減少。而續發性腎上腺皮質機能低下症是腦下垂體機能不良或使用了過量的類固醇所引起。筆者醫院科內有位17歲少女因為頑固型氣喘之需要，長期每天須用到17顆類固醇口服藥片，引起續發性腎上腺皮質機能低下症。此症如果腎上腺皮質尚未因疾病時間太長而發生萎縮的話，注射促腎上腺皮質荷爾蒙可能使血漿中之腎上腺皮質類固醇值升高。這試驗可區分是原發性或續發性腎上腺皮質機能低下症。

（二）腎上腺皮質荷爾蒙分泌過盛

腎上腺皮質荷爾蒙分泌分泌增加，臨床上以庫欣氏症候群表現。其病因可能來自於兩側性皮質細胞增生（因腦下垂體前葉分泌過多）、或腦下垂體前葉腫瘤、或分泌腎上腺皮質刺激荷爾蒙的異位性腫瘤、或是良性、惡性腎上腺腫瘤。臨床症狀包括臉龐圓腫、軀幹肥胖、水牛肩、多毛症、月經過少、女性不孕、下腹部皮膚有紫色條紋、高血壓等。臨床上主要診斷依據是血漿中皮質素濃度增加，尿液皮質類固醇值增加，17酮類固醇排泄量增加。另外便是實施Dexamethasone抑制試驗。此庫欣氏症候群之治療主要是腦下垂體腫瘤之外科切除（Jameson et al., 2018）。

六、性早熟

性早熟是指於女性第二性徵發育（主要以胸部乳房）在8歲前發生，而在男性是第二性徵發育（主要指睪丸下垂）在9歲前發生。全世界各國最近幾十年都有第二性徵發育提早趨勢（Eckert-Lind et al.,2020; Sørensen et al., 2012）。女性初經年齡也有越來越提早至12歲多之情形。目前性早熟病例以中樞型較周邊型多。八至九成中樞型性早熟（Central Precocious Puberty, CPP）案例均在女性。這類性早熟案例在小兒內分泌日常診察業務中越來越常見，也以肥胖者較多。而中樞型性早熟其發生原因在女性主要仍以不明（Idiopathic）為主，也可能是因胚胎營養改變，小孩飲食習慣、活動力或是接觸到環境荷爾蒙：如塑化劑（DEHP類）。中樞型女性性早熟病例6歲以下建議作核磁共振（MRI）找病因。中樞型男性性早熟則較可能容易找到器質性腦病變（Organic brain lesion），因此對

所有男性中樞型性早熟病例均建議作核磁共振找病因。

　　中樞型性早熟的診斷依據是指：（1）腕骨骨齡有意義地超前（超前兩個標準偏差或是 1.5 歲）；（2）血液女性荷爾蒙中黃體激素（Luteinining Hormone, LH）未經藥物刺激之基礎（Basal）值高於 0.3 mIU/L，且可驗得到 Estradiol（E2）或是以 GnRH 刺激後 LH 最高值高於 5.0 mIU/L。後者刺激試驗雖然可說是性早熟診斷的黃金標準，但是其缺點是費時、較貴、對病患不方便而且其敏感度較低。

　　中樞性性早熟的治療主要是 GnRH agonist 或是其 Analogues。其目的是抑制青春期發育，從而防止初經太早。此藥物經由減少骨骼成熟進而提升終成年身高，也提升心理上的良好狀態（Psychological well-being）。主要劑型是一個月型 3.75mg 或是三個月型 11.25 mg 的 Leuplin 或 Triptorelin 肌肉注射（Cantas-Orsdemir & Eugster, 2019）。此類藥物一般並無副作用，主要是注射部位疼痛或局部過敏。有少數部分病患僅在第一劑注射後有疑似月經下體出血情形。中樞性性早熟治療如能在 6 歲之前就開始治療，最終成年身高效果最好。如果女性 8 歲以後才治療，則身高無有意義之增加（Lazar et al., 2007）。至於此種治療藥物何時停止並無標準（Arrigo et al., 1999），累積的證據則顯示女性在 12 歲時停藥能有最佳身高增長。而男性是在 13 歲停藥能有最佳身高增長。但是何時停藥仍須依照病患實際年齡、心理因素、發育狀態、家庭偏愛等因素而個別化（Arrigo et al., 1999）。

參、常見影響或造成內分泌系統損傷之藥物

　　影響或造成內分泌系統損傷的藥物特性之一，就是許多內分泌系統的激素本身即為藥物，在體內的過多與不足就會造成身體失調或疾病，所以本章第二節「常見的內分泌功能異常疾病」以各個內分泌系統失調導致疾病為主軸，闡述了內分泌激素異常所造成的問題，也間接說明了醫源性激素劑量對內分泌系統功能不全或亢進的影響。

　　除了醫源性激素對內分泌的影響外，藥物對各個內分泌系統也可能產生損害或毒性，最常發生者為腎上腺，其次為甲狀腺，然後為胰腺、腦下垂體和副甲狀腺。

參考文獻

台灣腎臟醫學會（2020）。2018 年台灣透析現況概述。收於許志成總編輯，2020 **台灣腎病年報**。衛生福利部。

智抗糖部落格（2020 年 11 月 22 日）。糖尿病藥物與胰島素－糖尿病藥物介紹－常見胰島素與口服藥種類。**智抗糖部落格**。https://blog.health2sync.com/introduction-to-common-diabetes-drugs/

American Diabetes Association [ADA] (2021). ADA's standards of medical care in diabetes. *Clinical Diabetes, 39*(1), 128.

Arrigo, T., Cisternino, M., Galluzzi, F., Bertelloni, S., Pasquino, A. M., Antoniazzi, F., Borrelli, P., Crisafulli, G., Wasniewska, M., & De Luca, F. (1999). Analysis of the factors affecting auxological response to GnRH agonist treatment and final height outcome in girls with idiopathic central precocious puberty. *European Journal of Endocrinology, 141*(2), 140-144.

Cantas-Orsdemir, S., & Eugster, E. A. (2019). Update on central precocious puberty: From etiologies to outcomes. *Expert Review of Endocrinology & Metabolism, 14*(3), 123-130.

Eckert-Lind, C., Busch, A. S., Petersen, J. H., Biro, F., Butler, G., Bräuner, E., & Juul, A. (2020). Worldwide secular trends in age at pubertal onset assessed by breast development among girls: A systematic review and meta-analysis. *Journal of the American Medical Association, 174*(4), e195881. https//doi.org/10.1001/jamapediatrics.2019.5881

Jameson, J. L., Fauci, A. S., Kasper, D. L., Hauser, S. L., Longo, D. L., & Loscalzo, J. (2018). *Harrison's Principles of Internal Medicine* (20th ed.). McGraw Hill Education.

Kidney Disease: Improving Global Outcomes [KDIGO] (2020). KDIGO 2020 Clinical practice guidelines for diabetes management in chronic kidney disease. *Kidney Disease: Improving Global Outcomes (KDIGO) Diabetes Work Group*, 2020; 98(4S), S1-S115.

Lazar, L., Padoa, A., & Phillip, M. (2007). Growth pattern and final height after cessation of gonadotropin-suppressive therapy in girls with central sexual precocity. *Journal of Clinical Endocrinology and Metabolism, 92*(9), 3483-3489.

Sørensen, K., Mouritsen, A., Aksglaede, L., Hagen, C. P., Mogensen, S. S., & Juul, A. (2012). Recent secular trends in pubertal timing: Implications for evaluation and diagnosis of precocious puberty. *Hormone Research in Paediatrics, 77*(3), 137-145.

Ch.14
藥物與皮膚毒性

作者｜王盈湘　李志宏

摘　要

　　醫療的進步與新興藥物的發展使許多難治疾病，包括癌症的治療成效獲得明顯改善，患者的治療時程和生存時間延長，因此，多重共病以及多重用藥已逐漸為醫療常態。隨著藥物暴露頻率和使用時間的上升，更增加了不良藥物反應（Adverse Drug Reactions, ADRs）的機會，除了影響患者的疾病治療成效和生活品質，也會對社會造成沉重的成本支出。皮膚為人體全身最大的器官，同時也是 ADR 最常觀察到的器官，此章節將會簡介哪些藥物容易引起皮膚不良反應（Cutaneous Adverse Drug Reactions, CADRs），常見的臨床表現，以及後續的評估與處置。

關鍵字：皮膚藥物不良反應、癌症治療、藥物不良反應通報、藥害救濟

壹、皮膚生理簡介

　　皮膚是人類身體最大的器官，作為與外界環境的最大屏障。構造上，由外至內分為表皮層、真皮層和皮下組織，其中尚包括皮膚附屬器官如頭髮、指甲、汗腺、頂漿腺、皮脂腺等。它擁有許多重要的生理功能，包含感知、溫度調節、體液平衡、分泌吸收礦物質及脂質、維生素 D 的製造，並且作為與外界環境接觸的介面，提供了直接保護的作用，例如：阻擋紫外光、環境中的冷熱源、有害化學物質和病原體入侵。其中由皮膚免疫細胞，包含巨噬細胞、樹突細胞、淋巴球、自然殺手細胞、肥大細胞等及免疫因子所建立起之皮膚免疫系統（Skin immune system），是我們抵禦外來病原體的第一道防線，也是辨識、毒殺自身異常細胞（如癌細胞）的關鍵，同時也是參與皮膚藥物不良反應（Cutaneous Adverse Drug Reactions, CADRs）的重要角色。生病的皮膚會使上述許多生理功能受限，造成患者的不適，也會對外觀產生負面的影響，增加心理壓力，大面積損傷者增加外來病原體入侵的機會，合併續發性感染，若未及時治療，甚可導致生命危險。

貳、藥物引起的皮膚不良反應

　　根據世界衛生組織（World Health Organization, WHO）的定義，藥物不良反應（Adverse Drug Reactions, ADRs）係人體為了預防、診斷或治療疾病，在常規的藥物使用劑量下所發生非預期的毒性反應。ADRs 在所有接受系統性藥物的病患中盛行率約 0.1-1%。皮膚的臨床表現易於觀察，且皮膚的免疫系統及表皮／真皮等易受到藥物影響。因此，過去的研究顯示皮膚的不良反應占了所有 ADR 事件的約 45%（Del Pozzo-Magaña & Liy-Wong, 2022）（即所稱之皮膚藥物不良反應，CADRs），根據過往文獻統計，多重用藥患者發生率提高至 1-3%，而住院病人發生率高達 10%（Al Aboud et al., 2023），其臨床表現多元，常與許多其他皮膚疾病表現重疊，必須小心做鑑別診斷。大部分的皮膚藥物不良反應是輕微且可以自行痊癒，比如麻疹樣皮疹或蕁麻疹，然而少部分（2-6.7%）的患者可能會進展至嚴重危險且致命性的皮膚不良反應（Severe Cutaneous Adverse Reactions, SCARs）（Del Pozzo-Magaña & Liy-Wong, 2022; Al Aboud et al., 2023; Tempark et al., 2022），包含急性廣泛性發疹性膿皰症（Acute Generalized Exanthematous Pustulosis, AGEP）、藥物疹合併嗜伊紅血症及全身症狀（Drug Reaction with Eosinophilia and Systemic Symptoms, DRESS）、史蒂芬強森症候群（Stevens-Johnson Syndrome, SJS）及毒性表皮溶解症（Toxic Epidermal Necrolysis, TEN），因此仔細且專業的評估，早期辨識並停止或調整可疑的藥物和給予治療對病患來說是相當重要的。

參、常見導致皮膚藥物不良反應的藥物

幾乎所有的藥物都有可能會發生 CADRs，其中又以抗生素、非類固醇類消炎止痛藥物（Non-Steroidal Anti-Inflammatory Drugs, NSAIDs）、抗癲癇藥物和降尿酸藥物（Allopurinol）此四大種類藥物占最大宗，影響近八成的 CADRs（Tempark et al., 2022; Ashifha et al., 2023），其餘引發皮膚不良反應的藥物涵蓋範圍廣泛，包含氫離子幫浦抑制劑、抗血小板藥物、抗凝血藥物、血壓藥、糖尿病用藥、精神疾病用藥、避孕藥、顯影劑、肌肉鬆弛劑、抗病毒藥物等，以及各式各樣的抗腫瘤藥物。除了治療疾病的藥物外，預防疾病使用的疫苗也可能會造成 CADRs。再者，近年來隨著癌症治療的演進，免疫檢查點阻斷劑（Immune checkpoint inhibitors）直接透過調控我們的免疫系統，增強對癌細胞的辨識和毒殺，跳脫傳統藥物僅相對單純的對組織細胞的機轉作用點，進而對身體各個系統產生副作用，與傳統的藥物不良反應機轉、臨床表現與進程不同，在本文後段會有詳細說明。

肆、皮膚藥物不良反應的臨床表現

CADRs 臨床表現多元，它可以從型態學、發作時間、嚴重程度、病生理學等做疾病的分類。參考 1977 年 Rawlins 和 Thompson 等人提出的藥物不良反應分類標準，以是否具有劑量依賴性和可預測性，分成 type A 和 type B reactions（Hacker, 2009; Coleman & Pontefract, 2016），如果有劑量依賴性和可預測性，為 type A reaction，常與藥理作用相關，比如使用抗血小板藥物造成的出血、使用毛地黃造成毛地黃中毒現象等；如果不具有劑量依賴性且無法預期不良反應的發生，則是 type B reaction，常與免疫過敏反應相關。然此分類標準並非絕對，無法完全涵蓋所有的不良反應，譬如類固醇引起的骨質疏鬆副作用，不只與劑量相關，也與治療的時間長短有關；使用抗生素發生藥物疹的病患，無法預期其不良反應的發生，但其嚴重程度也與藥物劑量相關；氣喘是使用乙型交感神經接受體阻斷劑可能的副作用，但不是每一位病人都會發生，後來的學者於 2003 年（Aronson & Ferner, 2003）提出更明確的概念，即藥物不良反應和三個面向有關：劑量（Dose）、時序性（Time）、感受性（Susceptibility），利用 Dose-Time-Susceptibility（DoTS）分類的概念協助我們對藥物動力學和藥效學的了解。

應用於 CADRs，大部分的 CADRs 為 type A reaction（80%）（Del Pozzo-Magaña & Liy-Wong, 2022），常見的包含抗癌化療藥物或標靶藥物的使用，與藥物本身的藥理作用、細胞毒性有關，大多數停藥或是調整劑量後不良反應可以獲得改善。剩下的 20% 為 type B reactions，藥物可以作為半抗原或抗原誘發免疫反應，並與患者的感受性，也就是

基因、體質有關；也可能與免疫無關，而是藥物直接作用於效應細胞，如肥大細胞，少數情況停藥後可能會合併長期的併發症。需注意的是一種藥物不一定只會有一種 CADR，而每種 CADR 的臨床表現、發作時間、評估治療也各有差異，以下為大家做介紹。

一、Type A reaction

（一）化療藥物

由於皮膚和附屬構造（如頭髮及指甲）為生長代謝快速的器官，化療藥物除了毒殺快速生長的腫瘤細胞，也常會造成生長分化快速的皮膚組織之毒性，影響的範圍廣泛，包含毒性紅斑（Toxic erythema of chemotherapy）、口腔黏膜炎（Oral mucositis）、落髮（Alopecia）、指甲變化（Nail changes）、色素變化（Pigment changes）等（表14-1）（Valeyrie-Allanore et al., 2018），嚴重程度依據美國癌症研究院制訂的「不良事件通用術語標準（Common Terminology Criteria for Adverse Events, CTCAE）」又稱「通用毒性標準（Common Toxicity Criteria, CTC）」，臨床醫師根據病人臨床表現和嚴重程度做出適當的預防和治療。另外，化療藥物也可能造成 type B reactions，出現藥物過敏反應。

表14-1　常見的化療藥物副作用

常見的化療藥物副作用	化療藥物
可逆性掉髮 （Alopecia, reversible）	Alkylating agents: Cyclophosphamide、Ifosfamide、Mechlorethamine Anthracyclines: Daunorubicin、Doxorubicin、Idarubicin、Mitoxantrone Taxanes: Paclitaxel、Docetaxel Topoisomerase 1 inhibitors: Topotecan、Irinotecan Others: Etoposide、Vincristine、Vinblastine、Vusulfan、Methotrexate、Actinomycin D、Gemcitabine
不可逆性掉髮 （Alopecia, irreversible）	Busulfan、Thiotepa、Cyclophosphamide（Conditioning regimens）、Docetaxel、Paclitaxel
口腔黏膜炎 （Mucositis）	Daunorubicin、Doxorubicin、High-dose methotrexate、High-dose melphalan、Topotecan、Cyclophosphamide、Paclitaxel、Docetaxel、Hydroxyurea、Continuous infusions of 5-fluorouracil (5-FU) and 5-FU prodrugs
毒性紅斑 （Toxic erythema of chemotherapy） 手足症候群 （Hand-foot syndrome）	Cytarabine、Anthracyclines、5-FU and 5-FU prodrugs、Paclitaxel、Docetaxel、Methotrexate、Busulfan、Cisplatin

汗腺鱗狀汗管變形症（Eccrine squamous syringometaplasia）	Cytarabine、Busulfan、Cyclophosphamide、Carmustine、Paclitaxel、Docetaxel
嗜中性球汗腺炎（Neutrophilic eccrine hidradenitis）	Cytarabine、Bleomycin、Anthracyclines、Cyclophosphamide、Cisplatin、Topotecan
光敏感反應（Photosensitivity reactions）	5-FU and 5-FU prodrugs、Methotrexate、Hydroxyurea、Dacarbazine、Mitomycin C、Docetaxel
色素沉澱（Hyperpigmentation）	Alkylating agents: Busulfan、Cyclophosphamide、Cisplatin、Mechlorethamine、Melphalan、Bendamustine Antimetabolites: 5-FU、Capecitabine、Methotrexate、Hydroxyurea Antibiotics: Bleomycin、Doxorubicin
黏膜色素沉澱（Mucosal hyperpigmentation）	Busulfan、5-FU、Hydroxyurea、Cyclophosphamide
指甲色素沉澱（Nail hyperpigmentation）	5-FU、Cyclophosphamide、Daunorubicin、Doxorubicin、Hydroxyurea、Methotrexate、Bleomycin
回憶性放射性皮膚炎（Radiation recall dermatitis）	Methotrexate、Doxorubicin、Daunorubicin、Paclitaxel、Docetaxel、Dacarbazine、Melphalan、Capecitabine、Gemcitabine、5-FU、Actinomycin D、Hydroxyurea、Etoposide、Pemetrexed
輻射加強效果（Radiation enhancement）	Doxorubicin、Hydroxyurea、Paclitaxel、Docetaxel、5-FU、Etoposide、Gemcitabine、Methotrexate

來源：作者製作，參考 Valeyrie-Allanore 等（2018）。

1. 手足症候群（Hand-Foot Syndrome, HFS）

手足症候群（圖14-1），亦可稱肢端紅腫症（Palmar plantar erythrodysesthesia），在手掌或腳掌出現對稱性的泛紅、腫脹、發麻及刺痛感覺，嚴重可能會脫皮、潰瘍甚至起

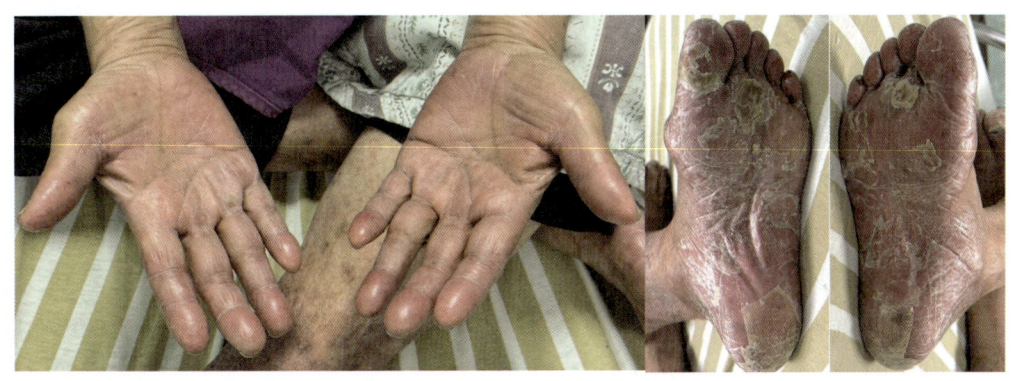

圖14-1 癌症患者服用化療藥物 Tegafur 造成的手足症候群

水泡，大幅影響病患的生活品質和活動，常見的誘發藥物包括5-fluorouracil 及前驅藥物 Capecitabine、Pegylated liposomal doxorubicin、Docetaxel、Cytarabine 等，平時應穿戴厚手套襪子保護手腳，避免外界溫度的刺激和摩擦，使用含有尿素成分的藥膏做保濕，以及施打化療的過程中局部冰敷做預防，治療可以採用局部性類固醇以及症狀治療（Kwakman et al., 2020）。

2. 嗜中性球汗腺炎（Neutrophilic eccrine hidradenitis）

嗜中性球汗腺炎（圖14-2），在臉部、軀幹和四肢出現無症狀或壓痛的紅疹，常伴隨發燒，好發於使用藥物後1至2週，認為與化療藥物的代謝物影響到汗腺腺體的毒性有關。最常見的藥物包括 Cytarabine 和 Doxorubicin，停藥後大多可自行痊癒，若仍需使用化療藥物可以考慮在給藥前48小時投予每天100毫克 Dapsone 做預防（Beatty & Ghareeb, 2021）。

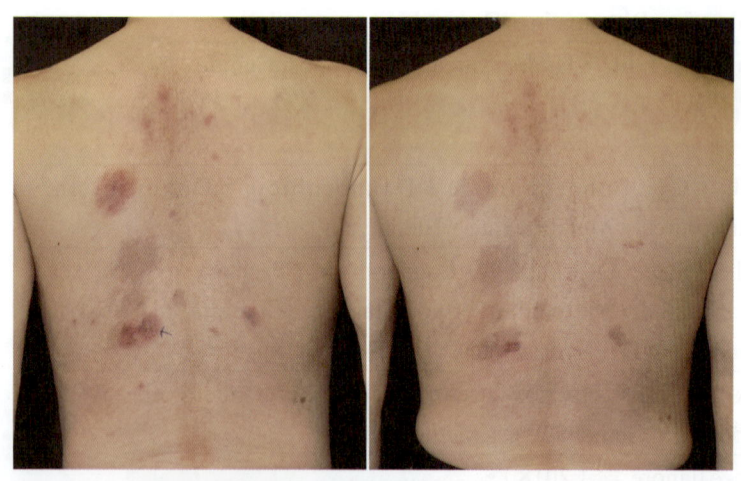

圖14-2　化療引起之嗜中性球汗腺炎
說明：一位肺癌患者接受化學藥物（Cisplatin and pemetrexed）治療5天後於背上出現多處無症狀的紅色至紫羅蘭色斑塊（左），切片診斷為嗜中性球汗腺炎，沒有治療的情況下病灶於一週後自行消退（右）。

3. 色素沉澱（Hyperpigmentation）

化療藥物造成的皮膚色素沉澱，可依據分布範圍再分成廣泛性（Diffuse）、局部性（Focal）以及特殊型態性（Special pattern）。廣泛性色素沉澱，與5-FU、Busulfan、Liposomal Doxorubicin、Daunorubicin、Hydroxyurea、Methotrexate 和 Procarbazine 相關（Verma, 2017）；黏膜色素沉澱，與 Busulfan、Cyclophosphamide、5-FU、Tegafur、Doxorubicin 和 Cisplatin 相關（Blaya & Saba, 2011）；鞭打狀色素沉澱（Flagellate hyperpigmentation），特別與 Bleomycin 使用有關（Ibrahimi & Anderson, 2010）；網狀型色素沉澱（Reticulate hyperpigmentation），臨床少見，與 Paclitaxel、Cytarabine、5-FU 和 Idarubicin 有關（圖14-3）（Cohen, 2016）。

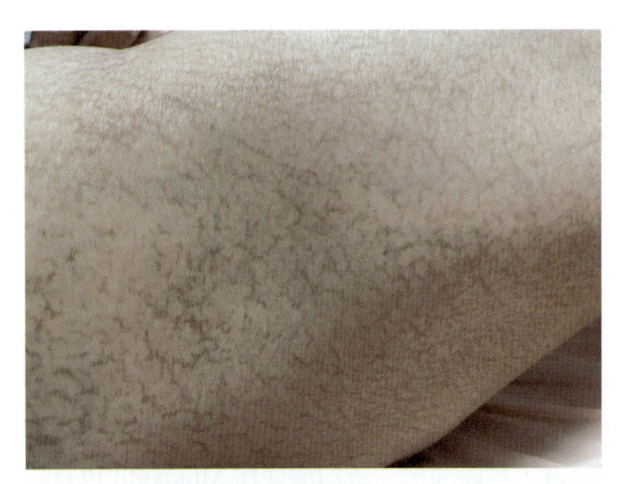

圖14-3　網狀型色素沉澱（Reticulate hyperpigmentation）

4. 指甲變化（Nail changes）

化療藥物產生的指甲變化包含影響指甲基質的生長、發炎性變化以及色素變化（圖14-4），比如：橫線梅爾克氏線（Muehrcke's lines），為顏色偏透明白的橫線，異常甲床血管導致；而較為實質白色的橫線米氏線（Mees' lines），為指甲基質受損導致，與Doxorubicin、Cyclophosphamide 或 Vincristine 藥物相關（Alzahrani & AlJasser, 2018）。若甲基質受損伴隨指甲凹陷，則為博氏線（Beau's lines），與生長斷層有關，許多化療藥物皆可能導致此現象（Chang & Wu, 2013）。

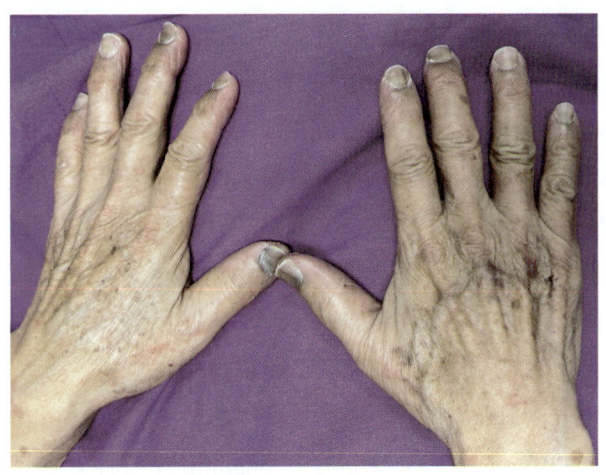

圖14-4　癌症患者服用化療藥物 Tegafur 造成的黑甲（Melanonychia）

5. 落髮（Alopecia）

化療引起的落髮大多為藥物直接造成快速分裂的毛囊細胞的毒性，造成生長期落髮或休止期落髮，前者通常在投藥後幾天至幾週發生，後者則常發生在治療後2至4個月。落

髮發生的頻率與選擇的化學藥劑和治療方案相關，在四大主要類別中有所不同，微管蛋白聚合抑制劑（Antimicrotubule agents），例如 Paclitaxel 的落髮發生率大於80%，拓璞異構酵素抑制劑（Topoisomerase inhibitor），例如 Topotecan 有60-100% 的機會，烷基化藥物（Alkylating agents），例如 Cyclophosphamide 大於60%，抗代謝藥物（Antimetabolites），例如5-fluorouracil 加上 Lleucovorin 則有10-50% 的落髮機率。與單一療法相比，由兩種或更多種藥物組合的治療通常產生更嚴重的落髮機率（Rubio-Gonzalez et al., 2018）。

化療引起的落髮大多是可逆的，然曾有案例報導患者在接受骨髓移植後施打 Cyclophosphamide 及 Busulfan（Vowels et al., 1993），結果造成了永久性落髮。預防治療方面，截至目前為止所研究的治療中，頭皮低溫療法是最被廣泛使用與研究的，透過冷卻減少頭皮血流供應，降低化療藥物的暴露傷害，其餘局部性或口服使用 Minoxidil 也有研究指出對毛髮生長有幫助。

（二）標靶藥物

標靶治療針對各種癌細胞表面特有的表面標記，或是介入癌細胞生長的訊息傳遞途徑，影響癌細胞的生理作用，來達到減緩甚至消除癌細胞惡化進程，與傳統化學藥物治療相比，較不會傷害到正常細胞，副作用較少。常見的靶位包含癌細胞表面特定抗原（如：針對 B cell 的 CD20 抗原的 Rituximab）、生長因子或其受器（如：血管內皮生長因子或其受體、表皮生長因子受體、酪胺酸激酶）、下游的細胞分裂傳遞路徑（ALK、MEK、BCR-ABL、BRAF、CDK4/6、mTOR、Proteosome）、生長所需的荷爾蒙激素等，然皮膚及附屬器的細胞可能因共有相同的靶位，而產生 CADRs，以下針對常見的標靶藥物造成之皮膚副作用做介紹。

1. VEGFR-associated multi-targeted tyrosine kinase inhibitors

多重激酶抑制劑（Multi-targeted TKIs）針對細胞表面上多個酪氨酸激酶受體，如血管內皮生長因子受器（VEGFR）、血小板衍生生長因子受體（PDGFR）、纖維母細胞生長因子受器（FGFR）、KIT、RET 等，抑制其活化進而阻斷下游的訊息傳遞路徑，抑制癌細胞生長，其中牽涉 VEGFR 途徑的 VEGFR-associated multi-targeted TKIs 應用於多種固態惡性腫瘤，包括肝細胞癌、腎細胞癌、肺癌、乳突性甲狀腺癌、髓質性甲狀腺癌、大腸直腸癌、胃腸道基質細胞瘤、胰臟神經內分泌腫瘤、胃腺癌等（表14-2）。其他種 Multi-targeted TKIs 也有應用於血液惡性腫瘤，如 Imatinib、Dasatinib、Ponatinib 在慢性骨髓性白血病患者中，主要針對費城染色體產物 BCR-ABL 激酶的治療（Huang et al., 2020）。

表14-2　Multi-targeted TKIs 目前應用之固態惡性腫瘤種類

癌症種類	標靶藥物
肝細胞癌	Sorafenib、Lenvatinib、Donafinib、Regorafenib、Cabozantinib、Apatinib
腎細胞癌	Sorafenib、Sunitinib、Pazopanib、Cabozantinib、Lenvatinib、Axitinib
肺癌	Anlotinib、Apatinib
乳突性甲狀腺癌	Sorafenib、Lenvatinib
髓質性甲狀腺癌	Vandetanib、Cabozantinib
大腸直腸癌	Regorafenib
胰臟神經內分泌腫瘤	Sunitinib
胃腸道基質細胞瘤	Sunitinib、Regorafenib、Imatinib*
胃腺癌	Apatinib
軟組織肉癌	Pazopanib、Anlotinib
隆突性皮膚纖維肉瘤	Imatinib*

註：Imatinib 為無牽涉 VEGFR 途徑之 MTKIs，作用靶點為 c-kit 和 PDGFR。
來源：作者製表。

　　Multi-targeted TKIs 造成的皮膚不良反應與牽涉的訊息傳遞途徑有關，若有參與抑制 VEGFR 途徑，可能會出現手足皮膚反應（Hand-foot skin reactions, HFSR）（Ishak et al., 2014）、指甲下線狀出血（Subungual splinter hemorrhages）（Ara & Pastushenko, 2014）、落髮（Alopecia）、口腔黏膜炎（Mucositis）、皮膚乾燥（Xerosis）、搔癢（Pruritus）等；若有參與抑制 c-kit 途徑，如 Imatinib、Sunitinib，因為 c-kit 也有參與黑色素合成，可能會出現頭髮或皮膚色素脫落（Depigmentation）（Brzezniak & Szabo, 2014）；若有參與抑制 Raf 蛋白途徑，如 Sorafenib，則可能會誘發 Paradoxical MAPK pathway 活化，產生爆發痣（Eruptive nevi）或促使產生新的異常上皮性病灶如日光性角化症（Actinic keratosis）、角化棘皮瘤（Keratoacanthoma）（Abbas et al., 2021）甚至鱗狀上皮癌；若有參與 PDGFR 途徑，如 Imatinib、Dasatinib、Ponatinib，則會影響體液的滯留，造成眼眶、肢體水腫、心包膜積液或肋膜積水（Esmaeli et al., 2002）。而各種不良反應的程度也會與藥物在不同途徑中的選擇性（Selectivity）及效力（Ppotency）有關。此外，少數情況也可能導致 type B reaction 藥物過敏反應如麻疹樣皮疹、多型性紅斑，甚至史蒂芬強森症候群或毒性表皮溶解症。

　　值得注意的是，化學藥物引起之 Hand foot syndrome 和標靶藥物引起的 Hand-foot skin reaction，兩者都會侵犯手腳掌，臨床表現看似類似卻有差異，下方為兩者的比較表（表14-3）（Demirda et al., 2019）。

表 14-3　Hand foot syndrome 與 Hand-foot skin reaction 的比較

	Hand Foot Syndrome（HFS）	Hand-Foot Skin Reaction（HFSR）
導因藥物	5-fluorouracil、Capecitabine、Pegylated liposomal doxorubicin、Cytarabine、Docetaxel	VEGFR 相關的多重激酶抑制劑（如：Sorafenib、Sunitinib、Axitinib、Pazopanib、Regorafenib）或 Bevacizumab（and Vemurafenib）
影響區域	1. 手掌、腳掌、手的背側以及會摩擦、受壓的區域 2. 手掌的影響大腳掌	1. 曲側和受壓區域，包括指尖、指縫、腳跟、腳掌外側和關節上方 2. 腳掌的影響大於手掌
疾病特色	對稱性的紅斑、腫脹，並有神經性疼痛，可能進展至 屑、糜爛、潰瘍，甚至水泡	除了紅斑、疼痛之外，出現過度角質化病灶伴隨脫屑、水泡為其特色
推測病因	不明，可能藥物造成汗腺的毒性有關	不明，可能與 VEGFR 造成血管的破壞有關

來源：作者製表，參考自 Ishak 等（2014）。

2. Epidermal growth factor receptor inhibitors（EGFR inhibitors）

　　EGFR inhibitors 透過與上皮生長因子受體結合使它失去刺激癌細胞增長和轉移能力，主要應用於治療非小細胞肺癌、髓質性甲狀腺癌、乳癌、大腸直腸癌、頭頸癌和胰臟癌（表14-4），常見的皮膚不良反應包含痤瘡樣皮疹（Acneiform eruptions）或丘疹膿疱皮疹（Papulopustular rash）（80%）、皮膚乾燥（Xerosis）（35%）、皮膚搔癢（Pruritus）、甲溝炎（Paronychia）、甲床分離（Onycholysis）、脆甲症（Brittle nails）、睫毛異常增長（Trichomegaly）、毛髮增多症（Hypertrichosis）、脆髮症（Brittle hair），口腔黏膜炎（Mucositis）（圖14-5），此外，少數情況也可能導致 type B reaction 藥物過敏反應如麻疹樣皮疹、多型性紅斑，甚至史蒂芬強森症候群或毒性表皮溶解症（Lupu et al., 2015; Abourehab et al., 2021; Urban & Anadkat, 2013; Huynh Dagher et al., 2021）。

表 14-4　EGFR inhibitors 目前應用之癌症種類

癌症種類	標靶藥物
非小細胞肺癌	第一代：Erlotinib、Gefitinib、Icotinib 第二代：Afatinib、Dacomitinib 第三代：Osimertinib、Almonertinib、Olmutinib
	Necitumumab*
乳癌	Lapatinib、Neratinib、Pyrotinib
	Trastuzumab*
髓質性甲狀腺癌	Vandetanib
大腸直腸癌	Cetuximab*、Panitumumab*
胰臟癌	Erlotinib

註：* 藥物為單株抗體；其餘為小分子藥物劑型。
來源：作者製表。

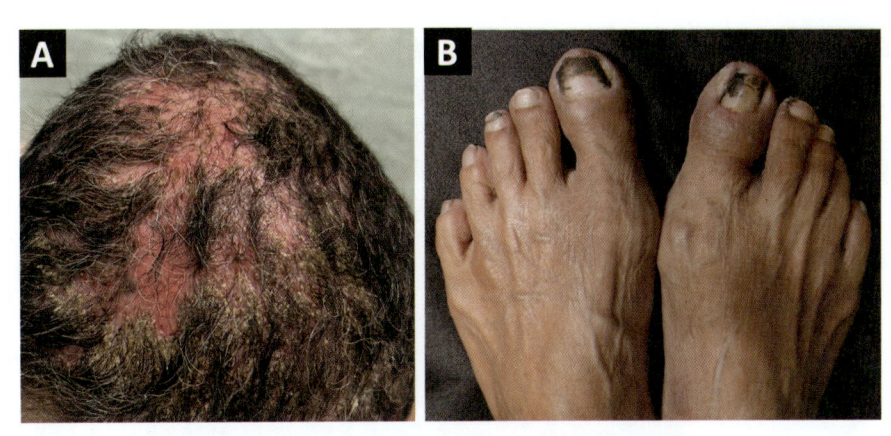

圖 14-5　標靶藥物 EGFR inhibitors 常見之皮膚不良反應
說明：（A）痤瘡樣皮疹或丘疹膿皰皮疹，好發於皮脂腺分布旺盛的區域以及頭皮。（B）甲溝炎，黑色處為經外用硝酸銀燒灼治療

二、Type B reaction

Type B reactions 又稱之為藥物過敏反應（Drug Hypersensitivity Reactions, DHRs），不良反應與藥物劑量無關且不具可預測性，可根據機轉不同再分為免疫或非免疫相關，其中免疫引起的藥物過敏反應傳統上可以根據 Gell and Coombs classification system 分成四種類型（表 14-5）（Ashifha et al., 2023）。

表 14-5　Gell and Coombs Classification of Drug Hypersensitivity Reactions

類別	別稱	主要參與的免疫細胞或分子	機轉	CDAR 相關及其他重要的臨床表現	反應發生時間
第一型	立即性過敏反應（Immediate hypersensitivity reaction）	IgE、Mast cells、Basophils 等	曾接觸過致敏原並對致敏原產生特異性抗體 IgE，IgE 和 Mast cells、Basophils 的 Fc receptors 結合，當再度暴露致敏原時，致敏原與 IgE 結合使 Mast cells、Basophils 活化並釋放 Histamines、Leukotrienes	蕁麻疹、血管性水腫、支氣管痙攣、嘔吐、腹瀉、過敏性休克等	數分鐘到數小時

第二型	細胞毒性過敏反應（Cytotoxic hypersensitivity reaction）	IgG、IgM、Complement system、Macrophages NK cells 等	身體對致敏原產生特異性抗體 IgG 或 IgM，當 IgG 或 IgM 與被致敏原所附著的細胞結合後，通過啟動補體系統和 ADCC 毒殺細胞，又或者以 Autoreactive antibody 角色引發自體免疫水泡病	藥物誘發的類天疱瘡／天疱瘡、溶血性貧血、嗜中性球低下、血小板低下等	通常為延遲性，反應時間變化大、不固定
第三型	免疫複合物活化補體（Immune complex）	IgG、IgM、IgA 與抗原結合，形成免疫複合物，引起 Complement system、PLT、Neutrophilic cells 活化等	免疫複合物沉積在多種組織中，如血管壁、皮膚、腎臟、關節等，啟動補體系統，吸引嗜中性球釋放溶酶體酶，最終導致組織損傷	紅斑性狼瘡、白細胞破碎性血管炎（Leukocytoclastic vasculitis）、血清病（Serum sickness）等	數天至數週，但對曾經有致敏化的個體，可能縮短至 12-36 小時
第四型	遲發型過敏反應或細胞媒介過敏反應（Cell-mediated hypersensitivity reaction）	主要以 T cells 為主，其他免疫細胞也可能參與其中包含 Monocytes、Eosinophils 和 Neutrophils	根據參與的免疫細胞和細胞激素又可以再分成 4 型： IVa：Macrophage activation（T-helper 1: Interferon-γ, Tumor necrosis factor α）：過敏性接觸性皮膚炎（Allergic contact dermatitis） IVb：Eosinophils（T-helper 2: IL-5, IL-4/IL-13）：麻疹樣皮疹（MPE）／嗜伊紅血症及全身症狀（DRESS） IVc：CD8 T cell: Perforin, Granzyme B：史蒂芬強森症候群／毒性表皮溶解症（SJS/TEN） IVd：Neutrophils（T-cells: CXCL-8, Il-17, Granulocyte macrophage colonystimulating factor）：急性廣泛性發疹性膿疱症（AGEP）		通常為 1-3 週，但根據不同類型，好發的時間不同

來源：作者製表，參考自 Del Pozzo-Magaña 與 Liy-Wong（2022）。

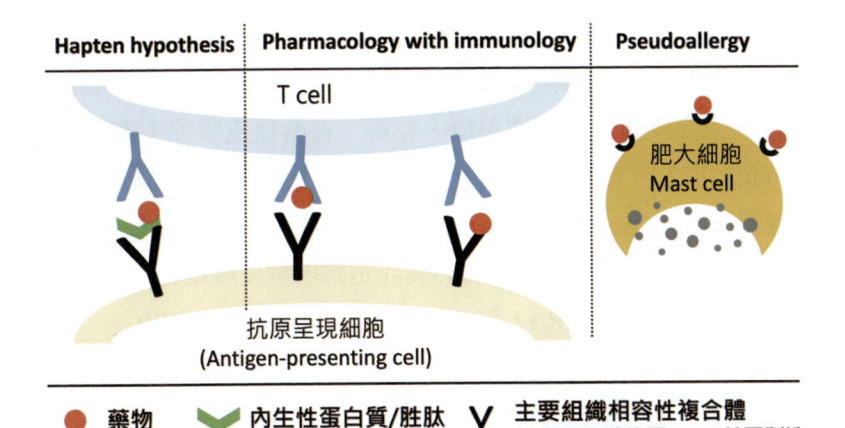

圖 14-6 由左而右分別為半抗原假說、藥理學相互作用和偽過敏簡單機制圖

Adapted from: Allergy. 2019 Dec;74(12):2368-2381

目前針對這些機轉有幾個學說（圖14-6）：（1）半抗原假說（Hapten hypothesis），藥物或其代謝產物共價結合到內源性蛋白質或胜肽形成半抗原-蛋白複合物，透過抗原呈現細胞呈現後，進一步誘導 T 細胞或 B 細胞免疫作用，造成多樣化的皮疹；（2）藥理學相互作用（Pharmacological interaction），藥物可能直接、可逆地結合（以非共價鍵形式）至人類白血球抗原（HLA）或 T 細胞受體，略過抗原呈現細胞的抗原加工途徑，此機轉與帶有特定 HLA 等位基因的個體容易發生相對應的藥物過敏反應相關（表14-6）；（3）不涉及免疫機轉，也就是偽過敏（Pseudoallergic），藥物直接和效應細胞（Effector cells）的受體或酵素結合誘發下游的細胞激素釋放（McCormack et al., 2011; Cheng et al., 2014; Mayorga et al., 2019）。

表 14-6　與嚴重藥物疹相關的 HLA 基因位點

藥物	CADR	HLA等位基因	種族
Allopurinol	SJS/TEN/DRESS	HLA-B* 58:01	漢族、泰國、日本、歐洲
Carbamazepine	SJS/TEN/DRESS	HLA-B* 15:02	漢族、泰國、印度
		HLA-A* 31:01	日本、歐洲
Phenytoin	DRESS	HLA-B*13:01	漢族、泰國
	SJS/TEN	HLA-B* 15:02	漢族
Oxcarbazepine	SJS/TEN	HLA-B* 15:02	漢族、泰國、
Dapsone	SJS/TEN/DRESS	HLA-B* 13:01	漢族、泰國
Vancomycin	DRESS	HLA-A* 32:01	歐洲
Abacavir	SJS/TEN	HLA-A* 57:01	高加索人、非裔美洲人

註：SJS/TEN: Stevens–Johnson syndrome and toxic epidermal necrolysis spectrum; DRESS: drug reaction with eosinophilia and systemic symptoms。
來源：作者製表，參考自 Mayorga 等（2019）、Cheng 等（2014）、McCormack 等（2011）。

除了用致病機轉分類不同類型的皮膚藥物過反應，也可以用形態學（Morphology）做區分，初步分成4大類：（1）發疹型、（2）蕁麻疹或蕁麻疹樣、（3）水泡以及（4）膿疱型反應，其他少數無法被歸類的包含皮膚型紅斑性狼瘡、乾癬、苔癬樣皮疹等（表14-7）（Del Pozzo-Magaña & Liy-Wong, 2022），同時也要考慮不良反應是否只限制於皮膚，還是有系統性症狀或重要器官的侵犯，如發燒、心跳增快、血壓低、淋巴結腫大、關節炎或肝腎心臟等浸潤發炎等，可能危及生命，其中最惡名昭彰的莫非是嚴重型皮膚藥物過敏反應（Severe Cutaneous Adverse drug Reactions, SCAR），包 SJS/TEN、DRESS 和 AGEP 。

表14-7 依照型態學分類 CDARs

發疹型反應 （Exanthematous）	蕁麻疹樣皮疹 （Urticaria/urticaria-like）	水泡型皮疹 （Bullous）	膿疱型皮疹 （Pustular）	其他
Morbilliform drug eruption	IgE-mediated urticaria	Bullous fixed drug eruption	AGEP	Drug-induced SLE
SDRIFE	Serum sickness	Drug-induced bullous pemphigoid	ALEP	Drug-induced lichenoid dermatitis
Drug-induced hypersensitivity syndrome/DRESS	Serum sickness-like reaction		Drug-induced palmoplantar pustulosis	
	NSAIDs hypersensitivity（urticaria/angioedema）	Drug-induced pemphigus	Drug-induced subcorneal pustular dermatosis	Drug-induced vasculitis
Drug-induced erythroderma	Red man syndrome	Drug-induced linear IgA bullous dermatosis		Alopecia
Serum sickness	Infusion reaction			Photosensitivity
Contact dermatitis		Drug-induced dermatitis herpetiformis		
		SJS/TEN		
		Bullous DRESS		
		Contact dermatitis		

註：ALEP: Acute Localized Exanthematous Pustulosis; SDRIF: Symmetric Drug-Related Intertriginous and Flexural Erythema; SLE: Systemic Lupus Erythematosus。
來源：作者製表，參考自 Del Pozzo-Magaña 與 Liy-Wong（2022）。

以下就型態學介紹臨床常見的疾病和可能誘發的藥物。

(一) 發疹型藥物疹（Exanthematous Drug Eruptions）

1. 斑丘疹藥物疹（Maculo-Papular drug Eruptions, MPE）（Hoetzenecker et al., 2016）

斑丘疹狀藥物疹（圖14-7），其特徵為廣泛及對稱性散布的細小、粉紅色至紅色的斑點和丘疹，融合為斑塊，從軀幹擴散至近端、遠端四肢，如同麻疹般，故又稱之為 Morbilliform drug eruptions，為最常見的藥物皮膚不良反應。常見的誘發藥物包含抗生素（最常見）、抗癲癇藥物和非類固醇類消炎止痛藥物，好發時間在暴露新藥後的4至21天，可能合併低燒和不同程度的皮膚搔癢、疼痛，通常在停藥後的1至2週會緩解痊癒，且預後良好，治療方面可給予局部性類固醇和症狀治療藥物，若症狀嚴重則可以考慮短期的系統性類固醇。

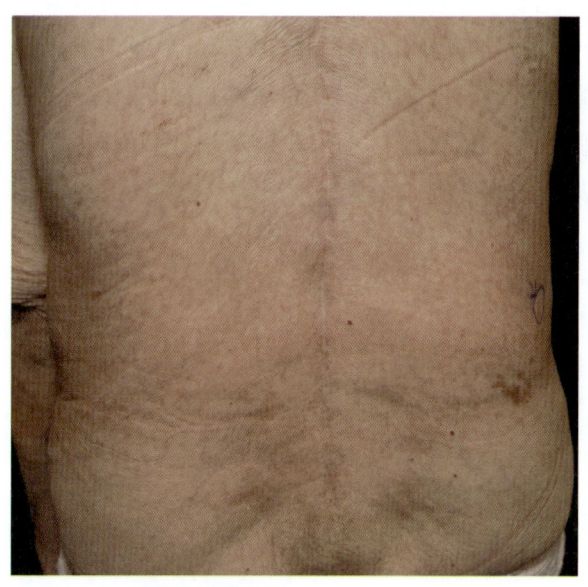

圖14-7　斑丘疹藥物疹

2. 對稱性藥物相關屈曲皮疹（Symmetric Drug-Related Intertriginous and Flexural Erythema, SDRIFE）（Schuler et al., 2021）

對稱性藥物相關屈曲皮疹，更廣為人知的名稱是狒狒綜合徵（Baboon syndrome），因為它類似於雌性狒狒特有的紅色臀部，為界限清楚的紅疹，對稱分布在身體屈曲側、腹股溝和臀部，可能伴隨搔癢和脫屑。最常見的誘導藥物為青黴素（Penicillin）及頭孢子菌（Cephalosporins）抗生素，其他藥物如 Clindamycin、Erythromycin、Nystatin、Fluconazole、Metronidazole 和 Valacyclovir 也可能會發生，不會合併系統性症狀，通常在停藥後可自行緩解。

3. Drug Reaction with Eosinophilia and Systemic Symptoms（DRESS）

　　DRESS，過去又稱作藥物超敏反應症候群（Drug-Induced Hypersensitivity Syndrome, DIHS），屬於嚴重且致命性的型藥物疹，發生時間落在2週至6個月，最相關的藥物包括磺胺類抗生素（Sulfonamide antibiotics）、含有芳香環結構的抗癲癇藥物（Aromatic amine anticonvulsants）、β-lactam 類抗生素、Allopurinol、NSAIDs 和 Antiretrovirals，部分藥物也與 HLA 等位基因有關。臨床上病人可以表現多樣化的皮疹，常見為全身廣泛性發紅脫屑（進展至紅皮症）、糜爛潰瘍和臉部水腫，也可以出現黏膜侵犯、膿疱、水泡、苔蘚樣等病灶（圖14-8），並且常伴隨系統症狀和血液檢驗的異常，包含高燒、淋巴結腫大、白血球增多、嗜伊紅性白血球增多、不典型淋巴球的出現，和重大器官發炎細胞的浸潤侵犯，最常見的為肝臟，再來是腎臟、肺臟。整個疾病過程跟其他藥物疹相比時間較長，在停藥和治療之後，仍可能會反覆發作，因此除了藥物過敏反應之外，一系列疱疹病毒的活化和也被認為是可能的致病機轉。根據以上的疾病特色，診斷 DRESS 可以參考 RegiSCAR DRESS validation scoring system（圖14-9）（Cho et al., 2017）。治療方面，以系統性類固醇和支持性療法為主，起始劑量給予每天每公斤0.5-1.0 毫克 Prednisolone 或其他等效價類固醇，因應臨床反應在2至3個月內逐漸遞減，可以減少疾病復發和長期併發症產生的機會。然而長期類固醇的使用會常伴隨許多副作用且增加感染的機會，須考量病患本身的共病症做綜合評估調整。

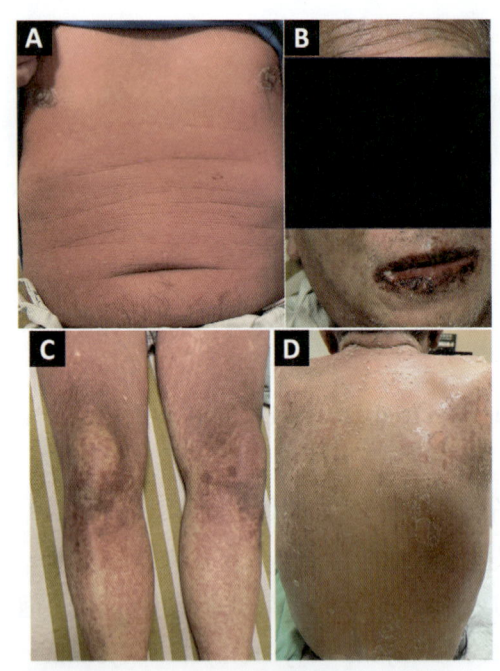

圖14-8　DRESS 的皮膚表現
說明：（A）廣泛大面積紅疹，進展至紅皮症。（B）臉部水腫（Facial edema）且眼睛周圍倖免（Peri-orbital sparing），也可以有黏膜侵犯如嘴唇糜爛傷口。（C）軀幹和四肢深紅色至紫羅蘭色的斑丘疹。（D）經治療後，紅疹會呈現脫屑（Desquamation）變化。

項目	分數			補述
	-1	0	1	
發燒 ≥ 38.5 ℃ (Fever ≥ 38.5℃)		N/U	Y	
淋巴結腫大 (Enlarged lymph nodes)		N/U	Y	> 1cm 且 ≥ 2個不同的地方
嗜伊紅性白血球增多 (Eosinophilia)		N/U	Y	Eos count ≥ 0.7 x 10⁹/L 或當WBC < 4 x 10⁹時 Eos 比例≥ 10% 2分: Eos count ≥ 1.5 x 10⁹/L 或當WBC < 4 x 10⁹時 Eos比例 ≥ 20%
不典型淋巴球 (Atypical lymphocytes)		N/U	Y	
皮疹 體表面積(TBSA)>50%		N/U	Y	典型DRESS皮疹包含至少兩個以下的特徵：purpuric lesions(other than legs), infiltration, facial edema, psoriasiform desquamation
典型DRESS皮疹	N	Y/U		
皮膚切片與DRESS相符	N	Y/U		
內在器官侵犯 (Organ involvement)		N	Y	1種器官得1分，最多2分
皮疹 ≥ 15天		N/U	Y	
排除其他原因		N/U	Y	排除以下至少3種原因可得1分：HAV, HBV, HCV, Mycoplasma, Chlamydia, ANA, blood culture

Adapted from: Int J Mol Sci. 2017 Jun 9;18(6):124

圖 14-9　RegiSCAR DRESS validation scoring system
說明：評分系統主要包含9個面向，若有以下狀況可不扣分或者得1分：發燒（+0）、淋巴結腫大（+1）、嗜伊紅性白血球增多（+1, 如果大於1500 /μL 或 WBC<4,000/μL 下數目大於20%: +2）、不典型淋巴球的出現（+1）、皮疹面積大於50%（+1）且符合是 DRESS 表現（+1）、皮膚切片符合 DRESS 病理表現（+0）、重大器官的侵犯（任一器官得1分，最高得2分），皮疹疾病過程大於15天（+0）和排除其他原因（+1），如果總分介於2-3分：可能（Possible）；4-5分：很可能（Probable）；大於5分即可診斷（Definite）。

（二）蕁麻疹和蕁麻疹樣藥物疹（Urticaria and Urticaria-Like Drug Eruptions）

1. Urticaria

　　蕁麻疹，又稱之為膨疹，形態學多樣化，從小的粉紅色丘疹、斑丘疹到大的紅色浮腫斑塊，有時會呈現環形或多環狀，可以影響身體的任何部位，症狀十分癢，通常單一病灶在30分鐘到24小時內自行緩解，不留下痕跡或殘留的色素沉著（圖14-10），但不久可能又會在其他部位出現，伴隨或不伴隨血管性水腫（Angioedema），嚴重時可能會併發

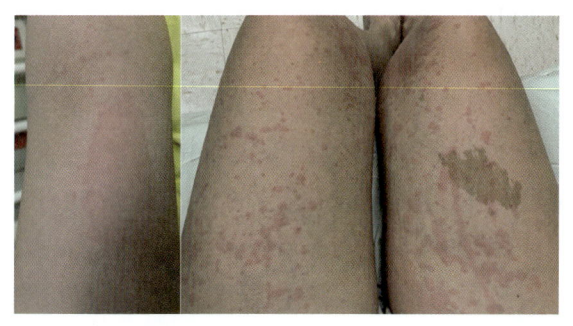

圖 14-10　典型的蕁麻疹病灶，多樣化膨疹且單一病灶在30分鐘到24小時內自行緩解

支氣管痙攣、過敏性休克，造成生命危險。蕁麻疹與第一型立即性 IgE 介導過敏反應，或者透過非免疫機制直接引起肥大細胞脫顆粒釋放發炎性介質有關，常見誘發藥物包括 NSAIDs、磺胺類藥物、Phenytoin、嗎啡、可待因（Codeine）、青黴素和頭孢菌素。口服抗組織胺通常有助於減輕相關的瘙癢和病變的出現，若出現過敏性休克，迅速識別並即時肌肉注射腎上腺素則是關鍵（Shipley & Ormerod, 2001）。

2. Serum sickness（SS）

血清病，最早於1906年時人類接受非人類的抗血清作為感染的治療時所發現，當人類暴露自異源的蛋白質，經6至10天產生對應的抗體，進而形成抗原抗體免疫複合物（Antigen-antibody complex），沉積於間質組織和關節液，活化補體系統，造成發炎反應，為一種第三型過敏反應，常見的誘發藥物包括狂犬病疫苗、嵌合式單株抗體（Rituximab、Infliximab）和抗蛇毒血清。

臨床主要特色為發燒、皮疹和關節侵犯，皮疹表現多元，可以是蕁麻疹樣、斑疹丘疹樣或血管炎樣病灶，不會有黏膜的侵犯，而關節的侵犯以手、腳、踝、膝和肩關節疼痛為主，也可能合併真正的關節炎，其他少見的症狀包括淋巴結腫大、頭痛、視力模糊、脾臟腫大、周邊神經病變、腎病變或血管炎。實驗室檢查可能表現補體降低（CH50、C3、C4），血清肌酐酸升高或血球異常如白血球低下或輕微白血球增多。預後大部分良好，通常在停用藥物1至2週後緩解（Del Pozzo-Magaña & Liy-Wong, 2022; Rixe & Tavarez, 2023）。

3. Serum Sickness-Like Reaction（SSLR）

類血清病反應，因其臨床表現和 SS 類似，會出現皮疹、關節侵犯伴隨或不伴隨發燒而得名，然其和 SS 為兩種不同的疾病種類，其致病機轉不明，與抗原抗體免疫複合物途徑無關。跟 SS 相比，較好發於兒童，臨床表現上較局限於皮膚和關節，少出現其他的系統性症狀，實驗數據則不會出現補體下降。最相關的藥物為 β-lactam 抗生素（包括 Penicillins、Cephalosporins）、磺胺類藥物、Bupropion、Fluoxetine 和 Thiouracil，其他感染因素如 Streptococcus 或 Hepatitis B 也可能導致 SSLR（Del Pozzo-Magaña & Liy-Wong, 2022; Rixe & Tavarez, 2023）。

（三）水泡型藥物疹（Bullous Drug Eruptions）

1. 固定型藥物疹（Fixed Drug Eruption, FDE）

固定型藥物疹，最大特色為病人每次吃進致敏藥物後，藥物疹固定復發於皮膚或黏膜的同一位置，呈現邊界清楚的深紅色斑塊，嚴重可能伴隨水泡生成（圖14-11），通常發生在服藥後30分鐘至8小時，並隨著每次的發生症狀越趨嚴重。常見的藥物為 NSAIDs、偽麻黃鹼（Pseudoephedrine）、磺胺類藥物、四環黴素、Barbiturates 和 Acetylsalicylic Acid。通常停藥之後會痊癒並留下色素沉澱，短期使用局部性類固醇也有助於病灶緩解（Hoetzenecker et al., 2016）。

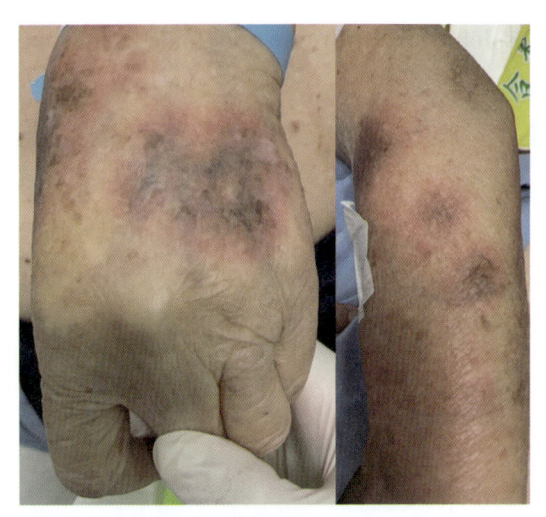

圖14-11　固定型藥物疹
說明：如果病人反覆接觸過敏藥物，可能會出現多處的病灶，特色為邊界清楚的紅色斑塊且病灶中間會呈現暗色，甚至可能形成水泡。

2. 藥物引起的類天疱瘡（Drug-Induced Bullous Pemphigoid, DIBP）

　　類天疱瘡為自體免疫性水泡疾病，大部分病因不明，但有一部分與藥物使用相關，包括 Furosemide、Penicillamine、Captopril、NSAIDs 以及血糖藥物（Dipeptidyl peptidase-4 inhibitors）。使用藥物後發生 DIBP 的時間不一定，可能數個月至數年，其臨床表現、診斷及後續的治療與 Idiopathic BP 類似，先於身體多處皮膚出現會癢的凸起丘斑（Urticarial plaques），再出現緊實的水泡（Tense bullae）（圖14-12），診斷需依據皮膚病理切片或螢光染色免疫分析，治療部分除了停用可疑的藥物之外，尚須類固醇或其他免疫抑制劑的介入，然需注意的是，停藥之後疾病不一定能馬上獲得緩解，有可能會進入至慢性的過程（Verheyden, 2020）。

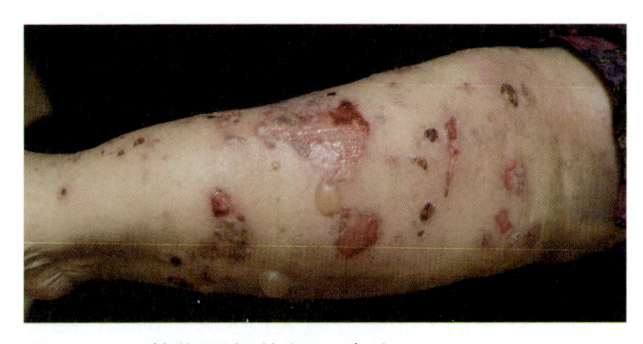

圖14-12　藥物引起的類天疱瘡
說明：與一般的類天疱瘡（Idiopathic BP）臨床表現類似，可以見到蕁麻樣的斑塊上出現緊實的水泡。

3. 史蒂芬強森症候群和毒性表皮溶解症（Stevens-Johnson Syndrome and Toxic Epidermal Necrolysis, SJS/TEN）

史蒂芬強森症候群和毒性表皮溶解症為皮膚與黏膜嚴重藥物過敏反應，引起全身表皮細胞死亡，導致表皮與真皮分離，造成深紅色至紫色的疼痛斑丘疹和斑塊、鬆弛的水泡及糜爛傷口（圖14-13），兩者目前被視為相同的病症，但位於嚴重程度不同的光譜中，基於表皮剝離的百分比，若全身體表面積（TBSA）小於10%，為 SJS，TBSA 大於30%，為 TEN，如果介於兩者之間（10-30%），則視為 SJS/TEN 重疊（SJS/TEN overlap）。

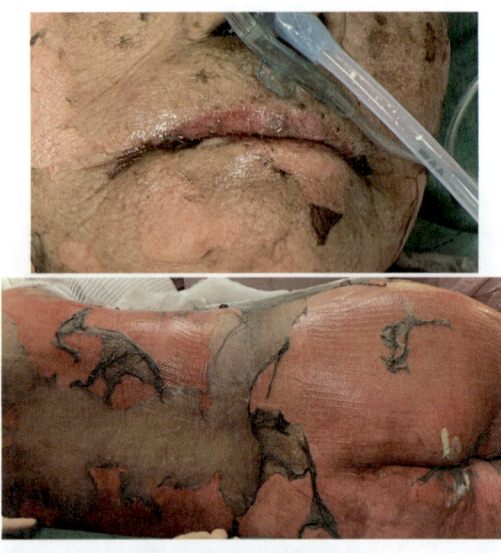

圖14-13　毒性表皮溶解症
說明：圖中可見嚴重的黏膜破損，以及表皮如薄紙般整層掉落（Sheetlike detachment）伴隨疼痛的糜爛傷口。

SJS/TEN 通常發生在首次暴露於藥物後的 7 至 21 天之間，黏膜和皮膚病變出現前的幾天內可能會出現非特異性的前驅症狀比如發燒、呼吸症狀、眼睛刺痛或吞嚥不舒服，而黏膜的侵犯為此疾病重要的特色，口腔、結膜、角膜、生殖器、肛門都可能受到影響，可能留下長期併發症包含盲目、疤痕性結膜炎、角膜受損、食道狹窄、泌尿生殖道狹窄、腎損害、皮膚色素變化，以及精神狀態受損。疾病預後可以參考 SCORTEN 分數系統（Bastuji-Garin et al., 2000）（表14-8），總共涵蓋 7 個獨立預後因子，包含患者年紀、癌症共病、體表面積多寡、心搏過速、血清尿素濃度、血清葡萄糖濃度以及血清碳酸根濃度，如果分數大於 4 分，死亡率大於一半（58.3%），如果分數大於 5 分，則死亡率高達 90%。至今，有超過 100 種以上的藥物被報導與 SJS/TEN 有關，其中最常見的藥物包括 allopurinol、抗生素、NSAIDs 以及抗癲癇藥物（Hoetzenecker et al., 2016; Del Pozzo-Magaña & Liy-Wong, 2022; Al Aboud et al., 2023）。由於 SJS/TEN 在某些藥物與特定的

HLA 基因相關（表14-5），目前臺灣全民健康保險可以給付病患在投予 Carbamazepine 前檢驗 HLA-B*1502 基因以及投予 Allopurinol 前檢驗 HLA-B*5801 基因，避免嚴重藥物不良反應，減低病患因此而健康受到迫害的機率，以及龐大醫療費用的支出。

表14-8 SCORTEN score：預測 SJS/TEN 的預後分數系統

獨立預後影響因子	權重分數
年紀≥ 40 歲	1
癌症病史	1
表皮剝離體表面積≥ 10%	1
心跳過速≥ 120 下 / 分鐘	1
血清尿素濃度 > 10 mmol/L（27mg/dL）	1
血清葡萄糖濃度 > 14 mmol/L（252mg/dL）	1
血清碳酸根濃度 < 20 mmol/L	1

總分	預測死亡率（%）
0-1	3.2
2	12.1
3	35.3
4	58.3
≥ 5	>90

來源：作者製表，參考自 Bastuji-Garin 等（2000）。

（四）膿疱型藥物疹（Pustular Drug Eruptions）

急性廣泛性發疹性膿疱症（Acute Generalized Exathematous Pustulosis, AGEP）

急性廣泛性發疹性膿疱症，跟 SJS/TEN 以及 DRESS 同屬於 SCARs，在三者疾病之中發作時間最短，預後最為良好，最少留下長期的併發症。臨床特徵為在軀幹和四肢的紅腫斑塊上出現廣泛性、數十至數百，甚至數千個非毛囊，針頭大小的無菌性膿疱（圖14-14），約20% 患者口腔黏膜會受到侵犯，常合併發燒和嗜中性白血球增多症（Leukocytosis），少數會侵犯肝臟或腎臟等重要器官。與 AGEP 最相關的藥物包括抗生素（β-lactam、Macrolide 和 Quinolone）、Sulfonamides、Terbinafine、Diltiazem、Ketoconazole 和 Fluconazole，常發生在使用藥物後24-48 小時，停藥後在10 天內會漸漸退紅脫屑，總體預後良好，當多器官功能障礙存在時死亡率為5%（Hoetzenecker et al., 2016; Del Pozzo-Magaña & Liy-Wong, 2022）。

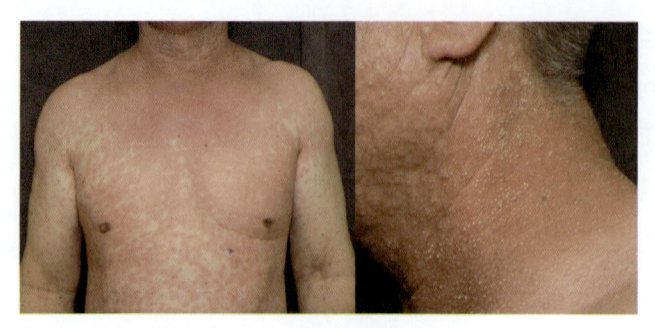

圖14-14　急性廣泛性發疹性膿皰症
說明：典型特徵為紅腫斑塊上出現廣泛性、數十至數百，甚至數千個非毛囊，針頭大小的無菌性膿皰。

（五）其他

其他藥物疹表現多元，包含皮膚型紅斑性狼瘡、苔蘚樣皮疹、血管炎等等，與非藥物引起的原發性疾病在臨床表現上有些差異可供我們做鑑別診斷，比如一位老年患者表現皮膚型紅斑性狼瘡病灶，由於不符典型紅斑性狼瘡的好發年紀，應謹慎排除是否為藥物引起的皮膚型紅斑性狼瘡（Drug-induced lupus erythematosus），又以亞急性皮膚紅斑狼瘡表現（Subacute Cutaneous Lupus Erythematosus, SCLE）最常見，臨床上可見於光照區域出現丘疹鱗屑性病灶（Papulosquamous lesions）或環形脫屑的丘疹（Annular or polycyclic scaly plaques），也可能會出現在原發性SCLE不好發的區域比如下肢（圖14-15），常見的藥物包含Thiazide類利尿劑（Hydrochlorothiazide）、Terbinafine、Anti-TNF agents、Antiepileptics、Proton pump inhibitors、NSAIDs、Antiarrhythmics、Calcium channel blockers、ACEI等等，進一步的抽血檢驗有90%病患可能會出現ANA和anti Ro/SSA抗體陽性，少部分（30%）的患者可能也會呈現anti Ro/SSB抗體陽性（Vaglio et al., 2018; Solhjoo et al., 2023）。

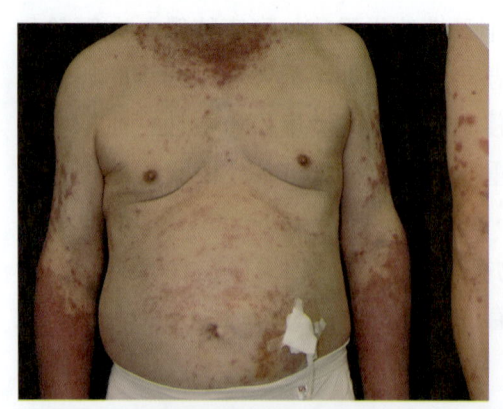

圖14-15　藥物引起的亞急性皮膚紅斑狼瘡
說明：除了典型光照區域外，於非典型區域如下肢也可能出現皮膚病灶。

伍、免疫檢查點抑制劑與皮膚不良反應

免疫檢查點抑制劑（Immune checkpoint inhibitors）的發明，突破了許多癌症的治療瓶頸，於2013年被美國《科學（Science）》雜誌評為當年「十大科學突破」之首，更於2018年榮獲諾貝爾生理或醫學獎。腫瘤細胞透過表現 Programmed Cell Death Ligand 1（PD-L1）分子，與我們免疫系統的煞車器 Programmed Cell Death 1（PD-1）結合去活化免疫細胞，躲過免疫攻擊，而免疫檢查點抑制劑，PD-1 抑制劑（anti-PD1）和 PD-L1 抑制劑（anti-PD-L1），即透過與煞車器結合，恢復 T 細胞對癌細胞的辨識和攻擊。而 T 細胞上的 Cytotoxic T-Lymphocyte Antigen 4（CTLA-4），能與抗原呈現細胞的 CD80/86 結合，去活化 T 細胞，於免疫自體耐受性（Selftolerance）中扮演重要角色，若能阻斷此路徑，也可以增進免疫細胞的活化（機轉參考圖14-16）（Soularue et al., 2018; Shiravand et al., 2022）。

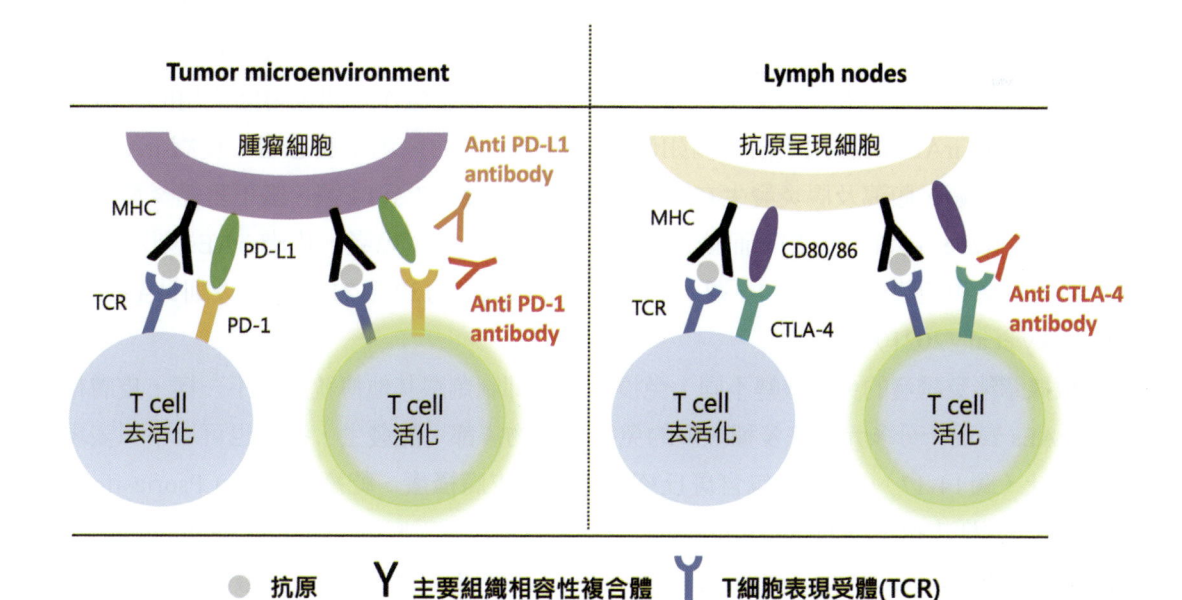

圖14-16 免疫檢查點抑制劑作用機轉
說明：（左）T 細胞表面 CTLA-4 能與抗原呈現細胞的 CD80/86 結合，作為 co-receptor 去活化 T 細胞，anti-CTLA-4 可以阻斷此結合達成 T 細胞的活化。（右）腫瘤細胞可以表現 PD-L1 分子，與我們 T 細胞上的 PD-1 結合去活化免疫細胞，躲過免疫攻擊，而 Anti-PD1 和 Anti-PD-L1，即阻斷此結合，恢復 T 細胞對癌細胞的辨識和攻擊。

目前免疫檢查點抑制劑主要為此三大類：（1）anti-PD1，包含 Nivolumab 和 Pembrolizumab；（2）anti-PD-L1，包含 Atezolizumab、Durvalumab 和 Avelumab，以及（3）CTLA-4 抑制劑（anti-CTLA4）如 Ipilimumab。2019 年臺灣衛生福利部中央健康保險署已將免疫治療核可使用於9種癌症，包括晚期黑色素瘤、轉移性非小細胞肺癌、典型何杰

金氏淋巴癌、晚期頭頸部鱗狀細胞癌、晚期泌尿道上皮癌、轉移性胃癌、晚期腎細胞癌、晚期肝細胞癌、轉移性默克細胞癌，詳細的藥品給付條件可以參考衛福部網站，而其他種類癌症的臨床試驗也正在進行中。

然而，激活的免疫系統也可能會影響非腫瘤細胞的免疫穩定，造成一系列類似自體免疫疾病表現的免疫相關不良反應（Immune-Related Adverse Events, irAEs），幾乎所有的器官都有可能被影響，不同類型的免疫檢查點抑制劑造成的 irAEs 發生率有所差異，比如 anti-CTLA-4 的 irAEs 整體發生率約為 60-70%（Hodi et al., 2010），anti-PD-1 則為 39-41%（Brahmer et al., 2012），而合併療法的發生率更高（anti-PD1: 25.2%, anti-CTLA4: 47.4, combination of both: 77.8%）（Yoshikawa et al., 2022）。不同種類的癌症也有不同，比如白斑（Vitiligo）在黑色素瘤患者中發生率較高（11%）而在其他癌症中卻很罕見（Robert et al., 2015）。總體癌症來看，皮膚器官的侵犯最多，再來是腸胃道、肺臟以及內分泌系統（Michot et al., 2016），大部分 irAEs 發生在接受治療的前三個月，但只要在使用藥物的期間，任何時候都有可能會發生（6.9% 的 irAEs 發生在 1 年之後）（Delyon et al., 2021），具有延遲性反應，甚至在停藥之後也有可能會出現，並且發作時間也會因使用的免疫檢查點抑制劑和 irAEs 的種類不同，例如使用 Ipilimumab 的黑色素瘤患者，皮膚 irAEs 通常發生在前幾週，腹瀉及腸炎發生在 5 至 10 週，肝炎發生 7 至 14 週，腦下垂體炎發生於 6 週之後（Weber et al., 2012），而使用 anti-PD1 的黑色素瘤患者，皮膚 irAEs 則落在 12 週，肌肉疼痛和關節炎約 12 至 14 週，甲狀腺低下和腸炎約 20 至 21 週，肺炎則長至 62 週（Bastacky et al., 2021）。

根據牽涉及誘發的免疫機轉不同，免疫檢查點抑制劑跟其他傳統藥物不一樣，皮膚相關的 irAEs 表現十分多元，許多種類型的免疫性藥物疹都可能發生，病人也可以不只表現一種病灶（圖 14-17），常見的包含斑丘疹狀皮疹、皮膚搔癢、乾癬樣皮疹（Psoriasiform rash）和苔蘚樣皮疹（Lichenoid eruptions），少見的包含類天疱瘡（Bullous pemphigoid）、色素脫落（Vitiligo-like depigmentation）、落髮、SJS/TEN 和 DRESS，好發的時間也有所不同，如圖 14-18 所示，需注意罕見但嚴重的藥物疹，在使用藥物的任何時候都有可能會發生（Geisler et al., 2020）。

嚴重程度可依據 CTCAE 分成五級，大部分 irAEs 症狀輕微（Grade 1-2），通常不需要住院，症狀治療即可，但少數症狀嚴重（Grade 3-4），可能有生命危險，需要住院治療，甚至中止免疫療法，而 Grade 5 則是因 irAEs 死亡。治療參考 National Comprehensive Cancer Network（NCCN）指引，Grade 1-2 可以使用局部性類固醇或者低劑量的口服類固醇控制，Grade 3 以上則就要先暫停免疫療法，開始高劑量的系統性類固醇每公斤 0.5 至 2mg，由於 irAEs 病程較為持久，若劑量減太快易復發，建議於 1 至 2 個月內根據臨床狀況慢慢減量至 Grade 1，可以搭配其他免疫抑制劑或生物製劑做類固醇節用，若 Grade 4 則永久暫停免疫療法。

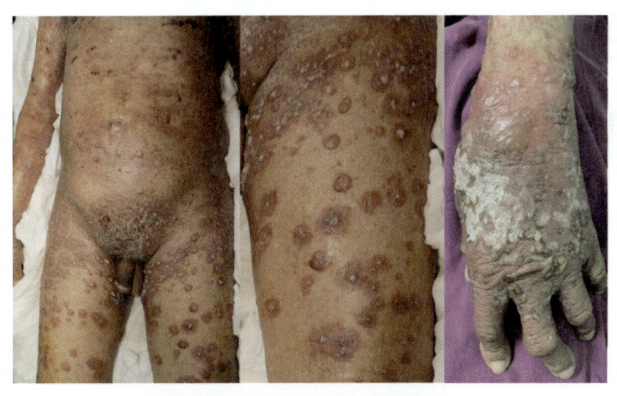

圖 14-17　標靶藥品引起之類天疱瘡
說明：這是一位尿路上皮癌患者使用 Pembrolizumab 治療，於第五個月在雙手背和腳背出現苔癬樣病灶（Lichenoid eruptions），並於 11 個月後於全身出現水泡，經切片診斷為類天疱瘡（Bullous pemphigoid）。

Cutaneous irAEs onset time, weeks

0-3	Psoriasiform dermatitis
4-6	Maculopapular rash / Pruritus
7-9	Lichenoid dermatitis
10-12	Lichenoid dermatitis
13-15	Bullous pemphigoid
16+	

Vitiligo-like hypopigmentation
SJS/TEN　DRESS
Alopecia

Adapted from: J Am Acad Dermatol. 2020 Nov;83(5):1255-1268

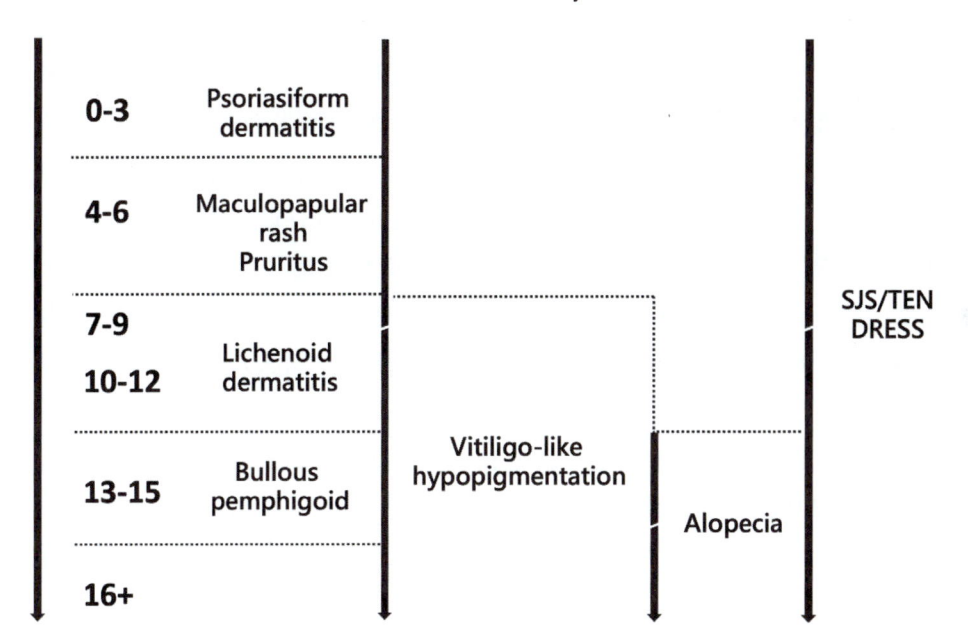

圖 14-18　免疫相關不良事件（Immune-Related Adverse Events, irAE）好發時間
說明：不同類型的皮膚 irAE 好發的時間不同，乾癬樣皮疹發作時間最快（0-3 週），再來是皮膚搔癢、斑丘疹皮疹（4-6 週），類天疱瘡則比較晚（13-15 週），但以上也可能發生延遲反應，長達一年之後才出現，而罕見但嚴重的藥物疹，在使用藥物的任何時候都有可能會發生。

陸、皮膚不良反應的評估、處理或避免做法

　　總概而言，任何一種藥物都有可能引發皮膚不良反應，臨床上須結合皮疹發作時間、臨床表現以及詳細的藥物史，包含藥物成分、來源、用藥的起始點和時間長短去綜合推斷，另外，不只是西藥、中藥、坊間或是地下電臺所販售的標示不明的藥物也都有可能導致藥物不良反應，宣導正確使用藥物也能降低藥物不良反應的發生。由於CADRs表現常與其他皮膚疾病重疊，必要時須安排皮膚切片病理檢查輔助診斷，針對SCARs，可以檢驗相關HLA基因或者體外淋巴球藥物活化試驗（Lymphocyte Transformation Test, LTT），提供臨床醫師診斷的線索。治療方式根據不同的CADRs而異，即時尋求專業的醫療協助，多數經治療後能獲得緩解，並請醫師將過敏藥物註記於健保IC卡中，避免其他醫療院所的醫師誤用過敏藥物，二次或多次的暴露可能會造成更嚴重且致命的傷害。

　　根據《藥事法》第45條之1規定，若病患在遵照醫師處方或藥師指示下，使用合法藥物（領有衛生福利部核發的藥物許可證，依法製造、輸入或販賣），發生嚴重的藥物不良反應，醫療機構、藥局、藥商應依此法填具通報書，連同相關資料，向中央衛生主管機關或其委託機構通報，民眾亦可主動通報相關不良反應。嚴重藥物不良反應，也稱之為藥害，係指使用藥品後所發生，基於證據、或是可能的因果關係，而判定在任何劑量下，對藥品所產生之有害的、非蓄意的個別反應，包含（1）死亡、（2）危及生命、（3）造成永久性殘疾、（4）胎嬰兒先天性畸形、（5）導致病人住院或延長病人住院時間、（6）其他可能導致永久性傷害需做處置者。為簡化藥物不良反應通報流程及提升作業效率，自2005年起，衛生福利部已將不良反應通報相關業務合併，由「全國藥物不良反應通報中心」為單一窗口受理各界通報（https://adr.fda.gov.tw/logon），並委託給財團法人藥害救濟基金會辦理。目前各大醫療機構皆有設立初步的院內通報連結，醫師端可以透過此途徑通報給醫院的藥物不良反應的工作團隊，做後續的整體評估和通報。此外，針對嚴重的藥物不良反應，也可根據藥害救濟法申請藥害救濟（圖14-19、14-20、14-21）（藥害救濟基金會網址https://www.tdrf.org.tw/），檢附相關文件和證明，郵寄至財團法人藥害救濟基金會，做後續的評估和申請。

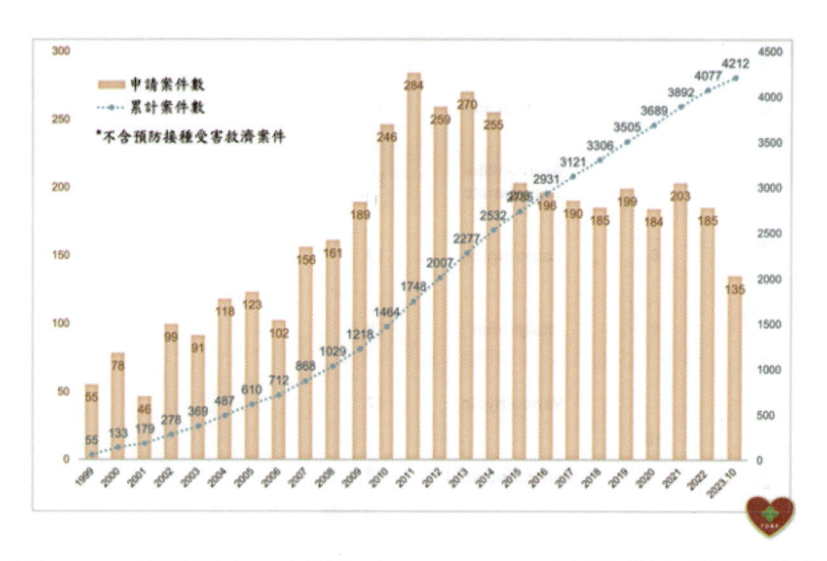

圖 14-19　臺灣過去二十三年（1999-2023.10）歷年藥害救濟申請案件數
說明：隨著對藥物不良反應的認知加深及意識提升，2023年來藥物不良反應發生件數趨於平緩。
來源：財團法人藥害救濟基金會網。

不良反應類別	性別 女	性別 男	總計	症狀分類	小計
Skin and subcutaneous tissue disorders 皮膚及皮下組織疾患	820	752	1572 (67.29%)	Stevens Johnson Syndrome 史蒂文生氏-強生症候群	819
				Toxic Epidermal Necrolysis 毒性表皮壞死溶解症(包含SJS/TEN overlap)	300
				Drug reaction with Eosinophilia and Systemic Symptoms 藥物疹合併嗜伊紅血症及全身症狀	194
				Other 其他	259
Hepatobiliary disorders 肝膽疾患	86	118	204 (8.73%)	Hepatitis (急性)肝炎	80
				Hepatic failure (急性)肝衰竭	51
				Drug-induced liver injury 藥物性肝傷害	24
				Fulminant Hepatitis 猛爆性肝炎	22
				Other 其他	27
Immune system disorders 免疫系統疾患	85	100	185 (7.92%)	Anaphylactic shock 過敏性休克	142
				Drug hypersensitivity 藥物過敏	26
				Other 其他	17

圖 14-20　臺灣過去二十三年（1999-2023.10）藥害救濟給付案件統計
說明：以嚴重藥物不良反應以皮膚侵犯所占的比例為最多，包括 SJS/TEN 和 DRESS。
來源：財團法人藥害救濟基金會網。

排名	藥品成分	案例數
1	Rifampin/Isoniazid/Pyrazinamide（單方或複方）	35
2	Allopurinol	33
3	Diclofenac	29
4	Sulfasalazine	28
5	Celecoxib	24
5	Co-trimoxazole	24
5	Piperacillin/Tazobactam	24
6	Levofloxacin	23
7	Amoxicillin/Clavulanate	21
8	Lamotrigine	19
9	Ibuprofen	18
10	Vancomycin	17
10	Mefenamic acid	17

圖14-21　臺灣近五年（2018-2023.10）藥害救濟給付案之可疑藥品前十名
說明：以抗生素、磺胺類藥物、非類固醇止痛藥物、抗癲癇藥物和降尿酸藥物 Allopurinol 為主。
來源：財團法人藥害救濟基金會網。

柒、總結

藥物在現今社會已經成為生活中不可或缺的一部分，既有疾病便有藥物的需求，而每種藥物在發揮功效的同時，也可能帶來一系列的副作用，若在常規的藥物使用劑量下發生非預期的毒性反應，便是藥物不良反應。皮膚，作為人體最大的器官之一，臨床表現易於觀察，且容易受到藥物的影響，使得皮膚為藥物不良反應最常發生的器官。藥物疹的表現多樣，常與一般皮膚疾病的表現重疊，需仰賴專業的臨床醫師鑑別和診斷，其中，嚴重藥物疹雖罕見但可能會致命，民眾應盡量避免使用來源不明的藥物。當臨床醫師考慮開立高風險藥物，如 Carbamazepine 或 Allopurinol，健保可以給付相關 HLA 基因檢測，與臨床藥師一同合作把關，降低嚴重藥物疹發生機率，保護患者也降低社會醫療成本的支出。隨著新興抗腫瘤藥物的不斷發展，新的藥物層出不窮，同時也伴隨著各種新的不良反應。熟悉自身領域的藥物不良反應是至關重要的，而學習的過程永不停息，我們必須與時俱進。

誌謝

本文謝謝高雄長庚醫院皮膚科臨床影像學習系統的影像資料處理。

參考文獻

財團法人藥害救濟基金會。https://www.tdrf.org.tw

Abbas, M. N., Tan, W. S., & Kichenadasse, G. (2021). Sorafenib-related generalized eruptive keratoacanthomas (Grzybowski syndrome): A case report. *Journal of Medical Case Reports, 15*(1), 481. https://doi.org/10.1186/s13256-021-03037-4

Abourehab, M. A. S., Alqahtani, A. M., Youssif, B. G. M., & Gouda, A. M. (2021). Globally approved EGFR inhibitors: Insights into their syntheses, target kinases, biological activities, receptor interactions, and metabolism. *Molecules (Basel, Switzerland), 26*(21), 6677. https://doi.org/10.3390/molecules26216677

Al Aboud, D. M., Nessel, T. A., & Hafsi, W. (2023). *Cutaneous adverse drug reaction*. StatPearls Publishing.

Alzahrani, M. F., & AlJasser, M. I. (2018). Nail changes during chemotherapy. *The New England Journal of Medicine, 379*(16), 1561. https://doi.org/10.1056/NEJMicm1801702

Ara, M., & Pastushenko, E. (2014). Antiangiogenic agents and the skin: Cutaneous adverse effects of sorafenib, sunitinib, and bevacizumab. *Actas Dermo-sifiliograficas, 105*(10), 900-912. https://doi.org/10.1016/j.ad.2014.02.010

Aronson, J. K., & Ferner, R. E. (2003). Joining the DoTS: New approach to classifying adverse drug reactions. *BMJ (Clinical research ed.), 327*(7425), 1222-1225. https://doi.org/10.1136/bmj.327.7425.1222

Ashifha, S., Vijayashree, J., Vudayana, K., Chintada, D., Pavani, P., Pallavi, G., & Unnikrishnan, P. (2023). A Study of cutaneous adverse drug reactions at a tertiary care center in Andhra Pradesh, India. *Cureus, 15*(4), e37596. https://doi.org/10.7759/cureus.37596

Bastacky, M. L., Wang, H., Fortman, D., Rahman, Z., Mascara, G. P., Brenner, T., Najjar, Y. G., Luke, J. J., Kirkwood, J. M., Zarour, H. M., & Davar, D. (2021). Immune-related adverse events in PD-1 treated melanoma and impact upon anti-tumor efficacy: A real world analysis. *Frontiers in Oncology, 11*, 749064. https://doi.org/10.3389/fonc.2021.749064

Bastuji-Garin, S., Fouchard, N., Bertocchi, M., Roujeau, J. C., Revuz, J., & Wolkenstein, P. (2000). SCORTEN: A severity-of-illness score for toxic epidermal necrolysis. *The Journal of Investigative Dermatology, 115*(2), 149-153. https://doi.org/10.1046/j.1523-1747.2000.00061.x

Beatty, C. J., & Ghareeb, E. R. (2021). Neutrophilic eccrine hidradenitis. *The New England Journal of Medicine, 385*(6), e19. https://doi.org/10.1056/NEJMicm2101571

Blaya, M., & Saba, N. (2011). Images in clinical medicine. Chemotherapy-induced hyperpigmentation of the tongue. *The New England Journal of Medicine, 365*(10), e20. https://doi.org/10.1056/NEJMicm1014268

Brahmer, J. R., Tykodi, S. S., Chow, L. Q., Hwu, W. J., Topalian, S. L., Hwu, P., Drake, C.

G., Camacho, L. H., Kauh, J., Odunsi, K., Pitot, H. C., Hamid, O., Bhatia, S., Martins, R., Eaton, K., Chen, S., Salay, T. M., Alaparthy, S., Grosso, J. F., Korman, A. J., Parker, S. M., Agrawal, S., Goldberg, S. M., Pardoll, D. M., Gupta, A., & Wigginton, J. M. (2012). Safety and activity of anti-PD-L1 antibody in patients with advanced cancer. *The New England Journal of Medicine, 366*(26), 2455-2465. https://doi.org/10.1056/NEJMoa1200694

Brzezniak, C., & Szabo, E. (2014). Images in clinical medicine. Sunitinib-associated hair depigmentation. *The New England Journal of Medicine, 370*(17), e27. https://doi.org/10.1056/NEJMicm1309906

Chang, C. C., & Wu, C. C. (2013). Beau's lines. *QJM: Monthly Journal of the Association of Physicians, 106*(4), 383. https://doi.org/10.1093/qjmed/hcs050

Cheng, C. Y., Su, S. C., Chen, C. H., Chen, W. L., Deng, S. T., & Chung, W. H. (2014). HLA associations and clinical implications in T-cell mediated drug hypersensitivity reactions: An updated review. *Journal of Immunology Research, 2014*, 565320. https://doi.org/10.1155/2014/565320

Cho, Y. T., Yang, C. W., & Chu, C. Y. (2017). Drug reaction with eosinophilia and systemic sSymptoms (DRESS): An interplay among drugs, viruses, and immune system. *International Journal of Molecular Sciences, 18*(6), 1243. https://doi.org/10.3390/ijms18061243

Cohen, P. R. (2016). Paclitaxel-associated reticulate hyperpigmentation: Report and review of chemotherapy-induced reticulate hyperpigmentation. *World Journal of Clinical Cases, 4*(12), 390-400. https://doi.org/10.12998/wjcc.v4.i12.390

Coleman, J. J., & Pontefract, S. K. (2016). Adverse drug reactions. *Clinical Medicine (London, England), 16*(5), 481-485. https://doi.org/10.7861/clinmedicine.16-5-481

Del Pozzo-Magaña, B. R., & Liy-Wong, C. (2022). Drugs and the skin: A concise review of cutaneous adverse drug reactions. *British Journal of Clinical Pharmacology, 90*(8), 1838-1855. https://doi.org/10.1111/bcp.15490

Demirdağ, H. G., Ayanoğlu, B. T., & Armağan, B. Y. (2019). Evaluation of hand-foot syndrome and hand-foot skin reaction: Case series. *Turkderm-Turk Arch Dermatol Venereology, 53*, 28-31. https:// doi.org/10.4274/turkderm.galenos.2018.98624

Esmaeli, B., Prieto, V. G., Butler, C. E., Kim, S. K., Ahmadi, M. A., Kantarjian, H. M., & Talpaz, M. (2002). Severe periorbital edema secondary to STI571 (Gleevec). *Cancer, 95*(4), 881-887. https://doi.org/10.1002/cncr.10729

Geisler, A. N., Phillips, G. S., Barrios, D. M., Wu, J., Leung, D. Y. M., Moy, A. P., Kern, J. A., & Lacouture, M. E. (2020). Immune checkpoint inhibitor-related dermatologic adverse events. *Journal of the American Academy of Dermatology, 83*(5), 1255-1268. https://doi.org/10.1016/j.jaad.2020.03.132

Ghisoni, E., Wicky, A., Bouchaab, H., Imbimbo, M., Delyon, J., Gautron Moura, B., Gérard,

C. L., Latifyan, S., Özdemir, B. C., Caikovski, M., Pradervand, S., Tavazzi, E., Gatta, R., Marandino, L., Valabrega, G., Aglietta, M., Obeid, M., Homicsko, K., Mederos Alfonso, N. N., Zimmermann, S., & Coukos, G. (2021). Late-onset and long-lasting immune-related adverse events from immune checkpoint-inhibitors: An overlooked aspect in immunotherapy. *European Journal of Cancer (Oxford, England: 1990), 149*, 153-164. https://doi.org/10.1016/j.ejca.2021.03.010

Hacker, M. (2009). Adverse drug reactions. In M. Hacker, W. Messer & K. Bachmann (Eds.), *Pharmacology* (pp. 327-352). Elsevier Publishers. https://doi.org/10.1016/B978-0-12-369521-5.00013-0

Hodi, F. S., O'Day, S. J., McDermott, D. F., Weber, R. W., Sosman, J. A., Haanen, J. B., Gonzalez, R., Robert, C., Schadendorf, D., Hassel, J. C., Akerley, W., van den Eertwegh, A. J., Lutzky, J., Lorigan, P., Vaubel, J. M., Linette, G. P., Hogg, D., Ottensmeier, C. H., Lebbé, C., Peschel, C., Quirt, I., Clark, J. I., Wolchok, J. D., Weber, J. S., Tian, J., Yellin, M. J., Nichol, G. M., Hoos, A., & Urba, W. J. (2010). Improved survival with ipilimumab in patients with metastatic melanoma. *The New England Journal of Medicine, 363*(8), 711-723. https://doi.org/10.1056/NEJMoa1003466

Hoetzenecker, W., Nägeli, M., Mehra, E. T., Jensen, A. N., Saulite, I., Schmid-Grendelmeier, P., Guenova, E., Cozzio, A., & French, L. E. (2016). Adverse cutaneous drug eruptions: Current understanding. *Seminars in Immunopathology, 38*(1), 75-86. https://doi.org/10.1007/s00281-015-0540-2

Huang, L., Jiang, S., & Shi, Y. (2020). Tyrosine kinase inhibitors for solid tumors in the past 20 years (2001-2020). *Journal of Hematology & Oncology, 13*(1), 143. https://doi.org/10.1186/s13045-020-00977-0

Huynh Dagher, S., Blom, A., Chabanol, H., & Funck-Brentano, E. (2021). Cutaneous toxicities from targeted therapies used in oncology: Literature review of clinical presentation and management. *International Journal of Women's Dermatology, 7*(5Part A), 615-624. https://doi.org/10.1016/j.ijwd.2021.09.009

Ibrahimi, O. A., & Anderson, R. R. (2010). Images in clinical medicine. Bleomycin-induced flagellate hyperpigmentation. *The New England Journal of Medicine, 363*(24), e36. https://doi.org/10.1056/NEJMicm1002334

Ishak, R. S., Aad, S. A., Kyei, A., & Farhat, F. S. (2014). Cutaneous manifestations of anti-angiogenic therapy in oncology: Review with focus on VEGF inhibitors. *Critical Reviews in Oncology/Hematology, 90*(2), 152-164. https://doi.org/10.1016/j.critrevonc.2013.11.007

Kwakman, J. J. M., Elshot, Y. S., Punt, C. J. A., & Koopman, M. (2020). Management of cytotoxic chemotherapy-induced hand-foot syndrome. *Oncology Reviews, 14*(1), 442. https://doi.org/10.4081/oncol.2020.442

Lupu, I., Voiculescu, V. M., Bacalbasa, N., Prie, B. E., Cojocaru, I., & Giurcaneanu, C. (2015).

Cutaneous adverse reactions specific to epidermal growth factor receptor inhibitors. *Journal of Medicine and Life, 8 Spec Issue (Spec Issue)*, 57-61.

Mayorga, C., Fernandez, T. D., Montañez, M. I., Moreno, E., & Torres, M. J. (2019). Recent developments and highlights in drug hypersensitivity. *Allergy, 74*(12), 2368-2381. https://doi.org/10.1111/all.14061

McCormack, M., Alfirevic, A., Bourgeois, S., Farrell, J. J., Kasperavičiūtė, D., Carrington, M., Sills, G. J., Marson, T., Jia, X., de Bakker, P. I., Chinthapalli, K., Molokhia, M., Johnson, M. R., O'Connor, G. D., Chaila, E., Alhusaini, S., Shianna, K. V., Radtke, R. A., Heinzen, E. L., Walley, N., Pandolfo, M., Pichler, W., Park, B. K., Depondt, C., Sisodiya, S. M., Goldstein, D. B., Deloukas, P., Delanty, N., Cavalleri, G. L., & Pirmohamed, M. (2011). HLA-A*3101 and carbamazepine-induced hypersensitivity reactions in Europeans. *The New England Journal of Medicine, 364*(12), 1134-1143. https://doi.org/10.1056/nejmoa1013297

Michot, J. M., Bigenwald, C., Champiat, S., Collins, M., Carbonnel, F., Postel-Vinay, S., Berdelou, A., Varga, A., Bahleda, R., Hollebecque, A., Massard, C., Fuerea, A., Ribrag, V., Gazzah, A., Armand, J. P., Amellal, N., Angevin, E., Noel, N., Boutros, C., Mateus, C., Robert, C., Soria, J. C., Marabelle, A., & Lambotte, O. (2016). Immune-related adverse events with immune checkpoint blockade: A comprehensive review. *European Journal of Cancer (Oxford, England: 1990), 54*, 139-148. https://doi.org/10.1016/j.ejca.2015.11.016

Rixe, N., & Tavarez, M. M. (2023). *Serum sickness*. StatPearls Publishing.

Robert, C., Long, G. V., Brady, B., Dutriaux, C., Maio, M., Mortier, L., Hassel, J. C., Rutkowski, P., McNeil, C., Kalinka-Warzocha, E., Savage, K. J., Hernberg, M. M., Lebbé, C., Charles, J., Mihalcioiu, C., Chiarion-Sileni, V., Mauch, C., Cognetti, F., Arance, A., Schmidt, H., Schadendorf, D., Gogas, H., Lundgren-Eriksson, L., Horak, C., Sharkey, B., Waxman, I. M., Atkinson, V., & Ascierto, P. A. (2015). Nivolumab in previously untreated melanoma without BRAF mutation. *The New England Journal of Medicine, 372*(4), 320-330. https://doi.org/10.1056/NEJMoa1412082

Rubio-Gonzalez, B., Juhász, M., Fortman, J., & Mesinkovska, N. A. (2018). Pathogenesis and treatment options for chemotherapy-induced alopecia: A systematic review. *International Journal of Dermatology, 57*(12), 1417-1424. https://doi.org/10.1111/ijd.13906

Schuler, A. M., Smith, E. H., Chaudet, K. M., Bresler, S. C., Gudjonsson, J. E., Kroshinsky, D., Nazarian, R. M., & Chan, M. P. (2021). Symmetric drug-related intertriginous and flexural exanthema: Clinicopathologic study of 19 cases and review of literature. *Journal of Cutaneous Pathology, 48*(12), 1471-1479. https://doi.org/10.1111/cup.14090

Shipley, D., & Ormerod, A. D. (2001). Drug-induced urticaria. Recognition and treatment. *American Journal of Clinical Dermatology, 2*(3), 151-158. https://doi.org/10.2165/00128071-200102030-00004

Shiravand, Y., Khodadadi, F., Kashani, S. M. A., Hosseini-Fard, S. R., Hosseini, S., Sadeghirad,

H., Ladwa, R., O'Byrne, K., & Kulasinghe, A. (2022). Immune checkpoint inhibitors in cancer therapy. *Current Oncology (Toronto, Ont.), 29*(5), 3044-3060. https://doi.org/10.3390/curroncol29050247

Solhjoo, M., Goyal, A., & Chauhan, K. (2023). *Drug-induced lupus erythematosus*. StatPearls Publishing.

Soularue, E., Lepage, P., Colombel, J. F., Coutzac, C., Faleck, D., Marthey, L., Collins, M., Chaput, N., Robert, C., & Carbonnel, F. (2018). Enterocolitis due to immune checkpoint inhibitors: A systematic review. *Gut, 67*(11), 2056-2067. https://doi.org/10.1136/gutjnl-2018-316948

Tempark, T., John, S., Rerknimitr, P., Satapornpong, P., & Sukasem, C. (2022). Drug-induced severe cutaneous adverse reactions: Insights into clinical presentation, immunopathogenesis, diagnostic methods, treatment, and pharmacogenomics. *Frontiers in Pharmacology, 13*, 832048. https://doi.org/10.3389/fphar.2022.832048

Urban, C., & Anadkat, M. J. (2013). A review of cutaneous toxicities from targeted therapies in the treatment of colorectal cancers. *Journal of Gastrointestinal Oncology, 4*(3), 319-327. https://doi.org/10.3978/j.issn.2078-6891.2013.033

Vaglio, A., Grayson, P. C., Fenaroli, P., Gianfreda, D., Boccaletti, V., Ghiggeri, G. M., & Moroni, G. (2018). Drug-induced lupus: Traditional and new concepts. *Autoimmunity Reviews, 17*(9), 912-918. https://doi.org/10.1016/j.autrev.2018.03.016

Valeyrie-Allanore, L., Obeid, G., & Revuz, J. (2018). Reactions to anti-neoplastic agents—Chemotherapy, targeted therapy and immunotherapy. In J. I. Bolognia, J. V. Schaffer & L. Cerroni (Eds.), *Dermatology* (4th ed., Chp. 21, pp. 363-368). Elsevier Publishers.

Verheyden, M. J., Bilgic, A., & Murrell, D. F. (2020). A Systematic review of drug-induced pemphigoid. *Acta Dermato-Venereologica, 100*(15), adv00224. https://doi.org/10.2340/00015555-3457

Verma, P. (2017). Capecitabine-induced acral and mucosal hyperpigmentation. *Indian Journal of Dermatology, Venereology and Leprology, 83*(5), 583. https://doi.org/10.4103/ijdvl.IJDVL_594_16

Vowels, M., Chan, L. L., Giri, N., Russell, S., & Lam-Po-Tang, R. (1993). Factors affecting hair regrowth after bone marrow transplantation. *Bone Marrow Transplantation, 12*(4), 347-350.

Weber, J. S., Kähler, K. C., & Hauschild, A. (2012). Management of immune-related adverse events and kinetics of response with ipilimumab. *Journal of Clinical Oncology, 30*(21), 2691-2697. https://doi.org/10.1200/JCO.2012.41.6750

Yoshikawa, Y., Imamura, M., Yamauchi, M., Hayes, C. N., Aikata, H., Okamoto, W., Miyata, Y., Okada, M., Hattori, N., Sugiyama, K., Yoshioka, Y., Toratani, S., Takechi, M., Ichinohe, T., Ueda, T., Takeno, S., Kobayashi, T., Ohdan, H., Teishima, J., Hide, M., Yasushi Nagata, Y., Kudo, Y., Iida, K., & Chayama, K. (2022). Prevalence of immune-related adverse events and anti-tumor efficacy following immune checkpoint inhibitor therapy in Japanese patients with various solid tumors. *BMC Cancer, 22*(1), 1232. https://doi.org/10.1186/s12885-022-10327-7

四、藥物安全性管理

Ch.15
藥品全生命週期管理之非臨床安全性試驗評估方法與規範要求介紹

作者｜葉嘉新　鄒玫君

摘要

　　藥品的全生命週期包括：藥品在臨床前與臨床試驗的開發，以及獲得上市許可後的生產、銷售與臨床使用。藥政主管機關除要求在藥品的全生命週期間，須符合各項藥品優良操作規範外，也在藥品品質、療效與安全的技術性資料上，做嚴謹的法規科學規範、檢驗與審查。唯有在藥品品質的確保，以及藥品使用的效益大於風險的評估下，才能獲得藥政主管機關的許可其上市申請與臨床應用，進而確保民眾的身體健康與福祉。本章節主要介紹在藥品的全生命週期中，有關非臨床安全性規範的要求與評估方法，包括藥品非臨床安全性試驗的基本原則、國內外法規在藥品臨床前與臨床開發，以及上市後管理的非臨床安全性規範與要求，以及主要非臨床安全性試驗的評估方法與試驗設計等重點說明。我國藥品的開發與管理，已藉由此一科學性的工具與規範，具有相當的水準，並與國際接軌，進而讓國人能使用到來自全世界與我國具有品質、安全與療效的優質藥品，國產自主研發的新藥也能行銷全世界，發展我國重要的醫藥產業。

關鍵字：法規科學、非臨床安全性評估、藥品全生命週期管理

壹、前言

　　藥品開發與藥政管理，對於人民健康與公衛福祉的促進，以及醫藥產業的發展有重大的影響。眾所周知，藥品的全生命週期管理包括：藥品在臨床前與臨床試驗的開發，以及獲得上市許可後的生產、銷售與臨床使用。藥品開發須歷經擬宣稱適應症與作用標的之驗證、先導藥物的篩選與最佳化測試、候選藥物的選擇，而後進入臨床前研究與臨床試驗的開發，依法獲得藥政主管機關的上市許可，領有藥品許可證後，始可廣泛於臨床使用，達到其藥品診斷、預防，或治療疾病的目的。甚者，在藥品上市後，可能因為法規的變革、生產製造製程的精進，或是製劑新增或變更原料藥來源等，皆須進行上市後變更申請，經藥政主管機關核可後，才能持續在臨床上銷售與使用。

　　從藥政管理的角度而言，無論是新藥臨床試驗（Investigational New Drug, IND）申請、新藥查驗登記（New Drug Application, NDA）申請、學名藥查驗登記（Abbreviated New Drug Application, ANDA）申請，原料藥（Active Pharmaceutical Ingredient, API）查驗登記申請、原料藥主檔案（Drug Master File, DMF）申請，與藥品上市後變更（Post Approval Change, PAC）申請等，藥政主管機關除要求在藥品的全生命週期間，須符合各項藥品優良操作規範（例如但不限於：藥品優良製造準則〔Good Manufacture Practice, GMP〕、非臨床試驗優良操作規範〔Good Laboratory Practice, GLP〕、藥品優良臨床試驗作業準則〔Good Clinical Practice, GCP〕等）外，也在藥品品質、療效與安全的技術性資料要求上，做嚴謹的法規科學規範。唯有在藥品品質的確保，以及藥品使用的效益大於風險的評估下，才能獲得藥政主管機關的申請許可，以確保民眾的健康與福祉。在實務上，我國以衛生福利部食品藥物管理署（Taiwan Food and Drug Administration, TFDA）為藥政管理的最高行政機關，負責藥品相關法規與政策的制定，以及藥品全生命週期的品質管理，包括審查、稽查，與檢驗研究等，也分別在2013年與2018年加入國際醫藥品稽查協約（Pharmaceutical Inspection Convention and Co-operation Scheme, PIC/S）GMP 組織，與國際醫藥法規協和會（International Council for Harmonization of Technical Requirements for Pharmaceutical for Human Use, ICH），成為其藥政主管機關的會員；另，衛生福利部於1998年成立財團法人醫藥品查驗中心（Center for Drug Evaluation, CDE），協助 TFDA 做藥品臨床試驗與查驗登記申請案的技術性資料審查，並提供藥品相關法規研擬、諮詢輔導與教育訓練相關的建議與服務。

　　本章節主要是藉由筆者在藥品開發、藥政管理，與藥品審查的專業與多年經驗，參考我國與國際法規與指引，分享與介紹在藥品的全生命週期管理中，有關非臨床安全性試驗規範要求與評估方法。期待能藉由本章節，讓讀者能綜整性地了解試驗藥品在臨床前與臨床試驗開發，以及上市後藥品的品質管理上，對於非臨床安全性試驗的規範要求，及其試驗設計方法，以利產學研各界在藥品的開發與管理上，能滿足現今國際與我國在藥品非臨

床安全性試驗的規範與要求，進而造福國人，進軍全世界醫藥產業。

貳、藥品非臨床安全性試驗的基本原則與價值

藥品非臨床安全性試驗之目的，在瞭解試驗藥品毒性作用的標靶器官（Target organ）、劑量依賴性（Dose-dependence），以及毒性作用與暴露量（Exposure）的關係，並適當地評估其毒性作用的可恢復性（Reversibility）。這些資訊主要作為推估試驗藥品在臨床試驗的安全起始劑量，以及臨床使用劑量範圍的參考，另外也可以協助監測其在臨床上的不良作用，以確保臨床使用的安全性。簡而言之，藥品非臨床安全性試驗的角色，主要是支持藥品在臨床試驗的開發與臨床應用。

一、臨床前 vs. 非臨床

藥品的開發，在上市前主要是探求與確保試驗藥品的製造品質、合理安全性，與可能有效性。臨床試驗為開發人用藥品中最為關鍵的歷程，基於赫爾辛基宣言（Declaration of Helsinki）（World Medical Association [WMA], 2008），保障人類的人性尊嚴，對於任何新藥臨床試驗的進行，都必須確保受試者的安全與權益，進而要求在臨床試驗前，都應該要有合理的科學依據，無論是以試驗藥品進行科學試驗，或是文獻資料來據以支持，由此展開出臨床前科學（Preclinical sciences）的專業學門，其範疇包括：

（一）化學、製造和管制（Chemistry, Manufacture and Control, CMC）

主要是描述試驗藥品在原料藥（Drug Substance, DS）與成品（Drug Product, DP）的化學特性、組成、製造，與管控，可提供試驗藥品的鑑別（Identification）、品質（Quality）、純度（Purity）、效價（Strength），與安定性（Stability）等技術性資料，以確保試驗藥品的品質與安全。DS 係指試驗藥品的 API，DP 則是 API 加入賦形劑（Excipient）後的處方包裝。另外，新藥臨床試驗中常使用安慰劑（Placebo）來做雙盲試驗的對照組比較，此安慰劑係指除去 API，以其他賦形劑取代的 DP，其外觀與味道須與試驗藥品一致，以確保使用安慰劑的目的。CMC 資料通常包括：（1）DS：例如物化特性的描述、製造廠的名稱與地址、製備方法（例如但不限於：所使用的試劑原料、詳細流程與相關安全性資訊等），與可接受的限量規格與分析方法等；（2）DP：例如表列其產品組成中，所有活性／非活性成分的種類與數量、製造廠的名稱與地址、以流程圖表示製造方法與包裝過程、可接受的規格限量與分析方法，以及足以支持其臨床試驗期間使用的安定性試驗資料等，與（3）標籤（Label）：提供可證明所使用試驗藥品以非商品化包裝的標示資料，例

如註明「小心：本試驗藥品只限於本臨床試驗使用」。

（二）臨床前有效性（Preclinical Efficacy）

　　如果試驗藥品為抗感染藥物，應提供微生物學（Microbiology）試驗的技術性資料，其他則應提供藥理學（Pharmacology）試驗的資料，以支持其所宣稱的臨床適應症、決定最低臨床使用的有效劑量，與輔助說明試驗藥品在臨床試驗所產生的作用。在藥理學試驗部分包括：（1）主藥效（Primary pharmacodynamics）試驗：評估試驗藥品在宣稱適應症，與在預期治療標靶器官，其藥理作用與可能的作用機轉，與（2）次藥效（Secondary pharmacodynamics）試驗：評估試驗藥品在非宣稱適應症的藥理作用，和／或作用機轉。一般而言，藥理學試驗資料包括：（1）體外藥理測試（In vitro pharmacological test）：例如細胞株（Cell line）測試、酵素交互作用（Enzyme interaction）測試、接受器特異性（Receptor specificity）測試、前驅物（Prodrug）與活性分子作用試驗、放射線標定（Radio-labeling）試驗、立體異構物（Stereoisomerism）比較試驗，與活性代謝物（Active metabolite）測試等，與（2）活體藥理測試（In vivo pharmacological test）：例如藥理／疾病動物模式功效（Pharmacological/disease animal model efficacy）測試、劑量反應關係（Dose-response relationship）測試，與治療指數（Therapeutic index）測試等。

（三）臨床前安全性（Preclinical Safety）

　　試驗內容包括：（1）毒理（Toxicology）試驗：以高於臨床治療劑量所進行的毒性試驗，其目的在測試試驗藥品的毒性反應，例如標的器官、劑量或暴露反應關係，毒性作用的復原性等，其結果通常可伴隨著毒理動力學（Toxicokinetics, TK）的研究，決定試驗藥品臨床試驗的安全起始劑量，以及協助評估臨床試驗的檢測標的試驗，與（2）安全性藥理（Safety pharmacology）試驗：在投予臨床治療的劑量範圍，測試試驗藥品其對生理功能的非預期不良藥效，用以評估在毒性與臨床試驗中，所觀察到的不良藥效與生理反應，與探討不良藥效的作用機制，原為上述藥理學試驗的一部分，但因其研究試驗藥品在臨床治療劑量下的安全性，而與傳統的毒性試驗資料，一併成為非臨床試驗安全性評估的重要試驗項目。兩種試驗資料皆受到藥政主管機關的嚴格規範，諸如試驗體系、試驗設計、試驗藥品劑量與投予的選擇，及試驗的檢測參數等，並有試驗執行與報告的品質規範要求。

（四）藥物動力學（Pharmacokinetics, PK）

　　探討試驗體系對試驗藥品的影響，除可用於協助評估該試驗藥品藥效、作用過程，與作用機轉外，也可預估其在臨床試驗發生不良反應的可能性，與作為選擇安全及有效臨床劑量的依據。PK資料內容包括：（1）吸收（Absorption）：探討試驗藥品的吸收範圍與速率，一般藉由血中濃度與時間的曲線圖來測定；（2）分布（Distribution）：檢驗

試驗藥品在不同器官與組織的分布情形，以及其隨時間而產生累積程度的變化；（3）代謝（Metabolism）：鑑定試驗藥品的代謝物，並進行定量，同時測定試驗藥品的代謝途徑、程度、與速率等，了解試驗藥品在試驗動物與人體代謝過程的異同處；（4）排泄（Excretion）：探討試驗藥品及其主要代謝物的排泄途徑、程度，與速率，檢測項目包括：尿液、糞便、呼氣，與膽汁等，以及（5）其他如試驗藥品對藥物代謝酵素系統的影響，以及評估藥物交互作用與首渡效應（First pass effect）等。

然而，藥品開發，特別是新機轉新成分的新藥開發，有著開發期程長、投入資源大，與失敗機率高等特色。眾所周知，藥品臨床試驗開發是一個漸進性的過程，包括臨床 I 期、II 期、與 III 期的臨床試驗，其研究試驗藥品在臨床使用的安全性與有效性，在早期試驗進行相對較低，在少量受試者中的試驗藥品全身暴露，隨後則藉由延長給藥期程，與擴大受試者規模來增加試驗藥品的暴露。是以，考量上述藥品開發的三大特性，雖然三階段臨床試驗申請時，皆需要有臨床前試驗資料來據以支持，但國際主要藥政主管機關與我國，皆認可申請者無須在進行第一個人體臨床試驗前，即完成在上市許可前所有的臨床前試驗資料，而是依據試驗藥品的特性，與臨床試驗設計的實際需求，提供可支持該臨床試驗進行的科學試驗資料即可（葉嘉新、林志六，2008）。此一概念如圖 15-1 所示，也由此從臨床前科學衍生出非臨床試驗（Non-clinical study，意謂非在人體臨床所進行的試驗研究）的科學概念與意涵。甚者，非臨床試驗的應用，除了支持藥品開發各階段的品質、安全與療效外，也對藥品在全生命週期管理，特別是藥品上市後變更所造成對臨床應用的可能影響，提供一個完整的科學研究工具。例如在執行臨床試驗過程中，甚至藥品上市後出現重大的非預期安全性問題，藉由執行包括作用機轉研究在內的非臨床安全性試驗，來降低與管控其臨床應用的風險。

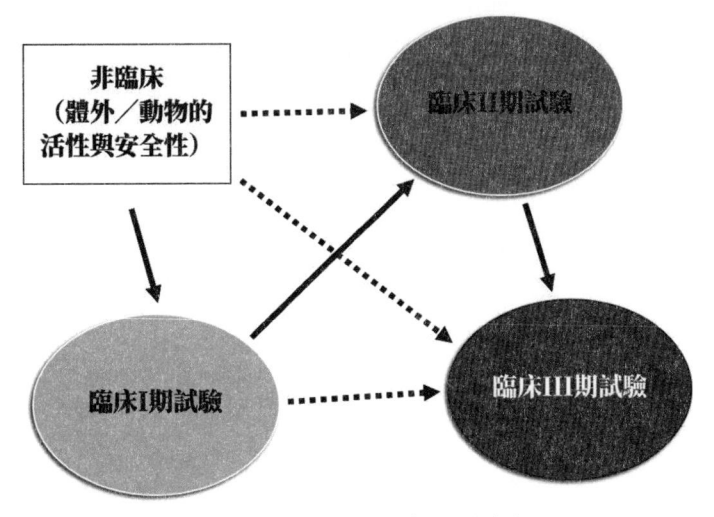

圖 15-1　支持臨床試驗所需的體外／動物活性與安全性資料
說明：實線（箭頭）為臨床前概念，虛線（箭頭）為非臨床概念。
來源：作者繪製。

二、臨床安全性 vs. 非臨床安全性

　　基於動物與人體的差異性，經常有人質疑：開發一個人用的醫藥品，既已進行新藥的臨床安全性評估，為何還需要非臨床安全性的評估？特別是在藥品開發的晚期，其試驗藥品已有許多的臨床試驗安全性資訊，非臨床試驗安全性評估的價值何在？以下說明「非臨床安全性試驗」與「臨床安全性試驗」的基本差異（如表15-1所示）：

（一）試驗數量差異

　　非臨床安全性試驗的動物測試數量較少，以致癌性試驗為例，每一測試劑量每一性別通常不超過60隻動物，而臨床試驗則依試驗階段的不同，從數十人到數百人，甚至數千人至數萬人不等。

（二）試驗體系差異

　　非臨床安全性試驗一般選擇已性成熟的年輕動物，而臨床試驗則從18歲到80歲的受試者皆有可能。對於健康狀態，試驗動物都要求要無任何疾病且適應性良好，而臨床試驗則以病人為主，健康受試者僅為少數，因此病人的疾病狀態，對於評估試驗藥品的安全性，增加無法預見的困難；試驗動物通常要求血統證明，遺傳背景單純，但臨床試驗則因安全性資料的整合，無法強求單一的遺傳背景。

（三）給藥條件差異

　　非臨床安全性試驗的試驗藥品投予，可盡所能地提高到毒性劑量以發現其特殊毒性，但臨床試驗所得的安全性資訊，通常為臨床治療劑量下的結果；在投予頻率部分，非臨床安全性試驗以每天一次為原則，臨床試驗則以個別試驗藥品的最佳用法用量為考量。

（四）暴露環境差異

　　非臨床安全性試驗的測試動物得以最佳狀態的方式進行飼養與餵食，並可完全避免併用藥物的困擾；但臨床試驗則因倫理與現實考量，其住宿環境與飲食習慣等，在各受試者間均有其差異，甚至可能無法完全避免併用藥物的情況發生，如此無法具體評估臨床試驗所發現的不良反應，是否與受試者暴露環境的變化有關。

（五）檢驗或診斷差異

　　非臨床安全性試驗的測試動物可在給藥結束後犧牲，進行深度的組織病理學檢驗，但對測試動物做簡易的問診（例如詢問是否有視覺模糊的不良作用），則有相當的困難與限制。反之，臨床試驗的診斷時程因治療的適應症與試驗藥品的特性有所不同，可以對受試

者做深度的問診,但除少數特定目的與情況(例如受試者死亡)外,鮮少進行組織切片檢查與評估。

表15-1 藥品非臨床安全性與臨床安全性試驗的特性比較

基本性質	非臨床安全性試驗	臨床安全性試驗
試驗體系	動物	人體
數量	數量少	差異大
年齡	年輕成熟	所有年齡
健康狀態	健康	通常患有疾病
遺傳背景	同質性	異質性
給藥條件		
程度	治療到毒性劑量	治療劑量
時程	通常一天一次	最佳時程
暴露環境		
居住	單一、最佳狀態	差異大
營養	單一、最佳狀態	差異大
併用藥物	不曾	經常
檢驗或診斷		
時程	標準	差異大
生理檢查	受限制	經常
組織病理學	經常且深度	除例外情形下

來源:作者製表。

簡言之,非臨床安全性試驗是測試對象數量少、健康正常且遺傳背景單純的試驗體系,能依試驗目的「強迫」投予測試動物較大的試驗藥品暴露量,來產生特定不良作用與毒性反應,甚至是死亡,其目的與功能在於「探求」試驗藥品「能」產生(Define could happens)何種毒性;相對地,安全性臨床試驗的測試對象為數量大、具異質性與特殊標的試驗體系,基於倫理考量,無法測試如致畸胎等的特殊毒性,其目的與功能在於「評估」試驗藥品「將」產生(Evaluate will happens)何種不良反應,並且此安全性評估不因該新藥已核准上市登記而停止,例如第四期的臨床試驗、上市後藥物安全性的定期調查收集報告(Periodic Safety Update Report, PSUR),或藥物主動監視(Pharmacovigilance)等,均為藥品上市後的臨床安全性監測。

三、藥品非臨床試驗安全性評估的基本原理

藥品非臨床試驗安全性評估,為藥品發展與管理中對於風險評估(Risk assessment)

的重要一環。如圖 15-2 所示，若試驗藥品在非臨床試驗中發現的毒性反應越多，未來在臨床所產生的不良反應就越少；反之，非臨床試驗毒性反應發現的越少，未來發生在臨床的不良反應就越多。因此，非臨床試驗模式能否真正模擬臨床實際狀況，為成功評估藥品非臨床試驗安全性的重大挑戰（葉嘉新，2007）。

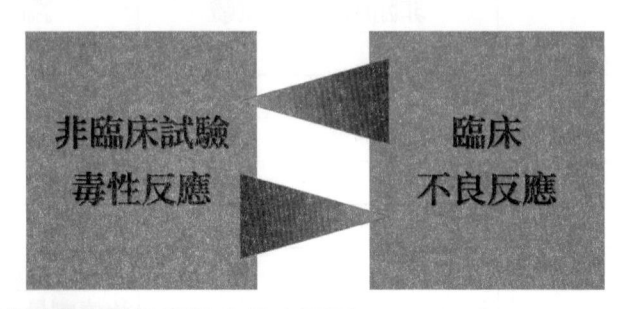

圖 15-2　藥品非臨床試驗安全性評估的基本原理
來源：引用自葉嘉新（2007）。

藥品非臨床試驗安全性評估的基本原理，可依下列三點說明：

（一）定性觀點（Qualitative Aspect）

非臨床安全性試驗所使用的試驗模式越多，越能對特定試驗藥品的臨床不良反應有預測性（Predictivity）。例如生殖毒性試驗一般僅需以囓齒類動物（最常見為大鼠）一種動物物種為試驗體系，但對於致畸胎試驗，除了囓齒類外，藥政主管機關通常會要求另一種非囓齒類動物，例如最常見為紐西蘭白兔（New Zealand White, NZW），來增加試驗藥品對於致畸胎毒性作用的非臨床試驗安全性評估。其目的也在於希望增對試驗藥品對於人體致畸胎不良作用的預測性，以期能避免或減少在 1960 年代所開發 Thalidomide 藥品，導致新生兒死亡與先天性四肢畸形（俗稱海豹肢，Seal-limb）的悲劇再次發生。

（二）定量觀點（Quantitative Aspect）

為增加非臨床試驗安全性評估的可預測性，補償動物與人類不同試驗體系差異，與僅使用少量隻數的動物，要觀察試驗藥品的所有可能毒性，在試驗設計上必須提高試驗藥品的測試劑量與作用時間，方能顯現特定與發生頻率較低的毒性反應，以評估其對人體臨床使用的可能危害。例如對於試驗藥品的長期致癌性試驗，其最高試驗劑量通常要求能達到最大耐受劑量（Maximum Tolerated Dose, MTD），而並且要求在動物的整個生命週期（Life-span period）都要投予試驗藥品，如此的致癌性試驗結果，才能比較科學性地評估試驗藥品對人體的致癌性可能。

（三）劑量推估（Dose Extrapolation）

在臨床上藥品的使用，除部分有依投予對象的體重（Body Weight, BW），或體表面積（Body Surface Area, BSA）作劑量調整外，通常是固定的用法用量。然而對於人體使用劑量換算於動物劑量，常因人類與動物的生理特徵的不同而有所失真，並且試驗藥品的不良作用產生，常常是作用在特定器官或組織上，其試驗藥品的吸收、分布、代謝與排泄過程等 PK 特性，顯著影響其在作用標的器官的濃度。是以從動物試驗結果合理預測臨床使用的安全性，建議應詳細研究試驗藥品在動物與人體 PK 的結果與差異，以濃度—時間曲線下面積（Area Under the Curve, AUC）或最大血中濃度（Maximal Concentration, Cmax）等參數，來作使用劑量的換算。

四、非臨床安全性試驗評估的功能與價值

從上述臨床前科學的範疇、非臨床安全性試驗與臨床安全性試驗在本質上的差異比較，與其基本原理的說明，非臨床試驗安全性評估的功能與價值，可歸納下列幾點：

（一）可作為藥品臨床試驗風險評估（Risk Assessment）與風險溝通（Risk Communication）的工具

針對藥品臨床試驗的計畫內容、預計治療的試驗族群、宣稱適應症的診斷與治療需求、臨床試驗的發展計畫，以及試驗當地的法規環境等，依非臨床安全性試驗的結果，提供臨床試驗研究者與藥政主管機關適切的風險評估與風險溝通，以達到臨床試驗「以受試者保護為核心」的法規規範目的。

（二）可用來支持藥品開發與管理的臨床評估

非臨床試驗安全性評估，對於試驗藥品起始與最大的臨床使用劑量與用法，可提供適切的建議、協助評估臨床試驗納入與排除條件，以及臨床監測的合理性，以支持試驗藥品臨床試驗的進行。甚者，在臨床試驗中所獲得的安全性資訊與疑慮，亦可運用非臨床試驗安全性評估結果，來進行必要的合理性解釋，或協助臨床試驗研究者進一步的臨床研究規劃，解決藥品臨床開發與管理的安全性疑慮。

（三）作好藥品的風險管理（Risk management）

非臨床試驗安全性評估，可告知臨床試驗受試者必要的試驗藥品風險資訊，分析其可能的毒性本質、發生頻率，與傷害程度等，提醒臨床研究者與受試者可能的不良作用，避免或減少其不必要的危害，使該藥品的使用能適得其所，例如試驗藥品已知有肝毒性，可盡量避免肝功能不良的受試者暴露此藥，或密切監督其肝功能指標。如此風險資訊的提

供，可具體落實現今在生醫研究上，對於「知情同意（Informed consent）」，甚至是「知情選擇（Informed choice）」的要求，減少臨床試驗的倫理爭議與責難。

（四）具備臨床試驗安全性評估所不及的獨特毒性評估

如前所述，相較於臨床安全性評估，非臨床試驗安全性評估的最大優點，是可直接評估試驗藥品所可能發生的基因毒性、致癌性，與致畸胎性，此為臨床安全性評估所無法達到的功能，亦為藥品開發與管理中重要的安全性評估工具與價值。

參、藥品非臨床安全性試驗的評估方法

有關藥品非臨床安全性試驗的評估方法，主要可以參考 ICH 的人用醫藥品指引、經濟合作暨發展組織（Organization for Economic Co-operation and Development, OECD）的「化學品測試指引（OECD test guidelines for chemicals）」，以及我國「藥品非臨床試驗安全性規範」第五版（衛生福利部，2014）的內容。以下僅就藥品開發與管理所常見的非臨床安全性試驗，包括安全性藥理試驗、一般毒性試驗、基因毒性試驗、生殖毒性試驗、致癌性試驗，與毒理動力學試驗等6項，就其試驗設計與評估方法，做簡要重點介紹。

一、安全性藥理試驗

所謂安全性藥理試驗，係指以藥理模式來進行試驗藥品的非臨床安全性評估，需考量個別藥品的藥理作用，而做適當的試驗設計與選擇，例如從已有的主藥效試驗、次藥效試驗、毒理試驗，或人類使用經驗的結果，作更進一步的試驗研究，來探討試驗藥品在臨床治療劑量下，與其在人類潛在不良作用的關聯性。參考 ICH 指引（ICH, 2023），安全性藥理試驗包括核心群（Core battery）、附屬性（Supplementary），以及後續性（Follow-up）三部分，其試驗設計原則與要點包括：

1. 投予途徑、頻率與劑量選擇

一般為單次給藥，應與未來臨床使用途徑相同。劑量範圍須能觀察到劑量與藥效作用之間的關係，並應足以涵蓋產生主藥效作用的劑量。

2. 試驗組別

除試驗藥品的不同劑量組別外，另應包含所使用溶劑的陰性對照組，也建議有參考藥品或衍生藥品作為陽性對照組，以協助確認試驗模式的成功建立，以及作為試驗結果的判讀參考。

3. 試驗測量時間點

應基於藥效與 PK 的考量，以在試驗藥品能產生最大藥效或最高血中濃度的時點，進行試驗反應的測量與評估。

4. 核心群試驗

進行維持生命所需的中樞神經、心血管與呼吸等三大生理系統。

A. **中樞神經系統**：使用例如功能性觀察系列（Functional Observation Battery, FOB）、改良式 Irwin 神經測試，或其他適合的測試，評估試驗藥品對活動能力、行為改變、協調能力、感覺/運動反射反應，與體溫等的影響。

B. **心血管系統**：使用體內、體外，或離體的測定，評估試驗藥品對於心血管，例如血壓、心跳速率，與心電圖（包括再極化與傳導異常）等的影響。

C. **呼吸系統**：使用呼吸速率與其他呼吸功能，例如潮氣量或氧血紅素飽和度等的檢測，評估試驗藥品對於呼吸系統的影響。

5. 附屬性試驗

評估核心群試驗以外的生理系統，依個別試驗藥品的藥理作用做選擇。例如：

A. **消化系統**：使用碳粉充填方法或其他生理測試儀器，測定大鼠或小鼠的胃腸道蠕動時間，評估試驗藥品對胃腸道蠕動的影響。

B. **電解質系統**：測定尿液體積及尿液中鈉離子、鉀離子，與氯離子等濃度，評估試驗藥品對水與電解質代謝的影響。

C. **血液凝集系統**：測定包括血液凝集時間、加鈣後凝集時間、凝血酶原時間，以及使用 ADP、collagen 與 AA 誘發血小板凝集反應等，評估試驗藥品對血漿與血小板凝集的影響。

D. **腎系統**：測定腎小球過濾速率與腎臟血流量等參數，評估試驗藥品對腎功能的影響。

6. 後續性試驗

根據核心群與附屬性試驗的試驗結果，須進行更進一步研究試驗藥品對安全性相關的藥理作用。例如：

A. **中樞神經系統**：評估試驗藥品對腦電波、脊椎反射或條件下迴避的影響；或使用例如 rotarod 測試法等，評估試驗藥品對運動協調能力與自發性活動力的影響。

B. **軀體神經系統**：評估試驗藥品對神經與肌肉界面合體的影響；或使用收縮測試與 heat drop 方法，評估試驗藥品對肌肉鬆弛的影響。

C. **自主神經及平滑肌系統**：評估試驗藥品因自律神經性、誘發迷走神經性及頸動脈閉塞等，所引起血壓或心率變化的影響；或評估試驗藥品對瞳孔大小與瞬膜收縮的影響。

D. **呼吸系統**：評估試驗藥品對呼吸道阻力、肺彈性係數、肺動脈壓、血液氣體，與

血液酸鹼值的影響。
- E. **心血管系統**：評估試驗藥品對心輸出量、心室收縮力、血管阻力，以及內生或外來物質對心血管反應的影響。
- F. **消化系統**：評估試驗藥品對胃液、唾液、膽汁，或胰液分泌的影響；使用體外或活體試驗，評估試驗藥品對胃與十二指腸黏膜，以及胃腸道蠕動力的影響。

二、一般毒性試驗

一般毒性試驗（General toxicity study），可評估試驗藥品對哺乳類動物產生的毒性反應，了解毒性與劑量的關係，試驗內容包括單一劑量毒性（Single dose toxicity）試驗，與重覆劑量毒性（Repeated dose toxicity）試驗二部分，參考 OECD 指引，其試驗設計原則與要點包括：

（一）單一劑量毒性試驗

評估試驗藥品經單一劑量投予（包含24小時內完成的多次投予）後，對試驗動物的急性毒性影響，並研究毒性反應與劑量及時間的相關性。

1. 試驗體系

一般使用2種哺乳類動物，例如但不限於：齧齒類如小鼠、大鼠等，或非齧齒類如狗、恆河猴等。齧齒類動物每劑量組至少使用5雄與5雌，共10隻試驗動物；非齧齒類動物每劑量組至少使用3雄3雌，共6隻試驗動物。依動物保護原則，試驗設計應使用最少的動物數量來獲得最大量的資訊，例如在適當給藥間隔設計下，進行相同動物組的劑量遞升（Dose escalation，從不會產生不良反應至足以顯示毒性症狀甚至造成死亡的劑量）測試，不建議進行獲得致死劑量參數（如傳統的 LD_{50}）的試驗。

2. 投予途徑

建議至少進行包括：A. 和預計臨床使用給藥途徑相同，與 B. 會引起全身性作用的兩種投予途徑。若可行，優先使用靜脈注射投予，以達試驗藥品的最大全身性暴露量。

3. 試驗組別與劑量選擇

包括試驗藥品組與載體對照組。試驗藥品的劑量選擇應以能顯示毒性症狀甚至造成死亡為目標，惟若毒性很低，受限於投藥體積的限制（例如口服強迫餵食給藥，投予體積限制在 10 ml/kg 動物體重以下），則應盡最大可能來達到試驗藥品所容許之最大投予劑量，例如增加試驗藥品的溶解度、或是24小時內完成多次給藥等方法，或是投予最高極限劑量（Limit dose，例如2,000 mg/kg）。

4. 試驗觀察

給藥後14天內，每天至少觀察1次試驗動物的臨床症狀，記錄動物體重、攝食、飲

水量，以及所顯示的毒性症狀，包括毒性反應的嚴重程度、發生時間、持續時間，與症狀產生後的復原情形，甚至是否死亡等。應將死亡與滿14天試驗終結仍存活的所有動物，進行屍體解剖和肉眼病理檢查。

（二）重覆劑量毒性試驗

評估試驗藥品經重覆投予後，對試驗動物產生的毒性反應，研究其毒性產生的範圍、嚴重程度，與復原性，以及獲得試驗藥品的未觀察不良反應之劑量（No Observed Adverse Effect Level, NOAEL）。

1. 試驗體系

一般使用2種哺乳類動物，包括齧齒類，如小鼠或大鼠等，與非齧齒類，如狗或猴等。齧齒類依試驗期間有不同的選擇：6個月以下的試驗，每個劑量組至少使用雄雌動物各10隻；6個月或以上，每個劑量組至少使用雄雌動物各20隻；非齧齒類每個劑量組至少使用雄雌動物各3隻。若設計試驗有期中解剖與復原組，動物數量須視設計的次數做適量增加。若有其他特殊設計，應有合理的解釋說明。

2. 投予途徑、期間與頻率

應與預計臨床使用的投予途徑相同；給藥期間，應大於或等於臨床使用期限；每天投予一次，一週給藥7天。若有其他特殊設計，應有合理的解釋說明。

3. 試驗組別與劑量選擇

包括試驗藥品組與載體對照組。試驗藥品的劑量選擇包括：A. 符合法規要求的高劑量；B. 產生藥效作用或預計臨床使用劑量的低劑量；C. 中間劑量（建議可建立NOAEL）。

4. 試驗觀察與記錄

在試驗開始給藥前記錄動物體重，給藥期間每週至少測量1次。給藥期間內，每週至少測量1次食物消耗量；每天至少檢查2次試驗動物是否有死亡或瀕死的情形，每次間隔至少6小時；每天至少觀察1次試驗動物的臨床症狀，包括動物行為是否有改變與失調並觀察毒性反應的嚴重程度、發生時間、持續時間，與症狀產生後的復原情形。應將已死、瀕死，與滿14天試驗終結仍存活的所有動物，進行屍體解剖和肉眼病理檢查。

5. 病理檢驗

至少包括血液檢驗（Hematology test）、血清生化檢驗（Clinical chemistry test）、尿液分析（Urinalysis test），與眼科檢查（Ophthalmological examination）等。血液檢驗、血清生化檢驗，與尿液分析，應在給藥前與解剖前，於全部的試驗動物採樣進行；眼科檢查則僅在試驗開始與試驗結束時，於高劑量組與對照組的試驗動物進行。若有發現不同對照組的眼睛病變，則全部動物應進行檢驗。必要時可增加在給藥期間的檢驗。

6. 組織病理檢驗（Histopathology Examination）

在給藥期與復原期試驗結束後，全部存活的動物行安樂死，並進行屍體解剖，觀察及

記錄動物的器官與組織之肉眼變化，測量主要臟器重量包括腦、心、肺、肝及腎臟等。將非齧齒類動物的全部動物進行組織病理檢驗，齧齒類則先進行最高劑量組與對照組動物；若最高劑量組中發現特定器官和／或組織有病變現象，則該器官與組織的全部動物，都應進行組織病理檢驗。在6個月與以上的重複劑量毒性試驗，中低劑量組動物之主要器官，也應一併進行組織病理檢驗。所應檢驗的器官與組織，如表15-2所示。

表15-2　重複劑量毒性試驗建議應進行組織病理檢驗的器官與組織

齧齒類動物	Adrenals、Aorta、Bone (Sternum/Femur)、Bone marrow (Sternum/Femur)、Brain (at least 3 different levels)、Cecum、Colon、Corpus and cervix uteri、Duodenum、Epididymis、Esophagus、Eye(s)、Gall bladder (if present)、Harderian gland*、Heart、Ileum、Jejunum、Kidney(s)、Lacrimal gland*、Liver、Lung(s)、Lymph nodes (epresentative)、Mammary gland、Nasal turbinates*、Ovaries and fallopian tubes、Pancreas、Pituitary、Prostate、Salivary gland、Sciatic nerve、Seminal vesicle、Skeletal muscle、Skin、Spinal cord (at least 2 different locations)、Spleen、Stomach、Testes、Thymus (or Thymic region)、Thyroid/Parathyroids、Trachea、Urinary Bladder、Uterus、Vagina*、Zymbal's gland*
非齧齒類動物	Adrenals、Aorta、Bone (Sternum/Femur)、Bone marrow (Sternum/Femur)、Brain (at least 3 different levels)、Cecum、Colon、Corpus and cervix uteri、Duodenum、Epididymis、Esophagus、Eye、Gall gladder (if present)、Heart、Ileum、Jejunum、Kidneys、Liver、Lung(s)、Lymph node (representative)、Mammary glands、Ovaries and fallopian tubes、Pancreas、Pituitary、Prostate、Rectum、Salivary gland、Sciatic nerve、Seminal vesicle、Skeletal muscle、Skin、Spinal cord (at least 2 different locations)、Spleen、Stomach、Testes、Thymus (or Thymic region)、Thyroid/parathyroid、Trachea、Urinary bladder、Vagina

註：＊視試驗需要才進行。
來源：作者製表。

三、基因毒性試驗

目前常見的基因毒性試驗（Genotoxicity study），包括：（1）細菌基因突變分析；（2）體外哺乳類細胞的染色體變異分析法或體外鼷鼠淋巴瘤 *tk* 突變分析；（3）齧齒類動物造血細胞的動物體內染色體變異分析；（4）體內哺乳動物肝細胞非程序DNA合成分析（Unscheduled DNA Synthesis, UDS）。參考ICH指引（ICH, 2023），主要進行2個體外與1個活體基因毒性的標準組合（Standard battery）試驗，來評估試驗藥品的基因毒性，簡要說明如下：

(一)體外細菌基因突變分析（*In Vitro* Bacterial Test, Ames Test）

1. 試驗體系

使用5種菌株，包括（1）*S. typhimurium* TA98；（2）*S. typhimurium* TA100；（3）*S. typhimurium* TA1535；（4）*S. typhimurium* TA1537、TA97、或 TA97 擇一；與（5）*S. typhimurium* TA102、*E. coli* WP2 uvrA（pKM101）、或 *E. coli* WP2 uvrA擇一。

2. 劑量與對照組選擇

進行至少五個劑量組，可為2至3倍的劑量間隔。最高劑量須足以產生明顯逆突變菌落（Revertant）數量減少的毒性。當不受溶解度或細胞毒性限制時，最大劑量選擇5 mg/plate；若試驗藥品具明顯的抗菌活性，以能產生抗菌活性的劑量為最高劑量。建議以試驗藥品所使用的溶劑作為陰性對照組，另依試驗需求加入適當的致突變劑（Mutagen），作為陽性對照組。

3. 測試方法

常見包括前置培養法（Preincubation method），以及平板混合試驗法（Plate incorporation method）等，以含有與不含有哺乳類動物肝臟酵素 S9 混合物進行代謝活化的測試，計算培養皿中突變菌落的數量與平均值。

(二)體外哺乳類細胞的染色體變異測試（*In Vitro* Mammalian Chromosomal Aberration Test）

1. 試驗體系

使用哺乳類初代細胞或細胞株，最常見為中華倉鼠卵巢（Chinese Hamster Ovary, CHO）細胞。

2. 劑量與對照組選擇

進行至少三個劑量組，可為2至3倍的劑量間隔。最高劑量須足以產生一半以上細胞生長抑制的明顯細胞毒性。若無觀察到細胞毒性，則以5 mg/mL 或10 mM，選擇較低者作為最高劑量的選擇。建議以試驗藥品所使用的溶劑作為陰性對照組，以適當的致突變劑作為陽性對照組。

3. 測試方法

細胞與試驗藥品分別混合3至6小時，與15小時以後，每試驗組製備至少2片染色體玻片，每片至少擇定100個分裂中期細胞，在顯微鏡下觀察染色體結構變異與多套染色體情形，記錄所觀察到染色體變異的種類與數量，並計算含染色體結構變異細胞的頻率。

(三)活體骨髓細胞微核測試（*In Vivo* Bone Marrow Micronuclei Test）

1. 試驗體系

使用雄性鼷鼠，每劑量組至少5隻動物，通常是單一劑量，以腹腔注射給藥，或與預

計臨床的給藥途徑相同。

2. 劑量與對照組選擇

進行至少 3 個劑量組，可為 2 至 3 倍的劑量間隔。最高劑量須足以產生骨髓毒性，或其他如抑制體重增加的明顯毒性症狀。若無觀察到明顯毒性，則選擇以 2,000 mg/kg 為最高劑量。以試驗藥品所使用的溶劑作為陰性對照組，以適當的致突變劑作為陽性對照組。

3. 測試方法

在投予試驗藥品後的 24 至 48 小時內進行動物安樂死，採集至少兩次的骨髓樣本，並製備骨髓抹片，每隻動物至少觀察 2,000 個多染性紅血球（Polychromatic erythrocyte），記錄微核發生的數目。若試驗呈現陰性反應，應有投予試驗藥品後，在骨髓組織的曝露量數據。

四、生殖毒性試驗

參考 ICH 指引（ICH, 2023），主要進行從動物懷孕至離乳時期的三個試驗階段，來評估試驗藥品的生殖與發育毒性（Developmental And Reproductive Toxicity, DART）反應。

（一）第一期之生育力與早期胚胎發育測試（Segment I Fertility and Early Embryonic Development Test, FEED）

此階段包括雄雌動物發情週期與交配、雄性動物精子生成與存活、雌性動物輸卵管輸送卵子，與受精卵在著床前及著床胚胎發育等生殖過程，評估試驗藥品在懷孕前與懷孕初期，對雄雌動物交配前到交配，與受精卵著床過程中所產生的生殖毒性作用。

1. 試驗體系

一般以大鼠來進行，每組使用雌雄各 20 隻動物。試驗藥品的給藥應與預期臨床使用的投予途徑相同，每天一次，投予週期為懷孕前與懷孕初期，包括雄雌鼠從交配前 2 週開始，直到交配成功，雌鼠則再增加交配成功後至著床期間，即確定受孕日（Gestation Day, GD）的第 0 天至第 6 天。

2. 劑量與試驗組別選擇

至少包括四個試驗組別，除以溶劑作為陰性對照組外，應以藥理試驗、PK，與不超過 1 個月的短期重覆劑量毒性試驗結果，選擇試驗藥品可以產生明顯毒性反應的最高劑量、預期可建立 NOAEL 的中劑量，與可產生藥效作用的低劑量。

3. 測試方法

試驗期間每天至少觀察 1 次試驗藥品毒性反應，並記錄試驗動物的行為特徵，與是否瀕死或死亡；每週至少測量 2 次試驗動物的體重，與 1 次的食物攝食量；交配期間，經試驗藥品投予的雄雌鼠以成對方式，分配在同一飼養籠中，每天觀察雌鼠陰道或進行陰道抹

片，以確定是否交配成功。交配成功的雌鼠在 GD 第 7 天進行犧牲解剖，記錄黃體、胚胎著床與被吸收的位置與數量，與存活及死亡的胎體數，以計算胚胎死亡率，並進行生殖系統器官組織的肉眼觀察，必要時做組織病理檢驗。所有雄鼠與交配不成功的雌鼠，在交配期後進行犧牲解剖，進行生殖系統器官組織的肉眼觀察，必要時做組織病理檢驗。雄鼠可計算副睪或睪丸內的精子數，精子的存活率，與進行精液分析。

（二）第二期之胚胎發育測試（Segment II Embryo-Fetal Development Test, EFD）

此階段包括從受精卵在雌性動物著床，至幼胎器官形成期間的生殖過程，評估試驗藥品對懷孕動物胚胎發育的毒性作用。

1. 試驗體系

應使用齧齒類及非齧齒類動物各1種，一般以大鼠與兔子來進行，每組使用20隻動物。試驗藥品的給藥應與預期臨床使用的投予途徑相同，每天一次，給藥期間為幼胎器官形成期間，大鼠為 GD 第6天至第15天，兔子為 GD 第6天至第18天。

2. 試驗藥品劑量與對照組選擇

同前。

3. 測試方法

試驗期間每天至少觀察1次的試驗藥品毒性反應，並記錄試驗動物的行為特徵，與是否瀕死或死亡。每週至少測量2次試驗動物的體重，與1次的食物攝食量。在動物分娩前一天，即大鼠 GD 第20天，兔子 GD 第30天，進行犧牲解剖，計算懷孕成功率、黃體數、存活及死亡的胚胎著床數目、個別幼胎體重，與記錄幼胎畸形程度，並保存有異常的器官與組織，在必要時進行組織病理檢驗。另外，大鼠的最高劑量組及對照組，每隻試驗動物的一半幼胎進行骨骼檢查，另一半進行內臟檢查；若最高劑量組有異常現象，則其他中低劑量組的幼胎均進行內臟與骨骼檢查。兔子則全部幼胎進行內臟組織與骨骼檢查。

（三）第三期之週產期前後幼胎發育測試（Segment III Pre- and Postnatal Development Test, PPD）

此階段包括從子胎生產前至離乳的生殖過程，評估試驗藥品對子胎生產與發育的毒性作用。

1. 試驗體系

一般以大鼠來進行，每組使用雌雄各20隻動物。試驗藥品的給藥應與預期臨床使用的投予途徑相同，一天1次，給藥期間為 GD 第15天至分娩後（Post-Natal Day, PND）第21天。

2. 劑量與對照組選擇

同前。

(3) 測試方法

試驗期間每天至少觀察1次的試驗藥品毒性反應，並記錄試驗動物的行為特徵，與是否瀕死或死亡。每週至少測量2次試驗動物的體重，與1次的食物攝食量。讓試驗動物以自然分娩方式生產與哺育其子胎至斷乳。於子胎離乳時，每一窩仔各選擇1隻雄性與雌性子胎飼養到成年，並進行交配，以評估其孫代的生殖能力。分娩時，觀察母鼠是否順利生產，記錄子胎的數目、體重、死亡率、性別，與外觀等。分娩後，除記錄子胎的外觀、體重與死亡情形外，並評估試驗藥品對子胎在斷乳前後的發育成熟度、行為習性、感覺功能及反射動作，與生育力等的影響，並進行第二代子胎的檢測。於PND第22天，除選擇後續進行交配的子胎外，也要對所有存活的母鼠與子胎進行犧牲解剖與肉眼觀察，必要時對所觀察到產生變異的器官與組織，進行組織病理檢驗。

五、致癌性試驗

致癌性試驗（Carcinogenicity study），為評估試驗藥品產生癌症的毒性作用。參考ICH指引（ICH, 2023），試驗內容主要包括：（1）短期或中期（Short or middle term，即給藥期間6-9個月）的齧齒類活體試驗，例如化學物質所誘發齧齒類起始—促進（Initiation-Promotion）的動物模式，或轉殖基因及新生齧齒類動物模式（例如但不限於：P53+/-缺陷模型，Tg.AC模型，TgHras2模型，或XPA缺陷模型等），與（2）涵括試驗動物全生命週期的長期（Long term）致癌性試驗，評估試驗藥品產生癌症的毒性作用。建議相關試驗設計與統計檢定，在執行前先與藥政主管機關進行溝通。以下簡介長期致癌性試驗：

（一）試驗體系

應考量試驗動物的全生命週期、腫瘤自然發生率，與動物對致癌性物質的敏感度，以及試驗藥品的藥理作用、PK，與重覆劑量毒性試驗等結果，選擇適當的試驗動物及品種。一般在齧齒類動物進行，建議以大鼠為優先，其次為小鼠。雄雌兩性皆須進行，從試驗動物性成熟起投予試驗藥品，直到動物死亡或試驗結束為止，一般大鼠給藥期約為22至24個月，小鼠約為18個月，每週給藥7天。若可行，試驗藥品的投予途徑，應與臨床給藥途徑相同，常見如口服（包括灌食與混入食物）、皮膚塗抹，與口鼻吸入等。

（二）試驗組別與動物數量

除空白對照組，和／或載體對照組外，試驗藥品應至少有三個劑量組。若合併進行TK試驗（見下述），則應包含衛星試驗組（Satellite group），依所選擇試驗動物的血量與試驗設計做適當考量。試驗結果應有相當的定量統計分析，每組使用雄雌動物各50隻或

以上，若須進行期中解剖，每次每組雄雌動物需再額外增加各 10 隻或以上。

（三）劑量選擇

應先有 3 個月或以上的重覆劑量毒性試驗結果來選擇最高劑量，一般選擇原則包括：（1）試驗藥品對試驗動物產生 MTD；（2）相較於臨床使用劑量，25 倍試驗藥品及其活性或主要代謝物的 AUC；（3）試驗藥品在試驗動物產生最大藥效作用劑量，但不會干擾試驗動物的生理穩定狀態；（4）試驗藥品在試驗動物達吸收飽和（Absorption saturation）程度的劑量（5）試驗藥品在試驗動物的 MFD，例如若試驗物質以混入飲食給藥，則 MFD 為動物飲食量的 5% 等；或（6）若試驗藥品不具基因毒性藥物，且臨床使用劑量為不超過 500 mg/day，且以上高劑量選擇準則均不適用，其高劑量可選擇為 1,500 mg/kg/day 的最高極限劑量。中低劑量組則依高劑量選擇向下設定，每劑量組相差約 3 倍，其選擇原則應考量：（1）試驗藥品 PK 的線性狀況與代謝途徑的飽和狀態；（2）齧齒類動物的藥理作用，與臨床接受試驗藥品產生療效的劑量；（3）在 3 個月或以上的重覆劑量毒性試驗中，所觀察到無法預測性的毒性作用等。

（四）測試方法

試驗期間每天至少觀察 2 次試驗動物是否出現死亡，每天至少觀察 1 次試驗藥品的毒性反應，並記錄試驗動物每個肉眼觀察或觸摸到的腫瘤發現時間、部位、大小，與外觀等，若有衰弱或瀕死的現象，應將動物隔離或安樂死，並進行解剖。給藥前與每週至少 1 次測量試驗動物的體重與食物攝食量。在解剖前應進行採樣做血液與血清生化檢驗，在給藥前與解剖前應進行尿液分析與眼科檢查，必要時在試驗期間（建議在試驗第 15 個月）進行組織病理檢驗。試驗期間死亡、進行安樂死的瀕死動物，與給藥期結束後全部存活的動物進行犧牲與解剖，肉眼觀察試驗動物器官與組織的病變，並測量主要臟器重量。最高劑量組與對照組應進行組織病理檢驗，若發現與對照組不同的增生病變，則所有的試驗動物都應進行。

（五）試驗結果評估

記錄試驗動物的個別病理檢驗、肉眼觀察，與組織病理檢驗結果；記錄各組織所產生特定腫瘤的動物數量、時間及其進展速度，與腫瘤組織病理結果；記錄非預期的試驗動物死亡時間；選擇適當的統計學分析方法及統計學的顯著意義，參考腫瘤發生情形及與腫瘤相關非腫瘤病變，計算惡性腫瘤發生機率，腫瘤產生潛伏期時間，與藉由比較三個劑量組和對照組的統計學趨勢分析，評估試驗藥品是否會引起任何致癌毒性作用，與判斷是否呈現劑量反應相關性（Dose-response relationship）。建議運用試驗藥品的藥理作用、基因毒性結果，與試驗動物的歷史對照組資料（Historical control data）等，來協助試驗結果的解

讀。若發生罕見腫瘤,或腫瘤造成動物的早期死亡,即使尚未到達統計上有意義的增加,也應評估為具生物學之意義。

六、毒理動力學(Toxicokinetics, TK)試驗

TK 試驗是 PK 在全身性暴露評估中的延伸,評估試驗藥品的全身暴露情形,而用於輔助說明毒理學的發現,及其與臨床安全性比較的相關性。藥品開發是在非臨床和臨床研究間不斷研析的動態過程,因此對 TK 並無嚴格與詳細的試驗設計要求,通常建議可結合於毒性試驗中合併測試。

(一)樣品採集時間點與評估暴露量參數的選擇

若 TK 合併於毒性試驗的研究中,建議其採集檢體的時間點,應能滿足評估暴露量的要求,但不可過於頻繁而干擾正常試驗進行,或引起試驗動物過度的刺激反應。時間點的選擇應以早期毒性試驗、預試驗,或劑量探索毒性試驗,以及在相同或可以合理外推的動物模型上,所獲得的動力學資料為基礎。評估暴露量的參數應根據試驗藥品的個別情況進行選擇,通常包括血漿、全血或血清的試驗藥品原形或代謝物的濃度。用於評估 TK 的參數,通常為全血或血漿的 AUC 與 Cmax。對於某些試驗藥品,得以未與血漿蛋白結合的游離藥物濃度評估暴露量。

(二)劑量選擇

依據試驗藥品的毒性與藥效反應來選擇,包括:(1)高劑量:應達到可評估毒性反應的暴露量;(2)低劑量:理想為 NOAEL,等同或略高於預計病人治療使用劑量的最高量;(3)中劑量:根據毒性試驗目的,建議為低劑量的適當倍數,或高劑量的適當分數。

(三)動物數量和試驗組別

動物數量應可產生足夠的 TK 資料。若主試驗組中使用雌雄兩種性別動物,除非有特別考量,暴露量的測定通常包括兩種性別。合併 TK 研究可在主試驗組,也可在特定衛星組,或具代表性的部分動物進行。一般而言,大型動物的 TK 樣本從主試驗組的動物採集,而齧齒類動物從衛星組採集。

(四)分析方法

所使用的分析方法,對於待測物應有特異性與區辨力,且有足夠的準確度與精密度;定量極限測試應能涵括試驗預期待測物的濃度範圍;通常選擇動物全血或血漿作為 TK 研究的基質,建議對測試樣本中的內生性物質測定是否干擾試驗結果。建議非臨床

安全性試驗所檢測的分析物和基質，應與臨床研究一致，若使用不同的分析方法，應進行合理的驗證。相關驗證方法與要求，建議可參考美國食品藥物管理局（Food and Drug Administration, FDA）於2018年5月所公告「Bioanalytical method validation 指引」（U.S. Food and Drug Administration [FDA], 2018）。

肆、藥品非臨床安全性試驗的法規要求

對於藥品非臨床安全性試驗的規範，主要可以參考美國食品藥物管理局（FDA, 2023）、歐洲藥品管理局（European Medicines Agency, EMA）（EMA, 2023），與日本醫藥品醫療機器綜合機構（Pharmaceuticals and Medical Devices Agency, PMDA）等國際重要藥政主管機關所公布的非臨床相關指引，以及受世界各國藥政主管機關所認可的ICH指引文件，包括從S1到S12與M3（R2）等指引，及其問答集（如表15-3所示）。我國也於2014年7月7日由衛生福利部公告修正發布「藥品非臨床試驗安全性規範」第五版，以及CDE所公布發策略指導原則（財團法人醫藥品查驗中心，2022）等，作為相關藥品非臨床安全性試驗的重要參考與審查依據。另外，有關試驗藥品DS與DP相關有機不純物與降解產物、殘餘溶劑、元素不純物，與基因不純物的安全性評估，ICH有公布Q3A到Q3D，與M7（R1）（ICH, 2017）等指引來加以規範，我國也有相關規範來據以實施。以下參考上述指引與規範，簡介藥品非臨床安全性試驗的規範要求。

表15-3　ICH非臨床安全性試驗相關指引文件

ICH-S1A-C 致癌性試驗
ICH-S2（R1）遺傳毒性試驗
ICH-S3A-B 毒理動力學與藥物動力學試驗
ICH-S4 重複劑量毒性試驗
ICH-S5（R3）生殖毒性試驗
ICH-S6（R1）生技藥品之臨床前安全評估
ICH-S7A-B 安全性藥理試驗
ICH-S8 免疫毒性試驗
ICH-S9 抗癌藥品非臨床評估
ICH-S10 光安全性評估
ICH-S11 小兒用藥開發之非臨床試驗
ICH-S12 基因治療產品之非臨床試驗
ICH-M3（R2）用以支持臨床試驗進行與上市核准的藥品非臨床安全性試驗

來源：作者製表。

一、毒性試驗的高劑量選擇

所謂毒性試驗，係指期待在試驗中觀察到試驗藥品的毒性反應，是以法規對於試驗藥品高劑量的選擇有強制且明確的要求，最常見是投予最大容忍劑量（Maximum Tolerance Dose, MTD）來顯現試驗藥品潛在與臨床相關的毒性作用。惟並非每個試驗所投予的高劑量都能達到MTD，對於低毒性的試驗藥品，依據ICH M3(R2)的指引文件，除MTD外，可接受其他適當的高劑量選擇，包括：50倍臨床平均暴露劑量、暴露飽和劑量、最大可行劑量（Maximum Feasible Dose, MFD），或極限劑量（Limit dose）等。以下簡要介紹：

（一）最大容忍劑量（MTD）

試驗藥品對試驗動物產生輕微毒性，例如可減少動物體重成長（與對照組比較）下降10%以內，有器官重量、血液、尿液、臨床生化等參數，肉眼或組織病理變化改變等毒性作用，但不會造成動物死亡。

（二）50倍臨床平均暴露劑量

以毒性試驗的高劑量，其暴露量可達到臨床暴露量的50倍做選擇，建議以API在試驗動物所得AUC值，與預計臨床治療劑量（以臨床II和III期試驗預計使用劑量）的AUC值作倍數計算，在特殊情況下，例如懷疑試驗藥品可能引起癲癇發作等，可採用Cmax來計算。此種劑量選擇對任何會產生全身暴露的試驗藥品均適用，但只適用於小分子，對於產生局部作用，與生物技術試驗藥品，並不適用。

（三）暴露飽和劑量

當TK資料（通常以AUC或Cmax為計算參數）顯示，試驗藥品在試驗動物的吸收限制了其API或代謝物的暴露量，且無其他劑量限制因素存在時，高劑量的選擇，應為能達到最大暴露的最低劑量。亦即再增加試驗藥品的劑量也無法再增加試驗動物的暴露量，表示此劑量已為試驗藥品，在此試驗動物的暴露飽和劑量。

（四）最大可行劑量（MFD）

係指毒性試驗中，努力達到試驗藥品在該試驗動物所能達到最大暴露的劑量。試驗藥品投予試驗動物的最大體積，常會因試驗動物的解剖學與生理學特點，以及試驗藥品的化學及物理穩定性等性質，對MFD有所影響。另外，溶解度可能會限制某些投予途徑的劑量，如靜脈內注射；但對於其他投予途徑，如吸入或口服，一般認為溶解度不應成為MFD訂定的限制。建議應研究試驗藥品在多種溶劑中，包括如水溶性與非水溶性，以及黏稠度等多方面特性，以確定哪種溶劑可產生最大暴露量。

（五）極限劑量

若上述選擇皆有困難時，建議可以1,000mg/kg/day作為齧齒類和非齧齒類動物毒性試驗的高劑量選擇，但如果1,000mg/kg/day的平均暴露量不到臨床暴露量的10倍，而臨床劑量超過1g/day，此時毒性試驗應以暴露量達到臨床暴露量的10倍、2,000mg/kg/day，或MFD三者中的最低者，作為高劑量的選擇。

二、重複劑量毒性試驗的給藥期程

（一）臨床試驗階段

如表15-4所示，以兩種動物進行2週的重複劑量毒性試驗，通常可支持不超過2週投予試驗藥品的臨床試驗。更長給藥期程的臨床試驗，應由至少相同給藥期程的重複劑量毒性試驗來支持。6個月的齧齒類動物，和9個月的非齧齒類動物重複劑量毒性試驗，通常可支持投予試驗藥品超過6個月的臨床試驗（ICH M3[R2]規定）。

表15-4 支持臨床試驗的重複劑量毒性試驗給藥期程

臨床試驗給藥期程	支持臨床試驗的重複劑量毒性試驗最短給藥期程	
	齧齒類動物	非齧齒類動物
＜2週	2週	2週
2週至6個月	同臨床試驗	同臨床試驗
＞6個月	6個月	9個月

來源：作者製表。

（二）上市許可階段

與臨床試驗相比，上市使用的人群規模與風險更大、控制條件相對較少，因此要求更長期間的重複劑量毒性試驗。如表15-5所示，以兩種動物進行1個月的重複劑量毒性試驗，來支持不超過2週投予試驗藥品的上市臨床使用期間；兩種動物3個月的重複劑量毒性試驗，來支持2週至1個月投予試驗藥品的上市臨床使用期間；兩種動物6個月的重複劑量毒性試驗，來支持1個月至3個月投予試驗藥品的上市臨床使用期間；齧齒類動物6個月，與非齧齒類動物9個月的重複劑量毒性試驗，來支持超過6個月投予試驗藥品的上市臨床使用期間。一些例外情況，例如焦慮、季節性鼻炎、疼痛等疾病需要廣泛且長期用藥，雖然臨床建議的用法在2週至3個月之間，但大量的臨床經驗顯示病人可能超出建議用法，此時重複劑量毒性試驗的期間要求，應與臨床用藥超過3個月的建議期間相當（ICH M3[R2]規定）。

表15-5　支持上市許可的重複劑量毒性試驗建議期間

上市臨床使用期間	齧齒類動物	非齧齒類動物
<2週	1個月	1個月
2週至1個月	3個月	3個月
1個月至3個月	6個月	6個月
>3個月	6個月	9個月

來源：作者製表。

三、首次在臨床試驗給藥的非臨床安全性試驗要求

所有新藥進入臨床試驗之前必須提供其安全性評估資料，包括：(1) 非臨床試驗數據，包括藥理與毒性試驗，用以支持此試驗藥品未來在臨床試驗所可能產生的有效性與安全性；(2) 已獲得的臨床試驗數據，或在其他國家／地區的試驗藥品使用情形之證明。以下綜整 ICH 規範，摘要重點對於試驗藥品首次在臨床試驗進行前（First in man）應提供的非臨床安全性試驗。

(一) 藥效學試驗

包括主藥效試驗，次藥效試驗，以及安全性藥理試驗。在試驗藥品用於人體前，應完成安全性藥理的核心群試驗，包括對心血管，中樞神經系統和呼吸系統的評估，以及心室再極化延遲與 QT 節段延長（QT interval prolongation）風險評估的非臨床試驗（ICH S7A 和 S7B 規定）。

(二) PK 與 TK 試驗

在進行臨床試驗前，使用動物與人類生物檢體進行體內或體外試驗，評估試驗藥品可能參與代謝的酵素、代謝程度、蛋白結合率試驗，以及試驗藥品在試驗動物的全身性曝露評估（ICH S3A 規定）。

(三) 一般毒性試驗

包括急性毒性與重複劑量毒性試驗，應依據臨床試驗的設計，提供足夠給藥期程的一般毒性試驗結果，以評估試驗藥品對試驗動物可能產生的毒性影響，瞭解毒性變化產生，同時確認與獲得 NOAEL，以決定試驗藥品在首次臨床試驗進行的安全起始劑量（ICH M3 [R2] 規定）。有關安全起始劑量的訂定與評估，可參考美國 FDA 在 2005 年所公告的「Estimating the maximum safe starting dose in initial clinical trials for therapeutics in adult healthy volunteers」指引（FDA, 2005）。特別對於具有高風險性的生物技術試驗藥品，

其安全起始劑量的估算，應考量最低預期生物效應水準（Minimal Anticipated Biological Effect Level, MABEL），可參考 EMA 於 2017 年所公布的「Guideline on strategies to identify and mitigate risks for first-in-human and early clinical trials with investigational medicinal products」指引（EMA, 2017）。

（四）基因毒性試驗

在進行首次臨床試驗前，一般須以體外致突變性測試方法，評估試驗藥品對基因突變與染色體損傷的毒性作用。如果試驗結果為陽性反應，則須進行其他致突變性測試，以進一步確定此試驗藥品對人體的安全性。單次投予試驗藥品的臨床試驗，進行基因突變試驗即可，而多次投予的臨床試驗，除基因突變試驗外，需再多進行哺乳動物系統的染色體損傷分析檢測（ICH S2 規定）。

四、依臨床試驗受試者對象，生殖毒性試驗的要求

針對臨床用藥族群，應提供適當的生殖毒性試驗，與配套的臨床試驗設計，來支持臨床試驗的受試者在生殖與發育的安全性。ICH M3（R2）中有相關的規範，摘要重點如下：

（一）男性

因為重複劑量毒性試驗可提供試驗藥品物對雄性生殖器官影響的評估，男性受試者在臨床 I 與 II 期試驗，可不提供雄性生育力試驗的結果。雄性生育力試驗，應在大規模或長期臨床試驗（如臨床 III 期試驗）開始前完成。

（二）無生育可能的婦女

例如永久不孕、絕育或停經後（即在無替代醫療干預的情況下停經 12 個月）的婦女，因為重複劑量毒性試驗，已可提供對雌性生殖器官的評估，以此族群進行任何階段的臨床試驗，可不提供動物生殖毒性試驗結果。

（三）有生育可能的婦女（WOman Child Bearing Potential, WOCBP）

當任何階段的臨床試驗中納入 WOCBP 時，應對胚胎或胎兒非預期暴露風險進行評估，並要求在臨床試驗中採取足夠的避孕措施，將懷孕可能風險降至最小。避孕措施包括：（1）在進入臨床試驗前與試驗期間進行懷孕檢測（如測定尿液中的 β-HCG 變化）、採用高效的避孕方法，與僅在證實月經期後進入試驗；（2）確保受試者在藥物暴露期間（可能超過試驗期限），能夠遵從避孕措施，與綜整任何已知與生殖毒性相關資訊，如具有相關結構或藥理學作用，試驗藥品的潛在毒性綜合評估，完成受試者的知情同意程序。如果

無相關生殖毒性資訊，應向受試者告知，試驗藥品對胚胎或胎兒存在的未知風險。通常，若能提供在兩種動物物種中，進行的初步生殖毒性資料，且在臨床試驗中採取上述嚴格的避孕措施，得在完整的生殖毒性試驗完成前，納入 WOCBP 進行小型（即小於 150 人）與短期（即不超過 3 個月）研究性治療的臨床試驗。若臨床試驗未採取有效避孕措施，則所有雌性動物生殖毒性試驗，與基因毒性標準組合試驗結果均應在臨床試驗前提供。

（四）懷孕婦女

任何階段的臨床試驗前，除對試驗藥品先前人體暴露的安全性資料進行評估外，完整生殖毒性試驗和基因毒性試驗標準組合均應完成。

五、兒童族群臨床試驗的非臨床安全性評估

考量試驗藥品對於兒童族群（Pediatric population）生長發育的風險與影響，針對非臨床安全性評估，在 ICH M3（R2）與 S11 指引文件有特別的規範，摘要重點如下：

（一）評估試驗藥品先前成人用藥經驗，個案考量

應在兒童族群臨床試驗開始前，評估試驗藥品先前成人用藥經驗的安全性資料。若沒有充足的成人用藥經驗，如新開發兒童專屬適應症等，則應評估已有的成年動物重複劑量毒性試驗、安全性藥理試驗，與基因毒性試驗的結果。FEED 與 PPD 生殖毒性試驗，可提供直接生殖與發育風險評估的重要資訊。EFD 生殖毒性試驗，可無須在男性或青春期前女性參與的臨床試驗前提供。

（二）幼齡動物試驗（Juvenile Animal Study, JAS）

根據所宣稱臨床治療的適應症、兒童族群的年齡、臨床試驗受試者給藥期程、試驗藥品影響兒童發育階段所占的時間比例，以及來自成年動物和人體暴露的安全性資料，來綜合考量是否需要有 JAS 結果。如需要，可進行一種相關物種，建議以齧齒類動物優先。對於兒童族群的長期臨床試驗，應在該臨床試驗開始前完成 JAS。已有的毒理學或藥理學試驗顯示，對試驗動物標靶器官具有潛在的發育毒性時，應進行幼年動物的長期非臨床安全性試驗。此種試驗設計可用於替代相應標準的成年長期非臨床安全性試驗，和一項單獨的 JAS。除非有明顯的毒性疑慮，例如基於作用機制、在多個試驗中顯示有基因毒性，或一般毒性試驗中的發現有癌前病變等，不建議為支持兒童族群臨床試驗而額外進行致癌性試驗。

六、固定劑量複方藥品的非臨床安全性試驗要求

固定劑量複方（Fixed Dose Combination, FDC）試驗藥品可能包括：（1）兩個或兩個以上的晚期開發階段試驗藥品組合（定義為已有大量臨床使用經驗，即臨床Ⅲ期試驗或上市後）；（2）一個或多個晚期開發階段試驗藥品，和一個或多個早期階段試驗藥品組合（定義為僅具有限臨床使用經驗，即Ⅱ期或Ⅱ期臨床試驗之前）；（3）一個以上的早期開發階段試驗藥品組合。ICH 於 M3（R2）指引中，規範了 FDC 的非臨床安全性試驗要求，也可參考美國 FDA 於 2006 年 3 月所公布的「Nonclinical safety evaluation of drug or biologic combinations」（FDA, 2006）指引文件，摘要重點如下：

（一）有充分合併用藥臨床經驗

對於大多數包含晚期開發階段試驗藥品組合，且已有足夠合併用藥臨床經驗的 FDC，以及對於有臨床用藥經驗的早期開發階段試驗藥品組合，為支持不超過 1 個月的 FDC 概念驗證性臨床試驗，除非有明顯的毒性疑慮（Toxicological concern），通常不建議進行 FDC 的非臨床安全性試驗。如果為解決明顯毒性疑慮而需進行非臨床安全性試驗，應在進行 FDC 臨床試驗之前完成。

（二）無明顯毒性疑慮

毒性疑慮應考量個別試驗藥品的藥理作用機轉、安全範圍，與臨床不良反應的監測能力。若已有資料顯示無明顯毒性疑慮的晚期階段試驗藥品組合，為支援小樣本、期限相對短的臨床試驗（例如但不限於最長 3 個月的臨床Ⅱ期試驗），通常不要求進行 FDC 的非臨床安全性試驗，但在大規模或長期臨床試驗，及上市前則需進行。

（三）無充分合併用藥臨床經驗

如果擬開發 FDC 的個別試驗藥品，正在進行完整的非臨床安全性試驗，且需要 FDC 的非臨床安全性試驗來支持其臨床試驗，則此 FDC 非臨床安全性試驗的給藥期間，應與臨床試驗一致，最長不超過 90 天，並且可支持上市許可的申請。

（四）FDC 非臨床安全性試驗

需根據個別試驗藥品的藥理學、毒理學、藥物動力學特徵、適應症、擬用族群，與已有的臨床資料來進行設計。通常僅在一種相關動物中進行重複劑量毒性試驗，如果發現非預期毒性，可能需進行附加試驗。當 FDC 的個別試驗藥品，但僅擬用於 FDC 時，可只進行 FDC 完整的非臨床安全性試驗，而無須探討個別試驗藥品的非臨床安全性。如果個別試驗藥品都已經進行符合現行標準的基因毒性、安全性藥理學，與致癌性試驗，通常不建

議 FDC 進行上述試驗，來支持臨床試驗或上市申請。對於 EFD 生殖毒性試驗，若用藥族群包括 WOCBP，且單一成分的試驗結果已顯示具有致畸胎風險，或每個單一成分評估均無潛在的人類發育風險，FDC 可不再要求進行。若綜合評估結果仍需要進行，此試驗應在上市申請前完成。

七、生物技術試驗藥品的非臨床試驗安全性評估

生物技術試驗藥品係指以生物表現系統，利用包括細菌、酵母、昆蟲、植物，與哺乳類動物細胞等培養，或者以重組植物和動物去氧核醣核酸（Deoxyribonucleic Acid, DNA）技術來製備，其活性物質包括蛋白質、多胜肽，與其衍生物或由組成的試驗藥品，常見的產品例如：細胞因子、重組血漿因子、生長因子、融合蛋白、酵素、激素，與單株抗體等。生物技術試驗藥品因為具有獨特性與多樣性的結構，以及可能包括物種特異性（Species specificity）、免疫原性（Immunogenicity），與非預期的多功能活性等生物學特性，傳統的毒性試驗評估方法可能無法適用。ICH 於 2011 年 6 月發布 S6（R1）指引，對於生物技術試驗藥品有特別的規範。此指引適用於重組蛋白疫苗、化學合成多胜肽、血漿衍生產品，與從人體組織提取的內胜性蛋白與寡核苷酸等試驗藥品，但不適用抗生素、肝素、維生素、血液細胞成分、常規的細菌或病毒疫苗、DNA 疫苗，與細胞和基因治療等試驗藥品。相關試驗設計與要求，摘要重點如下：

（一）試驗動物選擇

當生物技術試驗藥品具有試驗動物的物種特異性考量時，應選擇相關（Relevant）動物物種來進行毒性試驗，傳統使用的試驗動物物種如大鼠和狗等可能不適用。所謂相關動物物種，係指試驗藥品在此動物物種上的受體或抗原（對單株抗體而言），能產生藥效活性。可以使用免疫化學或功能試驗等技術，例如預測特殊的體內活性，與定量評估不同動物物種與人體對生物技術試驗藥品的相對敏感性等體外試驗設計，測定其受體結合率（Receptor occupancy）與受體親和力（Receptor affinity）等藥理作用，幫助選擇合適的動物物種。非臨床安全性試驗一般應包括兩種相關動物物種，但若只能確定一種相關動物物種，或對該生物技術試驗藥品的生物學活性已有充分瞭解，可接受一種相關動物物種。此外，雖然短期毒性試驗需要用兩種試驗動物，若兩種動物的毒性反應相似，其長期毒性試驗使用一種動物即可。

在沒有相關動物物種可供試驗時，建議可考慮使用表達人源受體的基因轉殖動物模型（Transgenic animal model），確保試驗藥品與人源受體的作用，與人體預期生理結果相似；或使用與試驗動物同源的替代物（Homologous surrogate）做測試。應注意同源替代物與試驗藥品，在製造製程、不純物範圍、藥物動力學，與藥理作用上的不同對於試驗結

果的評估。

（二）試驗設計

一般應使用兩種性別的試驗動物，若為單一性別時，應有合理性說明。對於每組試驗動物數量較少的非人靈長動物試驗，建議可以藉由增加監測頻率和給藥期程，來觀察可能的毒性反應。應盡可能模擬臨床預計使用的投予途徑與頻率，並確認試驗動物與人體的相對暴露量。劑量選擇應呈現劑量反應相關性，包括可觀察到毒性的劑量和 NOAEL。若試驗藥品的毒性很低，應提供劑量選擇依據，與其預計人體暴露量的倍數。

（三）免疫原性

一般人用的生物技術試驗藥品，因為動物與人體在受體與免疫反應的差異，在試驗動物中會產生免疫原性，因此進行重複劑量毒性試驗時，應檢測抗藥物抗體（Anti-drug Antibody, ADA），來協助試驗結果的解釋。應闡述抗體反應特點、抗體形成對藥物動力學／藥效參數影響，與抗體的出現與毒性反應的相關性，不良反應發生率和嚴重程度、補體活化、或出現新毒性作用的影響。

八、抗癌試驗藥品的非臨床評估

抗癌試驗藥品通常在早期開發階段的臨床試驗，就收納晚期轉移與具致命性的癌症患者，並且臨床有效劑量一般接近或在不良作用產生的劑量，是以在設計抗癌試驗藥品的非臨床安全性試驗時，可有別於其他適應症的要求。ICH 於 2009 年 11 月發布 S9 指引，特別針對治療癌症晚期階段，或惡性轉移患者的抗癌試驗藥品，提供有關非臨床安全性試驗型態與執行時機點的法規要求。此指引適用於小分子與生物技術試驗藥品，但不適用於試驗藥品用於癌症的預防、化療藥物副作用症狀的緩解、在健康受試者的臨床試驗、疫苗、或細胞／基因治療等試驗藥品。摘要重點如下：

（一）安全性藥理與一般毒性試驗

在臨床試驗開始前，應完成試驗藥品對於心血管、呼吸，與中樞神經系統等安全性藥理核心試驗，惟建議可在一般毒性試驗中合併進行。一般毒性試驗的設計應與臨床用藥情境相類似，並對毒性反應的可逆性進行觀察與評估，但不一定需要確認與獲得 NOAEL。對於小分子試驗藥品，一般毒性試驗通常包括齧齒類和非齧齒類動物的試驗。如果齧齒類動物是相關動物物種，則可在一種齧齒類動物物種，進行重複劑量毒性試驗。

（二）生殖毒性、基因毒性與致癌性試驗

一般毒性試驗中對於生殖器官的毒性作用評估，可作為生殖毒性評估的基礎，是以擬用於晚期癌症患者的試驗藥品，在上市前僅需完成 EFD 生殖毒性試驗，FEED 與 PPD 等生殖毒性試驗則不必進行；對於已知有基因毒性，且在一般毒性試驗中對快速分裂細胞有毒性反應，或確定具有生殖毒性的試驗藥品，在上市前不需進行任何生殖毒性試驗。擬用於晚期癌症患者的試驗藥品，上市前應完成基因毒性核心試驗，但不須進行致癌性試驗。

（三）其他毒性試驗

在臨床 I 期試驗前，應根據試驗藥品的化學結構與光化學反應特性，進行早期光毒性潛力評估；若評估後顯示有潛在風險，應對臨床試驗的受試者採取合適的保護措施。若無法完全排除其光毒性風險，應在上市前提供光毒性試驗結果。對於免疫毒性，可在一般毒性試驗中一併評估。

（四）臨床試驗的劑量選擇

應將已知試驗藥品的所有非臨床與臨床資料，進行起始劑量選擇的綜合評估；基於倫理考量，對於癌症患者，應至少投予預期產生藥效作用的起始劑量，且在臨床試驗中的劑量遞增或最大耐受劑量研究，不應受到非臨床試驗中最高暴露量的限制。對於全身暴露的小分子試驗藥品，動物與人體劑量的物種間換算，主要基於體表面積進行轉換，依據體重或 PK 參數亦可。當在非臨床安全性試驗中，觀察到試驗藥品的嚴重毒性反應具有陡峭的劑量或暴露量相關性，或對於嚴重毒性缺少監控機制時，應採用更保守的劑量遞增設計。

（五）支持早期臨床試驗的一般毒性試驗設計

表 15-6 為支持抗癌試驗藥品早期臨床試驗中可能的給藥設計示例，依據臨床試驗的用藥情境設計一般毒性試驗的投予期間與頻率，小分子或生物技術試驗藥品皆可適用。基於倫理考量，可根據受試者的療效反應延長治療期間，不需額外再提供更長給藥期程的新毒性試驗結果來據以支持。當已完成的毒性試驗無法支持更長或更密集的臨床用藥情境時，建議在單一動物物種中進行追加試驗即可。

表15-6　支持抗癌試驗藥品早期臨床試驗的一般毒性試驗設計示例

臨床試驗	一般毒性試驗
每3-4週給藥1次	單次給藥
每天1次，連續5天，每3週重複給藥1次	每天1次，連續5天給藥
每天1次，連續5-7天，隔週重複給藥1次	每天1次，連續5-7天，隔週進行，共2個給藥週期
每週1次，連續3週，間隔1週給藥	每週1次，連續3週給藥
每週2次或3次給藥	每週2次或3次，連續4週給藥
每天1次給藥	每天1次，連續4週給藥
每週1次給藥	每週1次，4-5次給藥

來源：作者製表。

九、藥品全生命週期品質相關的非臨床安全性試驗要求

眾所周知，原料藥的合成涉及反應物、試劑、溶劑、催化劑，與其他試劑的使用。因化學反應和產品降解，原料藥及成品中會存在不純物，若未做好合宜的管控與評估，在臨床使用上可能產生人體的危害。此一不純物的評估與管控涵蓋藥品的全生命週期，包括上市前的試驗藥品開發、上市許可，與上市後的品質管理，特別是已上市藥品的上市後變更申請，可能因變更原料藥的製程，導致產生新不純物或提高已有不純物限量；可能因變更成品的處方、組成或生產製程，導致產生新降解產物或提高已有降解產物限量等，皆需要進行非臨床試驗的安全性評估。

對於不純物的分類可包括：（1）與製程及藥品相關的有機不純物與降解產物（Organic impurity and degradation）：可能在原料藥製造過程，和／或儲存期間產生，包括起始物、副產物、中間產物、降解產物、試劑、配體，與催化劑等物質，其化學結構可為已鑑別或未鑑別，以及可具揮發性或非揮發性等；（2）無機／元素不純物（Inorganic/elemental impurity）：可能來自製造過程，通常是已鑑別的已知結構，包括試劑、配位體、催化劑、重金屬或其他殘留金屬、無機鹽、其他如：助濾劑、活性炭等物質，甚至其中含有致突變性不純物（Mutagenic impurity）；與（3）殘留溶劑（Residual solvent）：係指在原料藥合成過程中，作為溶液或懸液的有機或無機液體，該溶劑所具之毒性通常已知，可方便選擇適當方法將其控制於限量範圍內）。以下，僅就藥品品質管理中，介紹有機與元素不純物的管控策略，及其非臨床安全性試驗的應用與法規要求。

（一）有機不純物與降解產物

藥品在合成、純化及儲存過程中，實際存在及潛在於藥品的有機不純物與降解產物，是以法規要求試驗藥品的開發，應依據合成所涉及之化學反應、原物料相關的有機不純物，與可能的降解產物，進行科學性評估，並對於所可能產生的有機不純物與降解產物，

設定適當的允收標準與進行管制。評估資料應包含製程開發、擬上市製程，與在儲存條件下進行安定性試驗的所有批次試驗結果，並且以苛酷試驗的結果，鑑別原料藥於儲存可能產生的有機不純物。對於任何擬上市製程生產的批次中的有機不純物，以及在儲存條件下進行安定性試驗的任何降解產物，皆應設定合理與符合法規要求的允收標準，並以合適的分析方法做定量。所使用的分析方法，應依據 TFDA 所公告的分析確效作業指導手冊，與 ICH Q2（R1）指引做確效。詳細的法規要求與非臨床安全性試驗的考量與策略，請參考 ICH 分別於 2006 年 10 月與 6 月發布 Q3A（R2）與 Q3B（R2）指引，我國也在 2021 年公告相關指引（衛生福利部食品藥物管理署，2021）。表 15-7 與表 15-8 分別為指引中對於原料藥有機不純物，與成品降解產物的閾值（Threshold）規範。

表 15-7　原料藥有機不純物的閾值規範

每日最大劑量[1]	報告閾值[2,3]	鑑別閾值[3]	驗證閾值[3]
≤ 2 g/day	0.05%	0.10% 或每日攝取 1.0 mg（二者中取較低量者）	0.15% 或每日攝取 1.0 mg（二者中取較低量者）
> 2 g/day	0.03%	0.05%	0.05%

說明：1. 每日攝取之原料藥量。2. 閾值較報告閾值高者，須提供科學性依據。3. 若不純物具不尋常毒性（Unusually toxic），應適當降低閾值。
來源：作者製表。

表 15-8　成品降解產物的閾值規範

每日最大劑量[1]	閾值[2,3]
報告閾值	
≤ 1 g	0.1%
> 1 g	0.05%
鑑別閾值	
< 1 mg	1.0% 或每日攝取 5 μg（二者中取較低量者）
1 mg-10 mg	0.5% 或每日攝取 20 μg（二者中取較低量者）
> 10 mg-2 g	0.2% 或每日攝取 2 mg（二者中取較低量者）
> 2 g	0.10%
驗證閾值	
< 10 mg	1.0% 或每日攝取 50 μg（二者中取較低量者）
10 mg-100 mg	0.5% 或每日攝取 200 μg（二者中取較低量者）
> 100 mg-2 g	0.2% 或每日攝取 3 mg（二者中取較低量者）
> 2 g	0.15%

說明：1. 每日攝取之原料藥量。2. 降解產物的閾值可用原料藥的百分比表示，亦可用降解產物的每日總攝入量（Total Daily Intake, TDI）表示。若降解產物具不尋常毒性，應適當降低閾值。3. 較高的閾值須提供科學性依據。
來源：作者製表。

所有藥品的有機不純物與降解產物，其定量結果若含量大於報告閾值（Report threshold）者，皆應在送審資料中做報告與說明；若大於鑑別閾值（Identification threshold）者，要進行結構鑑定，而超過驗證閾值（Qualification threshold）者，則要進行安全性驗證。安全性驗證可由非臨床安全性試驗，和／或臨床試驗結果來確認。若有機不純物為動物或人體的重要代謝物，一般可視為已驗證。可依據科學性評估與風險等級，包含藥品的藥理作用分類及臨床使用經驗，適當調整有機不純物的驗證閾值。如有證據顯示其有機不純物與病人用藥的不良反應有關時，應限縮驗證閾值；反之，考量病人族群、藥物作用分類，與臨床使用等因素後，若安全性的風險等級較小，則可容許較高之驗證閾值。雖然有機不純物含量不大於鑑別閾值者，不須進行結構鑑定，但若其有機不純物具有強烈藥效或非預期藥理作用，或可產生毒性反應時，應以合適的分析方法進行定量與安全性驗證。

　　一般在臨床 III 期試驗前，不須進行有機不純物的安全性驗證，得以重複劑量毒性試驗結果，來評估與管控臨床試驗批次的試驗藥品在臨床使用的安全性。但若有造成顯著有機不純物的種類或含量改變，例如原料藥合成途徑改變時，或因改變賦形劑與原料藥的交互作用等，則需要執行適當的安全性驗證。依據 ICH Q3A 的建議，進行安全性驗證的非臨床安全性試驗，應包括一個在最合適試驗動物物種，進行不超過 3 個月的重覆劑量動物毒性試驗，與體外基因毒性試驗（例如 Ames test、染色體變異試驗等，擇一即可），所使用的試驗藥品應包括有機不純物含量的測定，也可以使用經純化的單一有機不純物來進行，上述試驗皆須遵循 GLP 規範。

（二）致突變不純物

　　在上述有機不純物中可能是致突變性不純物，其為可導致 DNA 突變，進而引發癌症的 DNA 反應性物質。為限制人體暴露於潛在致突變不純物相關的致癌風險，法規進一步要求使用毒理學關注閾值（Threshold of Toxicological Concerns, TTC）的概念，藉由實際 Ames test 測試結果，或基於化合物的定量結構活性關係（Quantality Structure Activity Relationship, QSAR）評估預測，以風險管理策略（例如考量病患的暴露時程與劑量，評估其致癌風險），制訂致突變不純物的可接受每日攝入量（Acceptable Daily Intake, ADI），進而管控藥品中的致突變不純物。詳細的法規要求與非臨床安全性試驗的考量與策略，可參考 ICH 於 2017 年 3 月發布 M7（R1）──評估和控制藥物中 DNA 反應性（致突變）不純物，以限制潛在致癌風險（Assessment and control of DNA reactive [mutagenic] impurities in pharmaceuticals to limit potential carcinogenic risk）指引文件（ICH, 2017），並分別於 2020 年 6 月，與 2021 年 10 月公布補充（R2 版）指引文件與問答集草案。目前世界各國與我國對於有關致突變不純物的品質管控，皆依此指引來做為藥品管理的法規依據。表 15-9 為指引中根據致突變性和致癌性，對不純物進行分類及控制建議。

表 15-9 致突變不純物的分類及控制建議

分類	定義	擬定的管控措施
1	已知致突變致癌物（即致突變性測試陽性，且有動物致癌性資料）	管控不超過 ADI
2	致癌性未知的已知致突變物（即致突變性測試陽性，但無動物致癌性資料）	管控不超過 ADI（適宜的 TTC）
3	有與原料藥結構無關的警示結構，無致突變性資料	控制不超過 ADI（適宜的 TTC）或進行 Ames test 如無致突變性，歸為 5 類； 如有致突變性，歸為 2 類
4	有警示結構，且與經測試無致突變性的原料藥及其相關化合物（例如，製程中間體），具有相同的警示結構	依一般有機不純物管控
5	無警示結構，或雖有警示結構，但有充分的資料證明無致突變性，或無致癌性	

來源：作者製表。

（三）元素不純物

藥品中的元素不純物有多種來源，可能是在製程中蓄意添加，也可能是非蓄意添加但自然存在，例如與生產設備或包裝系統相互作用產生，或原有在原料藥或賦形劑中等。ICH 於 2022 年 4 月公布 Q3D（R2）——元素不純物指引（Guideline for elemental impurities）（ICH, 2022），內容包括評估藥品潛在元素不純物的毒性資料、確定每種元素不純物的允許每日暴露量（Permitted Daily Exposure, PDE），與運用風險管理管控藥品中的元素不純物等。為確定 PDE 值所進行的安全性評估，所需考量的因素包括：藥品可獲得的人體暴露量和安全性資料、最相關的動物試驗結果、給藥途徑，與安全性指標等。通常採用持續時間最長的動物研究結果來確定 PDE 值。如果採用較短期的動物試驗作為最相關的結果，則在每個元素的安全性評估中說明其合理性。若元素不純物在低於毒性閾值的情況下，可能會影響藥品的其他品質屬性，例如對原料藥降解有催化作用的元素等，需要將元素不純物做更嚴格的管控。只要藥品中的元素不純物沒有超過 PDE 值，即無須下修其允收標準。我國 TFDA 也於 2022 年 10 月 31 日公告推動元素不純物管控實施方案（ICH Q3D）（ICH, 2022），分階段實施與落實要求。

十、藥品非臨床安全性試驗的執行品質要求

世界各國與我國均要求，藥品的非臨床安全性試驗，其執行皆應遵循 GLP。惟於特定個案，不完全遵循 GLP 要求的試驗資料，仍可支持試驗藥品的臨床試驗申請和上市許

可。若因為有些試驗需要採用特殊試驗系統，可能無法完全遵循 GLP，應在送審試驗報告中，明確說明那些試驗執行與條件未遵循 GLP，與其對整體安全性評估的衝擊。具體情況應與藥政主管機關作個案討論。

　　GLP 在 1970 年代即在美國（例如 USFDA non-clinical study for GLP）（FDA, 2022），與歐洲（例如 OECD Principles on GLP）（OEFD, 1998）公布並據以實施，迄今已發展成為醫藥、農藥與環境相關化學物質與其產品（包含試驗藥品）的非臨床安全性試驗，其試驗數據品質與完整性確保的重要管理系統。GLP 包括組織的運作，與實驗室的試驗研究之計劃、執行、監督、報告與記錄保存等所需條件的管理，其規範主要有：（1）試驗單位的組織與人事；（2）品保方案；（3）設施；（4）儀器設備、材料與試劑；（5）試驗體系；（6）試驗物質與對照物質；（7）標準操作程序；（8）試驗研究的執行；（9）試驗研究結果的報告，與（10）紀錄與材料的儲存與保留等 10 大章節。我國於 1998 年即參考美國 GLP 規範，公告「藥品非臨床試驗優良操作規範」，隨後 2006 年修訂為「藥物非臨床試驗優良操作規範」，現今於 2019 年 2 月 26 日公告最新版非臨床試驗優良操作規範，參考經濟合作組織 OECD GLP（1997 年版）之內容制定。並且，TFDA 也於 2018 年 12 月 6 日公告委託財團法人全國認證基金會（Taiwan Accreditation Foundation, TAF）擔任 GLP 符合性監控機構，進行國內執行藥品非臨床安全性試驗機構，對於 GLP 符合性的認證與查核。

伍、結語

　　藥品的開發與管理，首重確保藥品的品質、安全與療效。在以實證資料為基礎，符合科學邏輯、現代科學水準與滿足法規要求，並且在利益大於風險的評估結果下，藥品能獲得藥政主管機關的上市許可，以及持續在臨床上使用於病人。藥品非臨床安全性試驗的結果與評估，不論在藥品臨床前與臨床開發，以及藥品全生命週期管理的品質管控上，都能成為我們在藥品品質與安全方面，做好風險評估、風險溝通，以及風險抵免（Risk mitigation）等各項風險管理的重要工具，進而協助具有良好療效的藥品能廣泛與安全無虞的應用於臨床。在世界各國藥政主管機關與產學研業的努力下，藉由法規指引文件的討論、發布與落實，藥品非臨床安全性試驗的試驗原則、項目內容，與評估方法等，已有全球共通的共識與規範。藉由此科學性的工具與規範，我國藥品的開發與管理，已具有相當的水準，並與國際接軌，不僅讓國人能使用到來自全世界與我國具有品質、安全與療效的好藥，本土研發與國產國造的優良藥品也能行銷全世界，發展我國重要的醫藥產業。

參考文獻

財團法人醫藥品查驗中心（2022）。研發策略指導原則／Pharm ／ tox 類別。https://www3.cde.org.tw/knowledge/?pid=13&p=2021

葉嘉新、林志六（2008）。**新藥開發與臨床試驗**。秀威資訊科技股份有限公司。

葉嘉新（2007）。**新藥非臨床安全性評估的基本概念**。醫界聯盟臨床試驗中英文季刊。

衛生福利部（2014）。藥品非臨床試驗安全性規範（第五版）。

衛生福利部（2022）。推動元素不純物管控實施方案（ICH Q3D）。

衛生福利部食品藥物管理署（2021）。ICH Q3A（R2）及 Q3B（R2）：新藥之不純物指引。

European Medicines Agency, EMA [EMA] (2017). Guideline on strategies to identify and mitigate risks for first-in-human and early clinical trials with investigational medicinal products.

European Medicines Agency, EMA [EMA] (2023). Non-clinical Guidelines.

International Council for Harmonization of Technical Requirements for Pharmaceutical for Human Use [ICH] (2017). M7(R1), Assessment and control of DNA reactive (Mutagenic) Impurities in pharmaceuticals to limit potential carcinogenic risk.

International Council for Harmonization of Technical Requirements for Pharmaceutical for Human Use [ICH] (2022). Q3D, Guideline for Elemental Impurities.

International Council for Harmonization of Technical Requirements for Pharmaceutical for Human Use [ICH] (2023). ICH Official Website.

Organization for Economic Co-operation and Development [OECD] (1998). Principles of good laboratory practice.

U.S. Food and Drug Administration [FDA] (2005). Guidance for industry: Estimating the maximum safe starting dose in initial clinical trials for therapeutics in adult healthy volunteers.

U.S. Food and Drug Administration [FDA] (2006). Guidance for industry: Nonclinical safety evaluation of drug or biologic combinations.

U.S. Food and Drug Administration [FDA] (2018). Guidance for industry: Bioanalytical method validation.

U.S. Food and Drug Administration [FDA] (2022). GLP for non-clinical study of pharmaceuticals, 21CFR Part 58.

U.S. Food and Drug Administration [FDA] (2023). FDA Guidance Documents.

World Medical Association [WMA] (2008). Declaration of Helsinki（赫爾辛基宣言）。

Ch.16
奈米藥物毒性評估與替代測試方法簡介

作者｜陳容甄　陳育瑩　陳姿羽　王應然

摘　要

　　奈米材料因特殊的物理化學特性而於生物醫學領域有廣泛的應用，包括用於疾病診斷、治療以及監測。此外，在奈米材料經過表面修飾後能擁有對組織進行標靶治療能力，相當大幅度地提高藥物療效。對於新設計的奈米藥物首先必須要了解其基本物理／化學特性、有效成分以及預測奈米藥物與生物體的可能交互作用途徑。不同物理化學性質的複雜相互作用決定了奈米藥物的功能和治療性能。然而這些獨特的物化性質也可能是奈米引起毒性的原因。這種雙面刃的特性可能會限制奈米藥物在臨床的應用。在製備奈米藥物時，必須考量包括設計、藥效評估、毒性以及風險評估等一系列問題。因此奈米藥物在設計初期及進行臨床試驗前，都必須進行一系列毒性評估。近年來替代測試也漸漸被監管單位接受作為毒性評估方法。為順應實驗動物3Rs原則的理念，體外試驗與電腦預測模型成為替代測試方法的首選。奈米醫學必須與奈米毒理學研究共同攜手合作，以降低不良影響並確保創新藥物和相關醫療產品的安全性。

關鍵字：奈米藥物、體外／體內毒性評估模式、毒性機制、替代測試、安全性評估

壹、前言

一、奈米科技在現今的應用

隨著奈米科技的蓬勃發展以及奈米材料的廣泛運用，目前不同的奈米材料已經應用到許多產業中，如醫藥用品、化粧品、食品、電子產品、能源及環境用品等，這些持續成長的全球市場引發了對奈米安全性的需求，尤其是針對人體健康及環境可能造成的風險。奈米為一種長度單位，一奈米等於十億分之一公尺。奈米物質的定義為：物質含有的顆粒中，自由形態、聚集或團聚狀態下，有50%以上在粒徑分布／顆粒數目及至少一維空間界於1至100 nm。在奈米尺度下開發新的材料、製程以及載體能夠借助於獨特的物理化學特性而有截然不同的應用。奈米藥物在生醫領域的應用一直是最具潛力的方向，尤其在醫療領域上不論是疾病診斷亦或是藥物開發，奈米科技透過其特殊物理化學性質對不同疾病診斷治療有革命性的進步。在醫藥衛生領域中，奈米生物技術有廣泛的應用和明確的產業化前景，特別是在藥物奈米化、奈米藥物載體、奈米生物感測器、成像技術、微型智慧化醫療器械等。

二、奈米藥物之特性及其毒性

相較於傳統藥物，奈米藥物可以進一步分成奈米載體與奈米藥物，尺寸界定於1-100 nm之間。奈米載體係指能夠裝載運送藥物，並在目標器官溶解或分散藥物成分的各種奈米粒子，而奈米藥物則是指直接將原料藥物加工成奈米粒子。理想的奈米載體應該具備以下的性質：較高的載藥量；較高的藥物包覆率；簡便的製備及純化方法，並且容易放大到工業化的生產；載藥材料可以被生物降解，毒性較低，甚至沒有毒性；適當的粒徑與形狀；較長的體內循環時間。

奈米材料應用於生物醫學領域目的是利用其特殊的物理化學特性。奈米材料的特殊性使其適用於疾病診斷、治療以及監測。奈米藥物能夠利用不同材質組成、形狀、表面修飾甚至表面合成額外功能的配體來達到多樣性的功能。例如在奈米藥物表面合成螢光便能使用來作為藥物分布監控以及疾病監測。也有許多研究利用表面修飾抗體、分子等方式實現標靶定位能力，相當大幅度地提高安全性和藥物療效（圖16-1）。而奈米載體裝載的藥物也能將治療診斷效能及藥物利用可行性大幅提升，例如將原本毒性高、疏水性強、生物可利用率低的分子藥物以奈米載體包覆，透過循環系統運送到目標器官再進行藥物釋放，便能有效降低毒性、提高藥物溶解度及生物可利用率（Narayan, 2017）（圖16-1）。如同一般藥物，在奈米藥物開發過程中深入了解奈米如何與標靶器官（正常組織、損傷組織和微環境）相互作用及其可能的毒性機制是非常重要的。在製備奈米藥物時，必須考量包括設

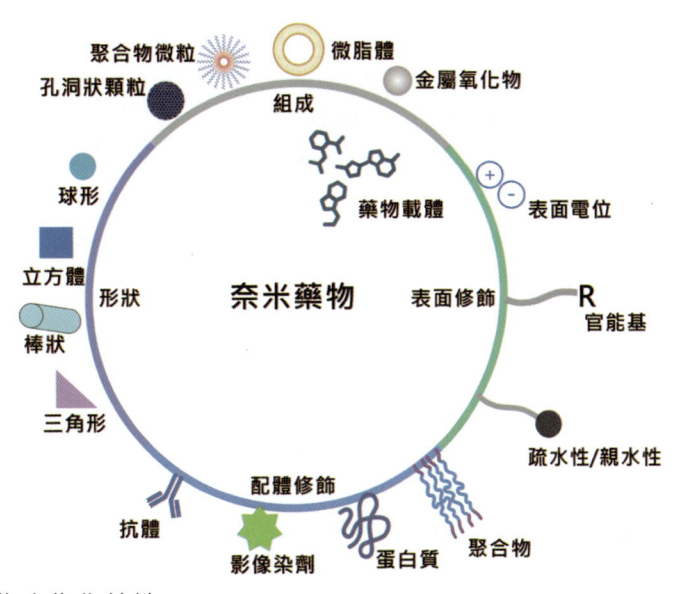

圖16-1 奈米藥物之物化特性
來源：本圖內容部分修改自 Domingues 等（2022）。

計、藥效評估、毒性以及風險評估等一系列問題。其中包括（1）藥物要治療的疾病、（2）目標人群、（3）奈米藥物的有效成分（Active ingredient）、（4）奈米藥物的吸收、分布、代謝、排泄和毒理學（ADMET）訊息、（5）給藥途徑以及（6）藥物代謝動力學以及藥效學。為了回答這些問題，奈米藥物在設計初期應該考慮的關鍵點包括（1）奈米載體類型、（2）奈米藥物的組成、（3）物理化學特性以及（4）控制／釋放的機制。奈米具有特殊的物化性質，包括小尺寸和大表面積，這些特性使其作為藥物載體可以較容易穿過生物屏障（例如：黏膜屏障、血腦屏障〔BBB〕和胎盤），並送達標靶器官。然而，這些獨特的物化性質也可能是奈米引起毒性的原因。這種雙面刃的特性可能會限制奈米藥物在臨床的應用，並阻礙其市場成長。因此，對於新設計的奈米藥物首先必須要了解其基本物理／化學特性、有效成分以及預測奈米藥物與生物體的可能交互作用途徑（Domingues et al., 2022）。接著必須盡可能以動物3Rs（Replacement 替代、Reduction 減量、Refinement 精緻化）的角度進行功效性及安全性研究，以解決奈米藥物的 ADMET 問題。這些訊息最後會整合成初步風險評估，以獲得奈米藥物在標靶器官和其他器官生物可利用率的資料，最後決定治療的安全性及有效性。

隨著奈米藥物發展，已經有數種基於不同材料的奈米藥物經美國食品藥物管理局（U. S. Food and Drug Administration, FDA）批准上市。第一個具有里程碑意義的奈米藥物是FDA 於 1995 年批准了 Doxorubicin（Doxil）的微脂體製劑。之後接續有多種奈米藥物已經被批准在臨床使用，並用於不同適應症及影像應用（表16-1）（Anselmo & Mitragotri, 2019）。

表 16-1　臨床上批准使用之奈米藥物

Name	Nanoparticle type	Approved application/ indication	Approval (year)	Investigated application/ indication
Cancer nanoparticle medicines				
Doxil Caelyx (Janssen)	Liposomal doxorubicin (PEGylated)	Ovarian cancer (secondary to platinum based therapies) HIV-associated Kaposi's sarcoma (secondary to chemotherapy) Multiple myeloma (secondary)	FDA (1995) EMA (1996)	Various cancers including: solid malignancies, ovarian, breast, leukemia, lymphomas, prostate, metastatic, or liver
DaunoXome (Galen)	Liposomal daunorubicin (non-PEGylated)	HIV-associated Kaposi's sarcoma (primary)	FDA (1996)	Various leukemias
Myocet (Teva UK)	Liposomal doxorubicin (non-PEGylated)	Treatment of metastatic breast cancer (primary)	EMA (2000)	Various cancers including: breast, lymphoma, or ovarian
Abraxane (Celgene)	Albumin-particle bound paclitaxel	Advanced non-small cell lung cancer (surgery or radiation is not an option) Metastatic breast cancer (secondary) Metastatic pancreatic cancer (primary)	FDA (2005) EMA (2008)	Various cancers including: solid malignancies, breast, lymphomas, bladder, lung, pancreatic, head and neck, prostate, melanoma, or liver
Marqibo (Spectrum)	Liposomal vincristine (non-PEGylated)	Philadelphia chromosome-negative acute lymphoblastic leukemia (tertiary)	FDA (2012)	Various cancers including: lymphoma, brain, leukemia, or melanoma

MEPACT (Millennium)	Liposomal mifamurtide (non-PEGylated)	Treatment for osteosarcoma (primary following surgery)	EMA (2009)	Osteosarcomas
Onivyde MM-398 (Merrimack)	Liposomal irinotecan (PEGylated)	Metastatic pancreatic cancer (secondary)	FDA (2015)	Various cancers including: solid malignancies, breast, pancreatic, sarcomas, or brain
VYXEOS CPX-351 (Jazz Pharmaceuticals)	Liposomal formulation of cytarabine: daunorubicin (5:1M ratio)	Acute myeloid leukemia	FDA (2017) EMA (2018)	Various leukemias
NBTXR3 Hensify (Nanobiotix)	Hafnium oxide nanoparticles stimulated with external radiation to enhance tumor cell death via electron production	Locally advanced squamous cell carcinoma	CE Mark (2019)	Locally advanced soft tissue sarcoma
Iron-replacement nanoparticle therapies				
CosmoFer INFeD Ferrisat (Pharmacosmos)	Iron dextran colloid	Iron deficient anemia	FDA (1992) Some of Europe countries	Iron deficient anemia
DexFerrum DexIron (American Regent)	Iron dextran colloid	Iron deficient anemia	FDA (1996)	Iron deficient anemia
Ferrlecit (Sanofi)	Iron gluconate colloid	Iron replacement for anemia treatment in patients with chronic kidney disease	FDA (1999)	Iron deficient anemia
Venofer (American Regent)	Iron sucrose colloid	Iron replacement for anemia treatment in patients with chronic kidney disease	FDA (2000)	Iron deficient anemia Following autologous stem cell transplantation

Feraheme (AMAG) Rienso (Takeda) Ferumoxytol	Iron polyglucose sorbitol carboxymethylether colloid	Iron deficiency in patients with chronic kidney disease	FDA (2009)	Iron deficient anemia Imaging: brain metastases, lymph node metastases, neuroinflammation in epilepsy, head and neck cancer, myocardial infarction, or multiple sclerosis
Injectafer Ferinject (Vifor)	Iron carboxymaltose colloid	Iron deficient anemia	FDA (2013)	Iron deficient anemia
Nanoparticle imaging agents				
Definity (Lantheus Medical Imaging)	Perflutren lipid microspheres	Ultrasound contrast agent	FDA (2001)	Ultrasound enhancement for: liver or breast or intraocular or pancreatic tumors, pulmonary diseases, heart function, transcranial injuries, strokes, or liver cirrhosis
Feridex I.V. (AMAG) Endorem	Iron dextran colloid	Imaging of liver lesions	FDA (1996)	N/A: No current studies
Optison (GE Healthcare)	Human serum albumin stabilized perflutren microspheres	Ultrasound contrast agent	FDA (1997) EMA (1998)	Ultrasound enhancement for: lymph node, renal cell carcinoma, myocardial infarction, pulmonary transit times, or heart transplant rejections

SonoVue (Bracco Imaging)	Phospholipid stabilized microbubble	Ultrasound contrast agent	EMA (2001)	Ultrasound enhancement for: liver neoplasms, prostate or breast or pancreatic cancer, or coronary/ pulmonary disease
Ferumoxtran-10 Combidex Sinerem (AMAG)	Iron dextran colloid	Imaging lymph node metastases	FDA (2005)	Imaging lymph node metastases
Nanoparticle vaccines				
Epaxal (Crucell)	Liposome with hepatitis A virus	Hepatitis A vaccine	EMA (1994)	Safety and immunogenicity of hepatitis A vaccine
Inflexal V (Crucell)	Liposome with trivalent-influenza	Influenza vaccine	EMA (2013)	Safety and immunogenicity of influenza vaccine
Particle anesthetics				
Diprivan	Liposomal propofol	Induction and maintenance of sedation or anesthesia	FDA (1989)	General anesthesia in specific situations: morbidly obese patients, open heart surgery, or spinal surgery
Nanoparticles for fungal treatments				
AmBisome (Gilead Sciences)	Liposomal amphotericin B	Cryptococcal meningitis in HIV-infected patients Aspergillus, Candida and/or Cryptococcus species infections (secondary) Visceral leishmaniasis parasite in immunocompromised patients	FDA (1997) Most of Europe countries	Preventing or treating invasive fungal infections

Nanoparticles for macular degeneration				
Visudyne (Bausch and Lomb)	Liposomal verteporfin	Treatment of subfoveal choroidal neovascularization from age-related macular degeneration, pathologic, or ocular histoplasmosis	FDA (2000) EMA (2000)	Macular degeneration
ONPATTRO Patisiran ALN-TTR02 (Alnylam Pharmaceuticals)	Lipid nanoparticle RNAi for the knockdown of disease-causing TTR protein	Transthyretin (TTR)-mediated amyloidosis	FDA (2018) EMA (2018)	Transthyretin (TTR)-mediated amyloidosis

來源：修改自 Mitragotri 等（2019），頁 10143。

物理化學特性，例如：尺寸、形狀、表面修飾、組成成分、機械特性和配體修飾，是奈米藥物安全性的關鍵決定因素。不同物理化學性質的複雜相互作用決定了奈米藥物的功能和治療性能。

貳、奈米藥物毒性評估方法

奈米藥物的出現有效地改善了傳統藥物溶解性、生物利用率以及藥物靶向性的問題。除了更好的安全性和有效性，奈米製劑還實質減少劑量，從而提高患者的依從性並減少藥物大量蓄積引起的毒性作用。但是許多奈米製劑安全性和毒性方面的知識仍然缺乏。由於奈米藥物獨特的物理化學特性，使奈米藥物在進入生物體後有不同的毒性反應，在藥物進行臨床試驗前及獲得上市許可前，都必須進行一系列臨床前毒性測試，其中包括傳統體外／體內毒性評估模式如：急毒性、皮膚刺激／腐蝕、眼睛刺激／嚴重損傷、呼吸道或皮膚過敏、基因毒性／致突變性、致癌、生殖毒性、特定標的器官系統毒性、單一暴露、重複暴露及吸入性危害等測試方法。奈米藥物因其獨特性，其安全性評估往往受到不同監管單位規範。以歐盟為例，奈米藥物受到兩個管理單位規範，分別為歐洲藥物管理局（European Medicines Agency, EMA）及歐洲化學品管理局（European Chemicals Agency, ECHA）。迄今為止，歐盟還沒有針對奈米藥物的明確毒性測試規範，而是透過發布技術文件在既有毒性評估架構下對奈米物質進行補充建議（Lazurko et al., 2019）。在美國，奈米藥物安全性評估受到 USFDA 的監管，USFDA 成立奈米技術工作組（FDA nanotechnology task force）制定技術報告來彌補奈米材料與現今評估規範間的差距（U.S.

Food and Drug Administration [FDA], 2022）。近年來一些新興技術（如微流體等）以及替代測試也漸漸被監管單位接受作為毒性評估方法。為了符合國際間對於動物毒性試驗的 3Rs 原則（取代、減量以及替代）以及能夠加速毒性試驗的流程，快速與大量的高通量毒性篩選（High-Throughput Toxicological Screening, HTS）是跟上奈米藥物開發速率不可缺少的方式，經由篩選測試的結果可以提供對人體健康或環境潛在不良影響的指標。

一、體外（*In Vitro*）評估模式

　　體外評估模式之毒性篩選方法常見的有：細胞毒性篩選方法、細胞內氧化壓力篩選方法、發炎及免疫反應篩選方法、基因毒性篩選方法等。體外毒性試驗一直是測試奈米藥物毒性的初始篩選方法，體外試驗傳統上使用幾種過往研究經驗上奈米藥物容易聚集器官的細胞株，例如：肝臟、腎臟、大腦跟肺臟之細胞株來評估奈米藥物的潛在毒性（Wu & Tang, 2018）。傳統體外細胞毒性模式優點有經濟簡單、可以直接評估奈米藥物的毒性、也可以確定半抑制濃度（Half-Maximal Inhibitory Concentration, IC_{50}）。目前最常被用於測定奈米藥物潛在毒性的試驗包括 3-[4,5- 二甲基噻唑 -2- 基]-2,5- 二苯基溴化四唑（MTT）試驗、乳酸脫氫酶滲漏（LDH）試驗、細胞凋亡（Apotosis）和壞死試驗、內毒素檢測和氧化壓力試驗等（Savage et al., 2019）。在探討奈米造成的細胞毒性時，奈米與細胞間交互作用的潛力也是一個重要參數，因此帶有螢光標記的奈米顆粒經常被用於測定奈米材料是否浸潤細胞。例如：異硫氰酸螢光素（Fluorescein Isothiocyanate, FITC）、流式細胞儀使用的 Alexa 染料和共聚焦激光掃描顯微鏡（Confocal microscopy）。這些技術可以定量和定性測定細胞系統內的奈米材料（Domingues et al., 2022）。細胞凋亡現象在許多研究中被指出是奈米物質誘導細胞損傷的途徑之一。例如：TiO_2、Ag_2O_3、ZnO 和 CuO NPs 等金屬奈米粒子皆具有不同程度誘導細胞凋亡的效力。目前有能夠以免疫螢光、西方墨點法等方式對細胞凋亡中 caspase 蛋白活性進行分析以確定細胞凋亡的程度。此外，諸如 Annexin-V 測定、彗星測定、TdT 介導的 dUTP- 生物素缺口末端標記（TUNEL）測定和 DNA 片段梯度測定等，也可有效地用於鑑定細胞凋亡的程度。奈米毒理評估中，氧化壓力（Oxidative Stress）以檢測 Reactive Oxygen Species（ROS）的產生是一項重要的測試終點。氧化壓力和炎症標誌物（如 ROS、脂質過氧化、抗氧化水平和炎症細胞因子）的量化揭示了奈米藥物的體外細胞毒性誘導潛力。及時定量 PCR（Real-time PCR）測定炎症細胞因子和 ROS 染劑是識別奈米藥物體外細胞毒性的有用方法。奈米顆粒也很常被認為是誘發基因毒性物質。許多研究指出它們會導致染色體變異、DNA 鏈斷裂和基因突變而引起基因毒性。因此許多體外試驗皆被用來評斷奈米物質是否誘發細胞基因毒性。像是彗星試驗（Comet assay）、體外微核試驗（Micronuclei assay）和 TUNEL 試驗等。

　　但體外奈米毒性評估也存在一些限制及隱憂。例如：細胞培養基、血清以及細胞生長

的補充物與奈米藥物之間的交互作用會在實驗結果及再現性上存在一定困難。例如永生細胞株由於細胞增生和代謝活性相較於初代細胞有較大的不同，因此使用血清及其他細胞生長的補充物會有所差異，結果可能會限制正電荷的奈米粒子毒性評估，因為他們會與血清中帶負電荷的蛋白質進行交互作用，此現象稱之為蛋白質冠冕效應（Protein corona effect）（Richtering et al., 2020）。因此在實驗方法的標準化，例如培養基以及培養材料的選擇以至細胞株的代數以及暴露時間等條件，就顯得非常重要且會影響最後的實驗結果。此外傳統毒性評估往往是靜態的，在進行試驗時會因為每個細胞所暴露的濃度不平均而導致實驗結果誤差。如果能採用高通量篩選（HTS）和高含量分析（HCS）方法對奈米材料進行毒性測試將有機會可以進行大量篩選，減少實驗間的變異效應，節省時間和成本。隨著這些新興技術的出現，預計可以在時間成本及實驗結果的可信度等方面改進對奈米藥物進行安全性評估。

　　體外評估模式排除了動物試驗因而簡化了危害辨識的過程，通常是應用在研發的早期，若某種特殊的奈米藥物預期具有特別的危害性，則可於初步發展階段決定是否終止研發生產。然而，相對於詳細的驗證分析，體外評估模式也有其限制，包括缺乏可驗證的人體預測性、體外評估模式到人體暴露的劑量—反應關係（Dose-response relationships）如何使用外插法推算，仍有許多不確定因子的影響。此外，由急性暴露的篩選結果來預測人體慢性暴露的危害也仍有許多挑戰，在某些情況之下，體外評估模式也可能高估或低估對人體的危害，因此體外評估模式應被納入一個更完整的試驗策略之中，但其可作為優先的測試方案選項。對於毒性的篩選測試而言，基於成本、基礎設施以及時間限制的考量細胞培養或是其他的體外試驗技術最常被用來作為減少大量使用全動物試驗的替代方法。已有許多的奈米藥物透過體外試驗篩選方法來測定其危害影響，這一系列的測試反應目的並非為了檢測一個完整生物個體的反應，但是仍有可能預測體內試驗的影響（例如：特定的器官功能影響或是組織專一性的路徑或程序）（ISO-TR16197）。

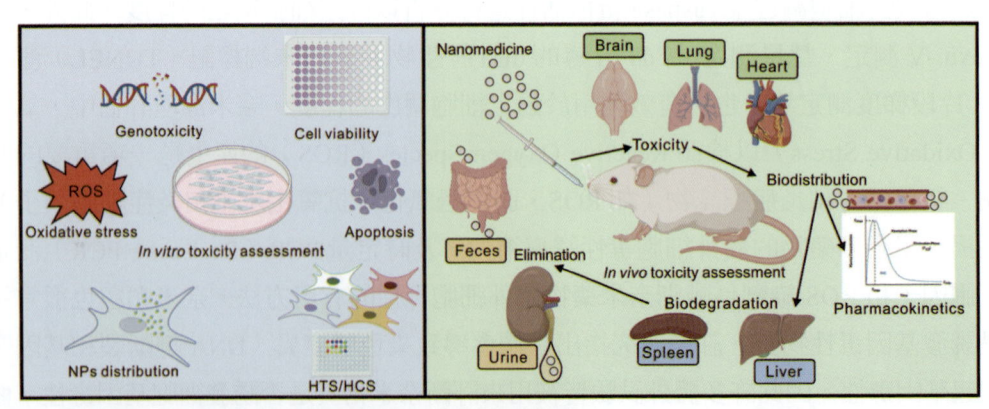

圖16-2　利用體外與體內評估模式評估奈米藥物毒性
來源：本圖內容部分修改自 Baati 等（2021），ACS omega，頁 21872-21883。

目前常用的體外模式毒性篩選方法包括細胞存活率、體外基因毒性、細胞凋亡檢測、氧化壓力、奈米材料分布以及基於高通量／高含量分析的螢光檢測方法等。體內模式的奈米藥物毒性篩選則是基於奈米藥物在體內吸收、分布、代謝、排泄、毒性反應以及藥物動力等系統性機制為目的來探討奈米藥物毒性。

二、體內（*In Vitro*）評估模式

儘管上述體外評估模式能夠為奈米藥物毒性評估提供關鍵性結果，但較複雜且具系統性的毒性終點，例如：毒物動力學、長期重複劑量毒性以及生殖發育毒性在目前使用體外模式仍具限制性。而評估奈米藥物的體內毒性是進入臨床試驗的先決條件。動物毒性評估模式能夠提供藥物的半致死劑量（LD_{50}）、最大耐受劑量（MTD）、未觀察到的不良反應水平（NOAEL）和急性和慢性毒性特徵的信息。也因此在奈米藥物安全性評估的過程中，動物體內模式仍然有其必要性。一般來說，傳統的動物毒性測試與評估方法，也適用於奈米藥物的安全評估，惟需認知到奈米藥物具有與一般藥物不同的特殊性質，因此既有的測試指引需要進一步檢討和調整。目前也已經有許多模式生物被應用於毒性評估模型，其中又分為非哺乳類以及哺乳類模式生物（Yang et al., 2017）。

在非哺乳類模式生物中像是秀麗隱桿線蟲（*C. elegans*）被用作奈米材料毒性的高通量篩選試驗。先前研究開發出以線蟲作為模式動物的高通量藥物篩選系統，透過量化線蟲的體長、運動速度以及壽命能夠進一步研究了奈米材料的尺寸、形狀、表面化學和暴露條件對毒性的影響（Jung et al., 2015）。黑腹果蠅（*D. melanogaster*），通常稱為果蠅，是另種奈米毒性評估常用的模式生物並適用於基因毒性監測。例如使用果蠅評估 Poly Lactic Acid（PLA）奈米粒子的安全性顯示出，該奈米顆粒造成細胞死亡背後的機制與氧化壓力和 G1 細胞週期停滯有關（Liu et al., 2014）。此外，斑馬魚（*Danio rerio*, zebrafish）也是一種發展成熟的脊椎動物模型並大量用於各種疾病模式研究及毒理學應用。現在越來越多的共識提倡更多地使用斑馬魚模型，以減少出於經濟、倫理和生物學原因對齧齒動物測試的依賴。事實上，斑馬魚的毒性和安全性測試已被聯邦藥物管理局接受用於新藥批准（He et al., 2014）。斑馬魚被用於評估多個層面的奈米粒子毒性，包括死亡率、致畸性、免疫毒性、基因毒性以及行為等一系列生理數值的改變，斑馬魚模式相較傳統哺乳類模式成本低廉且易於維護，並且能夠通過多種暴露途徑（包括直接在水中）進行有效的測試（Haque & Ward, 2018）。此外，斑馬魚能夠像果蠅一樣能夠在短時間（與哺乳類相比）觀察多個發育階段以評估特定的生理影響。因此斑馬魚可作為未來理想的替代模式應用於奈米藥物毒性評估（Haque & Ward, 2018）。

在哺乳類模式生物中，小鼠和大鼠是最常被使用作奈米藥物毒性研究以及臨床前測試的模式生物，因為它們和人類有相對接近的基因組。並且有完整系統的標的器官（心臟、

肝臟、脾臟、肺臟、腎臟以及腦等）能夠觀察奈米藥物在組織的分布、是否造成細胞凋亡以及發炎等毒性反應。舉例來說，肝臟是藥物代謝的重要器官，研究發現奈米藥物會累積在肝臟的毛細血管和庫氏細胞中（Kupffer cell）（Yang et al., 2017）。傳統的化學物質的毒物動力學研究主要是關於被動和主動運輸。奈米材料的毒物動力學則更為複雜，可能受到以下特徵影響，例如：奈米聚集（Aggregation）狀態、蛋白質冠冕形成、在細胞內部的機轉、被巨噬細胞吞噬、移動至肝臟、淋巴結和脾臟等器官以及其他特定的降解／排泄途徑。大小在6-5,000 nm的奈米不易迅速被清除，並且會累積在不同器官中，進而誘導潛在的毒性。介於5-200 nm之間的奈米常常會存在血液循環中，並可能經由肝臟內皮滲出。因此，經常使用奈米材料或長時間低劑量接觸奈米材料（慢性接觸）時，應特別注意奈米材料在器官中潛在的累積性及持久性。

儘管使用體內模式評估奈米藥物毒性有其重要性，但物種之間的生理差異依舊是研究結果轉換到人體結果的障礙。例如與人類相比，大鼠與小鼠腸道系統的黏膜屏障較少，因此可能攝入比人體更多的奈米粒子。其他重要的生理差異包括胃酸和胃排空時間以及腸道運輸時間的減少，這些因素可能影響實驗結果的解釋（Hunter et al., 2012）。由於這些差異，科學界也開始提出一些想法，就是在設計合適的動物模型時，應該根據奈米藥物的預期應用而考量模型。例如：奈米藥物目的用在治療疾病時，應該選擇與此疾病相關的疾病動物模式進行測試。而應用在進行診斷時（可能是對健康人群進行診斷），就可以使用健康的動物作為臨床前測試模型。此外，生物影像技術能夠及時評估奈米粒子在身體／組織／器官中的生物分布和累績，可減少每個實驗中所需動物的數量，因為不需要犧牲動物以獲取組織檢體進行分析，就能評估奈米粒子在特定組織／器官中的分布和累積（Ansari et al., 2021）。

參、替代測試方法在奈米藥品安全性評估的應用

隨著新興奈米藥物的種類不斷地增加，傳統動物試驗的量能已漸漸無法滿足安全性評估的需求。因此人們迫切需要快速、可靠的安全性評估方法來取得日益漸增的新興奈米藥物的毒理資訊以作為藥物篩選以及安全性評估的依據。也由於順應實驗動物3Rs原則的理念，體外試驗與電腦預測模型成為替代測試方法的首選。而為了節省大量的金錢與時間成本，採用高通量篩選（HTS）、高含量分析（HCS）以及體學分析對奈米藥物進行初步的毒性分類從而提前預測奈米藥物可能產生之毒性反應、作用機制（Mode of Action, MOA）和藥物代謝途徑也是使用替代測試方法的目的及優勢。以下將針對五種主流的替代測試方法進行介紹（圖16-3）。

一、三維細胞培養

　　除了傳統二維細胞培養的毒性評估模式。三維（3D）細胞培養是現今因替代測試方法的崛起而興盛的新興技術。3D 細胞培養能夠提供更接近細胞實際生長的環境，可維持細胞原有的型態與功能、延長細胞穩定性並建構出接近真實的組織。而 3D 細胞培養相較於二維培養也更能夠預測奈米藥物在體內的毒性，並且 3D 細胞培養能夠更好地模擬細胞微環境與奈米藥物的交互作用（Kumari et al., 2017）。為了因應傳統二維細胞培養藥物分布不均的問題。微流體技術被應用在 3D 培養系統中。微流體學方法可以精確地控制奈米材料濃度，使它們均勻分布，通過控制流體以及不同細胞類型的共培養來再現 3D 組織模擬，以實現接近天然細胞生長環境。現今研究已經能夠將各種貼附和非貼附細胞系統應用整合在微流體系統中，以模塊化設計出系統性微流體平臺用於藥物篩檢以及安全性測試。這樣的系統不僅能夠靈活的串聯或並聯不同器官細胞株，實現還原生物體與奈米藥物交互作用的可能性（Kohl et al., 2021）。例如研究使用多個微流體裝置來模擬腎臟，包含腎小球、包氏囊、近端腎小管以及微血管組成。在這個微流體裝置中能夠重現基礎的腎臟生理學。以此模型為基礎能夠用來評估藥物引起的腎毒性。實驗中通過螢光成像記錄原代腎小球內皮細胞、足細胞、腎小管上皮細胞和腎小管內皮細胞的損傷情況，並鑑定其時間依賴性、劑量依賴性。以及通過研究四種腎細胞的死亡順序和分子機轉能夠了解藥物的毒性機轉。由此可見微流體系統能夠在臨床前階段提供豐富的藥物毒性資訊，促進了解藥物安全性並為臨床治療提供參考依據（Qu et al., 2018）。

二、器官晶片（Organ-on-Chips）

　　器官晶片是一種生長在微流體晶片模仿自然組織的微型系統。為了更好地模仿人類生理學，這些晶片被設計用來控制細胞微環境並維持組織特異性功能。結合組織工程和微細加工（Micro-machining）的進步，器官晶片作為下一代實驗平臺來研究人類病理生理學和體內治療效果引起了人們的興趣。器官晶片所使用的形式為含有毛細管網絡的微流體裝置用於引導和控制器官晶片中的液體交換，再搭配生長在晶片中的組織。雖然器官晶片與原生器官相比有著較為簡單功能及組織特異性，但這些組織和器官系統還是可以有效地模仿人類生理學和疾病。這些器官晶片也能有效地填補動物試驗和人體試驗中間的空白。目前有許多不同器官的器官晶片已經被開發，包括皮膚、心臟、肺臟、腸道、肝臟、腎臟、骨髓、血管、或胎兒—母體界面被用於研究奈米藥物（Leung et al., 2022）。單組織的器官晶片主要是為了解決體外試驗毒性無法評估以及類推到活體毒性。最近研究開發出肝臟器官晶片系統，該系統可以維持健康細胞培養超過 28 天並模擬肝臟的體內環境，這為 ADMET 毒性研究開闢了新途徑（Lee-Montiel et al., 2017）。目前也有一些微流體系統正在開發中，

例如：用於評估奈米藥物的腎毒性、呼吸毒性、神經毒性、或血液相容性以及其他微流體方法來評估奈米藥物的治療潛力，例如在癌症中的治療潛力。器官晶片設備的使用以及評估藥物毒性或有效性的需求促進了其市場增長。器官晶片市場規模預計將從 500 萬美元（2016 年）增至 1.7 億美元（2023 年），2017-2023 年總和年增長率為 63.2%，這些結果強調了器官晶片需求的重要性和廣闊的應用範圍，它們在奈米毒性評估中具有應用價值的潛力（Leung et al., 2022）。科學界相信器官晶片系統有一天可能會超越傳統模式，使人們對人類疾病的了解和治療藥物的開發更加快速、高效和具有成本效益，從而實現替代、減少和改進使用實驗動物（3Rs 原則）。儘管如此，仍有大量工作需要解決本綜述中討論的挑戰，從而確定並實現該技術的潛力。

三、高通量篩選（High Throughput Screening, HTS）和高含量分析（High Contents Screening, HCS）

　　高通量篩選和高含量分析方法構建的毒性測試平臺。是基於經過驗證的體外模式，結合奈米材料結構活性關係、整合奈米與生物界面的生物物理化學交互作用，來預測毒理學終點，用於快速評估奈米材料的安全性。

　　高含量分析是使用多種不同細胞染劑以及結合自動圖像採集的方法來獲取細胞在產生變化後量化和提取最大量細胞特徵的數據，包括螢光強度的變化和細胞內目標的分布，以及有關細胞形態的詳細信息。其中隨著顯微影像的發展，高含量分析成為了解不同藥物誘導生物活性的重要工具。這項技術最初幾乎專門用於製藥行業，以篩選特定目標的潛在候選藥物，現在則廣泛使用以研究各種細胞反應。

　　目前有多種商用高含量分析儀器可供使用，每種儀器都具有成像和分析的特定優勢。這些系統配備了基於細胞自動識別的強大圖像分析軟件，並且根據儀器的不同，它們提供了相當大的分析靈活性（Collins et al., 2017）。目前大多數高含量分析顯微鏡都配有可選的環境控制系統，可以調節溫度、大氣和濕度，從而實現活細胞即時成像。雖然大多數儀器可以對組織學樣品進行高含量分析，但該方法最適合在多孔盤（6-1,536 孔）中使用培養細胞系進行研究，其中可以測試多種條件（各種化合物、濃度範圍等）。高質量一級抗體和特異性螢光分子探針的廣泛選擇為生物反應分析帶來了無限的可能性。此外，具有相對窄的激發和發射特性的多種螢光二級抗體允許同時多重檢測多個標記物。目前有許多細胞可滲透的螢光探針，可以分析細胞膜滲透性、氧化壓力（ROS）、粒線體和溶酶體功能以及許多其他細胞生長過程的變化（Collins et al., 2017）。對於特定細胞生物活性終點的大量分析使高含量分析成為毒理學、基因毒理學、腫瘤學、神經生物學和代謝體學等研究的關鍵技術。以基因毒性為例，奈米藥物目前普遍使用低通量，耗時且費力的傳統彗星試驗進行基因毒性分析。目前廠商有開發凝膠陣列的高通量彗星試驗系統，該系統能

夠支持最高384孔盤，並支持自動分析系統逐一分析每孔細胞DNA損傷後的彗星結構比例以評估藥物的基因毒性（Collins et al., 2017）。體外微核試驗是另一個常用的基因毒性測試。目前也有開發出基於HTS/HCS平臺使用中國倉鼠卵巢細胞CHO-K1和人類肝癌細胞HepG2的快速藥物篩選方法，細胞在預先裝載有細胞質染色染料的96孔盤中培養。與測試物一起培養後固定細胞並用Hoechst染料對細胞的DNA進行染色。使用自動螢光顯微鏡與專有的自動圖像分析軟件相結合來獲取細胞核影像和評分。目前此高通量體外微核試驗已被證明是一種具有高靈敏度和特異性的有效方法來檢測基因毒性化合物（Collins et al., 2017）。

四、體學（Omics）

上述的毒性分析方法皆是在有特定標的下分析奈米藥物對於生物體的毒性。然而在許多情況下，這些方法並不能有效地偵測輕微、無標的的毒性效應。體學分析可提供奈米毒性評估的組合，支持使用複雜的生物系統進行完整的分子分析，包含：表觀基因體學（Epigenomics）、基因體學（Genomics）、轉錄體學（Transcriptomics）、蛋白質體學（Proteomics）、代謝體學（Metabolomics）和毒理基因體學（Toxicogenomics）（Fröhlich, 2018）。毒理基因體學是現代毒理學研究中首選的選擇，具有在監管決策中支持減少動物實驗的潛力。毒理基因體學主要包括：雜交技術，如微陣列，提供更全面的數據輸出，以探討潛在的奈米毒理路徑。因此，毒理基因體學可以區分基因變化，提供有關改變的途徑和網絡的信息，並提供有關毒性和／或毒性反應機制的證據。基於體學的毒理學篩選可以以高通量的方式提供可靠的數據，推動毒理學研究走向一個不同的領域。先前研究以小鼠模式透過呼吸暴露28種不同材料（Ag、Au、TiO2、奈米鑽石以及多壁奈米碳管等），以及表面修飾（COOH、NH2或PEG）的奈米粒子，並對肺組織進行基因體學分析。結果顯示NH2表面修飾的奈米粒子可以產生最嚴重的發炎反應，而PEG化的奈米粒子則可以抑制發炎反應。這項研究結果提供了奈米藥物在材料選擇上的重要毒性訊息以避免使用具有潛在毒性的材料（Kinaret et al., 2021）。其他研究也使用銅衍生奈米材料、奈米碳管或金屬氧化物奈米粒子，使用毒理基因體學來分析奈米材料與242個長非編碼RNA（lncRNA）的表達。相對於對照組，這242個lncRNA表現增加且與細胞週期調控、染色體和DNA損傷的相關基因具有高度關聯，這可解釋奈米材料可能對細胞產生毒性的原因（Domingues et al., 2022）。然而，也有報告指出體學研究的一些限制。例如，樣品準備缺乏標準化流程、用於測試的細胞／動物模型之選擇、培養基組成、奈米處裡的濃度（劑量學），以及需要生物信息學數據分析專業知識等，這些都是將這種方法學應用到實驗室實踐中的複雜挑戰。因此，驗證實驗的正確性對於實驗結果品質和結果解釋至關重要。

目前主流的替代測試用於奈米藥物毒性評估包括高通量／高含量篩選、三維細胞培

養、器官晶片、體學分析以及電腦預測模型等。

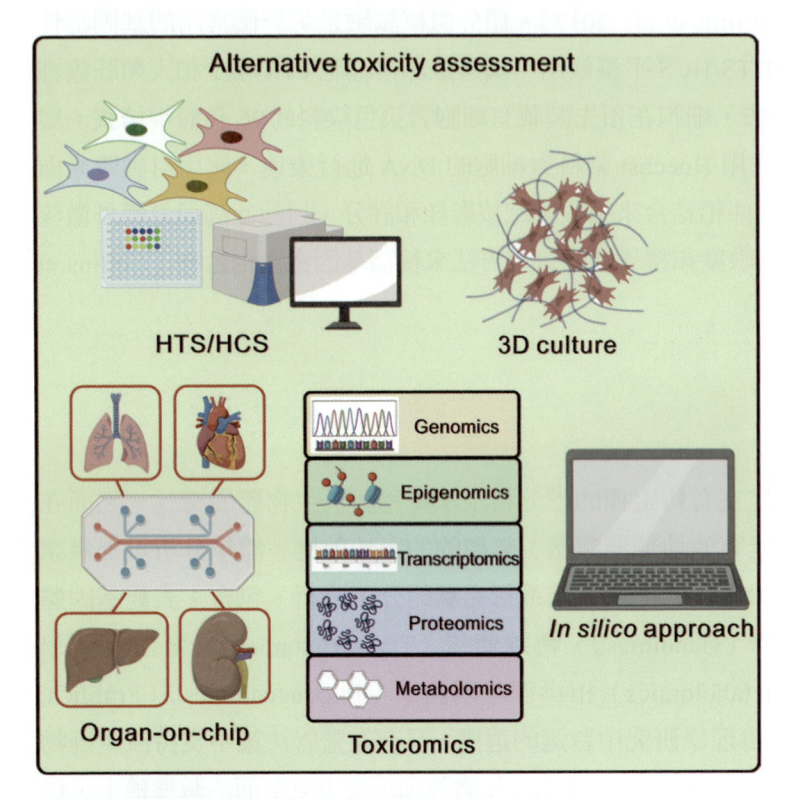

圖 16-3　替代測試應用於奈米藥物毒性評估
來源：本圖內容部分修改自 Domingues 等（2022）。

五、電腦（*In Silico*）預測模型

　　電腦預測模型是一種以電腦運算所進行的毒性預測方法，可以基於不同目的來進行運用，包含：統整、分析數據、建立模型、模擬計算及預測毒性等。近年來因應奈米材料的電腦預測模型正逐漸成熟，可以大幅度減少因奈米材料大量物理化學性質所延伸出的安全評估測試需求。具體而言，電腦預測模型可以應用於奈米藥物的安全性設計和危害評估，其能夠模擬奈米材料的結構、性質和生物之間的交互關係影響（Forest, 2022），舉例來說，David A. Winkler 團隊利用 45 種具備不同物化特性的奈米氧化鋅進行暴露人類臍靜脈內皮細胞（Human Umbilical Vein Endothelial Cells, HUVECs）與人類肝癌細胞株（Human Hepatocellular Liver Carcinoma Cells, HepG2），收集其細胞活性、壓力反應等數據，研究發現表面修飾類型、奈米粒子的長寬比、奈米物質的濃度顯著的影響毒性呈現（Le et al., 2016），藉由上述數據來建立電腦預測模型，這樣的電腦模型預測能夠在設計階段應用，可以篩選出更安全的奈米藥物設計方式，在生產藥物前就有一層智能且安全性的把關。另

外電腦預測模型也被於進行奈米物質安全性評估的預測（Concu et al., 2017; Fourches, et al., 2010），目的在於（1）預測奈米材料的性質、（2）預測奈米材料與生物分子、細胞或生物體的相互作用、（3）預測奈米材料在環境刺激或生物轉化下性質的轉變、（4）探討奈米材料轉化是否影響其毒性結果。不過電腦預測模型的定位本身並不是作為監管機構所接受為獨立策略，而是作為輔助的其中一種工具（Furxhi et al., 2020）目前針對奈米物質所開發的電腦預測模型，包含：利用分子結構來定量物質的活性或毒性的定量結構活性關係（Quantitative Structure-Activity Relationship, QSAR）（Fourches, et al., 2010），建立統計上顯著的關係。QSAR 是目前能夠預測生物特性的最成功的電腦預測模型，其基於大量實驗毒性數據進行構建，這些數據經過評分和標準化後，整理到奈米技術數據庫（S2NANO）等數據庫當中（Choi et al., 2019），換言之，QSAR 是立基於定義奈米材料的生物活性或毒性與其分子描述符（例如：物理化學特徵）之間的統計相關性。但由於奈米材料本身的特殊性，其在奈米材料上的應用並非完善，事實上應用於奈米材料的 QSAR 模型仍需要開發奈米物質特定描述符和規劃合適的實驗，以獲得充足的實驗數據庫（Chen et al., 2017; Forest, 2022; Winkler et al., 2014），反之不適用的描述符會強烈影響模型的有效性。並且開發 QSAR 模型所需的數據庫，應包含足夠多種類不同物化特性與不同種類元素的奈米材料。這兩者條件目前很難滿足，除非應用高通量篩選方法才有可能進一步改善（Forest, 2022）。綜上所述，因奈米顆粒的物化特性與生物系統具有高度複雜的相互作用，且用於建立電腦預測模型的奈米材料相關描述與數據尚且不足，故藉由電腦預測工具來評估奈米材料之安全性仍然有其挑戰性，或許在不久的將來，隨著對奈米物質與生物相互作用機制的理解更深，以及藉由高通量篩選探討奈米材料物化特性及生物介面的交互作用，電腦預測模型將越臻成熟，能對複雜的生物相互作用進行準確的模擬，將有機會取代動物試驗。

肆、結論

奈米材料在醫學和製藥方面的影響已經受到了越來越多人的關注，且奈米醫學領域的產品包括以奈米載體應用於已批准的藥物、創新藥物或奈米診斷組件，其市場產值在2020年到2026年，預計將從2,100億美元成長至4,600億美元。隨著新興奈米藥物的種類不斷地增加，傳統動物試驗的量能已漸漸無法滿足安全性評估的需求。因此人們迫切需要快速、可靠的安全性評估方法來取得日益漸增的新興奈米藥物的毒理資訊以作為藥物篩選以及安全性評估的依據。奈米技術的主要內容包括奈米醫學和奈米毒性，並且此二者為奈米生物交互作用的正反面，要考量並整合兩者是極具挑戰性的。為了符合國際間對於動物毒性試驗的3Rs原則（取代、減量以及替代）以及能夠加快進行毒性試驗的流程，快速與大量的高通量毒性篩選、高含量分析及體學分析對奈米藥物進行初步的毒性分類從而提前預

測奈米藥物可能產生之毒性反應、作用機制和藥物代謝途徑是跟上奈米藥物開發速率不可缺少的方式，經由篩選測試的結果可以提供對人體健康或環境潛在不良影響的指標，也是使用替代測試的目的及優勢。

參考文獻

Ansari, A. A., Parchur, A. K., Thorat, N. D., & Chen, G. (2021). New advances in pre-clinical diagnostic imaging perspectives of functionalized upconversion nanoparticle-based nanomedicine. *Coordination Chemistry Reviews, 440*, 213971.

Anselmo, A. C., & Mitragotri, S. (2019). Nanoparticles in the clinic: An update. *Bioengineering & Translational Medicine, 4*(3), e10143.

Baati, T., Njim, L., Jaafoura, S., Aouane, A., Neffati, F., Ben Fradj, N., Kerkeni, A., Hammami, M., & Hosni, K. (2021). Assessment of pharmacokinetics, toxicity, and biodistribution of a high dose of Titanate nanotubes following intravenous injection in mice: A promising nanosystem of medical interest. *ACS Omega, 6*(34), 21872-21883.

Chen, G., Peijnenburg, W., Xiao, Y., & Vijver, M. G. (2017). Current knowledge on the use of computational toxicology in hazard assessment of Metallic Engineered Nanomaterials. *Int J Mol Sci, 18*(7). https://doi.org/10.3390/ijms18071504

Choi, J. S., Trinh, T. X., Yoon, T. H., Kim, J., & Byun, H. G. (2019). Quasi-QSAR for predicting the cell viability of human lung and skin cells exposed to different metal oxide nanomaterials. *Chemosphere, 217*, 243-249. https://doi.org/10.1016/j.chemosphere.2018.11.014

Collins, A. R., Annangi, B., Rubio, L., Marcos, R., Dorn, M., Merker, C., ... , Cimpan, E. (2017). High throughput toxicity screening and intracellular detection of nanomaterials. *Wiley Interdisciplinary Reviews: Nanomedicine and Nanobiotechnology, 9*(1), e1413.

Concu, R., Kleandrova, V. V., Speck-Planche, A., & Cordeiro, M. (2017). Probing the toxicity of nanoparticles: A unified in silico machine learning model based on perturbation theory. *Nanotoxicology, 11*(7), 891-906. https://doi.org/10.1080/17435390.2017.1379567

Domingues, C., Santos, A., Alvarez-Lorenzo, C., Concheiro, A., Jarak, I., Veiga, F., Barbosa, I., Dourado, M., & Figueiras, A. (2022). Where is nano today and where is it headed? A review of nanomedicine and the dilemma of nanotoxicology. *ACS Nano, 16*(7), 9994-10041.

Forest, V. (2022). Experimental and computational nanotoxicology-complementary approaches for nanomaterial hazard assessment. *Nanomaterials (Basel), 12*(8). https://doi.org/10.3390/nano12081346

Fourches, D., Pu, D., Tassa, C., Weissleder, R., Shaw, S. Y., Mumper, R. J., & Tropsha, A. (2010). Quantitative nanostructure-activity relationship modeling. *ACS Nano, 4*(10), 5703-5712. https://doi.org/10.1021/nn1013484

Fröhlich, E. (2018). Comparison of conventional and advanced in vitro models in the toxicity testing of nanoparticles. *Artificial Cells, Nanomedicine, and Biotechnology, 46*(sup2), 1091-1107.

Furxhi, I., Murphy, F., Mullins, M., Arvanitis, A., & Poland, C. A. (2020). Nanotoxicology data for in silico tools: A literature review. *Nanotoxicology, 14*(5), 612-637. https://doi.org/10.1080/17435390.2020.1729439

Haque, E., & Ward, A. C. (2018). Zebrafish as a model to evaluate nanoparticle toxicity. *Nanomaterials, 8*(7), 561.

He, J.-H., Gao, J.-M., Huang, C.-J., & Li, C.-Q. (2014). Zebrafish models for assessing developmental and reproductive toxicity. *Neurotoxicology and Teratology, 42*, 35-42.

Hunter, A. C., Elsom, J., Wibroe, P. P., & Moghimi, S. M. (2012). Polymeric particulate technologies for oral drug delivery and targeting: A pathophysiological perspective. *Maturitas, 73*(1), 5-18.

Jung, S. K., Qu, X., Aleman-Meza, B., Wang, T., Riepe, C., Liu, Z., Li Q., & Zhong, W. (2015). Multi-endpoint, high-throughput study of nanomaterial toxicity in Caenorhabditis elegans. *Environmental Science & Technology, 4*9(4), 2477-2485.

Kinaret, P. A. S., Ndika, J., Ilves, M., Wolff, H., Vales, G., Norppa, H., Savolainen, K., Skoog, T., Kere, J., Moya, S., Handy, R. D., Karisola, P., Fadeel, B., Greco, D., & Alenius, H. (2021). Toxicogenomic profiling of 28 nanomaterials in mouse airways. *Advanced Science, 8*(10), 2004588.

Kohl, Y., Biehl, M., Spring, S., Hesler, M., Ogourtsov, V., Todorovic, M., ... , Moriones, O. H. (2021). Microfluidic in vitro platform for (nano) safety and (nano) drug efficiency screening. *Small, 17*(15), 2006012.

Kumari, P., Jain, S., Ghosh, B., Zorin, V., & Biswas, S. (2017). Polylactide-based block copolymeric micelles loaded with chlorin e6 for photodynamic therapy: In vitro evaluation in monolayer and 3D spheroid models. *Molecular Pharmaceutics, 14*(11), 3789-3800.

Lazurko, C., Ahumada, M., Alarcon, E. I., & Jacques, E. (2019). Regulatory normative of nanomaterials for their use in biomedicine. In E. I. Alarcon & M. Ahumada (Eds.), *Nanoengineering materials for biomedical uses*, (pp. 195-208). Springer Cham.

Le, T. C., Yin, H., Chen, R., Chen, Y., Zhao, L., Casey, P. S., Chen, C., & Winkler, D. A. (2016). An experimental and computational approach to the development of ZnO nanoparticles that are safe by design. *Small, 12*(26), 3568-3577. https://doi.org/10.1002/smll.201600597

Lee-Montiel, F. T., George, S. M., Gough, A. H., Sharma, A. D., Wu, J., DeBiasio, R., ... , Taylor, D. L. (2017). Control of oxygen tension recapitulates zone-specific functions in human liver microphysiology systems. *Experimental Biology and Medicine, 242*(16), 1617-1632.

Leung, C. M., De Haan, P., Ronaldson-Bouchard, K., Kim, G.-A., Ko, J., Rho, H. S., Chen Z., Habibovic P., Jeon, N., Takayama, S., Shuler, M. L., Vunjak-Novakovic, G., Frey, O., Verpoorte, E., & Toh, Y. C. (2022). A guide to the organ-on-a-chip. *Nature Reviews Methods Primers, 2*(1), 33.

Liu, B., Campo, E. M., & Bossing, T. (2014). Drosophila embryos as model to assess cellular and developmental toxicity of multi-walled carbon nanotubes (MWCNT) in living organisms. *PLoS One, 9*(2), e88681.

Narayan, R. (2017). *Nanobiomaterials: Nanostructured Materials for Biomedical Applications*. Woodhead Publishing.

Qu, Y., An, F., Luo, Y., Lu, Y., Liu, T., Zhao, W., & Lin, B. (2018). A nephron model for study of drug-induced acute kidney injury and assessment of drug-induced nephrotoxicity. *Biomaterials, 155*, 41-53.

Richtering, W., Alberg, I., & Zentel, R. (2020). Nanoparticles in the biological context: Surface morphology and protein corona formation. *Small, 16*(39), 2002162.

Savage, D. T., Hilt, J. Z., & Dziubla, T. D. (2019). In vitro methods for assessing nanoparticle toxicity. In M. W. John (Ed.), *Methods in molecular biology* (pp. 1-29). Humana Press.

U.S. Food and Drug Administration [FDA], C. f. D. E. a. R. (2022). Drug products, including biological products, that contain nanomaterials: Guidance for industry. Retrieved from https://www.fda.gov/regulatory-information/search-fda-guidance-documents/drug-products-including-biological-products-contain-nanomaterials-guidance-industry

Winkler, D. A., Burden, F. R., Yan, B., Weissleder, R., Tassa, C., Shaw, S., & Epa, V. C. (2014). Modelling and predicting the biological effects of nanomaterials. *SAR QSAR Environ Res, 25*(2), 161-172. https://doi.org/10.1080/1062936x.2013.874367

Wu, T., & Tang, M. (2018). Review of the effects of manufactured nanoparticles on mammalian target organs. *Journal of Applied Toxicology, 38*(1), 25-40.

Yang, Y., Qin, Z., Zeng, W., Yang, T., Cao, Y., Mei, C., & Kuang, Y. (2017). Toxicity assessment of nanoparticles in various systems and organs. *Nanotechnology Reviews, 6*(3), 279-289.

Ch.17
新興生物藥品臨床前評估考量

作者｜林英琦　張連成　張偉嶠

摘　要

　　生物藥品是利用現代生物技術，通常是經過 DNA 重組技術，或利用生物體所生產出來的藥品。用於疾病預防和治療的生物製品，包含蛋白質製劑、抗體、疫苗、細胞製劑等，為一些以往不能以化學藥品治療的重大疾病帶來新的治療方式。

　　生物藥品通常為複雜結構的大分子，甚至是細胞，成分鑑定困難，生物活性受影響因素多，具有免疫原性和多效應性及動物種屬特異性，因此生物藥品從藥效確認、品質管控、臨床前安全性評估到臨床不良反應型態都和小分子有很大的不同。因為這些新療法的安全性、療效和品質評估方式可能都還尚未完全被了解，因此只能夠依據現有的科學知識和證據來決定臨床前試驗的種類和程度，做客製化的設計，對新藥評估和審查帶來了挑戰。

　　由於此領域的發展日新月異，本章節僅包含部分的生物藥品類型的臨床前安全性評估和製程的重點和原理，有興趣的讀者們可再自行延伸學習。

關鍵字：生物藥品、抗體、細胞製劑、免疫原性、生物相似藥、製造管制

壹、生物藥品概論

生物藥品（Biopharmaceuticals）包含利用生物技術做出來的生物技術藥品（Biotechnology-derived pharmaceuticals）和利用生物所製造出來的生物製劑（Biologics）。生物藥品傳統上指生物所製造出來的藥品，包括從人或動物製造並分離出來的製劑，例如血液製劑。現在主要是指經過細胞或細菌培養，搭配 DNA 重組技術和一連串分離和純化技術做出來的蛋白質藥品及抗體藥品。核苷酸藥品例如 mRNA、DNA、RNAi、miRNA 等或化學合成的胜肽，雖然以純化學製程合成製作，這類藥品也會被歸類到生物藥品。生物藥品包括單株抗體、疫苗、重組蛋白製劑、血液製劑、核酸製劑、細胞製劑、基因藥物依其臨床應用而大致可以分為預防或治療兩大類。

生物工程技術很早就被用於人類的日常生活與食品加工，例如工業發酵和啤酒的釀造。而 DNA 重組技術（Recombinant DNA technology）和基因克隆（Cloning）技術的開發大大加速了生物技術在醫藥品的應用。從 1982 年第一個生物技術藥，人類胰島素 Humulin 的上市、1984 年單株抗體可以體外融合瘤（Hybridoma）方式製造以來，至今生物藥品已經是臨床上一大類重要的藥品。生物藥品的高效能使其在特定疾病上展現出化學藥品無法替代的優勢，其經濟價值更加強藥廠發展這類藥品的重點方向。生物藥品主要的活性成分可能是核酸、蛋白質、抗體甚至是整個細胞，相對於化學品分子量小、化學結構簡單，生物藥品多分子量大、有著複雜的立體結構，而藥效需要用生化方式量測藥理活性，無法僅透過物化特性定量和結構分析技術確認藥效相等性。表17-1 將化學藥品和生物藥品在製程和藥物動力學的一般特性予以比較。

生物藥品成分在人體中的受體廣泛分布，且受全身藥理劑量放大作用，可能引發毒性反應。生物藥品也可能被人體辨識為外來物質而驅使異常的免疫反應。此外，在生物藥品的製造過程中，可能因為宿主細胞的來源受到汙染或培養出之蛋白質未純化完全而造成不良反應。蛋白質和多肽生物藥品的高級結構和轉譯後修飾等受到製程的影響很大，雖然在序列上可能和天然產物相同，這些蛋白質轉譯後看似細微的改變都可能影響藥效或是造成不良反應的產生。

表17-1　化學藥品和生物製劑在製程和藥物動力學特性的比較

化學藥品	生物藥品
分子量小結構簡單	分子量大結構複雜外，立體結構易受到外在環境影響
經化學合成完成	通常利用基因重組技術與細胞培養放大
化學結構相同藥理活性就會相同	立體結構及轉譯後修飾對於藥理作用有很大的影響
製程管理複雜度低	製程管理複雜度高
可藉由定量和定性方法分析確效	需要靠生化方法才能確效活性
吸收相對慢（可用多種方式投與）	吸收快（以注射為主）

化學藥品	生物藥品
分布體積大	分布體積小
代謝物可能有生理活性	代謝物通常不具生理活性（胺基酸）
專一標靶性較低	專一標靶性高
在細胞內作用	和細胞外與受體結合
藥物動力學特性通常為線性	藥物動力學特性通常為非線性
通常半衰期短	半衰期長
毒性依機轉而不同	毒性通常為過強的藥理活性造成
通常不具免疫原性	通常具免疫原性

來源：作者製表，並參考 Crommelin 等（2016）。

貳、生物藥品的臨床特殊性

蛋白質藥品和單株抗體藥品（Monoclonal Antibody, mAb）已經成為目前臨床使用率很高的藥品。蛋白質藥品一般機轉為補充身體缺乏的蛋白質來回復正常生理功能，能夠順利上市的製劑一般而言不可預期的不良反應相對於小分子藥物少。而臨床上的不良反應可能是因為該蛋白質藥品在非預期位置出現藥理活性或是過強的藥理反應、經過基因轉殖的蛋白質藥品被人體辨識為外來物質而誘發抗體反應或是過敏反應、或是在製造過程中，宿主細胞或培養環境的汙染物殘留而造成毒性反應。

單株抗體因具有高專一性的特性，從 1986 年由美國核准全球第一個單株抗體藥物 Orthoclone OKT3 後，現在單株抗體藥物於癌症與自體免疫疾病領域已經廣泛應用。抗體類藥物臨床上觀察到的不良反應多為免疫相關不良反應，包括免疫抑制（Immunosuppression）造成感染性疾病及病毒相關癌症增加、免疫刺激（Immunostimulation）造成急性細胞因子釋放和自體免疫疾病、過敏反應（Hypersensitivity）造成過敏性休克（Anaphylaxis shock）及免疫複合體相關反應（Immune-complex mediated reaction）及自體免疫（Autoimmunity）疾病風險增加等（Descotes, 2009）。抗體若會和人體組織之間產生非預期的結合可能會產生嚴重的不良反應，特別是使用抗體藥物複合體這類攜帶高毒性小分子的藥品。

一、抗體藥物複合物（Antibody-Drug Conjugates, ADC）

抗體藥物複合體為熱門的新型抗癌藥品，顧名思義是將高毒性的小分子化療藥品與具有標靶專一性的單株抗體連結，利用抗體的標靶性將小分子藥品（Payload）帶到具有特定標誌表現的癌細胞，透過細胞膜表面的特定受體進入細胞，在癌細胞內釋放化學藥品來毒殺癌細胞。

ADC 有三個關鍵組成：單株抗體、小分子化學毒殺藥品（Payload），及將兩者連在一起的連結子（Linker）。單株抗體的抗體之靶選擇會是精準度的關鍵，使藥品帶有標靶治療的特性。抗體本身可能也有抗體依賴型細胞介導的細胞毒殺作用（Antibody-Dependent Cell-mediated Cytotoxicity, ADCC）和補體依賴型細胞毒性作用（Complement-Dependent Cytotoxicity, CDC）等藥理活性。ADC 連結的小分子化學藥品則因為 ADC 具標靶性，通常選擇在極小的濃度就能毒殺癌細胞的高毒性藥品。連結子為 ADC 成功的關鍵，為讓抗體和藥品在血液中具有良好的穩定性，避免提早釋放小分子造成全身性毒性或副作用，又能在進入標的癌細胞後釋放藥品毒殺細胞的關鍵。

第一代 ADC 藥品為 2000 年美國 FDA 核可治療急性骨髓性白血病（Acute Myeloid Leukemia, AML）的 Mylotarg（Gemtuzumab ozogamicin）。Mylotarg 在上市後臨床試驗發現與單獨接受化學治療相比，無法延長病人存活時間，反而有引起嚴重肝臟靜脈栓塞的風險，在 2010 年下市。Mylotarg 的抗體 hP67.6 為針對 CD33 標的人化的 IgG4 kappa 抗體，有很長的半衰期但沒有 ADCC 或 CDC 作用。Mylotarg 使用酸水解連接子，原先預計是在 Lysosome（pH~4.8）的 pH 下水解達到選擇性釋放藥品的目的，但由於穩定度不足，以致藥品容易釋出。Mylotarg 藥品內也存在高度分子異質性（Heterogeneity）：每個抗體可鏈結 1-8 個小分子藥品，而有 50% 的抗體沒有鏈結任何藥品。這些沒有鏈結藥品的抗體與有鏈結藥品之抗體產生競爭作用抑制了 Mylotarg 的療效。針對這些特點的檢討和優化使後來 ADCs 的開發蓬勃發展也更具臨床治療效益（財團法人醫藥品查驗中心，2019；王誌慶、林俞廷，2017）。

目前臺灣核准的 ADCs 包括雅詩力 Adcetris（Brentuximab Vedotin, SGN-35）和賀癌寧 Kadcyla（Ado-trastuzumab）。Adcetris 適應症為治療成人表現 CD30 的何杰金氏淋巴癌（Hodgkin's lymphoma）及復發或頑固型全身性退行分化型大細胞淋巴瘤（Systemic Anaplastic Large Cell Lymphoma, sALCL），由針對 CD30 標的的 Chimeric IgG1 單株抗體 cAC10 以 Valine-citrulline 連結抗微管蛋白聚合抑制劑（Monomethyl Auristatin E, MMAE）。cAC10 有 ADCC，而 valine-citrulline 為酵素可切型的連接子，會在進入表現 Cathepsin B（一種癌細胞內表現的 Lysosomal protease）的癌細胞中水解釋放藥物，在血液中穩定，具有特異性，然 MMAE 有旁觀者效應（Bystander effect），會從標的細胞擴散到鄰近細胞，以致除毒殺標的細胞外也會導致鄰近非標的細胞的死亡。從臨床試驗中觀察到有五成以上的病人發生嚴重（3 級以上）的不良反應，常見的不良反應為嗜中性白血球低下、周邊感覺神經病變、血小板減少。周邊神經病變是任何級別中最常見的不良反應。Kadcyla（Ado-transtuzumab Emtansine, T-DM1）的適應症為治療 HER2 陽性乳癌，由人化 IgG1 抗體 Trastuzumab，連接子 N-maleimidomethyl Cyclohexane-1-Carboxylate（MCC）及微管蛋白聚合抑制劑 Maytansinoid（DM1）組成。Transtuzumab 本身為具有治療 HER2 過度表現乳癌適應症的抗體，具抑制 HER2 與其他上皮細胞生長因子接受體（Epidermal

Growth Factor Receptor, EGFR）雙體化（Dimerization）、抑制PI3K-ART訊息傳導路徑等活性，具有可內化及降解等特性。Trastuzumab 可與0-9個DM1鍵結，平均與3.5個DM1鍵結。MCC為不可切斷型的連接子，因此 T-DM1 被細胞內酵素水解後釋出 Lys-DM1 而非 DM1。Lys-DM1 無旁觀者效應。Kadcyla 發生嚴重不良事件不多，其中以血小板減少症及血清轉胺酶（AST）升高較常發生。

二、疫苗

疫苗為預防感染特定疾病所使用之特殊藥品，透過誘導人體內免疫系統產生特異性主動免疫抗體，發揮預防特定疾病之作用。相較於一般藥物，疫苗施用於健康人身上，施打的族群廣泛，甚至可能為兒童，因此對於疫苗的安全性要求遠高於一般藥品。疫苗的有效成分為具免疫原性的抗原，所以接種後的免疫反應的類型及產生的保護力是疫苗藥效最重要的指標，而疫苗常被通報的不良反應是感染本身或疫苗成分造成的免疫相關反應。

局部發炎反應為疫苗常被通報的不良反應，可能是注射部位抗原，置入誘發先天免疫（Innate immunity）機制活化，或是過去身體殘留的抗體辨識到抗原形成免疫複合體而產生第三型過敏反應（Type III hypersensitivity）。疫苗抗原引發的發炎反應也可能是全身性的，包括發燒、噁心、嘔吐、肌肉疼痛等症狀。疫苗中抗原以外的成分也可能誘發第一型 IgE 媒介的過敏反應（Type I hypersensitivity），造成蕁麻疹（Urticaria）、血管性水腫（Angioedema）和立即性嚴重過敏反應（Anaphylaxis）。立即性嚴重過敏反應是接種任何疫苗後皆有可能發生之罕見嚴重過敏反應，發生率低於百萬分之8。

疫苗也被認為可能會誘發自體免疫反應（罕見），包括特發性血小板缺乏紫斑症（Idiopathic Thrombocytopenic Purpura, ITP）和格林－巴利症候群（Guillain-Barre' Syndrome, GBS）（Siegrist, 2007）。這可能是疫苗抗原和內生性抗原的抗原決定位置（Epitope）太相似，以致疫苗誘發了自體反應性抗體（Self-reactive antibodies）。腺病毒載體 COVID-19 疫苗曾被通報過格林－巴利症候群，免疫系統攻擊神經細胞造成肌肉衰弱甚至癱瘓，通常發生在注射後21天內。GBS 多發生在50歲以上個案。儘管無法完全證實 GBS 與疫苗的關係，考慮此不良反應的嚴重性，該疫苗仿單上有加註警語。國際間亦有通報接種腺病毒載體COVID-19疫苗後曾出現極罕見特發性血小板減少紫斑症（ITP）案例，通常發生在接種後4週內，然我國並未觀察到風險值升高。腺病毒疫苗相關的罕見免疫相關不良反應包括血栓併血小板低下症候群（Thrombosis with Thrombocytopenia Syndrome, TTS），與疫苗誘發了高效價抗血小板凝血因子 PF4 的 IgG 抗體有關，除血小板低下外，常合併罕見部位靜脈血栓。個案在接種疫苗3週內出現呼吸急促、胸痛、腿部水腫、腿部疼痛、持續性腹痛、神經相關症狀（如：嚴重或持續性頭痛、視力模糊、意識紊亂、癲癇發作），或接種部位以外之皮膚瘀斑等症狀。

Moderna 及 BioNTech mRNA 疫苗則有罕見但較高的心肌炎／心包膜炎之通報案件，這些病例主要是發生在接種後 14 天內，較常發生在接種第二季之後及年輕男性。個案可能會出現胸痛、喘或心悸等症狀。這可能跟心臟表現了棘蛋白抗原有關（Munjal et al., 2023）。

三、基因治療

基因治療是將針對有等位基因缺失或突變的遺傳性疾病，利用基因編輯或載體（如腺病毒、慢病毒、微脂體）將正常等位基因送入病人細胞或插入病人染色體表現（轉譯或轉錄），靶向糾正遺傳缺陷的治療。病毒載體是目前最常使用的載體，可能誘發強烈的免疫反應和發炎反應。腺病毒（Adenovirus）及腺相關病毒（Adeno-Associated Virus, AAV）帶的基因是以質體的方式存在於細胞內，不會插入宿主細胞 DNA 中，也已在人體試驗中證實其安全性。腺病毒可作為基因治療、疫苗載體或是癌症治療，為開發中基因治療最常採用的病毒載體。用於癌症治療應用外的腺病毒載體若療效必要，都會基改為具複製缺陷（Replication-defective）。腺病毒具強烈免疫原性（Immunogenic），會激起強烈的體液免疫和細胞免疫，而先前感染過腺病毒產生的免疫可能會影響後續腺病毒作為載體的效力（Wold & Toth, 2013）。相對於腺病毒，AAV 免疫原性較低，然而多數人可能都曾經感染過 AAV 而對 AAV 有已存在的免疫，使病毒會較快地從身體移除而降低了載體效力，所以現載體開發多會採用較少感染人類的 AAV（Naso et al., 2017）。不同血清型的 AAV 可能有不同的組織特異性和病毒殼體的免疫原性（財團法人醫藥品查驗中心，2018）。臺灣第一個核准的基因治療產品 Zolgensma，治療脊髓肌肉萎縮症 SMN1（Survival Motor Neuron 1）基因缺陷，即是以 AAV 作為載體。腺病毒和 AAV 由於不會有基因嵌入，帶入的基因較無法長期表現。AAV 更有裝載容量低的限制。

其他常用的病毒載體如反轉錄病毒（Retrovirus）和慢病毒（Lentivirus）會將外來基因插入宿主基因內，雖然會具有治療效果持久的好處，卻可能有嵌入突變（Insertional mutagenesis）而增加致癌風險。單純皰疹病毒有裝載容量大的優點，在神經細胞上有高傳導效率和可長期表現，然而在其他非神經細胞上則只能短暫表現。

表 17-2 為幾個常用病毒載體的基本特徵比較表。

表17-2　常用病毒載體特徵的比較

	腺病毒 Adenovirus	重組腺相關病毒 rAAV	反轉錄病毒 Retrovirus	慢病毒 Lentivirus	單純皰疹病毒 HSV-1
基因類型	dsDNA	ssDNA	ssRNA	ssRNA	dsDNA
裝載容量（kb）	≤37	≤5	≤9	≤9	≤150
特異性（Specificity）	廣	廣	僅分裂中細胞	廣	神經細胞為主
轉導效率（Transduction efficiency）	高	中	中	中	高（神經細胞）
基因嵌入 Integration	否	否（原始AAV嵌入特定位置）	是	是	否
表現時間	>1年	>1年	永久	永久	數月
免疫原性	高	低	中	中	高

來源：作者製表，並參考 Crommelin 等（2016）。

基因治療常見的不良反應包括：(1) 輸注相關的不良反應，可能會造成細胞激素釋放；(2) 導入基因的過度表現產生疾病，例如和細胞生長和分裂有關的蛋白質過多可能會增加癌症風險；(3) 免疫相關的蛋白質或調控因子可能增加類似自體免疫的疾病等（可參照腺病毒疫苗引發的不良反應）。病毒載體也可能從野生型病毒互補取得必要基因而回復複製能力造成感染或潛伏感染。基因治療也可能造成免疫抑制而出現延後但是嚴重的細菌感染。

嵌合抗原受體 T 細胞（Chimeric Antigen Receptor T Cell, CAR-T）為結合基因治療技術於細胞治療的產品，將病人自身的的免疫細胞，透過體外基因工程改造，製造出在細胞膜有可辨識特定腫瘤細胞表面抗原抗體的病人自體 T 細胞。嵌合抗原受體重組 T 細胞（CAR-T）細胞放行的指標包括細胞數量、細胞存活率及細胞效力。CAR-T 進入體內後會快速增殖（Clonal expansion），約於 2 週內達到最高細胞數，接下來 3 個月左右細胞數會快速降低並持續於體內。

CAR-T 常見急性風險為增殖期活化巨噬細胞釋放大量細胞激素，產生細胞激素釋放症候群（Cytokine Release Syndrome, CRS），造成全身性的發炎反應和多重器官衰竭。CRS 的臨床特徵多變，以發燒為最常見的初始徵兆，嚴重些會開始出現低血壓和低血氧。高腫瘤負荷量的病人有較高發生 CRS 的風險。CRS 可能使用 Tocilizumab 和其他免疫抑制藥物如類固醇來治療（財團法人醫藥品查驗中心，2023；黃芳儀，2022）。

CAR-T 表面受體也可能與其他抗原交叉反應，產生脫腫瘤毒性（Off-tumor toxicity）及脫靶毒性（Off-target toxicity），而產生其他組織的毒性，例如神經毒性。CRS 可能損

害血腦屏障（BBB），使免疫細胞及細胞激素更容易進入中樞，產生免疫效應細胞相關神經毒性綜合症（Immune effector Cell-Associated Neurotoxicity Syndrome, ICANS）。ICANS 早期明顯特徵為手寫能力下降，較嚴重可能會出現意識混亂、癲癇、癱瘓、腦水腫等徵狀。CAR-T 治療前需要的淋巴排空清除性化療會造成血球減少，包括貧血、血小板減少、嗜中性白血球低下，可能演變為慢性血球減少（持續3個月以上）。CAR-T 治療的長期（90天以上）風險包括 B 細胞耗竭（B cell depletion）及免疫球蛋白低下，發生於治療後6-8個月後，導致對疫苗反應不佳，發生率可能高達四成，並可能持續數年，到 CAR-T 細胞消失而恢復。CAR-T 造成的續發期癌症風險尚不明，指引通常建議高風險者（有外源基因表達且有載體基因重組風險的產品）上市後安全性追蹤應達15年以上。

參、生物藥品之臨床前試驗體系選擇考量

生物藥品的安全性問題主要來自以下三方面：（1）藥理作用的放大或延伸；（2）免疫毒性，包括免疫原性、免疫抑制、刺激反應及過敏反應；（3）雜質或污染物引起的毒性。為能在臨床前適當測試而達到更好的風險效益評估，生物藥品在安全性試驗測試的設計要考量其物質特性，特別是免疫原性、物種特異性和無法預期的多重效應，來進行評估。

一、免疫原性

對蛋白質類的藥物來說，免疫原性（Immunogenicity），也就是藥品在人體和實驗動物體內誘發免疫反應，是最常有的顧慮。免疫原性可能和很多因子有關。製劑部分除了蛋白質序列外，劑型、聚集體、不純物和治療標的可能都扮演重要角色。生物製劑受到環境影響產生變性、失去活性，或產生新的活性，也可能引起非預期的免疫反應，病人的疾病狀態、共病、基因背景或同時使用的藥物，以及療程的劑量、投與途徑和給藥頻率等，也可能與免疫原性的產生有關。抗藥抗體（Anti-Drug Antibody, ADA）泛指會對該類生物製劑產生抗體是最常看到的形式之一。ADA 的產生可能會對該生物製劑動力學產生影響，也可能對該藥品的藥理活性和／或毒性產生影響而影響了藥品的使用。抗體會和生物製劑結合增進系統的清除率，下降藥品系統性的暴露，而 ADA 也可能會接合在標的或接近標的位置而影響了治療抗體正確的接合到標的上。雖然免疫原性對單株抗體製劑是一個隱憂，然而臨床上有觀察到不少的生物藥品儘管產生 ADA 會下降藥品全身的暴露而下降治療效果，但是仍有治療療效的 ADA。與內源性的物質產生交互中和反應（Cross-reactive neutralization）而出現重要的生物反應及免疫原性細胞死亡（Immunogenic Cell Death, ICD）則是比較少見的。

在臨床前動物試驗中，免疫原性對動物模型作為安全性評估模型產生重要的影響。由於目前發展的生物製劑多是人化或是人類蛋白，因此在動物體出現免疫原性的頻率和嚴重程度可能會對動物試驗產生的影響比臨床試驗大。在試驗動物中出現免疫原性為評估動物毒性資料時重要資訊，並非用來預測該製劑是否在人類具免疫原性：下降藥品系統性的暴露和影響抗體藥品和標的結合都可能會下降該動物試驗偵測到毒性的能力。也是由於可能會有 ADA 的產生，生物藥品通常無法以動物模型測試致癌性。

目前很多的預測免疫原性的研究都是著重於找出可能造成影響的 T 細胞抗原表位（Epitopes），然而 ADA 的產生也可能會和 T 細胞無關的機制造成。

二、種屬特異性

生物製劑的毒性很常來自放大的藥理作用或免疫原性，然而各物種受體結構和數量的不同，在各物種間可能會有很不同的效價強度（Potency）。由於種屬特異性，臨床前試驗在動物身上觀察到的安全顧慮可能不會在人身上出現，也有可能在人體臨床試驗會出現動物身上沒有觀察到的現象。對於先前沒有非臨床和臨床經驗的新機轉產品，更需要留意因為物種差異造成的毒性作用差異。

藥品的臨床前試驗多依賴動物試驗來反應產品在臨床安全性和有效性，由於生物製劑的致病性和免疫反應通常是物種限定（Species-specific）的，因此選擇會表現會表現目標受體或能表現感受性的物種著實重要。離體使用人類或其他哺乳類的細胞株或是初代細胞（Primary cell），有助於量化了解不同種屬對於該生物藥品的感受性，輔助適當動物品種進行體內毒性試驗。

以單株抗體為例，單株抗體的免疫性質，包括與受體接合強度、親和性、藥理活性、抗原專一性、是否會和補體結合和產生其他非期望的活性或產生非目標組織的細胞毒性等特性對安全性評估是很重要的，可使用已知的生物活性或藥效生物因子（例如細胞發炎激素）來支持使用特定物種的相關性和推估可能的毒性反應。人化單株抗體 TGN1412（T 細胞 CD28 受體的強效致效劑）的臨床試驗，就曾經造成在首次人體試驗的 6 名健康受試者因細胞激素釋放症候群（Cytokine release syndrome）全進入了加護病房。該產品在猴子的毒性試驗中僅觀察到淋巴結腫大，而人體試驗使用的劑量僅為猴子試驗中沒有看到任何不良反應的劑量（NOAEL）的 1/60，是位於可接受的安全範圍，但由於猴子免疫系統內的輔助性 T 細胞（CD4$^+$ effector memory T cells）無表現 CD28，而造成 TGN1412 的臨床前試驗資料並沒有預測到人體會出現這麼劇烈的系統性反應（Horvath et al., 2012）。

三、無法預期的多重效應

　　大部分生物製劑的標的在人體分布廣泛，涉及多種組織和細胞，且在人體內互相調節，具多效應性，因此可能互相影響造成藥物不良反應。接受到生物藥品的生物體的年齡及生理狀況也可能影響到個體對於藥品的感受性。人類離體細胞或組織也可用來推估生物藥品對於非標的組織的可能毒性。使用基因轉殖動物或是同源蛋白的模型可能也做為毒性試驗的替代方式。

　　此外，生物製劑的主要成分外，使用來輔助這些主要成分傳遞的化學品和新穎劑型，包含奈米脂質顆粒（Lipid Nanoparticle, LNP）和佐劑和添加劑等，本身或其代謝或降解後產物可能引發的毒性反應。聚乙二醇（Polyethylene Glycol, PEG）可能跟有些生物製劑造成的過敏（Allergy）或過敏性反應（Anaphylaxis）有關，而 LNP 可能會增加過敏發生的風險。對於 mRNA 疫苗的一些過敏性不良反應就被認為與劑型有關（Bigini et al., 2021）。

四、藥品臨床前安全性試驗設計原則

　　與化學藥品臨床前安全性評估有相同原則，生物藥品臨床前試驗安全性評估試驗主要是為：（1）確立對人類安全的起始劑量及後續劑量遞增的方式；（2）找出可能有的器官毒性和毒性是否可逆；（3）找出可做為臨床安全監測的參數及發現毒性反應機制。選擇適當可使用來預測人類反應的動物物種，才能準確估算第一次在人體使用之劑量，減少藥品使用在人體的不確定性（Uncertainty）和風險。這些安全性評估試驗的設計與執行都必須符合藥物非臨床試驗優良實驗室操作規範（Good Laboratory Practice, GLP）下完成。生物藥品的特性與小分子藥物差異很大，藥理活性／毒性反應可能會延遲，因此安全性試驗須依照藥品特性做客製化的調整，一般至少應有單一劑量試驗、重複劑量毒性試驗及免疫原性資料，可以整合安全性藥理、局部耐受性、藥理試驗同時進行。生殖與發育毒性試驗及致癌性試驗則依產品之特性、動物模式、同類蛋白特性、過去文獻等來判定是否需要。例如產品於藥理試驗中發現蛋白質藥品具有細胞增殖相關之活性時，則應提供致癌性試驗之相關資料。一般而言，蛋白質藥品不需要基因毒性試驗資料。詳細之考量可參考國際醫藥法規協和會（International Conference on Harmonisation of Technical Requirements for Registration of Pharmaceuticals for Human Use, ICH）S6（R1）「臨床前生物技術藥品安全性評估指引」（草案）（衛生福利部食品藥物管理署，2024）；「ICH S6（R1）：臨床前生物技術藥品安全性評估指引」〔草案〕）

（一）安全性藥理試驗

　　調查藥品潛在的不良反應，特別是對主要生理系統如心血管、呼吸、腎和中樞神經等

的功能是否可能受到藥品潛在毒性所影響。應使用適當的動物模型檢視不良藥理活性發生可能性，亦可以使用離體器官或其他試驗系統來進行。

（二）暴露量評估

利用單劑量試驗和重複劑量藥物動力學、毒理動力學和組織分布試驗獲得藥品吸收、分布、代謝、排泄資訊，對解讀毒性試驗中觀察到的劑量毒性相關性很重要。由於生物藥品代謝後會轉化為胺基酸，傳統藥物動力學物質平衡（Mass balance）方式可能無法適用於生物製劑的藥物動力學研究；若利用放射性標記蛋白輔助試驗執行則需要注意放射線標記不能影響蛋白質特性和活性，並且帶放射性標記的胺基酸在代謝後可能被身體回收用於其他非藥品相關蛋白質／胜肽。

（三）單一劑量毒性試驗

有助描述劑量對於系統和局部毒性關係，建立劑量相關效應並輔助重複劑量試驗的劑量選擇。相對於化學藥品，取得生物製劑的最大耐受劑量（Maximum tolerated dose）可能會有困難，可以採用能夠飽和該物種所有受體（Binding site）的劑量當作最高劑量。

（四）重複劑量試驗

反應臨床使用的劑量和途徑，試驗長度應足以確保其安全性。一般 1-3 個月的試驗對於一般的生物製劑就已足夠，為期 6 個月的動物試驗通常被視為足夠偵測長期毒性，而短期為急性危急使用的生物產品，連續 2 週的重複劑量研究就會足夠。

（五）免疫毒性試驗

主要是要協助接下來的試驗結果解讀而非預測在人身上可能的免疫原性。大分子藥品因為多以注射投予，製劑的局部刺激性和免疫毒性為評估的重點。免疫相關的反應可能改變藥物動力學特性和毒性資料的解讀。有些情況下也可能會使藥效延後出現，這些觀察都對於後續藥品藥效和安全性的評估很重要。生物製劑出現嚴重的過敏性反應通常在人類很少見。病理反應可能和免疫複合體（Immune complex）的形成及分布有相關。免疫毒性試驗策略可能需要篩選試驗，之後再進入機轉試驗來釐清這個議題。以天竺鼠進行過敏性試驗一般認為過度敏感，參考性不高，因此不建議使用。

（六）生殖發育毒性

是要評估藥品對生育率及懷孕結果的影響，要依照對於測試藥品已知種屬特異性、作用機轉、免疫原性和藥動特徵及胚胎暴露（穿過胎盤能力）等因子來做設計。例如，某些單株抗體，由於其作用時間長，因此特別要去測量新生子代的免疫功能以評估可能產生的

發育毒性。

　　生物藥品由於分子量大,一般而言不會進入細胞內與 DNA 產生交互作用,因此生物藥品不須測試基因毒性,除非是有懷疑可能會和 DNA 產生交互作用(例如有接合化學品的蛋白質)。當生物製劑採與新化學成分的佐劑或賦形劑時,基因毒性試驗就不可避免,主要為觀察染色體的結構異常與數目異常。然而由於太多的胜肽或蛋白可能造成試驗結果出現無法解釋的結果,所以基因毒性試驗不適合用來測試製劑的汙染物。標準的致癌性試驗通常對於生物製劑也是不合適的。但只要是生物活性有致癌的可能,例如會免疫抑制或為促進生長因子,則需要以不同的方法權衡證據評估可能的致癌風險。

　　以下舉例一些對於特定生物藥品類型特別的安全性評估考量:

(1) 抗體藥物複合物

　　　抗體藥物複合體產品的組成較一般小分子藥品或生物製劑複雜,通常需先了解單獨抗體、連結子及小分子本身之藥毒理特性,再探討組合成抗體藥物複合體產品後藥毒理特性之改變。抗體部分需特別注意其對標的細胞的選擇性、抗體分子異質性、內在化機制、斷裂釋放藥物的機制、造成分子異質性的影響;對於小分子藥物部分則是要分析在血液循環中和溶酶體中的藥物穩定性、藥物經鍵結連接子後形成的衍生物是否依然有效、是否有旁觀者毒殺效應等;抗體複合體分析則應注意平均藥物含量、抗體藥物複合體的藥物含量分布、以及抗體藥物複合體於血液循環中連接子與小分子的穩定性。

　　　血漿安定性對於抗體藥物複合體特別重要,應探討抗體藥物複合體產品或抗體部分產生抗藥抗體反應情形(如效價、有此反應之動物數量、及是否具中和作用),了解免疫原作用是否對療效及毒性帶來變化,尤其應注意其對於藥動／藥效指標、不良反應的嚴重度與發生率、補體活化或產生新的毒性作用之影響。另一方面,應小心評估免疫複合物的形成與沉積可能帶來的組織病理變化。

　　　由於不同的藥品含量比例(Drug-Antibody Ratio, DAR)、併用奈米構型、僅使用抗體片段等特殊設計也都可能會影響其藥毒理特性,抗體藥物複合體產品除探討劑量效應外,應探討這些特性之變化與藥毒理特性的關連性(如抗體親合力與專一性的改變、劑量與投予頻次上的變化及毒性作用來源與關連等)。

　　　目前抗體藥物複合物多是開發作為抗癌藥品,這類 ADC 非臨床藥毒理的評估會較接近抗癌藥品開發:臨床試驗使用的劑量通常很接近產生不良反應的劑量,其毒理試驗的設計會較具彈性,須將受試者之風險—利益納入考量。可先於體外藥理試驗或藥物動力學試驗探索合適物種,再執行樞紐藥毒理試驗。若無合適物種,則可考慮建立轉殖基因動物(Transgenic animals)或同源抗原之抗體(Homologous molecule, surrogate approach)方式,探討抗體藥物複合體產品之非臨床療效與安全性。

（2）疫苗

疫苗是大規模地施打於健康族群，對於安全性的要求遠比一般藥物高。臨床前藥理毒理大致考量三大部分：（A）抗體依賴性增強反應（Antibody-Dependent Enhancement, ADE）；（B）心血管、呼吸與中樞神經系統之安全藥理；（C）疫苗毒性試驗。

抗體依賴性增強反應是一種免疫現象，係指接種疫苗後，疫苗或其誘發的抗體反應反而促進了病毒的複製與感染，導致疾病的惡化或增加嚴重性。抗體依賴性增強反應常見於登革熱病毒與呼吸道病毒，當病人曾經感染過同一種或相似的病毒株時，身體產生的抗體可能會對新感染的病毒株產生抗體依賴性增強反應。抗體依賴性增強反應對於疫苗開發具有重要的影響，為了確保疫苗的安全性，必須事先研判疫苗誘發抗體依賴性增強反應的風險高低，通常為評估疫苗誘導的 Th1/Th2 免疫反應傾向。舉例來說：分析 Th1/Th2 cytokine 以及 IgG subclass 的比值，如果疫苗引發的免疫反應為 Th2 傾向，代表誘發抗體依賴性增強反應的風險高，則臨床前試驗至少進行兩個動物物種之攻毒試驗（Animal challenge study）。反之，如果疫苗引發的免疫反應為 Th1 傾向，代表疫苗誘發抗體依賴性增強反應的風險低，不過仍須提供一個動物物種之攻毒試驗。動物攻毒試驗必須選用相關物種（Relevant species），最好免疫系統與人類相近或可以產生相似的臨床症狀，評估疾病增強風險的指標包含動物體重、病毒量（Viral load）、病毒效價（Viral titer）、其組織病理檢驗……。

疫苗於試驗動物施打的次數須大於或等於擬於臨床施打之次數。至於生殖發育毒性方面，主要為評估疫苗對於生殖系統和發育過程的影響，如精子和卵子的質量、胚胎和胎兒的生長和發育等。疫苗試驗則應於試驗動物進入懷孕期前，投予足夠次數之疫苗，誘發試驗動物產生最大免疫反應，以評估疫苗對生殖發育之潛在影響。

疫苗中的佐劑屬非特異性免疫增強劑，一般通過增加抗原在體內的滯留時間、增強身體對抗原的處理和提升能力或刺激淋巴細胞增殖分化發揮作用。佐劑的種類多，包含：鋁鹽類佐劑佐劑、天然物佐劑、化學合成佐劑及寡核苷酸 CpG（Oligodeoxynucleotides）佐劑，佐劑的活性受許多因素影響，同一佐劑與不同抗原聯合使用時可能獲得完全不同的免疫反應。新科技的引入使疫苗有著更多元的平臺，包括 RNA、DNA、蛋白質和病毒載體疫苗，也導入了新穎的賦形劑和佐劑設計。疫苗產品本身的免疫反應之外，佐劑所摻雜之不純物和汙染物也可能與疫苗配方內各物質交互作用產生毒性。對於佐劑的安全要求，除了評估免疫原性、藥理毒性之外，佐劑與其他成分（如疫苗抗原）之間的相互作用也是必須特別留意的，尤其在於佐劑的製程管制、物料管制、不純物特徵、安定性承諾。

（3）基因及細胞治療

基因治療主要的安全問題包括：（A）用於基因治療的載體對人體有害性問題；

（B）基因治療靶向和特異性表現問題。基因治療產品需考量：生物分布、基因轉移和生物學活性、基因垂直傳播的危險性、載體的安全性（投遞基因到目的部位的工具及產品蛋白的安全性）。

生物分布（Biodistribution, BD）是確保基因治療安全性重要的一環。BD 包括基因產品在體內標靶和非標靶器官的分布、持續和清除，包括在體液（例如血液、腦脊髓液、玻璃體液），包括偵測基因產品和其轉移的基因成分在樣本內和偵測這些基因的表現。BD 的資訊有助於評估和解釋臨床前藥理和毒理的發現，也有助於設計第一次進入人體的臨床試驗。基因治療產品若預期在非遺傳細胞有持續性，則須考量是否可能對性腺組織的生殖細胞也產生嵌入。以病毒或是細菌當作載體的基因產品被分泌或是脫落（Shedding）排出受治療者體外後可能造成受為治療的人（例如親密接觸者和醫療人員）接觸到受到基改的載體受到感染。脫落試驗需要在首次進入人體試驗前進行試驗或評估。載體病毒也可能受到共同感染或製品汙染的影響發生與野生型病毒重組產生新病毒，或是潛伏（Latent）感染細胞（簡文彬，2015；財團法人醫藥品查驗中心，2020）。

常用的載體為病毒載體。反轉錄病毒（Retrovirus）和慢病毒（Lentivirus）由於會基因插入，藥效的表現可以較為持久，然而病毒插入基因的隨機性可能會造成基因突變可能是很重要的安全考量。而腺病毒（Adenovirus）載體，雖然不會進行基因插入，但全身投予時可能會造成強烈的免疫反應，且有因為先前人體對於該類病毒已有的免疫力而造成藥效下降的疑慮。基因載體整合到宿主細胞基因組的過程是非特異性的（半隨機性）。當非特異整合進入特定基因表達調控區或編碼區達到永久蛋白表達的同時，可能因插入而活化或干擾相鄰基因，導致插入基因毒性或致癌性發生。因此基因類產品應進行生物分布研究，目的是發現基因出現的組織，證明該基因是否在特殊組織表達、證明基因表達的過程以及持續時間。

細胞治療的治療效果取決於細胞的特性（例如存活多久、移動去何處），活細胞（幹細胞）可能會在體內轉換成其他細胞類型，但臨床前試驗因為對動物體來說細胞是異種治療，因此會產生免疫原性造成臨床前試驗預測效果有限。體外基改細胞產品（也就是將於體外進行基因導入再投予到動物體／人體）應該考量細胞類型、投予途徑和可能產品表現或基因轉殖影響到該細胞體內分布（例如新的或改變細胞黏附分子）。另外，動物出現急性移植物抗宿主疾病（Graft Versus Host Disease, GVHD）可能會讓 BD 評估變得複雜。一般來說，由於血液細胞注射後預計會全身分布，因此BD 評估對於體外基改的血液細胞並非必要。

細胞治療製劑的安全性疑慮可能來自製造過程中細胞活性的改變、殘餘物料或產品組成成分、併用的佐劑或細胞激素或藥品等。一般來說最小操作（不經體外細胞培養程序，且不改變細胞原有的生物特性）且同源使用（用於受試者的功能與捐贈者

相同）產生的安全風險較低，使用於較無安全疑慮之給藥途徑情形（例如靜脈注射或局部關節腔注射）時，可能免除執行臨床前安全性試驗。細胞治療產品臨床試驗起使劑量通常可依據療效驗證獲得之最低有效劑量或臨床前安全性試驗所得的不造成任何不良反應的劑量（NOAEL）來進行評估，依照固定劑量、以體重換算或標的器官體積（通常為局部腔室如關節腔）換算。原則上安全係數以10倍以上為佳。不同類型細胞治療產品，應依據細胞來源、生產製造過程、藥品配方劑型、投與途徑、治療目標等差異進行風險評估並設計臨床前安全性試驗臨床試驗，起使劑量通常以安全性為主要考量。目前我國核可的細胞治療產品僅包含取自人類自體（Autologous）或是同種異體（Allogeneic）的細胞，禁止涉及會影響人類生殖遺傳功能之細胞療法。

　　生物藥品的病毒安全是個挑戰。先前發生過的醫源意外主要是來自製程汙染（例如avian retrovirus type C in yellow fever vaccine, SV40 in inactivated poliovirus vaccine）、製程相關的問題（去活化不完全）和使用到受汙染的原料。適當的原料來源外，導入具有去除病毒能力的製程及關鍵製程控制是重要的。改變關鍵步驟的參數也可能會影響安全檔案，而使製程去活化能力需要被更小心地推論，以避免因為去活化不完成而造成醫源性感染。PCR的運用大幅的增進了病毒偵測的能力。由血液或血漿製造出的產品的安全性由於偵測系統、捐贈者的選擇及病毒去活化和移除方法的進步，已有大幅度的進步。然而，由於全球化也加速新興致病菌的流通，所以也需要考量原本非原生的病原（例如Prion）。

　　生物製劑的品質安全性和效價很容易受到製程環境的影響，其生產過程中細微的變化可能會對最終產物產生安全性和／或有效性的影響，因此建立種批號系統（Seed-lot）對於生物製劑來說是必要的。需要透過製造流程和試驗方法來了解不同批次生物藥品的特性是否相似。製劑的品質和安全性無法僅用終端產物的測試來達成，而是需要嚴格的控制符合優良製造規範的製造流程，包括呈現原料和種原的純度和品質、製程中的品質測試、測試製成添加物和中間產物和發展及建立批號放行測試。由於在藥品開發時期產品物理和化學特性與免疫原性和療效的關係可能尚未完全了解。發展出適當的實驗室方法來描述藥品的特徵是很重要的，除了產品物化特性外，使用生化方式來確認生物特性也是很必須的，才能夠證實各批次在物化性質和免疫反應是相當的。不純物應該依賴製程過程的純化過程中移除，而非仰賴建立臨床前試驗方法來證實安全性。

肆、生物藥品及生物相似性藥品的化學製造管制考量

　　藥品研發上市期間，需進行前述動物藥毒理試驗、臨床試驗等驗證，以提供藥品之安全、品質與療效證據，其製造程序，將依各期試驗對藥品數量之需求，由小批量逐步放大。為了提高品質與產率，製造過程常會進行優化，例如：改進純化步驟以減少不純物、

更新製造設備或程序、甚至更換細胞株等都是研發過程常見的措施。生物藥品，如前述提及的基因治療產品、蛋白質藥品、抗體、生物相似性藥品、癌症疫苗、如何確定分子內每一部分的特性具有相當程度的一致性為評估產品品質重要關鍵，因此，各國衛生主管機關均將生物藥品的化學製造管制部分列為審查重點，生物藥品的製程與管制流程概述如圖17-1（葉雲卿、張連成，2021）。

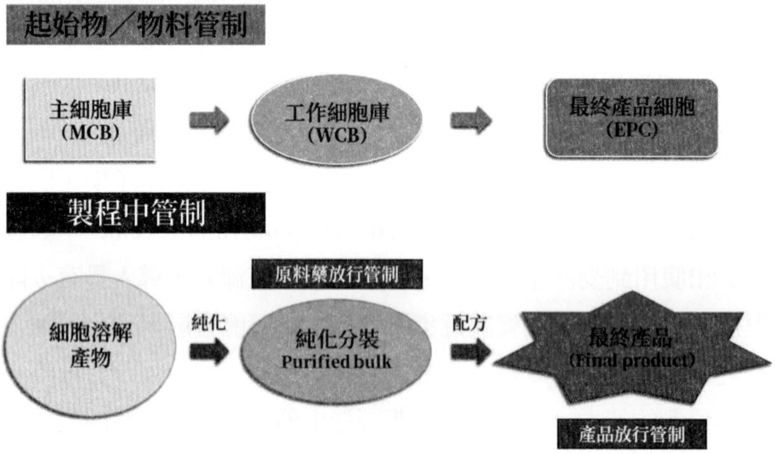

圖17-1　生物藥品的製程與管制流程概述
來源：參考自葉雲卿、張連成（2021）。

各國藥政主管機關在藥品的審查，主要參採國際醫藥法規協和會（International Council for Harmonisation of Technical Requirements for Pharmaceuticals for Human Use, ICH）所發布的相關指引，ICH對生物藥品之化學製造管制規範整理如下表，主要目的是確保生物藥品在製造過程中的品質，讓民眾可以使用更安全、有效、高品質的藥品（ICH, 2024a & 2024b）。

表17-3　ICH對生物藥品之化學製造管制規範

項次	法規文件名稱	我國目前相對應參考資料
1	ICH Q2 (R1) Validation of analytical procedures: Text and methodology	中華藥典第九版（8826）分析方法確效指引
2	ICH Q5A: Viral safety evaluation of biotechnology products derived from cell lines of human or animal origin	中華藥典第九版草案（5152）人或動物來源細胞株衍生之生技藥品病毒安全性評估

項次	法規文件名稱	我國目前相對應參考資料
3	ICH Q5B: Quality of biotechnological product: Analysis of the expression construct in cells used for production of R-DNA derived protein products	「ICH Q5B：生物技術產品品質：用於生產重組DNA（r-DNA）衍生蛋白質產品之細胞內表現構築體之分析指引」（111年4月21日FDA藥字第1111400880A號）中華藥典第九版補篇（一）（5148）生物技術產品品質：生產重組DNA衍生蛋白質產品之細胞中表現構築體之分析
4	ICH Q5C: Stability testing of biotechnological/ biological products	「藥品安定性試驗基準：生物技術／生物性藥品之安定性試驗」（92年12月11日衛署藥字第0920331936號）中華藥典第九版（5150）生物技術產品品質：生物技術／生物藥品安定性試驗
5	ICH Q5D: Derivation and characterization of cell substrates used for production of biotechnological/biological products	「ICH Q5D：生物技術／生物製劑所需生產用細胞受質之取得與特性分析」（111年11月10日FDA藥字第1111409048號公告）中華藥典第九版（5023）疫苗生產用細胞受質試驗
6	ICH Q5E Comparability of biotechnological/ biological products subject to changes in their manufacturing process	「生物技術／生物藥品比較性試驗基準」（103年12月02日FDA藥字第1031412408號）
7	ICH Q6B Specifications: Tests procedures and acceptance criteria for biotechnological/ biological products	「藥品查驗登記審查準則—基因工程藥品之查驗登記」（91年1月3日衛署藥字第0910012589號）「ICH Q6B：生物技術／生物藥品檢驗程序與允收基準之規格需求」（111年1月27日FDA藥字第1111400075A號）

來源：作者製表，參考自台灣藥物法規資訊網。

一、批量製造過程考量

生物藥品與傳統化學藥品在製程上有許多差異，主要原因是生物藥品是由活體細胞生產出來的，在批量製造過程中必須考量的重點有：重組蛋白的表現系統、宿主細胞、病毒安全性、物化與生物活性、免疫化學特性、放行與規格訂定等，以確保產品的品質、安全性和效力，分別概要說明如下：

(一)表現系統(Expression System)和產品特性分析

重組蛋白是生物藥品的主要活性成分,目前重組蛋白多數採用基因工程方法製造,常見的方式為將表現質體送至單細胞生物(如細菌、酵母菌等)或人類/動物來源的細胞株來生產出活性成分。其生產方式是利用宿主細胞來表現,常見的表現系統包括大腸桿菌、酵母、哺乳動物細胞等。不同系統各有優缺點,例如大腸桿菌生產速度快、成本低,但修飾不完整,可能含有內毒素;真菌可分泌大量蛋白,但分泌效率較低;哺乳動物細胞可生產具有人型修飾的蛋白,但成本高、可能含有病毒或其他汙染物。

衍生自細胞的品質疑慮源自於製劑中存留有外來汙染物(Adventitious contaminations)或是用以製作該製劑之細胞生物特性,即始是使用重組 DNA(Recombinant DNA, rDNA)技術所衍生之生物製劑品質也取決於細胞受質(Cell substrate)內的表現構築體(Expression construct),因此,細胞取得來源、細胞受質的特性以及與之相關的事件,均會影響生物技術/生物製劑之品質與安全性。

表現系統的選擇會影響重組蛋白的結構、修飾和活性,在製程設計時必須仔細考量表現系統的特性,並進行適當的優化。依照 ICH Q5B 和 Q5D 規定,申請時應提供表現質體和宿主細胞完整的歷史開發過程、過程使用的生物性原物料之物料資料、細胞庫系統品質管控,確保由單一細胞來源所建立之細胞株,隨後建立不同用途的細胞庫系統,包括 MCB、WCB、limit of in vitro cell age(LIVCA)等,每個細胞庫都必須維持表現系統和細胞株的正確性和穩定性。在生物藥品的生產過程中,可能會使用到病毒載體或轉染技術。因此,必須嚴格控管病毒的安全性,確保無其他細胞或外來物質包括細菌或病毒等汙染。一般生物製劑需依照 ICH Q5A 管控與檢測可能的外來病毒,同時確保生成抗體的表現和轉譯後修飾的一致性。

(二)製造程序(Manufacturing Process)

含完整製造過程的詳盡敘述,包括製造流程和詳盡步驟程序說明、製程參數、製程中管控等。製程應執行製程確效以確認製程耐變性以及品質管控穩定性,此外,依照 ICH Q5A 執行製程對病毒清除能力之確效。可利用 Quality-by-Design(QbD)approach 來有效分析製程中各製造參數對活性成分的影響。在設定製程中管控和製程中規格時,應盡可能探索關鍵品質參數,並訂定良好管控策略,以確保抗體從早期開發、臨床試驗階段、查驗登記直至上市後皆能維持品質一致性。製程開發過程若有變更須根據 ICH Q5E 進行比較性試驗,以評估變更前後的品質可比性以及風險評估。

(三)物化特性(Physicochemical Properties)

生物藥品具有複雜的結構和三維立體結構,其物化與生物活性可能會受到製程條件的影響。因此,在製程設計時必須仔細控制製程參數,並進行嚴格的品質檢測及詳盡的特性

分析，包括物化特性和生物活性。常見的物化檢測項目包括分子量、純度、結構、穩定性等；生物活性檢測項目包括效力、專一性、安全性等。

進行物化特性分析的實驗方法，應能分析出生物製劑之一級結構與高階結構，及其他物化特性。生物相似性藥品須進行與參考藥品之物化特性的比較評估，應對活性成分與不純物的物化參數與分子結構進行比對分析。一般而言，生物相似性藥品的胺基酸序列應與參考藥品一致，由於生物製劑本身就存有結構上之異質性，如 N 端或 C 端的截斷及轉譯後修飾等，可以允許生物相似性藥品存有異質性，惟應對此異質性的程度予以定量分析以比較該生物相似性藥品與參考藥品兩者間的差異。

（四）生物活性（Biological Activity）

生物活性應根據活性成分的各個作用機轉設計不同且可互補的分析方法。由於有些生物活性的分析方法變異太大（High variability），不容易有意義的評估生物相似性藥品和參考藥品的微小差異，因此，可根據各分析方法的確效結果，執行多個可互補的分析方法，這些分析方法須兼顧專一性、靈敏性，並可辨識到生物活性的差異。另外，納入放行測試的效價試驗應能定量，並執行相關分析方法確效，分析得到的結果應以單位活性（Units of activity）表示，並且須使用國際標準品（International Standard）來校正效價試驗得到的結果。

（五）免疫化學特性（Immunochemical Properties）

生物藥品可能會引起免疫反應，因此必須評估其免疫化學特性，評估免疫原性的方法包括體外試驗和動物實驗。在製程設計時，可透過修飾蛋白結構或改變製程條件來降低免疫原性，降低免疫原性的措施包括改變重組蛋白的結構、修飾、生產技術等。

（六）純度和不純物（Impurities）

在產品相關不純物部分，可能來自多種來源，包括製造過程、儲存條件和產品本身的降解。不純物的存在會影響產品的安全性、功效和穩定性。應以多個定性和定量之分析方法確認生物製劑的不純物。有多種分析方法可用於識別和定量生物製品中的雜質，常見的定性方法包括：薄層層析（TLC）、膠體電泳（Gel electrophoresis）、質譜儀（Mass Spectrometry, MS）。定量方法用於確定樣品中存在的雜質的量，常見的定量方法有：高效能液相層析法（High-Performance Liquid Chromatography, HPLC）、氣相層析（Gas Chromatography, GC）及毛細管電泳（Capillary Electrophoresis, CE）。

（七）放行管控與規格（Specifications）

生物製劑的規格應依照 ICH Q6B 的原則訂定，並提供所有歷史批次的批次分析結果

以及檢驗成績書，放行管控之分析方法應依照 ICH Q2 執行確效，應建立適當標準品來用於分析方法和產品品質的校正和比對，應針對所有放行檢測的允收標準說明訂定合理性。

二、監管機構的指導原則

針對生物相似藥品（Biosimilar drugs）在化學、製造與控制（CMC）方面的審查考量，對確保產品的品質、安全性及療效至關重要，並須符合如 FDA、EMA 和 ICH 等監管機構的指導原則。以下是主要的考量要點。

（一）特徵鑑定與可比性
A. **分析特徵鑑定**（Analytical Characterization）：必須進行全面的分析特徵鑑定，以確保與參考生物製劑（Reference biologic）的相似性，包括一級結構、翻譯後修飾（PTMs）、高階結構及生物活性。

B. **可比性研究**（Comparability Studies）：製造過程中的任何差異必須證明在可接受範圍內，支持生物相似性（Biosimilarity）。這通常包括廣泛的體外及體內測試，以確認功能性可比性。

（二）品質屬性
A. **關鍵品質屬性**（CQAs）：CQAs 的識別對證明品質的相似性至關重要，CQAs 通常包括純度、效價（Potency）及穩定性等屬性，這些屬性直接影響藥品的安全性及療效。

B. **製程相關雜質**（Process-Related Impurities）：生物相似藥的製造過程應控制雜質及副產物，以確保其在安全範圍內。雜質的組成應不會引起比參考產品更多的安全性問題。

（三）製造過程
A. **一致性**（Consistency）：由於生物製劑的敏感性，生物相似藥的製造過程必須穩定、可重複及嚴格控制。批次間的一致性尤為重要。

B. **上游及下游製程**（Upstream and Downstream Processes）：細胞株、培養基或純化技術的變更必須充分解釋，並提供對產品品質影響的詳細文件。

（四）穩定性與保存期限
A. **穩定性測試**（Stability Testing）：加速及長期穩定性研究有助於確定保存期限及存儲條件。生物相似藥必須維持與參考產品相似的穩定性。

B. **降解產物**（Degradation Products）：穩定性數據應鑑定降解產物，並證明其不會引入新的安全風險。

（五）規格與品質控制

A. **規格**（Specifications）：規格必須以 CQAs 為基礎，並考量任何不影響臨床結果的小差異。生物相似藥的接受標準通常與參考生物製劑相似，或略為寬鬆。

B. **分析方法**（Analytical Methods）：測試生物相似性的分析方法須經驗證，並且具備敏感性與穩定性。建議與參考品進行一致的比對測試。

（六）上市後變更與可比性

A. **生命週期管理**（Lifecycle Management）：任何上市後製程或配方的變更需進行可比性評估，且需提交數據以證明對品質無重大影響。

B. **以風險評估為基礎的驗證方法**（Risk-Based Approach）：監管機構常建議對上市後變更採用以風險評估為基礎的驗證方法，其中研究範疇取決於變更對 CQAs 與產品品質的影響。

（七）文件內容與格式提交

A. **CTD 格式**：建議採用共同技術文件（CTD）格式，其中包括在 Module 3（品質）中的詳細文件。

B. **可比數據**（Comparative Data）：應包含並排的可比數據，以全面解釋差異，並符合審查中對生物相似性的要求。

總而言之，生物相似藥的 CMC 監管考量重點在於建立高度可比的品質，通過嚴格的分析測試與生命週期管理，確保一致性、穩定性及安全性。這些要素構成全球藥政管理核准的基礎，符合 ICH Q5E、Q6B 及 Q11 指導原則的要求。

伍、結語

生物藥品在療效和安全性的特性不同於傳統小分子藥品，而其療效與安全性受到製程很大的影響。臨床前安全性試驗也須根據藥品的理化性質、代謝動力學、生物學特性、藥理作用機制等因子充分考慮，以藥毒理安全性設計及製程管控來有效地對該項藥品進行臨床前的安全性評估和風險管理。

參考文獻

王誌慶、林俞廷（2017）。抗體藥物複合體之特性分析考量。**當代醫藥法規月刊，84**，13-25。

財團法人醫藥品查驗中心（2018）。病毒載體之基因治療產品於化學製造管制研發策略指導原則（第一版）。財團法人醫藥品查驗中心。

財團法人醫藥品查驗中心（2019）。抗體藥物複合體產品非臨床藥毒理研發策略指導原則（第一版）。財團法人醫藥品查驗中心。

財團法人醫藥品查驗中心（2020）。基因治療製劑非臨床藥毒理研發策略指導原則（第一版）。財團法人醫藥品查驗中心。

財團法人醫藥品查驗中心（2023）。CART 產品臨床長期安全性追蹤考量重點（第一版）。

陳時中總編輯（2021）。**中華藥典第九版**。衛生福利部食品藥物管理署。

黃芳儀（2022）。以腺相關病毒（Adeno-Associated Virus, AAV）為載體之基因治療產品製造管制之病毒安全性考量。**當代醫藥法規月刊，144**，1-18。

葉雲卿、張連成（2021）。生物製劑製程的營業秘密保護。**北美智權報，294**。http://www.naipo.com/Portals/1/web_tw/Knowledge_Center/Biotechnology/IPNC_211013_1101.htm

衛生福利部食品藥物管理署（2024）。「ICH S6(R1)：臨床前生物技術藥品安全性評估指引」（草案）。

簡文彬（2015）。人類自體細胞治療產品研發——臨床前安全性資料及人體試驗起使劑量的選擇。**當代醫藥法規月刊，62**，15-20。

Bigini, P., Gobbi, M., Bonati, M., Clavenna, A., Zucchetti, M., Garattini, S., & Pasut, G. (2021). The role and impact of polyethylene glycol on anaphylactic reactions to COVID-19 nano-vaccines. *Nat Nanotechnol, 16*(11), 1169-1171. http://doi.org/10.1038/s41565-021-01001-3

Descotes, J. (2009). Immunotoxicity of monoclonal antibodies. *MAbs, 1*(2), 104-111. http://doi.org/10.4161/mabs.1.2.7909

Horvath, C., Andrews, L., Baumann, A., Black, L., Blanset, D., Cavagnaro, J., Hastings, K. L., Hutto, D. L., MacLachlan, T. K., Milton, M., Reynolds, T., Roberts, S., Rogge, M., Sims, J., Treacy, G., Warner, G., & Green, J. D. (2012). Storm forecasting: Additional lessons from the CD28 superagonist TGN1412 trial. *Nat Rev Immunol, 12*(10), 740; author reply 740. http://doi.org/10.1038/nri3192-c1

Munjal, J. S., Flores, S. M., Yousuf, H., Gupta, V., Munjal, R. S., Anamika, F., Mendpara, V., Shah, P., & Jain, R. (2023). Covid- 19 vaccine-induced myocarditis. *J Community Hosp Intern Med Perspect, 13*(5), 44-49. http://doi.org/10.55729/2000-9666.1229

Naso, M. F., Tomkowicz, B., Perry III W. R., & Strohl, W. R. (2017). Adeno-associated virus (AAV) as a vector for gene therapy. *BioDrugs, 31*(4), 317-334. http://doi.org/10.1007/s40259-017-0234-5

Siegrist, C. A. (2007). Mechanisms underlying adverse reactions to vaccines. *J Comp Pathol, 137 Suppl 1*, S46-50. http://doi.org/10.1016/j.jcpa.2007.04.012

The International Council for Harmonisation of Technical Requirements for Pharmaceuticals for Human Use [ICH] (2024a). Safety Guideline. https://www.ich.org/page/safety-guidelines

The International Council for Harmonisation of Technical Requirements for Pharmaceuticals for Human Use [ICH] (2024b). Quality guidelines. https://www.ich.org/page/quality-guidelines

Wold, W. S., & Toth, K. (2013). Adenovirus vectors for gene therapy, vaccination and cancer gene therapy. *Curr Gene Ther, 13*(6), 421-433. http://doi.org/10.2174/1566523213666131125095046

Ch.18
醫療器材生物相容性安全評估

作者｜翁茂文

摘　要

　　醫療器材的生物相容性安全評估是一個關鍵過程，涉及醫療器材的設計、製造以及醫療材料的選擇，旨在確保醫療儀器和材料在生物系統互動中，不會引發不良反應或造成異常，致影響生物相容性。本章綜述醫療器材生物相容性安全評估的重要性與方法，並以美國食品藥物管理局（FDA）為例，說明在 ISO 10993 框架下，醫療產業針對與人體接觸的醫療設備所應進行的相關安全性評估，涵蓋風險評估、化學評估、樣品準備等，對現有設備的修改進行安全性評估時，應評估直接或間接接觸的影響。

　　醫療器材的生物相容性評估應基於最終成品，但也要考慮製造過程中的生物相容性及其交互作用，因為設備的組合可能掩蓋或使生物相容性評估的解釋變得複雜。ISO 10993-1 提供了評估的框架，確定生物相容性評估所需考慮的風險管理之終點（Endpoints）。FDA 支持 ISO 10993-1 的評估方法，著重接觸的特性和時間長短。醫療器材開發商在提出上市申請時，應提供每種接觸方式的資訊，及測試的科學證據，此外，化學評估也很重要，使用或變更新材料時，需提供其安全性的佐證資料。總之，生物相容性安全評估必須遵循標準規範進行詳細評估和測試，以確保醫療器材的安全。

關鍵字：生物相容性、安全評估、ISO 10993、醫療器材、美國食品藥物管理局（FDA）

壹、前言

本章探討醫療器械生物相容性安全評估的重要性。「生物相容性（Biocompatibility）」係指醫療材料／生醫材料，在特定應用及執行中引起宿主反應的能力。因此生物相容性評估的關鍵過程，旨在防止人體間接或直接接觸醫療器材／生醫材料，在使用期間可能釋放毒性物質，造成各種局部或全身性、短期急性至長期慢性的毒性反應或危害。文章根據 ISO 10993-1 和 FDA（U.S. Food and Drug Administration, FDA）指導文件重點，說明進行生物相容性評估時，正確的評估流程及架構。實際測試項目取決於醫療器材或材料的類型及其預期用途，以及醫療設備與身體之間接觸的性質和持續時間。根據該標準（或評估終點），人體暴露於醫療器材或材料造成的生物學影響，以下列生物相容性實驗（例如細胞毒性、皮膚致敏性、皮膚／皮內刺激性、全身毒性、亞急亞慢性毒性、遺傳毒性、植入和血液相容性）進行一系列的評估。

探討評估的法規要求、方法和最佳實踐，其中設計、製造和器械修改都是影響生物相容性的關鍵因素，透過深入了解生物相容性安全評估，以確保器械使用時的安全有效，期望本章能為醫療專業人員提供有價值的資訊，促進優質的醫療保健服務。

貳、生物相容性評估的範圍與風險管理

針對直接或間接接觸人體的無菌和非無菌醫療器材進行生物評估時，其指導文件主要是以 ISO 10993-1 為主，並包括其他生物相容性評估相關標準，例如：ISO 10993 其他系列文件、ASTM、ICH、OECD 和 USP（American Society for Testing and Materials [ASTM], 2023; International Council for Harmonisation of Technical Requirements for Pharmaceuticals for Human Use [ICH], 2023; International Organization for Standardization [ISO], 2023; Organisation for Economic Cooperation and Development [OECD], 2023; United States Pharmacopeial Convention [USP], 2023）。

醫療器材生物相容性評估，應依風險管理程序進行，首先評估器材本身的材料、製程、使用方式等，以確定潛在生物相容性風險。這些風險可能來自化學毒性、物理特性所引起的生物反應，以及製造過程工藝對器材特性的影響。然後就現有相關資訊，評估知識缺口，再透過測試或其他可行評估方式，解決生物相容性風險，整個評估過程需考慮利益與風險平衡。

可針對下列風險管理方法進行醫療器材生物相容性評估：

一、對醫療器材的風險評估

風險評估應評估最終製成的器械。相關機構對醫療器械作出拒絕或批准的決定基於其最終製成形式。因此，評估不僅包括組成材料，也包括加工、製程、使用方式等。應考慮預期臨床使用、接觸性質與時間長短、使用族群等因素。例如：對兒科患者，永久植入器材的風險承受能力可能需更高。

二、確定潛在風險

(1) 物理特性的重要性

　　評估生物相容性風險除關注化學毒性外也要關注物理特性，如：表面特性、機械力、熱力、電磁力、幾何形狀和顆粒的存在，這些特性可能促成不良組織反應。

(2) 製造和加工參數的變化

　　製造和加工參數的變化可能對生物相容性產生影響。例如：不同的鈍化（Passivation）表面方法可能導致不同的生物反應風險、樹脂供應商的改變也可能引入新的風險。

(3) 信息來源

　　評估生物相容性風險的信息來源包括：製造商經驗、文獻、主文件和臨床經驗。引用其他設備數據時，應考慮其與正在評估的設備的相似性（FDA, 2023a）。

(4) 材料和設備文件的重要性

　　材料、設備組件和設備主體的相關文件對風險評估非常有幫助，這些文件應包含有關材料組成成分、組件加工和生物測試等資訊。

(5) 化學分析的角色

　　化學分析可用於評估材料的化學組成和溶出物，並在證明與先前批准的醫療器材相似性方面具有參考價值。然而，化學分析通常不足以確定最終製成設備的所有風險，因為它無法考慮設備的所有方面，如：表面特性、幾何形狀。

總之，評估潛在生物相容性風險時應包括：物理和化學特性、信息來源的利用，以及材料和設備文件的重要性，這些都是確保醫療器材生物相容性的關鍵因素。

三、考慮可用資訊以識別和降低風險

為了減少不必要的測試（如動物試驗等），醫療器材開發商在進行風險評估時應考慮所有可用的相關資訊（U.S. Food and Drug Administration [FDA], 2019）。例如：

(一) 文獻和其他公開資訊

醫療器材開發商應全面回顧文獻，確定材料毒性風險和緩解措施，應根據信息與設備的相關性進行篩選。引用文獻需要謹慎判斷其與設備的相關性。如果沒有可用於評估化合物安全性的科學數據，可以使用毒理學的閾值（Threshold of Toxicological Concern, TTC）概念來作為生物相容性的評估終點（European Medicines Agency [EMA], 2023）。

使用文獻取代某些生物相容性測試的終點，提交文件應包含文獻報告中的劑量、使用途徑和頻率的資訊，並與所建議的設備之使用情況進行比較。此外，雖然文獻可能適用於某些生物相容性的評估終點，但可能不適於應用在所有生物相容性。以研究中獲得無觀察到的不良影響劑量（NOAEL）和最低觀察到的不良影響劑量（LOAEL）數據為例：全身毒性研究中的 NOAEL 和 LOAEL 數據通常可用於進行急性、亞慢性或慢性全身毒性評估，但這些 NOAEL 或 LOAEL 可能與遺傳毒性、局部和全身致癌性、致敏、刺激或生殖毒性評估無關。然而，基於生殖毒性而開發的 NOAEL／LOAEL 值，則可用於評估從未直接接觸生殖組織的設備所釋放的化合物之潛在生殖毒性。

(二) 參考臨床上的經驗

評估醫療器材的效益和風險時，應參考臨床使用經驗，以決定是否需要對醫療器材做進一步的測試，臨床經驗有助於減輕體外生物相容性或動物研究問題的結果。如果目標人群中患者的預期壽命有限，則可能不需要進行長期生物相容性（例如：遺傳毒性、慢性毒性或致癌性）的測試。

臨床研究通常不足以識別生物相容性問題，例如：植入支架位點的血管閉塞可能表示對支架材料的毒性反應，也可能與植入期間支架受損有關（例如：由於操作者錯誤或送達設備故障）。但是，在有限的情況下，臨床經驗可以減輕某些已確定的風險。例如：某種特定醫療設備具有先前的臨床使用經驗且沒有發生過敏反應的問題，則可能不需要進行補體激活的生物相容性測試。類似地，在調查設備豁免（Investigational Device Exemption, IDE）研究中，在同時具備生物相容性測試結果的前提下，首次人體研究數據可能有助於修正醫療器材本身的設計；而完整的生物相容性測試則可以在醫療器材設計完成後提交，作為上市前的審查資料，藉以確認並無對病人造成任何潛在危險（FDA, 2013, 2018）。

使用改進的體外模型評估下一代設備的吸收，以及評估隨時間吸收釋放的化學物種類和含量如何影響生物相容性時，臨床經驗提供非常有用的信息。但是，在某些情況下，FDA 也發現臨床經驗未能提供相關的生物相容性信息。例如：某種特定植入材料具有長期使用歷史，通常不足以支持由相同材料製成的植入物的生物相容性，因為製造和加工往往會影響植入材料呈現給身體的最終化學成分。

（三）動物研究經驗

某些生物相容性測試可以被動物研究結果取代，使用動物模型進行測試，評估生物相容性。如果採用適當的動物研究設計，並應用 ISO 10993 測試方法的科學原則和建議，可能不需要對植入性、體內血栓形成以及急性、亞慢性和慢性毒性的生物相容性進行評估。

如果動物研究數據（例如：組織學、屍體解剖學）確定產生不良生物反應，則可能需要進行額外的生物相容性測試。例如：使用戊二醛固定的組織心瓣若在動物研究中表現出毒性作用，並且在某些標準生物相容性測試中也確定有毒性（如：細胞毒性和遺傳毒性）。類此發現通常會觸發額外研究的需求，例如：需對設備釋放的疑似化學毒素進行劑量範圍內的細胞毒性和遺傳毒性研究，以確認不良發現的原因，並確定是否需要其他緩解措施。

前人的動物實驗可以為下一代設備的生物相容性評估提供參考資訊，例如：文獻中有關某種材料製成的可吸收黏連屏障的動物研究數據，可以提供新設備或修改設備的潛在不良影響與吸收時間相關的資訊。然而，在某些情況下，FDA 發現動物數據無法提供相關的生物相容性資訊。例如：文獻表明某種特定植入材料的生物相容數據可能不足以支持由相同材料製成的設備的生物相容性，因為製造和加工可能會影響設備呈現給身體的最終化學成分。

（四）共識標準

特定於某種設備類型或材料的共識標準，可能有助於風險的評估，但其可以利用標準的程度，取決於標準的具體性和／或特定材料。

理想情況下，一個共識標準應具有足夠的具體性，並提供相關材料風險的有用資訊。例如：概述設備機械類型和化學特性，並提供通過或失敗的資訊，因此類標準具有具體性，可能特別有助於 FDA 審查。處理批量材料組成的標準也可以作為將材料表徵納入風險評估的起點參考。然而，考慮到製造和加工對最終製成醫療設備中的聚合物的影響，使用材料標準可能不足以確定由聚合物製成的設備的生物相容性風險。

（五）FDA 先前審查過的設備

如果醫療器材的相關材料曾經被 FDA 審查過，可以引用當時的審查結果，並列入風險評估的考量原因之一。

醫療器材開發商能夠利用自己的經驗，此類資訊相較於其他製造商或供應商的經驗更具參考價值，因為設備材料的製造和加工可能是未知的。醫療器材開發商在風險評估中應具體說明 FDA 先前審查過的設備如何被利用來確定潛在風險和／或緩解已確定的風險。參考 FDA 先前審查過的設備時，盡可能提供具體測試報告或數據，醫療器材開發商應提供測試設備材料與 FDA 先前審查過的設備材料的具體比較。

四、提交和解釋

FDA 建議醫療器材開發商在提交申請時，應在生物相容性報告中附上風險評估結果。基於上述考慮因素，醫療器材開發商，應明確總結其風險評估結論，並解釋已確定的生物相容性與可用於緩解風險的資訊之間的關係，並確定並無任何知識缺口。同時，開發商也應進行任何生物相容性測試或其他評估以緩解任何剩餘風險。

開發商應討論任何可用資訊（例如體內動物研究結果）作為風險評估的一部分，這些資訊都可為風險評估提供額外的解釋。例如，如果聚丙烯製成的設備對 L929 細胞造成 2 級細胞毒性（根據 ISO 10993-5「生物評價醫療設備—第 5 部分：體外細胞毒性測試」），這可能是可以接受的，因為聚丙烯通常不會引起此水平的細胞毒性反應，而開發商應提供有關毒性潛在來源的其他資訊。相反，含有洗滌劑的黏合劑與皮膚接觸的電極可能會導致 L929 細胞有更高的 2 級細胞毒性，如果開發商能夠確認沒有其他化學組分會引起不良細胞毒反應，則這也是可以接受的。一般來說，透過生物相容性測試確定的潛在毒性應考慮設備的預期用途並作為整體效益風險評估的一部分進行評估。

醫療器材開發商可能希望在設備開發過程的早期階段能與 FDA 進行適當風險評估的計畫進行討論，FDA 建議醫療器材開發商能運用 Q-Submission 流程來促進這些討論（FDA, 2023b），雖然 FDA 在 Q-Submission 流程下通常無法審查詳細的風險評估，但討論這種風險評估通常對醫療器材開發商很有幫助。在以下情況下，Q-Submission 有助於提前獲得有關風險評估的反饋：

（1）在開發血液相容性體外測試組時，確定正在開發的驗證資訊是否適合特定臨床表徵；
（2）先前進行的生物相容性評估出現可疑或不確定的發現，或在使用新材料的情況下，先確定是否需進行額外生物相容性評估；
（3）在設計生物相容性體內或體外研究時；
（4）在設計使用化學加速因素（例如熱量）進行分析時，模擬患者長期暴露於醫療設備材料；
（5）在確定如何準備生物相容性測試的可吸收設備時（例如：未聚合、預聚合、部分降解或完全降解的測試物品）。

參、評估醫療器材最終成品的生物相容性

醫療器材的生物相容性評估應基於最終成品，但也要考慮組件的生物相容性及其交互作用。當設備組件的組合可能使生物相容性評估的解釋變得複雜時，這一點尤為重要。例

如：金屬支架上有聚合物塗層，該塗層可能隨著時間的推移而分離，則最終設備生物相容性評估的結果可能無法完全反映設備的更長期臨床性能，可能需要評估帶塗層和不帶塗層支架的生物相容性。

因此，評估醫療器材最終成品的生物相容性可針對以下幾點進行討論。

一、評估局部和全身風險

進行醫療器材生物相容性評估主要是要確認該設備材料與人體接觸後的不良反應是否可以被接受。這些材料不應該直接或間接導致局部或全身不良影響、致癌或對生殖及發展造成負面影響，除非已確定其利益超越其風險。因此，對於任何新的醫療設備，都應從系統性分析中取得必要的資訊，以確保其最終效益超越其使用期間所帶來的潛在風險。

當決定醫療器材生物評估指標時，應考慮材料的化學性質、與人體的接觸方式，以及接觸的時間長短，如表18-1所述。一般需要考慮的生物相容性測試包括：細胞毒性、急性毒性、慢性毒性、刺激性、敏感性、血液相容性、植入性、基因毒性、致癌性及其對生殖的影響等。但根據某些醫療設備或器材的物理特性（FDA, 2023c; Yi, et al., 2022）、預期使用方式、病人群體和與身體的接觸方式，並非所有的生物相容性評估檢測方式都足以提供有效的測試結果。例如，某些具有特殊組件的醫療器材可能需要更多的測試以確保其安全性；對於某些特定的醫療器材，可能還需要考慮其他的生物相容性測試，如神經毒性和免疫毒性。舉例來說，直接與腦部接觸的醫療器材可能需要進行動物植入測試以評估其對腦部的影響。新醫療器材的實際臨床應用和使用的材料如何選擇適當的生物相容性評估，有時還需要有針對該醫療器材的專門指導文件提供參考。

某些醫療設備的製造材料，如果是在公開文獻和已合法上市的醫療產品中被廣泛研究和認可使用的，則可能不必遵循FDA推薦的所有生物相容性評估指標。舉例來說，若器材開發廠商可以提供資料證明某特定材料（例如316L不鏽鋼）已在其他合法上市的參考設備與此設備具有相似組織接觸特性的產品中使用，並且能確認製造流程不會對其生物相容性造成負面影響，就無需進行表18-1建議的所有生物相容性測試。此外，醫療器材開發廠商也可以參考之前的營銷申請資料，以此為基礎支持他們的產品已具備所需的生物相容性（FDA, 2023d）。

二、參照FDA認同下的ISO 10993-1框架

為了統一生物相容性的測試方法，國際標準化組織（International Organization for Standardization, ISO）推出了醫療設備生物學評估的標準，即ISO 10993。這套標準主要在於規範醫療設備材料對人體可能的影響安全性評估與測試。ISO 10993第一部分「醫療

設備生物學評估——第1部分：風險管理過程中的評估與測試」提供了一套框架，指引對醫療設備進行生物學評估的規劃，其他 ISO 10993 系列標準則提供詳細的生物測試方法。

比較2009年和2018年的 ISO 10993-1 可以看出，其重點已經從選擇哪些測試方法轉向如何在現有資料基礎上判定是否需進行生物相容性測試。有鑑於對組織反應的知識日益提升，FDA 認同 ISO 10993-1:2018 的方向，該版本強調「優先選擇體外試驗和化學、物理、形態學測試以減少使用動物實驗，只有在該方法提供的資訊與體內模型相當時才考慮使用」（ISO, 2018a）。向 FDA 提出上市申請時，應提供完整的生物相容性資訊，不論是基於風險管理過程，還是基於體外和體內模型的生物相容性測試，或是結合充足的化學、物理、形態學特性描述來評估設備的生物相容性風險。

ISO 10993-1 根據以下七項基本原則進行生物相容性評估：

（1）當選擇設備製作所需的材料及其生物相容性評估時，首先應著重於直接或間接與組織的接觸機會，以及所有與製造材料相關的資料，如組件的化學組成，包括：黏合劑、已知的或疑似的雜質，以及製程中的成分。針對提交至 FDA 的資訊，供應商需提供專屬製造材料的詳細資訊，材料主文件有助於確認最終成分，惟這些信息可能因不夠完整，難以確認其生物相容性。至今仍未有設備主文件內容完整性的標準，致主文件資訊可能只關聯到特定材料，而非設備全製程，所以從主文件獲得的資訊可能不夠全面，不足以回答在最終形態的醫療設備所有的特性或生物相容性等問題。

（2）應考慮製造材料、最終製成的設備，以及可能溶出的化學品或降解產物，對設備整體生物相容性評估的相關性。

（3）評估生物相容性時應考量設備材料與人體接觸的特性、強度、頻次、持續時間長短和狀態，以利對設備進行分類，幫助確定生物相容性評估時需考慮的適當指標。

（4）所有體外或體內生物安全試驗和檢測都應根據優良實驗室操作規範（Good Laboratory Practice, GLP）進行（FDA-GLP, 1999），包括：確保生物相容性檢測的人員具有適當的資格和培訓。向 FDA 提交資料時，除這些非臨床實驗室研究數據外，應確認所有研究都符合21 CFR 58 中優良實驗室操作的要求（FDA-GLP, 1999）。有任何研究未依規範進行者，則需在提交資料中說明為何未遵循 GLP 規範的理由和相關的詳細描述，此聲明中應詳細敘述，以利協助 FDA 理解研究、釐清可能的變數和確認已提供完整真實數據的相關資訊。

（5）提交測試數據時，應向評審部門提供充足且詳細的數據，以利第三方評估者能做出正確的決策。如果向 FDA 提供的測試按照其認可的共識標準執行，而該標準不要求提供完整數據報告，那麼上傳測試數據則為非強制性。

（6）應評估設備的化學組成、製作過程、物理結構（如大小、形狀、表面性質）或預期使用方式對生物相容性的影響，以及是否需要進行更多的生物相容性試驗。

（7）應綜整本指引相關生物相容性評估，並包括從其他非臨床試驗、臨床研究和上市

後的經驗中得到的信息，進行全面性的安全分析。

三、參照 FDA 修改過的生物相容性評估表格

FDA 認同 ISO 10993-1:2018 所提出的評估框架，利用表格來說明提出 IDE 或上市申請時，所提供的生物相容性資訊應包含的生物效應評估之建議。表 18-1「評估建議考慮的生物相容性終點」列出了 ISO 10993-1:2018 建議的生物相容性考慮因素，以及 FDA 進一步建議的生物相容終點。

根據生物相容性評估的流程指南，概述在某些情境下，如果使用新的材料或製造方法時（比如之前未用於具有相似接觸性質和持續時間的合法醫療設備上的材料或方法），可能需要進行超出 ISO 10993-1 建議的額外評估。如果一個設備涉及多種接觸方式，即使不是每一種都需要實際測試，評估中仍應詳述每種接觸方式的資訊（FDA 鼓勵所有醫療儀器廠商直接與相關部門討論其所需的測試方式）（FDA, 2023c）。以心律調節器為例，它可能包含植入皮下的設備和植入心臟的導線，這些與組織和血液接觸的設備需進行生物相容性評估。整體來說，FDA 支持 ISO 10993-1 依接觸的性質和時間長短（例如：重複使用的總效應）所確立的評估方法（ISO, 2018b）。

四、生物相容性之終點評估（Endpoint Assessment）

根據表 18-1 醫療器材開發商應評估每個生物相容性終點及是否需要進行額外測試，表格中所有生物效應可能與欲評估設備不相關。因此，修改後的表格僅為建議的終點框架，而非完整的測試清單。提交評估資訊應包含所收集替代測試的科學證據，以回應表 18-1 中建議的每個生物相容性終點，並非需提交所有化學配方和加工的實際測試結果。

ISO 10993-1:2018 第 4.1 條指出評估可包括：回顧相關現有數據及實際測試。若使用的材料在特定用途和物理形式下已經有經過驗證的安全歷史，可能不需進行測試。為了能不需額外進行測試，醫療器材開發商應提供證據，證明每種材料的接觸類型、持續時間、物理形式、配方、加工、組件交互及儲存條件與可比較設備相同，如果存在差異時，應解釋這些差異，並證明之前數據如何適用於支持對醫療設備最終形式的評估。若特定終點未納入這些數據，表示動物實驗（*In vivo*）和／或臨床數據用途有限（如第貳節前述）（ISO, 2018b）。

肆、一般生物相容性測試考慮事項

測試物品的製備是進行生物相容性測試的關鍵變數。因此，了解醫療器材測試物品與最終成品形式（例如最終成品是否為無菌包裝）的比較非常重要。

一、使用最終製成醫療設備形式或代表性測試物品

在有必要進行生物相容性測試時，建議在可能的情況下，按照醫療設備將被使用的條件進行測試。這可能包括在最終包裝狀態下測試設備，或經過終端用戶消毒（如果適用）。如果最終成品形式的醫療設備不適合用於生物相容性測試，則可考慮使用測試物品（例如，樣本或「代表性組件」）。代表性測試物品應經歷與醫療設備最終成品形式相同的製造和消毒過程，具有相同的化學、物理和表面特性，並且使用相同的組件材料比例。

如果最終成品的醫療設備與測試物品之間存在差異，應提供額外資訊來描述這些差異可能如何影響研究結果。例如，在測試單獨的設備組件時，可能會觀察到較低的組織反應，但在測試醫療設備最終成品形式中的所有組件時，可能會發生更強烈的組織反應。如果最終成品的醫療設備與代表性測試物品之間存在差異，額外的資訊有助於確定所選測試物品的適當性。例如：萃取和表面特徵技術可用於證明表面在幾何形狀和表面特性方面等同，以及從測試物品溶出的化學物質顯示與從醫療設備的最終成品形式溶出的化學物質具有相同的動力學、化學特性和相對量。

舉例來說，對於長期或可吸收的植入物，FDA可能會要求積累性依照ISO 10993-18標準提供研究和表面特徵資訊相關的數據，以支持使用測試物品之代表性（ISO, 2020）。

二、對原位聚合和／或可吸收材料進行測試（In situ Polymerizing and／or Absorbable Materials）

原位聚合和／或可吸收材料製成的醫療設備的生物相容性測試，建議測試物品的準備應該代表設備的最終成品形式。此外，在設備的最終成品形式以及在聚合和／或降解過程中的各個時間點評估設備的生物相容性以確保對起始、中間和最終降解產物進行充分評估是重要的。針對需要評估降解過程中材料的生物相容性情況，建議採用具備適當技術依據的體外降解方法來準備測試樣品，這些體外降解測試樣品可用於進行生物測試和／或化學分析，以顯示材料降解為已知無毒的中間或最終降解產物。

由於製造材料和降解測試條件的差異，加速降解測試可能無法產生相同的中間或最終降解產物，因此測試結果可能無法被接受。由原位聚合或可吸收材料製成設備的體內測試，其評估時間點將根據聚合和降解動力學而定。如果可能的話，建議評估設備材料如何

隨時間降解，並持續進行到可吸收材料和／或其降解產物不再存在於組織中（例如，在微觀層面）。抑或數據顯示估計在組織中殘留多少百分比（%）可吸收材料，又實證證實其生物組織反應是穩定的，則可能有理由提前結束研究。

在進行由原位聚合或可吸收設備萃取液的體外生物相容性測試時，萃取液的化學分析對於確定萃取液是否代表聚合或降解過程中的溶出物非常有用。此外，為代表不同階段的聚合或降解過程，可能需要使用不同的萃取液進行多項生物相容性測試。在某些情況下，在生理聚合過程中可能無法從預先聚合的測試樣品中提取出來，對於無法提取的萃取液，可能需要尋找替代方法，這些發現對確保生物相容性測試的準確性和可靠性具有重要意義。

三、由設備機械故障引起的生物危害

ISO 10993-1 的評估範圍包括潛在的機械故障引起的生物危害，因此 FDA 認為在進行生物相容性評估時考慮此潛在風險至關重要。對於某些設備，機械故障可能會改變設備的生物反應。例如：設備釋放塗層顆粒或磨損碎屑，由於其材料特性，如幾何和／或物理化學特性，這些顆粒可能會導致生物危害反應（FDA, 2008）。此外，塗層剝落、組件釋放或故障，可能會導致生物系統暴露於不同化學物質的溶出，或使其基材材料的化學物質濃度增加。另一個考慮因素是機械負荷是否會以某種方式改變表面微觀結構，從而改變生物反應，因此選擇生物相容性測試樣本時需要考慮這些因素。如果生物相容性評估不包括對機械故障引起的潛在生物危害性評估，即不需進行此測試，而可以考慮其他非臨床測試結果，例如：體外測試或動物實驗。例如：鈦鎳合金設備，不適當的表面處理可能會導致消毒層不完善，增加機械負荷（例如在設備置入期間），造成設備破壞，導致已知具有腎毒素、致敏物質、遺傳毒素及致癌物質鎳的釋放，其釋放劑量可能達致毒性。但如果加工過程包括適當的消毒方法，並以腐蝕測試確認已適當的消毒處理，那麼鎳毒性的風險將被最小化，就可能無需進行評估生物終點和／或鎳溶出的測試（FDA, 2021）。

四、亞微米或奈米技術組件（Submicron or Nanotechnology Components）

含有亞微米（<1 微米）或奈米技術成分的醫療器材可能具有獨特的特性，例如：聚集、結塊、免疫原性或毒性（Kunzmann et al., 2011; Rivera Gil et al., 2010）。因此，可能需要專門的技術來表徵和測試這些組件的生物相容性（ASTM, 2018, 2023）。值得注意的是，基於化學浸出液的 ISO 10993-12（ISO, 2021a）測試條件在分析亞微米成分的生物相容性評估時可能有其限制。為了制定針對特定設備的亞微米或奈米技術組件生物相容性評估的測試方案，醫療器材開發商應參考相關文獻和標準，並在開始進行測試之前，先與相

關的中心和審查部門聯繫。

對於具有亞微米組件的設備的生物相容性評估，應考慮以下因素：

（1）仔細分析待測物的各項特性；

（2）選擇避免造成免測試假象的萃取條件（例如溶劑類型）；

（3）確保所使用的測試物品能代表臨床使用的設備。

對於測試選擇，以下項目也很重要：

（1）當代文獻中的標準生物相容性測試，以評估含有亞微米組件設備的個別測試的有效性；

（2）確保亞微米組件不會干擾所選測試的進行；

（3）需要考慮與亞微米顆粒相關的潛在毒性問題，包括：吸收、分布和器官蓄積等因素，以及代謝和消除的可能性，亞微米顆粒令人擔憂的是它們不容易從體內解毒或消除。因此，仔細評估可能與亞微米顆粒相關的任何毒性問題至關重要。

五、為即將進行的萃取試驗準備待測物品

對於使用測試物品萃取液進行的生物相容性測試（FDA, 2023c; ISO, 2020, 2021a），建議如下：

（1）要確定測試物品的適當數量，請遵循 ISO 10993-12 指引或 FDA 認可的其他標準。使用表面積與萃取物體積比例進行萃取，如果無法計算表面積，建議使用質量與萃取物的比值。

（2）建議同時使用極性和非極性溶劑，如 ISO 10993-12 所述。在某些情況下，使用其他溶劑可能是適當的。例如，混合極性溶劑（如含有 5-10% 血清的細胞培養基）適合細胞毒性測試，因為它有利於提取親水性、親脂性化學物質。在設備接觸極性溶液但不直接接觸身體的情況下（例如評估心血管導管的內部通道材料），如果能提供足夠的資訊，可以使用非極性溶液進行測試。然而，對於材料介導的熱原性測試，其提取物被注射到血管內，使用極性提取物就足夠了。

（3）根據醫療器材的預期用途，使用適當的萃取條件來測試醫療器材的可萃取物和可浸出物。儘管 ISO 10993-12:2021 中提到傳統生物相容性萃取方法（例如 37°C for 72 小時、50°C for 72 小時、70°C for 24 小時或 121°C for 1 小時）適用於許多生物相容性提取方法，但在生物相容性測試中，對於長期接觸的設備，37°C 下的提取可能不足以反映設備使用期間所提取的化學物質。然而，使用高於 37°C 的溫度可能會產生臨床使用中可能不會出現的化學物質，並導致不利的生物反應，這並不代表醫療器材的最終形式。例如，對於含有熱不穩定或熱敏材料（如：藥物、生物分子、組織衍生成分）的設備，這些材料可能在高溫下發生變形或材料配置／結構變化，建議根據

ISO 10993-12 在37°C 下提取。然而，可能還需要有關設備的化學成分如何隨時間變化的額外資訊，在所有情況下，所選的提取條件都應該有理由依據。

（4）描述測試萃取物的狀況，包括：顏色和顆粒的存在。解釋萃取前後萃取溶劑的任何變化，並確定這些變化的來源（例如測試物品的降解）。

（5）除非有合理理由（例如：過濾、離心、pH 調整），否則無需額外處理即可使用萃取物。

（6）如果不立即使用測試品萃取物，建議在 ISO 10993-12 或任何等效方法指定的時間範圍內使用它們。還應該提供測試萃取物儲存條件的詳細描述，並說明儲存條件如何不會影響測試結果。ISO 10993-12:2021 規定必須驗證萃取物在儲存條件下的穩定性和均質性。

六、在單個測試物品中包含多個組件或材料

當對具有不同接觸時間長度的組件設備進行萃取物生物相容性測試時，建議單獨進行測試（FDA, 2023c）。這些組成部分可分為接觸時間有限（＜24 小時）、接觸時間較長（24 小時至 30 天）或長期的（＞30 天）。將組件組合成單一測試物品會稀釋提供給測試系統的組件材料的量，而致無法準確識別單獨測試組件可能發現的潛在有毒物質。為了確保測試結果準確性，建議將植入物與輸送系統或其他套件組件分開進行測試。

在具有不同表面積或暴露於身體的多種材料的設備或設備組件中，如果任何材料是新的（即以前未在具有相同類型和接觸持續時間的設備中使用過），則可能需要單獨分析新材料成分，以了解新材料的潛在毒性。例如：如果導管的輸送系統具有新的球囊材料，則可能需要分別測試輸送系統和球囊，以確保對每種材料進行充分的評估。

伍、測試時需考慮的特定因素

雖然表 18-1 中確定了生物相容性終點的相關測試，然而在進行相關測試時，依然有以下的特定因素需要考慮，因為它們通常是預上市申請中常見缺失。

一、細胞毒性

如果細胞毒性在風險評估過程中未以其他方式解決，則建議使用含有 5-10% 血清的哺乳動物細胞培養基（例如 MEM）對器材本身在 37 °C 下對極性與非極性成分進行 24-72 小時的萃取試驗。

對於新材料（即未在合法上市的醫療設備中使用過的材料，其與已上市的醫療室為相同的類型和對病人有相同的接觸時間），建議考慮直接接觸和溶出方法。對於某些設備，可能需要根據 ISO 10993-5 進行直接接觸研究（ISO, 2009），以利更能反映臨床使用情況。根據材料的性質和功能（例如塗層或表面形貌修飾），如果沒有可用的植入數據，可能需要進行直接接觸研究，偵測細胞在材料表面上的生長。

對於固有細胞毒性材料，可能需要使用不同稀釋度的測試溶液進行額外測試，以確定不再發生細胞毒性的程度。這些資訊可以根據臨床劑量和其他緩解因素進行評估，例如接觸持續時間和臨床需求（例如：臨床處治效益與風險）。對於某些器械，例如：牙科酸蝕刻劑、含有已知細胞抑制劑／細胞毒性劑的器械或未固化的聚合物樹脂，可能需要進行額外的細胞毒性測試，以證明具有相同類型和接觸時間的新器械其細胞毒性不高於對比器械設備。

二、敏感性

通常提交兩種敏感性測試來支援 IDE（Integrated Development Environment）和上市申請：豚鼠最大化測試（Guinea Pig Maximization Test, GPMT）和局部淋巴結測定（Local Lymph Node Assay, LLNA）。此外，根據 ISO 10993-10，Buehler 方法只能用於局部設備（即與皮膚接觸的設備）。

（一）Guinea Pig Maximization Test（GPMT）

對於此測試，應使用雄性和／或雌性健康的年輕成年動物。如果使用雌性動物，建議測試報告確認動物未產且未懷孕，因為懷孕會降低雌性動物檢測致敏反應的能力。如果過敏原檢測方案中不包括初步刺激研究，研究結束時的不良反應可能是由於刺激或過敏引起的，可能需要額外的刺激研究來確定因果關係。

定期使用相同來源和品系的動物進行陽性對照檢測對於確保測試方法的再現性和靈敏度至關重要。建議此類測定至少每六個月進行一次，或如果兩者之間的間隔超過六個月，則動物來源品系與測試方法應同時進行驗證。為確保檢測報告的準確性，建議包括使用相同方法、動物來源和品系的同時檢測或器械檢測三個月內（之前或之後）陽性對照檢測的陽性對照數據（ISO, 2021b）。應使用至少 5 隻動物進行陽性對照測試，以證明測試系統中可重複且適當的陽性反應。

如果定期陽性對照測試失敗，則在最後一個有效的陽性 GPMT 回應之後產生的所有 GPMT 數據應被視為無效。這是因為無法保證測試系統正常運作。因此，重複陽性對照測試來證明陽性對照測試失敗是不夠的。

如果根本原因分析確認動物群對陽性對照失去敏感性，則建議使用新的動物群對成功

和失敗的定期陽性對照測試之間收集的任何 GPMT 數據進行重複設備測試。

假設致敏方案中不包括初步刺激研究（Skin irritation test），在這種情況下，研究結束時的不良結果可能是由於刺激或過敏引起的，可能需要進行額外的刺激研究來確定因果關係。

（二）Local Lymph Node Assay（LLNA）

FDA 並不推薦 LLNA，然而根據個案，以醫療設備提取液／殘留物（由化學混合物組成）進行 LLNA 可能是適合的：

1.LLNA 可以用於測試金屬化合物（鎳和含鎳金屬除外）

除非這些材料有與此相關的獨特理化性質（例如納米材料），這可能會干擾 LLNA 檢測致敏材料的能力。

對於鎳和含鎳金屬，LLNA 效力有限，因為鎳離子可以誘導非特異性淋巴細胞增殖，導致偽陽性結果。鎳容易與其他金屬作用，可能會影響其他金屬離子的生物利用度和毒性。此外，鎳鹽可以促進皮膚刺激，進而增加偽陽性率。

因此，對於鎳和含鎳金屬，FDA 推薦使用其他測試方法（如 Guinea Pig Maximization Test）評估其過敏原因。對於其他金屬化合物，在確定其理化性質不會干擾 LLNA 前，LLNA 測試應可被考慮用於過敏原性評估。產品開發者應諮詢 FDA，確定 LLNA 對特定金屬材料的適用性。

2.LLNA 可以用於測試水溶液中的設備材料

除非這些材料存在可能干擾 LLNA 檢測致敏化學物質能力的獨特物理化學特性（例如納米材料）。在水溶液中測試設備材料時，使用適當的溶劑以維持測試提取液與皮膚的接觸（例如 1% Pluronic L92）尤為重要（Boverhof et al., 2008）。

當使用 LLNA 測試水溶液樣品時，以下幾點需要注意：

（1）選擇適當的提取溶劑，使樣品中的化學成分能夠溶解並接觸皮膚。

（2）使用足夠的溶劑（例如 1% Pluronic L92），以增加水溶液提取液在小鼠皮膚上的保持時間。

（3）在每批測試中加入正對照組，以確保測試條件下可以檢測到已知過敏原。

（4）評估提取液的 pH 並在需要時進行調整，因為 pH 會影響皮膚接觸和化學物質的穩定性。

（5）確保提取液在測試過程中保持成分的穩定性。

遵循這些要點，LLNA 可以成為評估水溶液樣品過敏原性的有效測試方法。但測試具體樣品時，開發者仍應諮詢 FDA，確定 LLNA 的適用性。

3. 在以下情況下，不應使用 LLNA

（1）對於使用新開發材料製成的設備（即以前未在法定上市醫療設備中使用過的材

料），或「當測試不穿透皮膚但與深組織或破損表面接觸的物質時」，建議使用 GPMT 測試。對於新穎材料，因為不知道未知化學物質是否能在 LLNA 測試中穿透皮膚，因此建議使用 GPMT（包括使用皮內注射來誘發過敏反應）。

（2）如果進行 LLNA 測試，FDA 建議使用通過驗證的標準化方法。目前 FDA 認可的唯一驗證方法是根據 ASTM F2148 標準，使用放射性 LLNA 測試評估延遲型接觸性過敏。

如果使用非放射性 LLNA 方法，則有以下幾種替代方法，例如：LLNA：溴脫氧尿苷酶聯免疫吸附測定（BrdU-ELISA）測試，或 LLNA：戴奧辛三磷酸鹽（Daicel Adenosine Triphosphate, DA）測試。

在使用非放射性 LLNA 方法，還需考慮以下因素：

（1）LLNA：BrdU-ELISA 測試是一種準確可靠的方法，用於識別可能導致皮膚過敏的設備材料。刺激指數（SI）≥1.6 被用作判定物質作為致敏劑或非致敏劑的潛力的決策標準。然而，對於 SI 1.6 和 1.9 之間的臨界陽性反應，有可能獲得偽陽性結果。在這種情況下，這可能會限制 LLNA 測試的有用性。

（2）LLNA：DA 測試是一種可靠且準確的方法，用於識別可能導致皮膚過敏的設備材料。此測試使用1.8 或更高的刺激指數（SI）作為將物質識別為潛在致敏劑的決策標準。然而，SI 1.8 和2.5 之間的臨界陽性反應可能會導致偽陽性結果，這可能會限制此類 LLNA 測試的有用性。需要注意的是，LLNA: DA 測試不適合測試影響 ATP 水平或乾擾細胞內 ATP 精確測量的設備材料。此類物質的例子包括 ATP 抑制劑以及淋巴結中存在的 ATP 降解酶或細胞外 ATP 。

三、血液相容性

對於與循環血液直接接觸的設備（無論接觸時間長短），如果在風險評估過程中尚未解決，建議考慮溶血測試、補體激活測試和血栓形成測試。對於與循環血液間接接觸的設備（無論接觸時間長短），建議只考慮溶血測試，因為補體激活和體內血栓形成測試通常不需要間接接觸血液的設備。然而，對於之前未在法定上市的心血管或血管應用設備中使用過的新穎材料，或者釋放化學物質入循環血液的設備，某些體外血栓形成測試（例如提取物和浸出物對血小板和凝血系統的影響）對間接接觸血液的設備也可能是必要的。

如果風險評估確定不需要血液相容性測試，建議提供支持豁免這些特定測試的評估摘要。例如，為支持豁免血栓形成測試，應將用於配方和加工的材料以及設備幾何形狀（例如形狀、尺寸、表面粗糙度、表面缺陷）與血液接觸時間相似且使用歷史可接受的法定上市設備進行比較。

在決定免除血液相容性測試時，充分的風險評估至關重要。產品開發人員應與 FDA

充分討論以支持測試豁免的論據（FDA, 2023c）。

（一）溶血（Hemolysis）

對於與循環血液直接接觸的設備的溶血測試, 建議按照 ASTM F756 標準測試法或者等效方法，進行材料／表面介導的直接和間接（提取液）溶血測試。對於與循環血液間接接觸的設備的溶血測試，建議僅進行 ASTM F756 規定的間接（提取液）測試，或者等效方法。對於不與循環血液直接或間接接觸的設備或設備組件，通常不需要進行此測試。例如，應用於血管外表面上的設備可能不需要溶血測試，除非某些組件存在接觸循環血液的風險（例如應對縫合血管的密封劑進行溶血測試）。對於血流產生的高剪切力（High shear stress）可能存在問題的某些設備，在臨床使用條件下進行動態溶血評估也很重要（FDA, 2016）。

（二）補體激活（Complement Activation）

醫療設備可以引起補體激活，這是一個複雜的過程，取決於設備的物理和化學特性。表面積、結構和化學成分（例如化學結構中的官能基）（Moghimi et al., 2011）等因素會影響這種活化。如果需要測試直接接觸血液的設備的補體激活，最好直接使用設備而不是提取物進行測試。對於體外補體活化測試，建議使用已建立的 ELISA 測試方法來評估 SC5b-9 片段活化。最好使用血清進行此類測試（Harboe et al., 2011; Lachmann, 2010），但如果需要使用全血或血漿，請務必選擇正確的抗凝血劑，以避免干擾測試設備引起的補體活化。此外，還應該提供驗證訊息，以確認測試可以檢測陰性和陽性參考對照之間的差異。如果測試物品和陰性對照之間沒有統計上的顯著差異，則認為測試結果是令人滿意的。然而，如果存在顯著差異，則使用合法銷售的比較裝置進行補體活化測試可能會有所幫助，以更好地評估結果的生物學相關性。測試補體活化的等效方法，例如體內動物模型、體外「靜態」方法或使用模擬臨床流動條件的體外動態測試也可以與適當的驗證資訊一起使用。或者，如果設備中使用的所有材料都有以前在血液接觸設備中使用過的歷史，並且具有相當或更大的表面積和等效的接觸時間，則可以放棄補體激活測試。

（三）血栓形成（Thrombogenicity）

為了盡量減少動物測試，FDA 建議在相關動物模型中進行安全性或功能性研究時，也應評估血栓形成性，如果這類研究通常會對特定類型的設備進行的話。例如，心血管支架的安全性通常在動物模型中進行評估，並可以包括對輸送系統和植入設備的血栓形成性評估。對於血栓形成性端點研究，方案應包括適當的方法來評估與設備相關的血栓形成（如照片證據）以及相關下游器官中的栓塞。如果在摘除時觀察到設備血栓，或者設備打算用於重要器官上游，則額外的組織病理學分析可能有助於評估局部、上游和下游組織。

在體內測試中，許多參數都可能影響測試結果，包括：
(1) 動物品種；
(2) 手術過程中以動物來模擬臨床時的病人體位；
(3) 抗凝劑方案（如果適用）；
(4) 適當的植入技術，以減少植入部位的血管損傷；
(5) 確定血管與設備直徑比；更大的血管應用於更大直徑的設備，以維持與患者相似的直徑關係，並避免人為的血流擾亂和與血管壁的接觸；
(6) 設備定位和固定，以確保設備周圍的血流；
(7) 使用適當的摘除技術，以確保血栓最小干擾並減少死後血栓形成。

在體內研究中，X光可以用於確保設備正確定位。如果僅用一部分設備進行血栓形成性測試，醫療器材開發商應確認測試樣品具有代表性，代表所有與血液直接接觸的材料和重要幾何／表面特徵。此外，建議在所有體內血栓形成評估中提供設備／血管植入物的彩色照片。

對於某些設備，如氧合器（Oxygenators），通常不進行體內動物研究，可以使用一系列體外或體外血液損傷評估來支持上市申請。特別是，包括血小板（例如附著、激活）和凝血系統（如Thrombin-Antithrombin Complex [TAT]、Partial Thromboplastin Time [PTT]）（ISO, 2017）。評估的一系列體外測試可以代替體內血栓形成性測試。僅對材料變化進行評估，而不是幾何或表面特徵，在「靜態」環境下的測試（如在非模擬臨床流動條件下輕輕搖動血液）可能就足夠了。然而，對於新設備和／或現有設備幾何形狀的變化，在模擬臨床流動條件下評估流動誘導的血栓形成是必要的。這種研究設計應包括對血小板、凝血系統和大規模血栓形成的評估。

對於體外測試，優先使用人血。如果多名捐血者的血液無法混合在單個測試中使用，建議每次重複測試使用不同捐血者的血液，以證明結果不受捐血者變異性的影響。對於需要大量血液的測試，可以合理使用動物血液。流動條件（如輕微擾動與臨床相關流動）以及體外測試中使用的抗凝劑類型和濃度可能取決於測試系統和設備的臨床指徵。建議驗證測試條件，以確認測試可以區分正反應和負反應。

在某些情況下可能需要進一步的血栓形成性評估，例如：
(1) 設備包含以前未在合法銷售的血液接觸設備中使用過的新穎材料，特別是如果該設備有可能在非抗凝血患者中使用；
(2) 體內安全性研究或之前進行的體外血栓形成性研究存在可疑或不確定的血液相容性發現。

進一步的評估可能包括額外的體內或體外測試，這取決於具體的設備類型、預期的臨床使用以及先前測試的任何問題。

在某些情況下，可能需要非抗凝動物急性（例如4-6小時）研究，例如：

（1）用於並非始終使用抗凝劑的設備（如診斷心導管）；
（2）對於由於臨床原因不能使用抗凝劑的患者（如用於治療血友病患者的設備）；
（3）當研究旨在降低血栓形成潛力的設計特徵時（如塗層的有效性）。

雖然非抗凝體內研究存在局限性，但如果正確進行，可以提供有用信息，了解協同機制（如材料和設備幾何形狀、動脈與靜脈血流）如何影響血栓形成。

如果非抗凝體內研究導致血栓評分升高，則可能需要檢查設備相關特性，如表面缺陷（如至少40倍放大顯微鏡檢查），這些可能導致血栓形成。在某些情況下，與法定上市設備進行設備幾何形狀和表面的詳細分析也可能是有益的。根據觀察到的血栓水平、表面分析結果和對患者的潛在風險，可能會建議在抗凝劑臨床相關水平下重複體內研究，以確認抗凝劑將抵消非抗凝模型中觀察到的血栓形成反應（FDA, 2023c）。在這種情況下，標籤上可能也需要標明禁止在非抗凝患者中使用該設備。

四、熱原性（Pyrogenicity）

應限制內毒素含量的醫療設備包括：
（1）植入醫療器材（由於其與淋巴系統接觸）；
（2）與心血管系統、淋巴系統或腦脊液有直接或間接接觸的無菌器械（無論接觸時間長短）；
（3）標註為「非熱原性」的器械。

內毒素信息可幫助保護患者免受發熱反應風險（FDA, 2012a）。考慮熱原性時，應注意兩種熱原來源。第一種是材料介導的熱原，即醫療器材使用期間可能從器材中溶出的化學物質，細菌內毒素也可產生與某些材料相似的發熱反應。

如果按表18-1推薦考慮，如器材提取液的化學表徵和以前信息表明所有與患者接觸的組件的熱原性已得到充分評估，則不需要材料介導的熱原性測試。否則，建議使用傳統的生物相容性提取方法（如 ISO 10993-12:2021 中的50°C for 72 小時、70°C for 24 小時或121°C for 1 小時）進行材料介導的熱原性評估（ISO, 2021a），使用 USP <151> 熱原測試（USP 兔試驗）或等效驗證方法中的熱原性測試。對於包含熱不穩定或熱敏感材料（如藥物、生物分子、組織源組分）的器械，這些成分在高溫下可能發生變形或材料構型／結構改變，建議按 ISO 10993-12:2021 中的37°C提取。細菌內毒素傳統上作為無菌評估的一部分處理。關於用於確定無菌器械內毒素水平的測試建議，建議參閱最新無菌指南（FDA, 2012b）。如果發起方希望即使基於與身體接觸性質沒有內毒素限量規格也在器械上標註「非熱原性」，建議進行細菌內毒素和兔材料介導熱原測試。

總之，遵循 FDA 指南並與 FDA 充分討論來設計適當的熱原性評估，對於確保醫療器械熱原性控制至關重要。

五、植入測試（Implantation）

針對植入測試，如果設備幾何形狀的特徵可能會混淆對測試的解釋，可以使用設備的子組件或樣品來代替最終成品設備，但必須附帶適當的理由。例如：提供資訊證明和最終表面特性是可比照的，則使用樣品代替就可能是可以接受的。

對於某些相對高風險的植入設備，可以選擇進行臨床相關的（例如：腦部、血管）植入評估，而不是在皮下、肌肉或骨組織進行傳統的毒理植入研究，如 ISO 10993-6「醫療器材生物評估——第6部分：植入後局部效應檢驗」所述（FDA, 2023e）。臨床相關的植入研究對於在模擬臨床條件下在相關解剖環境中確定植入物的系統和局部組織反應至關重要（FDA, 2000）。在某些情況下，臨床植入研究可以在評估整體設備安全性的動物研究中獲得毒性評估結果（例如，用於評估設備交付和部署的動物研究的協議也可能包括評估相關毒性終點）。

當植入設備的物質組件和設備在其預定的解剖位置使用時，臨床植入和肌肉或皮下植入測試可以對整體生物相容性評估提供有用資訊。通常進行臨床植入研究時，不需要肌肉或皮下植入試驗，但肌肉或皮下植入研究有助於作為評估局部毒性的篩檢試驗。由於肌肉植入物會在植入物周圍形成纖維囊，因此隨著植入時間增長，從試驗物品中釋出的材料可能被包含在囊內，而導致在植入研究中未觀察到釋出物質的反應。明確定義肌肉植入研究，有助於解釋可能其他干擾因素臨床植入研究數據（例如：伴隨治療可能干擾組織的反應）。因此，即使進行臨床植入研究，特別是在擔憂醫療設備使用新材料／化學物質或臨床植入研究可能引發毒性風險時，肌肉植入研究應被視為一項補充測試。

對於含有降解材料的植入設備進行植入測試時，建議測試應包括中期評估，以確定在降解過程中組織的反應，包含：（1）在沒有或極少降解時（如果適用）；（2）在降解過程中，展示逐漸降解的模式；以及（3）一旦材料降解和組織反應達到相關的平衡狀態。另外，中期評估時間點的選擇可以體外降解測試為基礎。

六、基因毒性

如果設備萃取物和參考文獻已證實對所有成分進行了充分的遺傳毒性測試，則可能不需要進行遺傳毒性測試。

對含有已知具有基因毒性的材料設備進行基因毒性測試可能沒有用，這是因為其陽性結果將被認為是由已知的基因毒素引起的，並且可能會錯過來自其他來源的第二種基因毒素的判定。然而，如果進行遺傳毒性測試並且結果為陰性，則應將其視為其他設備組件或相互作用產品的陰性結果，但它不一定會消除已知基因毒素的風險。為了確定基因毒素從裝置中釋放的程度，可能需要進行化學特性分析，對已知基因毒素、效益和風險進行整體

評估，將取決於設備的適應症和人體暴露。且取決於設備的適應症和人體暴露量。

當遺傳毒性特徵尚未充分確定時，需進行遺傳毒性測試。如表18-1所述，對於某些與血液、骨骼、黏膜或其他組織或任何物質有長時間接觸（＞24小時至30天）或長期接觸（＞30天）的設備，應提供遺傳毒性資訊。從未在合法銷售醫療器材使用過的材料，無論使用時間長短都應提供遺傳毒性資訊。

所有用於體外血液接觸迴路的醫療器械，即使接觸時間少於24小時，都需要進行遺傳毒性評估，因為這些裝置的高表面積增加了化學浸出的可能性，可能會將浸出物引入系統循環。由於浸出物可能增加，建議需進行遺傳毒性評估。此外，如果文獻中沒有這些設備可浸出物的毒理資訊，則可能需要進行一些額外的遺傳毒性測試。

由於沒有任何一項測試可以檢測所有基因毒素，因此建議進行兩項體外測試，及一項體內測試（ISO, 2014）：

1. 細菌基因突變測定

是使用特殊基因工程設計的鼠傷寒沙門氏菌（Salmonella typhimurium）和大腸桿菌菌株（Escherichia coli）來檢測任何潛在的單鹼基對變化（Single base pair change）和移碼突變（Open reading frameshift mutation）的測試，該測試是根據OECD 471化學測試指南所進行的細菌反向突變測試。

2. 體外哺乳動物遺傳毒性測定：建議選擇以下其中一項

A. **小鼠淋巴瘤基因突變測定**（Mouse Lymphoma Gene Mutation Assay）：這是，此檢測遵循OECD 490指南（In vitro mammalian cell gene mutation tests using the thymidine kinase Gene），可檢測與致癌活性相關的多種基因毒性機制，使其成為最全面的檢測方法（Applegate et al., 1990）。

B. **體外染色體畸變（CA）測定**：OECD 473化學品測試指南：體外哺乳動物染色體畸變測試（In vitro chromosomal aberration）。

C. **體外微核測定**：OECD 487化學品測試指南：體外哺乳動物細胞微核測試（*In vitro* mammalian cell micronucleus test）。

3. 如果醫療器材含有新材料

建議進行體內細胞遺傳學檢測。然而，如果測試萃取物中的物質含量太低，以致在徹底提取裝置後仍無法透過體內測定檢測到，則不需要進行測試。

4. 當需要進行體內測定時，建議選擇以下其中一項

A. **骨髓微核（MN）測定**：OECD 474化學品測試指南：哺乳動物紅血球微核測試（Mammalian erythrocyte micronucleus test）。

B. **骨髓染色體畸變（CA）測定**：OECD 475化學品測試指南：哺乳動物骨髓染色體畸變測試（Mammalian bone marrow chromosome aberration test）。

C. **周邊血液MN測定**：OECD 474化學品測試指南：哺乳動物紅血球微核測試

（Mammalian erythrocyte micronucleus test）。

值得注意的是，不同遺傳毒性試驗用於檢測不同類型的遺傳毒性。因此，這些測試陽性結果都被視為總體陽性結果。如果任何體外測試出現模稜兩可的結果，建議重複相同的測試。如果發現陽性結果，建議進一步調查以確定基因毒素的來源，並利用致癌性毒理風險評估結果來評估設備的整體效益與可承受的風險。此外，不建議使用體內基因毒性測試來追蹤體外測試的陽性結果，因為裝置萃取物中化學物質的含量可能太低而無法透過體內測試檢測到。

七、致癌性（Carcinogenicity）

根據表18-1，FDA 建議長期暴露（即暴露超過30天）的設備應進行風險評估，以評估其潛在的致癌性。包括：與受損表面（即傷口癒合）接觸的設備、與外部連通設備和植入設備。如果使用新材料（即以前未在合法銷售的設備中使用過的材料）來製造這些設備，也建議審查致癌性文獻。在缺乏實驗得出的致癌性資訊的情況下，無論接觸時間長短，可能都需要對這些材料進行結構—活性關係（SAR-structure activity relationship）建立評估模式，以了解其潛在的致癌性（FDA, 2023f）。值得注意的是，有些致癌物不是基因毒素（Benigni et al., 2013），致癌作用是多因子的。因此，為了評估醫療器材最終成品的致癌風險，應結合遺傳毒性資訊考慮以下要素：

（1）提供可能與組織接觸的醫療器材所有組件的完整化學配方和製造殘留物資訊，如果器械材料或組件的化學配方是保密的，並且由第三方提供，建議器材開發商要求供應商使用保密文件（Drug Master File, DMF）方式直接提供必要的化學配方資訊予FDA。

（2）為了確定醫療器材的潛在風險，透過分析化學方法量化可萃取物和可浸出物的總量，並以 ppm 或 ppb 為單位測量適當的靈敏度水平。洗脫技術和分析方法的設計應能夠評估設備中材料、化學交互作用產物、分解產物或加工劑（例如：黏合劑、模具清潔劑、脫模劑和滅菌化學品）的存在。可以使用 TTC 方法來確定無需化學鑑定的量化是否足以評估設備的毒性風險（FDA, 2023f）。如果沒有，則需要進行化學鑑定。

（3）為了確定在患者接觸的最壞情況下可能存在的每種化學物質的最大量，需要假設患者100%接觸設備中所含的化學物質，或100%接觸從設備可能產生的副產品化學物質。此外，可以根據化學表徵詳盡提供數據以確定最壞的情況。為了估計最壞情況下患者的暴露情況，需要考慮患者可能接受多個最大尺寸設備的情況。暴露評估尚應考慮中間降解化學物質、劑量間的外推，以及局部和全身暴露的可能性。

（4）評估化學物質的遺傳毒性和潛在致癌性，包括：

A.使用準確的關鍵字搜尋相關的文獻；

B. 評估長期動物研究的致癌性證據（例如：動物研究中的發炎、腫瘤前病變或腫瘤發現）；

C. 評估動物數據與評估人類風險的相關性；

D. 評估長期臨床結果，包括：易感族群、植入部位和局部腫瘤傾向（Gold et al., 1991; Huff et al., 1991）。

（5）如果在設備中發現潛在的致癌物質，例如：IARC 特別討論的化學物質（International Agency for Research on Cancer [IARC], 2024），則應包括：癌症風險評估以及相關文獻證據，以證明設備中存在的這些潛在致癌物質的數量不會造成不可接受的癌症風險（ISO10993-17, 2023）。

如果沒有足夠的數據進行充分的評估，或者評估表明存在可能的風險，則可能有必要進行致癌性測試。在這種情況下，建議使用經過驗證的模型，例如：基因改造動物模型（例如 RasH2），並確認基因轉殖狀態的穩定性。

在進行致癌性測試之前，建議申辦者諮詢 FDA，以確保研究設計使用符合統計要求的樣本量，進行潛在致癌風險評估，以利具統計效力，確保結果的準確性。

八、生殖和發育毒性

FDA 建議評估醫療器材、材料及其萃取物對生殖功能、胚胎發育（致畸性）以及產前和產後早期發育的潛在影響，生殖和發育毒性的評估應遵循 ISO 10993-1 中的指引（FDA, 2023c）。如果生物相容性評估確定了已知或潛在的生殖或發育毒性風險，而文獻中沒有足夠的資訊來解釋該風險，則可能需要進行測試。包括：

A. 新型植入材料：如果化學浸出物有可能接觸生殖器官，無論接觸的類型或持續時間如何；

B. 與生殖器官接觸的裝置材料或零件。

如果裝置材料可能全身分布（例如可吸收裝置），且沒有生殖和發育毒性文獻，則應考慮在育齡動物中即進行測試。

九、降解評估（Degradation Assessments）

為確保患者安全，FDA 建議對可吸收裝置進行體內降解評估。醫療器材開發商應記錄降解參數，並根據生理相關數據報告降解速率。如果觀察到不良生物反應，可能需要進行額外的體外測試。

在進行體內降解或化學表徵測試之前，醫療器材開發商應與 FDA 討論確定採行的測試方法，提交申請文件中應提供降解產物表徵資訊和測試報告。

陸、化學評估

FDA 透過考慮患者與設備接觸的時間，以及所接觸設備的性質，來評估醫療設備的安全性。在評估醫療器材的安全性時，FDA 會考慮病人對該器械及其所有化學成分的整體暴露情況。如果醫療器材含有可能對病人有害的化學物質，安全評估應包括毒性測試標準、暴露類型和持續時間的評估。

一、額外化學資訊

在以下情況下，FDA 可能會要求提供額外的化學資訊：

（1）當使用尚未合法上市的新型創新材料製造醫療器材時，進行全面的毒性評估以確保安全是非常重要的。該評估包括：文獻中的數據、對最終設備進行額外的生物相容性測試、或對相關化學物質進行毒性測試。要考慮的可能超出 ISO 10993-1 針對特定類型和接觸持續時間所確定的端點（Endpoint）。為了確保解決新材料的獨特毒理學問題，FDA 可能會要求提供 ISO 10993-1 以外的額外毒理學資訊。這將有助於充分了解與這些材料相關的潛在風險，並確保它們可以安全地使用於醫療器材。

（2）當提議使用新化學品來修改材料配方或設備製造時（FDA, 2024a），例如：表面活性劑、抗氧化劑和增塑劑，可能需要提供相關毒理學資訊，包括：純度和雜質資訊、文獻數據，或有關化學品的附加毒性測試。藉此等資訊來確定 ISO 10993-1 相關聯繫類型和持續時間端點是否合宜。

（3）在某些情況下，已知有毒化學物質的設備（例如：組合產品中使用的藥物或生物製劑）（FDA, 2024b）可能無法透過在最終成品中對醫療設備進行生物相容性測試來減輕其毒理風險，此時透過化學特性鑑定（Chemical characterization）和文獻綜述更能評估其遺傳毒性、致癌性和發育毒性終點。因此，在這種情況下，可能有必須依賴文獻中的化學表徵數據和毒理學資訊來支持風險評估。

（4）對於有依時間而變化的材料製成的裝置（例如：組合產品或原位可吸收或可降解材料），僅依靠製造裝置的生物相容性資訊可能無法準確預測裝置在其使用壽命內的毒性。因此，可能需要使用來自文獻的化學特性鑑定數據和毒理學資訊來支持風險評估。

（5）在某些設備中，在生物相容性研究過程中發生意外結果，可能需要從有關的化學特性鑑定和毒理學的文獻中收集更多信息，以確定此類毒性發生的原因，以決定是否需要採取額外措施來降低風險。

（6）醫療器械如果使用沒有良好安全使用歷史的材料，可能有必要從文獻中的化學特性鑑定和毒理學資訊來補充風險評估。尤其在評估配方添加劑，以及製造方法和條件

對最終成品形式的醫療器材之生物相容性影響時，這一點尤其重要。

二、描述性資訊

當需要額外的器械或器械組件化學資訊時，應提供以下描述性資訊：

（1）化學品的通用名稱、化學名稱、化學文摘服務（Chemical Abstracts Service, CAS）編號和商品名稱組成。

（2）提供有關化學品的詳細資訊非常重要，包括：其成分、分子式、分子量、結構特性、純度資訊和製造詳細資訊（FDA, 2023c），包括：對製造過程的全面描述，例如：所使用的物質、數量和反應條件。化學品的規格、多批次分析以及主要雜質的鑑定也應包括在內。

（3）為了進行適當的風險評估，有必要了解設備組件配方中每種化學品的特定重量百分比和總量（以微克為單位）。如果材料供應商無法提供此信息，則可以使用最壞情況的估計方法。即假設最終設備配方中使用的100%材料（即樹脂顆粒）是相關化學品（包括所提供材料的任何化學成分）。

（4）如果已知，需請提供在美國銷售的任何其他使用相同化學物質，直接或間接接觸組織的設備的資訊。包括：設備名稱、製造商和編號，以及所使用化學物質的成分和數量的比較資訊。請注意，此資訊通常僅適用於同一製造商生產的組件。

（5）如果無法獲得設備中使用的化學物質的身分和數量信息，則可以使用極性（例如水或生理鹽水）、半極性（例如異丙醇、乙醇或酒精／水）和非極性（例如己烷）溶劑來評估設備的生物相容性。溶劑的選擇應該合理，並且取決於裝置材料。例如，應使用生理食鹽水對含有金屬成分的裝置進行極性萃取，以優化離子釋放，確保萃取條件（包括溶劑、溫度和持續時間）不會損害設備的完整性。

三、暴露資訊

為了評估患者對器械或器械成分化學品的暴露情況，應提供以下暴露資訊：

（1）在評估患者接觸化學品的情況時，要評估患者直接或間接接觸的每種化學品、相關雜質，以及是否接受重複劑量。包括從醫療器材表面或主體遷移的化學物質，如果需要進行測試以確定化學物質是否從設備中遷移，可以使用特定溶劑進行萃取，並對萃取物溶劑進行化學特性鑑定。針對此測試，需請提供包含測試條件詳細資訊的測試報告，以確認化學品在預期使用條件下是穩定的。

（2）如果上述資訊確認不存在關於設備或其組件的化學物質的毒性的問題，無論是因為化學物質被物理隔離在設備組件中而沒有直接或間接的組織接觸，還是使用特定溶

劑進行萃取並對包含萃取物的溶劑進行化學特性鑑定，則不需要附加暴露資訊。

四、毒理學資訊

上述資訊如果顯示患者接觸器械或器械成分化學品，則應提供以下毒理學資訊：使用文獻中的毒性資訊和器材開發商為所有已知毒性作用所做的測試，但尚未發表的結果來對每個化學實體進行安全評估。如果化學實體的完整毒理學概況無法從文獻中、供應商處和／或先前提交的醫療器材中獲得，則需要對化學實體進行一系列完整的毒性測試（即除這些測試之外的測試）可能還需要表18-1中所述的測試，包括：遺傳毒性、生殖和發育毒性，以及致癌性，除非可提供科學依據來解釋不需要這些額外的測試。例如：可萃取物和／或可浸出物數據表明暴露量將低於特定化學品的衍生耐受攝入量（Tolerable Intake, TI）或TTC（如果化學品並未建立TI），則無需進一步評估其生物毒性。

在確定毒理學關注程度時，重要的是要考慮患者接觸化學物質的情況和現有毒理學資料，需考慮患者對設備或設備組件化學物質的整體暴露，並將其與已知毒性進行比較。

如果現有的毒性資訊表明，即使所有化學物質都被釋放也不會存在毒性問題，則無需提供進一步的毒理學資訊。

如果擔心化學物質釋放的潛在毒性，則需要進一步確定釋放化學物質的量及其在體內的代謝過程。因此，通常需要提供附加資訊：

（1）應提供患者可能接觸的化學品量的數據，包括：30天內釋放的量或臨床使用期間預期最壞情況的接觸量（具有安全閾度）。

（2）如果數據顯示患者經由設備（例如透過elution）接觸化學物質，則可能有必要評估化學物質在臨床相關動物模型中的藥物動力學分析，包括：吸收、分布、代謝和排泄（Absorption、Distribution、Metabolism和Excretion，簡稱ADME），建議器材開發商參考相關的設備特定指導文件，或聯絡審查部門進一步討論適合採用的動物模型。

柒、將醫療器材標記為不含有某些特定成分（Labeling Device as "-Free"）（FDA, 2024c）

FDA指出，為了使用者方便識別潛在過敏或有毒化合物，一些器材開發商要求在設備標籤中包含聲明：「不含乳膠」、「不含DEHP」、「不含BPA」或「不含致發熱原」。目前的測試方法可能無法可靠地確保醫療器材中不存在可能對敏感個體產生不良事件的過敏原或有毒化合物含量。使用此類術語可能會給使用者在使用醫療設備時產生錯誤的安全感。

如果醫療器材開發商選擇在醫療器材標籤中包含聲明，表明其醫療器材或醫療器材容器的製造中未使用特定材料，FDA 建議使用諸如「不是用天然橡膠乳膠製成」或「不含 BPA 製造」，基於材料認證，表示設備或設備組件中未使用天然橡膠乳膠或 BPA。如果本聲明未經限定，則應適用於整個設備和包裝。醫療器材開發商也可以聲明醫療器材或器械容器的特定組件不是用相關材料製成的（FDA, 2014）。

　　如果申辦者選擇在提交時在其標籤中包含「不含」聲明，FDA 建議申辦者提供數據來支持該設備不包含可能導致不良事件的材料（例如：過敏反應或毒性）。

　　以下是 FDA 認可在 ISO10993-1 框架下建議執行生物相容性評估的測試項目，值得注意的是，不同的醫療器材可能需要評估不同的生物學測試點，其中可能包括比框架所示更多或更少的生物測試點。如果不確定設備所屬的類別，建議可參閱設備特定指南或聯絡相關中心和審核部門，以獲取更多資訊（FDA, 2023g）。

表 18-1　ISO10993-1 框架下建議執行生物相容性評估的測試項目

Medical device categorization by			Biological effect										
Nature of Body Contact || Contact Duration	Cytotoxicity	Sensitization	Irritation or Intracutaneous Reactivity	Acute Systemic Toxicity	Material-Mediated Pyrogenicity	Subacute/Subchronic Toxicity	Genotoxicity	Implantation	Hemocompatibility	Chronic Toxicity	Carcinogenicity	Reproductive/Developmental Toxicity#	Degradation@
Category	Contact	A-limited (≤24h) / B-prolonged (>24h to 30d) / C-long term (>30d)											
Surface device	Intact skin	A	×	×	×										
		B	×	×	×										
		C	×	×	×										
	Mucosal membrane	A	×	×	×										
		B	×	×	×	×	○	×		×					
		C	×	×	×	×	○	×	×	×		×			
	Breached or compromised surface	A	×	×	×	×	×								
		B	×	×	×	×	×	×		×					
		C	×	×	×	×	×	×	×		×	×			
External communicating device	Blood path, indirect	A	×	×	×	×	×			×					
		B	×	×	×	×	×			×					
		C	×	×	×	×	×	×	×	×	×	×			
	Tissue+/bone/dentin	A	×	×	×	×	×								
		B	×	×	×	×	×	×	×						
		C	×	×	×	×	×	×	×		×	×			
	Circulating blood	A	×	×	×	×	×		×	×					
		B	×	×	×	×	×	×	×	×					
		C	×	×	×	×	×	×	×	×	×	×			
Implant device	Tissue+/bone	A	×	×	×	×	×		×						
		B	×	×	×	×	×	×	×						
		C	×	×	×	×	×	×	×		×	×			
	Blood	A	×	×	×	×	×		×	×					
		B	×	×	×	×	×	×	×	×					
		C	×	×	×	×	×	×	×	×	×	×			

說明：（1）×＝ISO 10993-1:2018 建議考慮的終點。（2）○＝FDA 建議考慮的附加終點。（3）*：所有 X 和○應在生物安全性評估中解決此問題，要麼透過使用現有數據、額外的特定終點測試，要說明為什麼終點不需要額外評估。（4）+：組織包括組織液和皮下空間。（5）^：用於所有體外血液接觸迴路的設備。（6）#：應針對新材料、已知具有生殖和發育毒性的材料、具有相關目標人群（例如孕婦）的設備和／或設備材料可能局部存在於生殖器官中的設備解決生殖和發育毒性問題。（7）@：應為預期將降解並保持與組織接觸的任何設備、設備組件或材料提供降解信息。

值得注意的是，上表對於亞急性和亞慢性毒性終點有單獨的欄位。如果正在進行測試來評估這些終點中的任何一個，FDA 建議根據測試持續時間與設備使用時間的比較來選擇測試方法。例如：設備的使用時間超過 14 天，則不應使用 14 天測試來對其進行評估。

　　醫療器材開發商應考慮進行單獨的評估，例如：評估可能引起發燒的器械材料的化學成分。ISO 10993-1:2018（ISO, 2018a）將此由材料引起的發燒確定為急性全身毒性的一個子集。然而，如果研究不包括定期溫度測量（例如：前三個小時每 30 分鐘一次）或對熱原性（Pyrogenicity）評估沒有使用適當的動物模式（例如：使用兔子），則使用急性全身毒性或植入研究的數據代替單獨的熱原性評估可能並不合適。

參考文獻

Applegate, M. L., Moore, M. M., Broder, C. B., Burrell, A., Juhn, G., Kasweck, K. L., Lin, P. F., Wadhams, A., & Hozier, J. C. (1990). Molecular dissection of mutations at the heterozygous thymidine kinase locus in mouse lymphoma cells. *Proc Natl Acad Sci U S A, 87*(1), 51-55. https://doi.org/10.1073/pnas.87.1.51

American Society for Testing and Materials [ASTM] (2018). ASTM F1903-18: Standard practice for testing for cellular responses to particles in vitro. https://www.astm.org/f1903-18.html

American Society for Testing and Materials [ASTM] (2023). ASTM F1904-23: Standard guide for testing the biological responses to medical device particulate debris and degradation products in vivo. https://www.astm.org/f1904-23.html

Benigni, R., Bossa, C., & Tcheremenskaia, O. (2013). Nongenotoxic carcinogenicity of chemicals: Mechanisms of action and early recognition through a new set of structural alerts. *Chem Rev, 113*(5), 2940-2957. https://doi.org/10.1021/cr300206t

Boverhof, D. R., Wiescinski, C. M., Botham, P., Lees, D., Debruyne, E., Repetto-Larsay, M., Ladics, G., Hoban, D., Gamer, A., Remmele, M., Wang-Fan, W., Ullmann, L. G., Mehta, J., Billington, R., & Woolhiser, M. R. (2008). Interlaboratory validation of 1% pluronic l92 surfactant as a suitable, aqueous vehicle for testing pesticide formulations using the murine local lymph node assay. *Toxicol Sci, 105*(1), 79-85. https://doi.org/10.1093/toxsci/kfn117

European Medicines Agency [EMA] (2023). ICH M7 Assessment and control of DNA reactive (mutagenic) impurities in pharmaceuticals to limit potential carcinogenic risk - Scientific guideline. https://www.ema.europa.eu/en/ich-m7-assessment-control-dna-reactive-mutagenic-impurities-pharmaceuticals-limit-potential-carcinogenic-risk-scientific-guideline

Gold, L. S., Slone, T. H., Manley, N. B., & Bernstein, L. (1991). Target organs in chronic bioassays of 533 chemical carcinogens. *Environ Health Perspect, 93*, 233-246. https://doi.org/10.1289/ehp.9193233

Harboe, M., Thorgersen, E. B., & Mollnes, T. E. (2011). Advances in assay of complement function and activation. *Adv Drug Deliv Rev, 63*(12), 976-987. https://doi.org/10.1016/j.addr.2011.05.010

Huff, J., Cirvello, J., Haseman, J., & Bucher, J. (1991). Chemicals associated with site-specific neoplasia in 1394 long-term carcinogenesis experiments in laboratory rodents. *Environ Health Perspect, 93*, 247-270. https://doi.org/10.1289/ehp.9193247

International Agency for Research on Cancer [IARC] (2024). IARC monographs on the identification of carcinogenic hazards to humans. https://monographs.iarc.who.int/monographs-available/

International Council for Harmonisation of Technical Requirements for Pharmaceuticals for Human Use [ICH] (2023). ICH harmonisation for better health. https://www.ich.org/

International Organization for Standardization [ISO] (2009). ISO 10993-5:2009: Biological evaluation of medical devices—Part 5: Tests for in vitro cytotoxicity. https://www.iso.org/standard/36406.html

International Organization for Standardization [ISO] (2014). ISO 10993-3:2014: Biological evaluation of medical devices—Part 3: Tests for genotoxicity, carcinogenicity and reproductive toxicity. https://www.iso.org/standard/55614.html

International Organization for Standardization [ISO] (2017). ISO 10993-4:2017: Biological evaluation of medical devices—Part 4: Selection of tests for interactions with blood. https://www.iso.org/standard/63448.html

International Organization for Standardization [ISO] (2018a). ISO 10993-1:2018: Biological evaluation of medical devices—Part 1: Evaluation and testing within a risk management process. https://www.iso.org/standard/68936.html

International Organization for Standardization [ISO] (2018b). Clause 5.2 "Categorization by nature of body contact" & Clause 5.3 "Categorization by duration of contact." In ISO 10993-1:2018: Biological evaluation of medical devices—Part 1: Evaluation and testing within a risk management process. https://www.iso.org/standard/68936.html

International Organization for Standardization [ISO] (2020). ISO 10993-18:2020: Biological evaluation of medical devices—Part 18: Chemical characterization of medical device materials within a risk management process. https://www.iso.org/standard/64750.html

International Organization for Standardization [ISO] (2021a). ISO 10993-12:2021: Biological evaluation of medical devices—Part 12: Sample preparation and reference materials. https://www.iso.org/standard/75769.html

International Organization for Standardization [ISO] (2021b). ISO 10993-10:2021: Biological evaluation of medical devices—Part 10: Tests for skin sensitization. https://www.iso.org/standard/75279.html

International Organization for Standardization [ISO] (2023). Global standards for trusted goods and services. https://www.iso.org/home.html

ISO10993-17 (2023). Biological evaluation of medical devices Part 17: Toxicological risk assessment of medical device constituents. In ISO 10993-17:2023. https://www.iso.org/standard/75323.html

Kunzmann, A., Andersson, B., Thurnherr, T., Krug, H., Scheynius, A., & Fadeel, B. (2011). Toxicology of engineered nanomaterials: Focus on biocompatibility, biodistribution and biodegradation. ***Biochim Biophys Acta, 1810***(3), 361-373. https://doi.org/10.1016/j.bbagen.2010.04.007

Lachmann, P. J. (2010). Preparing serum for functional complement assays. ***J Immunol Methods, 352***(1-2), 195-197. https://doi.org/10.1016/j.jim.2009.11.003

Moghimi, S. M., Andersen, A. J., Ahmadvand, D., Wibroe, P. P., Andresen, T. L., & Hunter, A. C. (2011). Material properties in complement activation. *Adv Drug Deliv Rev, 63*(12), 1000-1007. https://doi.org/10.1016/j.addr.2011.06.002

Organisation for Economic Cooperation and Development [OECD] (2023). Organisation for economic co-operation and development. http://www.oecd.org/

Rivera Gil, P., Oberdorster, G., Elder, A., Puntes, V., & Parak, W. J. (2010). Correlating physico-chemical with toxicological properties of nanoparticles: The present and the future. *ACS Nano, 4*(10), 5527-5531. https://doi.org/10.1021/nn1025687

United States Pharmacopeial Convention [USP] (2023). U. S. Pharmacopeia. https://www.usp.org/about

U.S. Food and Drug Administration [FDA] (2000). Submission of research and marketing applications for permanent pacemaker leads and for pacemaker lead adaptor 510(k) submissions—Guidance for industry. https://www.fda.gov/media/71740/download

U.S. Food and Drug Administration [FDA] (2008). Preparation and review of investigational device exemption applications (IDES) for total artificial discs. https://www.fda.gov/regulatory-information/search-fda-guidance-documents/preparation-and-review-investigational-device-exemption-applications-ides-total-artificial-discs

U.S. Food and Drug Administration [FDA] (2012a). Guidance for industry: Pyrogen and endotoxins testing: Questions and answers. https://www.fda.gov/regulatory-information/search-fda-guidance-documents/guidance-industry-pyrogen-and-endotoxins-testing-questions-and-answers

U.S. Food and Drug Administration [FDA] (2012b). Guidance for industry pyrogen and endotoxins testing: Questions and answers. https://www.fda.gov/media/83477/download

U.S. Food and Drug Administration [FDA] (2013). Investigational device exemptions (IDEs) for early feasibility medical device clinical studies, including certain first in human (FIH) studies guidance for industry and food and drug administration staff. https://www.fda.gov/regulatory-information/search-fda-guidance-documents/investigational-device-exemptions-ides-early-feasibility-medical-device-clinical-studies-including

U.S. Food and Drug Administration [FDA] (2014). Recommendations for labeling medical products to inform users that the product or product container is not made with natural rubber latex: Guidance for industry and food and drug administration staff. https://www.fda.gov/regulatory-information/search-fda-guidance-documents/recommendations-labeling-medical-products-inform-users-product-or-product-container-not-made-natural

U.S. Food and Drug Administration [FDA] (2016). Implanted blood access devices for hemodialysis: Guidance for industry and food and drug administration staff. https://www.fda.gov/media/83696/download

U.S. Food and Drug Administration [FDA] (2018). Breakthrough devices program: Guidance for industry and food and drug administration staff. https://www.fda.gov/regulatory-information/search-fda-guidance-documents/breakthrough-devices-program

U.S. Food and Drug Administration [FDA] (2019). Recommended content and format of non-clinical bench performance testing information in premarket submissions: Guidance for industry and food and drug administration staff. https://www.fda.gov/media/113230/download

U.S. Food and Drug Administration [FDA] (2021). Technical considerations for non-clinical assessment of medical devices containing nitinol: Guidance for industry and food and drug administration staff. https://www.fda.gov/regulatory-information/search-fda-guidance-documents/technical-considerations-non-clinical-assessment-medical-devices-containing-nitinol

U.S. Food and Drug Administration [FDA] (2023a). Device master files-introduction to master files for devices (MAFs). https://www.fda.gov/medical-devices/premarket-approval-pma/master-files

U.S. Food and Drug Administration [FDA] (2023b). Requests for feedback and meetings for medical device submissions: The Q-submission program: Guidance for industry and food and drug administration staff. https://www.fda.gov/regulatory-information/search-fda-guidance-documents/requests-feedback-and-meetings-medical-device-submissions-q-submission-program

U.S. Food and Drug Administration [FDA] (2023c). Use of international standard ISO 10993-1, "Biological evaluation of medical devices - Part 1: Evaluation and testing within a risk management process" : Guidance for industry and food and drug administration staff. https://www.fda.gov/regulatory-information/search-fda-guidance-documents/use-international-standard-iso-10993-1-biological-evaluation-medical-devices-part-1-evaluation-and

U.S. Food and Drug Administration [FDA] (2023d). How to study and market your device- for the purposes of a biocompatibility evaluation, leveraging information from other marketing applications could be appropriate in support of 510(k)s, PMAs, De Novos, HDEs, and initiation of IDEs. https://www.fda.gov/medical-devices/device-advice-comprehensive-regulatory-assistance/how-study-and-market-your-device

U.S. Food and Drug Administration [FDA] (2023e). General considerations for animal studies intended to evaluate medical devices: Guidance for industry and food and drug administration staff. https://www.fda.gov/regulatory-information/search-fda-guidance-documents/general-considerations-animal-studies-intended-evaluate-medical-devices

U.S. Food and Drug Administration [FDA] (2023f). Guidance for industry: M7(R2) assessment and control of DNA reactive (Mutagenic) impurities in pharmaceuticals to limit potential carcinogenic risk. https://www.fda.gov/regulatory-information/search-fda-guidance-documents/guidance-industry-m7r2-assessment-and-control-dna-reactive-mutagenic-impurities-pharmaceuticals

U.S. Food and Drug Administration [FDA] (2023g). Requests for feedback and meetings for medical device submissions: The Q-Submission program: Guidance for industry and food and drug administration staff. https://www.fda.gov/regulatory-information/search-fda-guidance-documents/requests-feedback-and-meetings-medical-device-submissions-q-submission-program

U.S. Food and Drug Administration [FDA] (2024a). Title 21—food and drugs chapter i—food and drug administration department of health and human services subchapter h—medical devices. https://www.accessdata.fda.gov/scripts/cdrh/cfdocs/cfcfr/CFRSearch.cfm?fr=820.50

U.S. Food and Drug Administration [FDA] (2024b). Biologics license applications and master files. https://www.govinfo.gov/content/pkg/FR-2024-02-12/pdf/2024-02741.pdf

U.S. Food and Drug Administration [FDA] (2024c). PART 801—LABELING; Subpart A—General labeling provisions; § 801.1 Medical devices; name and place of business of manufacturer, packer or distributor. https://www.ecfr.gov/current/title-21/chapter-I/subchapter-H/part-801

FDA-GLP, USA. (1999). Part 58—Good laboratory practice for nonclinical laboratory studies. https://www.ecfr.gov/current/title-21/chapter-I/subchapter-A/part-58

Yi, B., Xu, Q., & Liu, W. (2022). An overview of substrate stiffness guided cellular response and its applications in tissue regeneration. *Bioact Mater, 15*, 82-102. https://doi.org/10.1016/j.bioactmat.2021.12.005

Ch.19
藥物臨床安全性監測與藥物中毒處理

作者｜林香汶　洪東榮

摘　要

　　藥物從新藥研究、開發、臨床試驗、正式上市後，直至大量臨床使用都持續有其藥物安全性評估與監測機制。為了確保提供給民眾安全、有效及品質優良的藥物，在臺灣，從上市前到上市後流程、注意事項以及藥物不良反應通報等都列有相關規範。針對治療區間狹窄的藥物，有必要密切進行病人藥物血中濃度監測與共病症評估，以利適當調整劑量。除了常規使用藥物所導致藥物不良反應的安全性考量外，因為不當或過量使用所導致的藥物中毒，除了以一般傷患處理及救護流程外，還要依照各藥物特質及個別病人狀況進行個人化評估，再給予適當的支持性療法或給予解毒劑來處理。本章節特別針對（1）Digoxin、鈣離子阻斷劑、Warfarin 等心臟疾病相關藥物；(2) 苯二氮平類、抗憂鬱劑、鋰鹽等精神疾病相關藥物；(3) 止痛及中草藥等三大類臺灣常見中毒藥物，進一步介紹其作用機轉、中毒臨床表現及其處置。其中，依照常見解毒劑之直接作用在毒素、在毒素結合位置、減少有毒代謝物、抵銷毒性劑的作用方式，介紹並比較常見藥物中毒解毒劑之機轉、劑量／途徑以及其他注意事項。

關鍵字：藥物臨床安全性監測、治療藥物血中濃度監測、藥物不良反應監測與通報、藥物中毒處理、解毒劑

壹、前言

藥物自新藥研究與開發（Research and development）後，進入臨床前試驗（Pre-clinical tests）、上市前臨床試驗以及上市後臨床使用，過程中都需要持續進行安全性評估與監測，以確保藥物不只有效且安全。世界各國共同推動製藥與國際醫藥法規的協和，一起討論醫藥科技與登記、政府監管與產業間運作的透明化，積極參與「國際醫藥法規協和會（International Council for Harmonization of Technical Requirements for Pharmaceuticals for Human Use; International Council for Harmonization, ICH）」並成為會員國，以期讓民眾能使用到安全、有效、高品質製造流程的藥物而努力。臺灣自2018年成為ICH會員國（衛生福利部食品藥物管理署〔食藥署〕，2018），積極並努力致力確保國內藥界能落實並執行ICH相關規範，以確保提供民眾安全、有效及品質優良的藥品。

以「藥品生命週期管理架構」看來，除了要確保藥品有效與適當品質外，「**確保藥品安全**」，從基礎研究到上市的藥品流通都扮演很重要的角色。因此，除了《藥事法》外，衛生福利部食品藥物管理署（以下簡稱食藥署）在藥物臨床試驗、查驗登記直至上市後安全監測及藥物不良反應通報等，已針對各流程積極訂定出相關規範，其中包括〈藥品優良臨床試驗作業準則〉、〈藥品查驗登記審查準則〉、〈臨床安全性資料管理：加速通報的定義與標準（Clinical Safety Data Management: Definitions and Standards for Expedited Reporting）〉、〈藥品優良安全監視規範（Guidance for Good Pharmacovigilance Practice）〉、〈嚴重藥物不良反應通報辦法〉以及「藥物不良反應通報系統」（https://adr.fda.gov.tw/logon）等。

藥物正式上市並開始大量臨床使用後，有些藥物治療區間（指數）狹窄（Narrow Therapeutic Window/Index, NTI），意即微小的藥物劑量或血中濃度差異就會導致劑量與濃度互相的依賴，導致嚴重治療失敗或是發生危及生命的藥物不良反應（Yu et al., 2015）。這些藥物有效濃度與嚴重毒性濃度很接近（意指藥物有效劑量到致毒濃度範圍相對狹窄），因此藥物劑量太高或太低都不好，除了可能造成治療效果不彰，難以獲得預期療效外，更可能產生藥物不良反應，甚至毒性反應。雖然到目前為止，並沒有一個清楚或有共識的NTI清單，不過最常被討論的藥物包括Phenytoin、Digoxin、Warfarin等；這些NTI藥物的使用，都必須進行病人藥物血中濃度監測與其他共病症評估，再依需求進行劑量的調整（Habet, 2021）。

除了常規使用藥物所導致藥物不良反應的安全性考量外，臨床上也會遇到不當或過量使用，甚至蓄意使用所導致的藥物中毒，有些能迅速給予解毒劑進行緊急處理，有些則僅能以支持性療法來處理。在臺灣，衛生福利部所建置的「全國解毒劑儲備網（Taiwan antidote network）」（衛生福利部，2019），提供全國醫療院所及時獲得臺灣各地解毒劑儲備狀況的資訊平臺，期能縮短中毒治療療程，並提升各式中毒的照護品質。

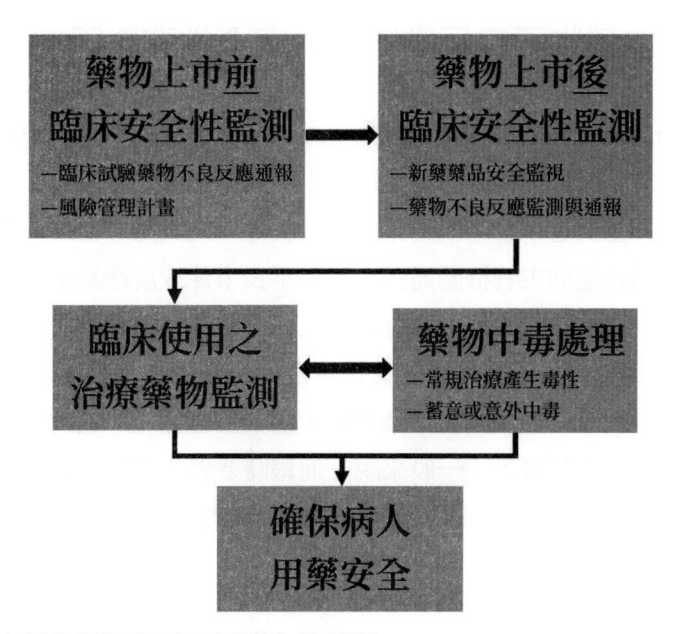

圖19-1　藥物上市前後以及臨床使用安全性關係
來源：作者製圖。

　　藥物上市前後以及臨床使用安全性關係詳如圖19-1，以下分別就藥物上市前、上市後臨床安全性監測（包括：藥物不良反應監測與通報）、治療藥物監測與藥物中毒處理等四部分，分別進行介紹與詳述：

貳、藥物上市前臨床安全性監測

　　食藥署參考國際醫藥法規協和（ICH）與先進國家試驗中新藥的規範，訂出「藥品臨床試驗計畫——技術性文件指引」，提供本土藥物研發者了解如何提供所需要的資料與數據，以佐證其所申請臨床試驗計畫的品質。一般藥物上市前進行的臨床試驗，自第一期首次於人體進行新藥物試驗瞭解藥物的安全劑量，第二期針對少數病人進行臨床試驗以探索藥物的療效和安全性，第三期則針對數百到數千人不等病人進行臨床試驗以證實藥物療效及安全性（亦稱為樞紐試驗）並作為上市決策之參考，進一步於第四期藥物上市後進行評估與追蹤，於大量病人使用後長時間觀察並監測該藥物於先前階段沒有發現到的副作用或是不良反應等，這些過程是藥物上市前後臨床安全評估與監測的軌跡。確保藥物安全是藥物上市前進行臨床試驗的目的之一，開發的藥品公司或藥廠（可能委託臨床試驗公司執行）需要記錄、評估、通報嚴重藥物不良反應及相關安全性資料，甚至需要進行上市前風險評估與管理計畫。說明如下：

一、臨床試驗的藥物不良反應報告及安全性資料管理

新藥開發或新用法於正式核准使用前的各期臨床試驗過程，難免會發生不良事件和／或不良經驗（Adverse event/adverse experience），在治療劑量尚未建立時，任何藥品劑量下的所有有害與非期望反應，都應視為藥品不良反應。尤其是非常嚴重，甚至可能危及生命或功能的反應，須儘速向主管機關通報。嚴重不良事件或反應是指在使用任何劑量下的藥品後，所出現下列不良的醫療情況：導致死亡、危及生命、導致病人住院或延長病人住院時間、造成永久性殘疾，或胎嬰兒先天性畸形。未預期嚴重藥品不良反應（Suspected Unexpected Serious Adverse Reaction, SUSAR），需要加速通報，包括透過自發性通報、臨床或流行病學研究的分析結果等。一般來說，通報時要敘述清楚（尤其個別案件要提供清楚的敘述），以作為持續執行或終止臨床試驗評估之參考。

二、上市前風險管理計畫

以用藥安全為出發點，依我國〈藥品安全監視管理辦法〉第10條規定，「**中央衛生主管機關得公告或核定特定種類或成分之藥品，藥商自公告或核定之日起三個月內，訂定執行風險評估及管控計畫，報中央衛生主管機關核准後執行。**」所提「藥品風險評估及管控計畫（Risk Management Plan, RMP）」依藥品風險程度，納入病患用藥說明書、醫療人員通知、特殊風險預防措施等相關風險管理內容，定期進行風險及管控計畫執行成效評估。食藥署官網設有「藥品風險管理計畫專區」，公告藥商所提上市前藥品的風險管理計畫，以 Filgotinib（Jyseleca film coated tablets〔吉炎可膜衣錠〕）為例，此治療罹患中至重度活動性類風溼性關節炎，且對至少一種疾病緩解型抗風濕藥物（DMARDs）無法產生適當治療反應或耐受的成人病人的藥品，被要求需要進行風險評估管控計畫（RMP）以幫助醫療人員及病人瞭解有關使用 Jyseleca 治療的重大風險。

參、藥物上市後臨床安全性監測

1960年代 Thalidomide 上市後，導致孕婦使用後產下畸形海豹肢嬰兒事件，引發大家重視核准上市藥品需監視其安全性的問題。「藥品安全監視（Pharmacovigilance）」應運而生，其定義為「偵測、處理、分析、評估瞭解／研究及預防藥物不良反應或藥物安全有關問題的學問和政策」，終極目的為「提升用藥安全及公眾健康」（World Health Organization Organization [WHO], 2002）。

經食藥署查驗登記許可後，在國內上市之所有藥品之安全監測，主要分別有「藥品品

質」與「安全管理」兩部分。其中品質主要針對藥品不良品與療效不等；而安全管理則包括不良反應通報系統與安全監測機制。前行政院衛生署（以下簡稱衛生署，現改制為衛生福利部）於2008年訂定「藥品優良安全監視規範」要求醫療機構、藥局至藥商和／或藥廠秉持主動、積極的態度，收集、評估、與研究藥品安全相關資訊，善盡藥物不良反應通報責任，中央衛生主管機關針對上市後藥品掌握安全訊息，建構適合國情之藥品優良安全監視及查核系統，以掌控安全監視訊息，並依據風險管理原則，於必要時採取適當措施或處置，以藥物安全及消費者權利。以下進一步探討不良反應通報系統與安全監測機制：

一、藥物不良反應監測與通報

藥品不論已上市多久，都需要進行藥品不良反應案例的「收集、評估、資料彙整與分析、危險因子研討、風險的評估及預防措施與管理等」，這是繁瑣但卻是最重要且最基本的。針對醫療人員、藥商、一般民眾主動通報之疑似藥品不良反應案例，由專業醫療人員進行案例評估、安全訊號偵測及問題分析；同時，藥商為善盡對其產品之責任，也應該要主動尋求管道蒐集、彙整及分析產品相關疑似不良反應，提供主管單位或相關人員（包括病人）藥品最新資訊，俾利及早處理，以降低不良反應的風險。

不論嚴重與否，醫療專業人員、民眾、藥商在確知有藥品不良反應後，宜主動通報至中央衛生主管機關或相關機構，若為嚴重藥物不良反應應依規定在期限內通報。

涉及病人死亡或危及生命之嚴重藥品不良反應之日起七日內辦理通報，並副知持有藥品許可證之藥商。通報資料如未檢齊，應於十五日內補齊。持有藥品許可證之藥商，應於得知嚴重藥品不良反應之日起十五日內通報。藥品經由利益／風險評估後，預期或得知有重大事項（藥品回收、暫停使用或下市；因涉及重大安全問題而須增加或更新藥品仿單中禁忌症、警語或注意事項等節之內容）可能發生時，應立即（不得遲於72小時）向中央衛生主管機關或其委託機構通報。

「全國藥物不良反應通報系統」係1998年衛生署委託中華民國臨床藥學會（現名為社團法人臺灣臨床藥學會）所建置，2003年起轉委託財團法人藥害救濟基金會辦理至今，累積至2015年已有超過10萬件上市後藥品不良反應通報案件，其通報個案中有41.4%屬於嚴重不良反應（其他嚴重不良反應但具重要臨床意義之事件占全部案件的22.6%、導致病人住院或延長病人住院時間占14.8%而危及生命及死亡各占1.5%及2.4%）（趙必暉等，2016）。在16,344件症狀藥品配對數中，以WHO準則方式評估極可能及確定各占22.6%及0.8%，可能則占63%。而懷疑藥品依照通報藥品的Anatomical Therapeutic Chemical（ATC）分類，前五名占總通報數的78.2%，分別是抗癌及免疫調節相關（Antineoplastic and immunomodulating agents）、抗感染全身用途（Anti-infectives for systemic use）、骨骼肌肉系統相關（Muscular-skeletal system）、神經系統（Nervous system）、心血管

系統（Cardiovascular system）的藥物。不良反應症狀器官系統分類，前五名占通報數的63.7%，依序為皮膚及皮下組織疾病（Skin and subcutaneous tissue disorders）、血液與淋巴系統疾病（Blood and lymphatic system disorders）、神經系統疾病（Nervous system disorders）、一般疾病與注射部位狀況（General disorders and administration site conditions）。通報前二十大不良反應的藥品包括有風濕免疫生物製劑／疾病修飾抗風濕病藥物、抗癌藥物、非類固醇類止痛藥、顯影劑抗生素等（共占所有通報數的30.7%）（趙必暉等，2016）。

由於中草藥隸屬衛生福利部中醫藥司所管轄，原將中草藥列入「全國藥物不良反應通報系統」，自1998年開始改由中藥不良反應通報。自1998-2016年期間共計有2,079件通報案件（約45%是單一中藥、4%是民間草藥、10%是有關食物保健食品），其中有約23.9%是中度到嚴重度以上，附子、小青龍湯與大花曼陀羅是最常見出現中草藥不良反應的單一中藥、複方及民間中草藥（Chang et al., 2021）。為加強中藥安全監視精進通報管理功能，於2021年1月重新建置「中藥藥品安全監測通報系統」，啟用中藥不良反應通報功能，同時停用「全國藥物不良反應通報系統」中草藥不良反應之通報（中醫藥司，2018）。

二、上市後安全監測機制

剛核准上市的「新藥」，在使用初期，即「藥品安全監視期間」，會被要求持有藥品許可證的藥商／藥品公司，持續蒐集藥品上市後相關安全性資料，依時限統整交付「藥品定期安全性報告（Periodic safety update report）」，予中央衛生主管機關或其委託機構。監視中的藥品，在安全監視期間發生的所有非嚴重藥品不良反應，都要條列於報告中。

中央衛生主管機關、醫療機構、藥局及藥商應依風險管理原則，主動對上市後藥品的安全性，進行已知風險鑑別、偵測潛在風險，及對重大缺漏資訊進行持續性追蹤，以確保用藥安全。依照1993年《藥事法》第45條及2004年4月21日修訂之〈藥物安全監視管理辦法〉規定，新藥（包括新成分、新療效複方、新使用途經）的許可證持有廠商，於五年監視期間，應定期交付安全性報告，內容包括於全球使用之安全性情形資料、根據新獲知或有改變之藥品安全或療效資料等，以評估藥品之臨床效益及風險平衡情形。自2016年3月1日後核准之新成分藥品，須採用ICH E2C（R2）Periodic Benefit-Risk Evaluation Report（PBRER）格式。上市後的藥品監測主要針對藥品安全性，必要時採取發布警訊、修改仿單（說明書）、要求回收或註銷藥品許可證等策略，以控制風險（食藥署，2021）。

肆、治療藥物血中濃度監測

治療指數狹窄（NTI）藥物其藥物劑量或血液中微小劑量或濃度差異都可能會導致嚴重的治療失敗和／或不良反應，尤其是指危及生命或導致持續或明顯殘疾失能或無行為能力的狀況（Yu et al., 2015），這些 NTI 藥物的治療與毒性劑量或濃度差異很小，低於治療濃度會造成嚴重治療失敗，因其藥物動力學及藥效學特質有必要進行治療藥物監測，藥物在個體間需具中度變化性（不超過30%），臨床使用這些藥物的劑量通常需要求小於20%，因此使用時建議須監測藥物血中（血漿或血清）濃度，並運用藥物動力學、藥物藥效學及臨床藥理學原理，一併考慮病人個別狀況（包括肝、腎功能），設計適合病人使用的最佳給藥途徑、給藥次數及治療劑量，針對這些藥物於達到藥物療效同時，也要使藥物的副作用或毒性能減至最低，甚至達到輔助鑑別診斷目的之臨床成效，這個過程稱為「治療藥物監測（Therapeutic Drug Monitoring, TDM）」（Ghiculescu, 2008; Kang & Lee, 2009）。

藥物的治療指數（Therapeutic Index, TI）是定義50%使用者的致死藥物劑量（LD_{50}）與50%的使用者的有效藥物劑量（ED_{50}）之比值（Burns, 1999），其被定義為 NTI 的藥物是指致死劑量中位數（Median）（LD_{50}）和有效劑量中位數（ED_{50}）的差異小於兩倍時，或當最低毒性濃度（Minimum Toxic Concentration, MTC）與最低有效濃度（Minimum Effective Concentration, MEC）小於兩倍差異時（Burns, 1999）。因此，文獻中常見被列為 NTI 的藥物包括有治療心衰竭、血栓栓塞及癲癇、氣喘、憂鬱及甲狀腺功能低下的重要藥物，如 Digoxin、Phenytoin、Carbamazepine、Levothyroxine、Cyclosporin、Warfarin 等。這些藥物與高風險的毒性反應極為複雜，有些是藥物──藥物交互作用的關係所導致的。1999年美國食品藥物管理局（Food Drug Administration, FDA）列出25項 NTI 藥物（Burns, 1999）。然而，時至今日，不論藥政單位或臨床相關公學會並沒有實質列出有共識的 NTI 清單。NTI 藥物需依病人狀況給予個別化劑量，並密切監測與評估，以確定其安全性及有效性。為確保病人使用 NTI 藥物能維持在治療劑量範圍內，臨床上建議需要考慮以下三大因素：(1) 病人疾病狀態，包括年齡、共病、會導致交互作用的藥物、飲食（如維他命K）、用藥依從性；(2) 治療過程，包括醫療照護者、管理、實驗室監測、病人衛教；(3) 藥物本身的生體可用率（Bioavailability, BA）、生物相等性（Bioequivalence, BE）、劑型。（Burns, 1999），來決定 NTI 治療藥物監測（TDM）計畫。

針對新上市藥品，美國 FDA 指出，透過健康受試者使用四面向、完全複製、交叉設計研究等確保 NTI 藥物生物相等性，並同時對測試產品和參考產品的平均值和受試者內變異性進行等價比較（Yu et al., 2015）。FDA 提供了 NTI 藥物的監管定義，並將直接變異性的比較引入生物相等性（BE）評估，提出參考產品的受試者內的 BE 可變性範圍為 90.00-111.11%（Yu et al., 2015）。因此，財團法人醫藥品查驗中心參考美國 FDA 的 USFDA Bioavailability Studies Submitted in NDAs or INDs ─ General Considerations（FDA Center for Drug Evaluation and Research [CDER], 2022）之規範，於2022年提出「NDA與IND的生體可用率試驗之研發策略指導原則」第一版（財團法人醫藥品查驗中心, 2022），強調治療指數狹窄藥品在某些特定情況下，測量藥品在體內的暴露量（AUC或Cmax）對於安全與有效的使用藥品是非常關鍵的，或是藥品給藥時必須仰賴藥品血中濃度監測（TDM），此時BE的接受標準可能需要進行限縮（Narrowed）。因為治療指數狹窄藥品的複雜性，廠商應諮詢法規單位，以取得進一步資訊。「高風險藥品及不良品」口服製劑包括有治療指數狹窄成分藥品、錠劑厚度不均或膠囊充填量明顯不足、檢體外觀有混雜他藥或標示錯誤等。因此，建議醫療院所在轉換藥品前，即應進行臨床數據檢測（如血糖值、血壓值、血脂濃度），尤其治療指數狹窄之藥品，於轉換前應監測血中濃度，轉換後需密切注意療效監測與劑量調整。

NTI藥物（如Aminoglycosides、Ciclosporin、Carbamazepine、Digoxin、Digitoxin、Flecainide、Lithium、Phenytoin、Phenobarbital、Rifampicin、Theophylline和Warfarin）上市後比非NTI藥物更常引起藥物相關問題（Drug-Related Problems, DRP），尤其是藥物交互作用、不適當劑量等。藥物產生的相關問題（DRP）與藥物被使用幾次的比例稱為藥物風險比率（Drug risk ratio），依據挪威研究顯示，住院病人之NTI藥物的藥物風險比率是非NTI的2.5倍（0.5/0.2），此研究列舉使用超過5次以上的NTI中有Carbamazepine（其藥物風險比率甚至超過0.7），其次是Theophylline、Warfarin、Digoxin等（Blix et al., 2010）。

因此，臨床使用需進行治療濃度監測的NTI藥物，其進行治療藥物監測（TDM）的目的不同，需考量：（1）毒性：例如懷疑有藥物毒性副作用時（如使用Digoxin的病人出現為明顯的噁心）、監測藥物作用或避免副作用時（如Aminoglycoside或Cyclosporin藥物的腎毒性）；（2）確認適當的給藥劑量：給藥後確認是否達到預期的藥物濃度、評估適當的負載劑量（Loading dose）（如Phenytoin）、預測劑量以確保符合病人的需求（如Aminoglycoside）或達到停藥的需求；（3）監測給藥的順從性（如抗癲癇的藥物的濃度）、診斷評估治療不足（如預防性的抗癲癇或免疫抑制劑）、診斷評估治療失敗（如協助區別無效的藥物治療、無順從性或副作用的情況）（Ghiculescu, 2008; Kang & Lee, 2009; Mohamed, 2014）。

因此，臨床上最常進行藥物血中濃度監測的藥品，包括有心血管用藥Digoxin、Quinidine；抗癲癇用藥Carbamazepine、Phenobarbitone（Phenobarbital）、Phenytoin、Valproic acid；抗精神疾病用藥Lithium、Tricyclic antidepressants；抗生素Gentamycin、Vancomycin；呼吸道疾病用藥Theophylline；免疫抑制劑Cyclosporine、Tacrolimus及抗癌藥／風濕性疾病的Methotrexate等（Mohamed, 2014）。臨床上多透過治療藥物監測來評估治療指數狹窄藥物的毒性，較少用於上述其他目的（Odhiambo et al., 2021）。

以加護病房為例，Aminoglycosides、Voriconazole和Ribavirin這些抗生素、抗黴菌或病毒藥物監測，的確發揮臨床效益，國際相關學會（包括European Society of Intensive

Care Medicine [ESICM], International Association for Therapeutic Drug Monitoring and Clinical Toxicology [IATDMCT], International Society of Antimicrobial Chemotherapy [ISAC] 等）均建議 Aminoglycosides、Beta-lactams、Teicoplanin、Vancomycin、Linezolid、Voriconazole 等要有常規監測（Abdul-Aziz, et al., 2020）。而日本相關學會也針對 Vancomycin 於不同病人群使用之治療監測訂定了執業準則（Matsumoto et al., 2013）。因此，TDM 提供個別化抗生素劑量方案是可行的（Mabilat et al., 2020）。另外，日本心臟及相關學會也針對心血管藥物血中藥物濃度監測的臨床應用提出指引，其中毛地黃中毒（Digitalis Intoxication）及其使用後副作用的關係、抗心律不整藥物（Antiarrhythmic Drugs）的代謝途徑、參考治療濃度範圍，以及藥物交互作用導致濃度被影響（Aonuma et al., 2017）。相對之下，抗癲癇藥物監測個人化差異很大，主要是因為癲癇類型、嚴重度及病態或生理狀況、藥物交互作用及藥物基因差異，致血漿濃度與臨床反應有所差異（Jacob & Nair, 2016）。Patsalos 等人指出，雖然抗癲癇藥物不需要常規監測，但抗癲癇藥物血漿濃度監測與相對應處置，對於不同特質的癲癇病人的個人化治療需求是有幫助的（Patsalos et al., 2008）。

　　臨床上常見NTI的目標濃度範圍，會因為其使用的適應症、測量方法或臨床環境的檢測儀器、方法與設備而有所不同（Ghiculescu, 2008; Kang & Lee, 2009）。因此，確保檢測藥物血漿濃度準確性與臨床實驗室檢驗的特異性很重要，臨床上多是使用有效率的市售免疫結合測定（Immunobinding assay）取代各種傳統分析方法（包括放射免疫分析或高效液相層析等）（Kang & Lee, 2009）。然而，適用於大分子藥物和其代謝物及干擾解讀的問題仍然無法解決，因此利用組體學（Omics）來整體評估藥物及其代謝物已被廣為討論，有利於藥物主動監視（Pharmacovigilance）與更多藥物監測的成效（Vogeser, 2020）。除了想要預測劑量或有毒性考量外，通常藥物濃度監測多建議於達到穩定狀態下才抽取樣本（血液最為常見），通常建議使用至少3-4個藥品半衰期後才進行抽血，取樣（如抽血）時間點很重要，很多藥物會在給下一個劑量前，測其血中濃度，因為那個時間點通常是變化最小的時間點。然而，有些藥物除外，例如 Carbamazepine 與 Lithium 等藥可能於特定症狀出現時進行血中濃度檢測，以期能監測到最高濃度相關的毒性（Ghiculescu, 2008）。值得注意的是，這些臨床藥物監測目標濃度，依檢測方法需有變化。文獻指出（Cooney et al., 2017），評估各類藥物並沒有找到最佳臨床執業的共識，即使是最常監測的 Vancomycin 臨床指引，其內容品質也不是最佳的，因此，有必要持續努力提高藥品血中濃度監測指引的品質（Ye et al., 2014）。

　　有藥物中毒或過量使用之虞時，臨床毒理學家會透過藥物濃度監測來進行個別鑑別診斷（Differential diagnosis）或法醫鑑定（Forensic purposes），大部分藥物沒有市售的免疫結合測定，需要用到液相層析質譜儀（Liquid Chromatography-Mass Spectrometry, LC-MS）或液相層析串聯質譜儀（Liquid Chromatography-Tandem Mass Spectrometry, LC-MS/MS）

或氣相層析質譜法（Gas Chromatography-Mass Spectrometry, GC-MS）。其樣本不限於血液，可以是尿液、頭髮或指甲等（Amponsah & Pathak, 2022）。

少數常見中毒（Intoxication）藥物如Acetaminophen；非治療濫用藥物或毒品，包括安非他命類（Amphetamine）、天使塵（Phencyclidine）、鴉片類（Opiates）、古柯鹼（Cocaine）、大麻（Cannabinoids）、苯二氮平類（Benzodiazepines）、巴比妥酸鹽類（Barbiturates）等藥物篩檢主要是透過尿液樣本。而氰化物（Cyanide）、乙醯膽鹼酯（Cholinesterase）則透過全血。氰酸鹽（Thiocyanate）、甲醇（Methanol）及乙醇（Ethanol）等則透過血清蒐集。這些樣本多進行EMIT EIA酵素水解法Enzymatic/Color（Hydrolysis）、質譜儀（Mass spectrometry）等方法來檢測藥品或物質濃度。雖然，質譜儀是法醫藥品分析的黃金標準，但無法如手持式紅外光譜儀（Handheld infrared spectroscopy）、拉曼光譜（Raman spectroscopy）、離子遷移譜（Ion mobility spectrometry）可以在診間即時、方便、馬上篩檢（Harper et al., 2017）。一般毒品套組檢驗，可以透過尿液快篩，這些衛生福利部核准「可供一般民眾使用之尿液毒品檢驗快篩試劑」，主要是針對嗎啡、甲基安非他命、愷他命、搖頭丸、大麻及其他，如美沙冬、苯二氮平類如Oxazepam、Flunitrazepam（FM2）、Nitrazepam及三環抗鬱藥等（法務部，2022）。這些快篩試劑均屬「酵素免疫分析法」，只能檢定陽性反應與否，並無法反應濃度，若確定陽性，建議更進一步以氣相層析質譜儀（GC/MS）或液相層析串聯質譜儀（LC/MS/MS）等方式確認檢測結果。依照〈濫用藥物尿液檢驗作業準則〉第3條第7款指出「**確認檢驗：指以氣相或液相層析質譜分析方法，用於確定經初步檢驗結果疑似含有某特定藥物或代謝物之檢驗**」。此準則也定義初步檢驗結果尿液檢體中濫用藥物或其代謝物之濃度被判定為陽性者（如安非他命：500 ng/mL以上者）（衛生福利部，2021年06月30日修正）。

伍、藥物中毒處理

1995年時，當時的行政院衛生署及台北榮民總醫院毒藥物防治諮詢中心，透過回溯資料分析臺灣1985-1993年中毒個案，結果顯示主要中毒途徑是經由口服，最常見種類前四名分別為農藥、安眠藥、安非他命及清潔用品等，其中藥物加中藥占所有物質的30.6%（西藥占28.8%），藥物種類主要依序為安非他命、其他中樞神經作用藥物、三環抗憂鬱劑及其他抗精神病藥物、止痛藥、局部用藥、心血管用藥、氣管擴張劑等（楊振昌，1995）。除了臺灣，各國藥物中毒的發生率及死亡率也有增加的趨勢，主要原因是服用過量處方藥，與前述早期中毒趨勢一致，尤其是包括有止痛藥、安眠藥、抗憂鬱劑及抗精神疾病藥物等（劉政亨等，2019）。

針對藥物（包括中藥）中毒處理，雖然很多教科書或文章有提到，一般常見藥物

中毒處理，針對未知的化學品中毒，多建議要遵守一般傷患處理及救護流程（Airway-Breathing-Circulation- Decontamination-Evaluate for System Toxicity），其中：

A. 打開及維持呼吸道通暢。

B. 若沒有呼吸，則給予人工呼吸。

C. 若沒有測到脈搏，則給予心臟按摩。

D. 去除化學汙染物以減少已暴露化學品量及持續時間，避免擴大吸入毒物，導致全身性更嚴重的中毒症狀。

E. 系統性地評估化學品所造成的毒性效應，尤其建議要查詢物質可能導致的健康危害效應、急救措施及毒理資料，甚至有必要透過血液透析等方法加速特殊毒物的排除（Enhance Elimination, E）；遇到有特定解毒劑的中毒則要適當地使用（Focused Therapy, F）並盡早諮詢毒物學專家（Get Toxicologist Help, G）（Erickson et al., 2007; Sivilotti, 2023; 劉政亨等，2019）。

除此之外，中毒的初步後續處理原則考量每個病人狀況不盡相同，建議以個別化評估與處理才是最高指導原則（Al-Jelaify & AlHomidah, 2021）。

以下針對臺灣常見藥物（及中草藥）之作用機轉、中毒臨床表現及其處置，分成與心臟、精神疾病相關或其他（包括止痛及中草藥）三大類來進行介紹：

一、與心臟相關的藥物

（一）Digoxin

Digoxin為強心配糖體（Cardiac glycoside），能透過可逆性抑制Na-K-ATPase（Patocka et al., 2020），使細胞內鈉離子濃度上升，鉀離子濃度下降，再經由鈉鈣交換，使細胞內鈣離子濃度升高來增加心肌的收縮力量（Patocka et al., 2020）。其治療區間（Therapeutic window）狹窄（0.5-1.2 ng/mL）（Ferrari et al., 2020），對於使用者，建議進行各項監測，如心率、電解質（特別是鉀離子）（Young et al., 1991）、腎功能和血中藥物濃度等（Williamson et al., 1998）。

在Digoxin出現毒性前，會有具特異性的黃視症（物體看起來像是圍繞著黃色光圈一般）為先兆（Bhatia, 1986），中毒後則會引起與其適應症相似的心律不整，因此較難由心臟方面的症狀去分辨是疾病還是中毒（Williamson et al., 1998），相關毒性作用可見下表19-1。

表19-1　Digoxin 的毒性作用

部位	症狀
腸胃道	厭食、噁心、嘔吐、腹瀉（可能會惡化低血鉀而使毒性加重）
神經	頭痛、嗜睡、盜汗、眩暈、意識混亂、肢體冰冷
心臟	胸悶、心悸、離子失衡、心律不整，而且是各類型的的心律不整皆有可能發生，房室傳導阻滯（Atrioventricular Block）為最典型者，但通常是竇性心搏過緩（Sinus Bradycardia）及心室早期收縮（Ventricular Premature Contraction）會先發生

來源：作者製表，參考自 Nafrialdi 等（2023）、Raja Rao 等（2013）。

（二）鈣離子阻斷劑（Calcium Channel Blockers, CCB）

鈣離子阻斷劑（CCB）藉由阻斷鈣離子通道而抑制細胞內外之鈣離子流動來達到擴張血管、減緩心跳、抑制心肌收縮等作用（McKeever & Hamilton, 2023），臨床上廣泛使用於治療高血壓、心絞痛、心律不整（尤其是心房顫動）等疾病。

過量使用 CCB 可能會產生低血壓（BP < 90 mmHg）、心搏過緩（HR < 60 bpm）、心臟傳導異常、高血糖、急性肺水腫、代謝性酸中毒、肝功能異常以及心肌與腦缺氧等相關併發症（McKeever & Hamilton, 2023）。

（三）Warfarin

Warfarin 是一種 Vitamin K 拮抗劑（Vitamin K Antagonist），會作用於維生素 K 環氧化物還原酵素（Vitamin K Epoxide Reductase Complex 1, VKORC1），阻斷氧化型的 Vitamin K 轉換成還原型的 Vitamin K，因而減少凝血因子 II、VII、IX、X 的作用，達到抗凝血的效果。常用於肺栓塞、腦血管栓塞、深部靜脈栓塞、心房纖維顫動或心臟瓣膜手術後，減少血塊及血栓的發生（Deaton & Nappe, 2023）。

開始用藥的前 7 天，通常會監測 INR 值，使其介於 2.0-3.0 之間（Holbrook et al., 2012），狀況穩定後，會要求病患每隔 1-3 個月回診抽血檢查凝血酵素原時間（Prothrombin Time, PT，正常值是 12-17 秒）以及國際標準凝血時間比（International Normalized Ratio, INR，正常下需控制在 1.5-2.5 倍）。

毒性作用皆與出血相關，像是黑便、血尿、牙齦出血、小傷口血流不止、皮膚出現紫色斑點，女性則可能會有經血異常增多的狀況。除此之外，頭痛、頭暈、噁心、視力模糊、手腳無力等症狀也很常見（Deaton & Nappe, 2023）。

二、精神疾病相關用藥

（一）苯二氮平類藥物（Benzodiazepines, BZD）

BZD 類藥物會結合到 GABA-A 受體的 Alpha-Gamma 次單元，增進 GABA 結合的趨

勢，間接促進氯離子通道開啟，從而抑制中樞神經活性（Twyman et al., 1989）。BZD 是臺灣目前最普遍使用的鎮靜安眠藥，亦是服用藥物自殺的患者中最常被使用的藥品。

其實 BZD 類的藥物治療指數相對較高，使用上比其他藥物來得安全。症狀主要為中樞神經抑制，包括嗜睡、複視、昏迷、休克、意識模糊、步態不穩、反射減低等，少數患者可能產生幻覺、瞻妄、肺水腫、低血壓、低血鈉，甚至呼吸抑制。

（二）抗憂鬱劑（Antidepressants）

抗憂鬱劑（Antidepressants）藉由個別抑制突觸前末梢的血清素（Serotonin）與正腎上腺素（Norepinephrine）再吸收，或同時抑制兩種神經傳導物質之再吸收，來達到其藥理作用（Khalid & Waseem, 2023）。各機轉的代表藥物列於表 19-2。

一般常見的中毒症狀如嗜睡、躁動、瞻妄、口乾、便祕、尿滯留、腸阻塞、視力模糊、瞳孔擴大、心搏過速等。嚴重中毒者，可能產生休克、癲癇、神智不清、肺水腫、呼吸抑制、吸入性肺炎、心臟傳導阻礙、心室性心律不整（Khalid & Waseem, 2023）。

表19-2　抗憂鬱劑各機轉代表藥物

機轉	代表藥物
Serotonin Reuptake Inhibitors	Clomipramine
Norepinephrine Reuptake Inhibitors	Maprotiline、Despramine
Mixed Serotonin/Norepinephrine Reuptake Inhibitors	Amitriptyline

來源：作者製表。

（三）鋰鹽（Lithium）

鋰鹽（Lithium）為躁鬱症（Manic-Depressive Disorder）的主要治療藥物，亦可用於治療其他精神病。用藥期間，建議病人按時回診抽血以監測血鋰濃度，以避免鋰鹽中毒之情況發生。表 19-3 呈現的為鋰鹽的輕度至嚴重中毒濃度，主要的毒性作用則整理在表 19-4。

表19-3　Lithium 中毒濃度

輕度至中度中毒濃度	1.5-2.5 mEq/L
嚴重中毒濃度	2.5 mEq/L 以上

來源：作者製表，參考自 Timmer 與 Sands（1999）。

表19-4　Lithium 的毒性作用

部位	症狀
中樞神經	失禁、嗜睡、譫妄、癲癇、休克、意識不清、記憶衰退、肌肉抽搐、類巴金森氏症
腸胃道	噁心、嘔吐、腹瀉
腎臟	夜尿、尿崩症、遠端腎小管酸血症、腎功能異常
心臟	心律不整

來源：作者製表，參考自 Decker 等（2015）。

三、其他（包括止痛及中草藥）

（一）乙醯胺酚（Acetaminophen）

　　乙醯胺酚（Acetaminophen）又稱為 Paracetamol 或 N-acetyl-para-aminophenol，是市面上使用最廣泛的鎮痛解熱劑。使用後，僅少量 Acetaminophen 以原型藥物排出體外，其餘由肝臟代謝，90% 以上會與 Glucuronide 和 Sulfate 進行接合作用，形成無毒代謝物。小於 5% 是經 CYP 酵素代謝，生成 N-Acetyl-p-benzoquinone Imine（NAPQI），具肝毒性。正常情況下，NAPQI 會立即和肝細胞內的 Glutathione 反應形成無毒的硫醇化合物，再經由尿液排出體外（McGill & Hinson, 2020）。

　　成人一天口服 Acetaminophen 4g 以上、小孩一天口服 140 mg/kg 以上時（Yesil & Ozdemir, 2018），便會產生毒性，機轉為 NAPQI 在肝臟累積，使得細胞內 Glutathione 的消耗速率大於合成速率，NAPQI 便會和細胞內含有 Cysteine 的大分子或核苷酸結合，導致肝臟受損（Ghanem et al., 2016），此外，也可能造成近曲小管與遠曲小管之上皮細胞壞死而導致腎毒性（Park, 2020）。Acetaminophen 的中毒狀況可藉由表 19-5 進行判斷，Acetaminophen 中毒分期與其臨床症狀也詳列其中。

表19-5　Acetaminophen 的中毒分期介紹

期別	中毒後的時間	臨床症狀與特徵
初期	24 小時內	厭食、噁心、嘔吐、嗜睡、盜汗、臉色蒼白
中期	24-72 小時	除寡尿、右上腹疼痛外，症狀變得較初期輕，然其實此期肝臟將開始受損，腎功能也出現異常。PT、INR、Bilirubin、AST 和 ALT 等檢驗數值皆上升
肝臟期	3-4 天	肝功能異常達到尖峰，開始出現黃疸、凝血功能下降等現象，嚴重者可能會出現肝腦病變，發生出血、嗜睡、昏迷、神智混亂等症狀，甚至引發猛暴性肝炎併發代謝性酸中毒。腎臟方面，也有發生急性腎衰竭的可能
恢復期	4-14 天	肝臟撐過傷害後逐漸復原，然症狀與檢驗數值需要幾週的時間才能恢復

來源：作者製表，參考自 Mazer 與 Perrone（2008）。

（二）大花曼陀羅（Angel's Trumpes）（包括 Atropine & Scopolamine）

大花曼陀羅（Angel's Trumpes），學名 *Brugmansia suaveolens*，為一種適應力強且具觀賞性的植物，常見於人行道旁、公園、庭院等地方，作為造景（Kim et al., 2014）。其全株含有劇毒之顛茄烷類生物鹼（Tropane Alkaloids）（Wendt et al., 2022），以花、果實和種子等部位的毒性最強，其花朵很像百合花常被誤用。

主要的毒性成分為阿托品（Atropine）與東莨菪鹼（Scopolamine），兩者皆為蕈毒鹼受體阻斷劑（Muscarinic Receptors Antagonist）（Wendt et al., 2022），具有中樞興奮作用。以下介紹不同毒性成分引發的症狀：

（1）阿托品（Atropine）（Wendt et al., 2022）

為消旋化合物，又名散瞳劑，會造成頭痛、暈眩、口乾、嗜睡、噁心、便秘、脹氣、尿滯留、皮膚潮紅、對光敏感、視線模糊、瞳孔放大、心率與血壓上升等症狀；其左旋化合物又稱莨菪鹼（Hyoscyamine）。

（2）東莨菪鹼（Scopolamine）（Wendt et al., 2022）

會造成皮疹、口乾、便秘、尿滯留、皮膚潮紅、心率加快、暈眩、幻覺、興奮、煩躁以及意識模糊等症狀。

針對上述藥物（包括中草藥）的中毒時，若確定中毒藥物沒有相對的解毒劑，將進行非特異性的支持療法，針對上述藥物的中毒處置及其注意事項整理如表19-6。

表19-6　常見藥物中毒之非特異性療法

毒物名	中毒處置	其他注意事項
鋰鹽 （Lithium）	靜脈注射1.5-3 ml/kg/hr的0.9%氯化鈉溶液（Dilmen et al., 2016） 可口服和直腸投予Kayexalate來吸附鋰鹽並加速其排泄（Nagappan et al., 2002） 1. 成人：在25-50 ml的Sorbitol中加入25g之Kayexalate（Decker et al., 2015），每6小時口服一次 2. 孩童：以1g/kg口服或2g/kg直腸給藥 若腎絲球濾過率（Glomerular Filtration Rate, GFR）正常，且病患符合下列情況其中之一，則可進行6-8小時的血液透析（HD）（Nguyen, 2008） 1. 症狀較不明顯但血鋰 > 4mEq/L 2. 血鋰2-4 mEq/L而症狀嚴重 3. 慢性中毒而出現中樞神經、心血管、腎臟方面之症狀	- 孕婦不建議使用Kayexalate來吸附鋰鹽 - 透析後血鋰濃度容易反彈性升高，必須反覆監測，延長血液透析時間（Dilmen et al., 2016）

| 抗憂鬱劑
（Antidepressants） | 多劑量活性碳（Multiple-Dose Activated Charcoal, MDAC）可促進藥物排除（Khalid & Waseem, 2023）
由於抗憂鬱症藥物抗膽鹼的作用會造成腸胃排空減緩，部分病患會需要全腸道灌洗（Wholebowel Irrigation, WBI）（Glauser, 2000）
嚴重抗憂鬱症藥物中毒者應給予氧氣，有必要時則應插管並使用呼吸器
病患低血壓甚至休克時，可選擇 Epinephrine、Norepinephrine 與 Dobutamine 等使用升壓劑（Khalid & Waseem, 2023），若效果不佳，可再考慮使用主動脈內氣球幫浦
Sodium bicarbonate 能緩解心臟方面的毒性，可先以 1-2 mEq/kg 靜脈注射後，再將 50-100 mEq 的碳酸氫鈉加於 500ml 的生理食鹽水中，以 150-200 ml/hr 的速率進行輸注，並保持血液之 pH 介於 7.45-7.55（Khalid & Waseem, 2023），或是尿液 pH 介於 7.5-8.0 | - 治療過程如有心室性心搏過速（Ventricular Tachycardia, VT），則依照高級心臟救命術（Advanced Cardiac Life Support, ACLS）進行治療，用藥以 Lidocaine 1.5mg/kg 點滴滴注為主（Pentel & Benowitz, 1984）
- 不可給予 Amiodarone、Antiarrhythmia Class Ia（如 Procainamide、Quinidine）與 Ic（Flecainide、Propafenone）等藥物，以免心律不整的情況惡化（Khalid & Waseem, 2023） |

說明：指下列毒物並沒有專用的 Antidote，主要是以維持生命徵象、減少吸收與加速排除為解毒方式。
來源：作者製表。

　　最後，針對常見藥物中毒解毒劑之相關機轉，依其解毒劑的作用方式分類（直接作用在毒素、作用在毒素結合位置、減少有毒代謝物、抵銷毒性）、劑量／途徑以及其他注意事項進行整理與介紹（詳見表19-7）。

Ch.19 藥物臨床安全性監測與藥物中毒處理

表 19-7 常見藥物中毒解毒劑、機轉劑量/途徑以及其他注意事項

解毒劑名/中毒藥物	機轉	劑量 & 途徑	其他注意事項
直接作用在毒素者			
DigiFab (40 mg Digoxin immune Fab)/Digoxin	和血清中游離的 Digoxin 結合(Lip et al., 1993),促進其與 Na-K-ATPase 分離	尚未得知血中濃度的急性中毒者,可給予靜脈注射 10-20 瓶,尚未得知血中濃度的慢性中毒者,可給予靜脈注射 2-6 瓶(兒童為 1 瓶) 30 min,對於已知血中濃度者,則可依下列公式評估需要給予的總瓶數 DigiFab 瓶數 = Digoxin 濃度(ng/mL)× 體重(kg)/100 DigiFab 瓶數 = Digoxin 總量(mg)×0.8 / 0.5 mg 然而因 DigiFab 價格逐年高漲,考量到效用與經濟層面,急性中毒者的初始建議使用量為先給 1-2 瓶(40-80 mg)DigiFab(Pellegrino & Garofalo, 2019),若 1 小時內無反應,則可再依據心電圖、血鉀濃度與病人的臨床症狀去評估是否繼續給予 DigiFab,慢性中毒者則先緩慢滴注 1 瓶 DigiFab,若 1 小時內無反應可再重覆給予	- 由於 DigiFab 一般是由羊的免疫球蛋白中提煉而得(Bhatia, 1986),因此對羊類製品過敏者,使用前務必進行過敏試驗(Camphausen et al., 2005) - Digoxin Fab-Complex 會干擾血液中 Digoxin 的濃度分析,使其濃度假性升高(Camphausen et al., 2005) - DigiFab 之半衰期約為 17 小時,治療後症狀大多不會復發,但因為 Digoxin 之半衰期較 DigiFab 來得長,所以須特別留意患者是否可能因為 Digoxin 再度釋出而發生再中毒的現象(Antman et al., 1990) - 解毒之後,尚需警惕移除 Digoxin 後可能導致的戒斷現象,例如心衰竭惡化、急性心房顫動、急性低血鉀等(Antman et al., 1990)

作用在毒素結合位置（Binding site）			
Flumazenil / 苯二氮平類藥物（BZD）	Flumazenil 透過競爭性地結合 GABA 受體上的結合位來阻礙 BZD 之作用（Whitwam & Amrein, 1995）	成人：初劑量 0.1-0.5 mg（1-2 ml）靜脈推注 15-30 秒，如 30 秒後未清醒，可接著給 0.3 mg 靜脈推注 30 秒，之後再等 30 秒，若仍未清醒則再靜脈推注 0.5 mg，達到累積總量為 1 mg 新生兒（1 歲或以上）：初劑量 0.01 mg/kg（最大 0.2 mg）靜脈推注 15 秒，如果在 45 秒後仍未見效，則可以 1 分鐘為間隔重複靜脈推注 0.01 mg/kg（最大 0.2 mg），最多重複 4 次。劑量最高 0.05 mg/kg 或累積達 1 mg，取較低者為準	- 由於 BZD 類藥物中毒的病人其代謝酵素達飽和，且無論何種 BZD 藥物的半衰期都比 Flumazenil 來得長，因此需要留意解毒後可能出現 Re-sedation 之狀況，造成病患再度昏睡（Whitwam, 1988） - 必須在確定為單獨 BZD 類藥物中毒（Penninga et al., 2016） - 且無下列情況之病人，才可以使用 Flumazenil 1. 對 Flumazenil 過敏者 2. 三環抗憂鬱劑（TCA）中毒者（Weinbroum et al., 1997） 3. 長期使用 BZD 類藥物治療癲癇者（Kreshak et al., 2012）
減少有毒代謝物			
N-acetylcysteine（NAC）/ Acetaminophen	作為硫醇化合物基團提供者，使得 Acetaminophen 增加與 Sulfate 結合的代謝而減少 NAPQI 的形成。此外，也能先轉換為 Cysteine，再和 Glutamate 及 Glycine 於肝臟內合成 Glutathione，也能夠直接將已和 NAPQI 結合的 Glutathione 取代出來再利用（Ershad et al., 2023）	口服（72 hour regimen）（Smilkstein et al., 1988）以 140 mg/kg 作 Loading dose，再以 70 mg/kg Q4H 作 Maintain dose，給藥 17 次（Rumack et al., 1981） 靜脈注射（48 hour regimen）以 140 mg/kg 作 Loading dose，再以 70 mg/kg Q4H 作 Maintain dose，給藥 12 次（Heard et al., 2014） 靜脈注射（21 hour regimen） 3-Bag Regimen：以 150 mg/kg 作 Loading dose 輸注至少 1 小時，再以 50 mg/kg 作 Maintain dose 輸注至少 4 小時，最後再給予 100 mg/kg 輸注至少 16 小時（Kanter, 2006） 2-Bag Regimen：以 200 mg/kg 作 Loading dose 輸注至少 4 小時，再以 100 mg/kg 作 Maintain dose 輸注至少 16 小時（McNulty et al., 2018）	須注意口服 NAC 味道具刺激性，常導致嘔吐，若意識不清應避免使用，以預防吸入性肺炎。可用果汁或可樂調和為 5-10% 之溶液後再服用，也可以用鼻胃管給予

抵銷毒性的作用（Counteracting the effects）		
Physostigmine／產生抗膽鹼症候群（Anticholinergic syndrome）的西藥與中草藥如大花曼陀羅等	抑制 Acetylcholinesterase 之活性，減緩 Acetylcholine 的降解，間接增加其在蕈毒鹼受體的作用	兒童：0.02 mg/kg（最多 0.5 mg），肌肉或慢速靜脈注射 5-10 分鐘，如果無效，則可改成每 30-60 分鐘覆給藥，直到累積劑量達 2 mg（Moore et al., 2015） 成人：1-2 mg 肌肉或慢速靜脈注射 5-10 分鐘，若未恢復，可再給藥一次（Frascogna, 2007）
Hyperinsulinema-Euglycemia Therapy [HIET]／鈣離子阻斷劑導致的高胰島素	高濃度胰島素可活化 Phosphoinositide 3-kinase (PI3K)，進而增加 Nitric oxide 的產生，促使微血管擴張，心肌血液灌流上升，收縮力增強。此外，胰島素也能讓心肌細胞有效的擴入及利用葡萄糖（Bartlett & Walker, 2019）	治療目標為收縮壓大於 100 mmHg，心跳少 50 bpm 以上，記得每 15-20 分鐘監測一次血糖，並調整胰島素流速，至血糖 100-200 mg/dL 高劑量胰島素（Insulin）療法（Shepherd, 2006） 先給葡萄糖：若血糖不到 200 mg/dL，先投與 50 mL 的 D50W 後（Krenz & Kaakeh, 2018），再以 1 U/kg IV Bolus 給予胰島素（Mégarbane, 2023） 繼續給胰島素：持續輸注胰島素（0.5-2 U/kg/hr IVF）（Alshaya et al., 2022）以及 D10W 200 mL/hr
Vitamin K／Warfarin	補充因為 VKORC1 被抑制而無法產生的還原型 vitamin K，恢復凝血因子 II、VII、IX、X 的作用	可依照下表進行評估（Goldstein et al., 2015; Holbrook et al., 2012） 依照出血狀況及 INR 其建議處置如下： 無出血、超過治療區間但 INR < 5：降低劑量或減少頻次 無出血、INR 為 5-10 間：減少 1-2 個頻次，恢復使用藥時需降低劑量。由於尚無出血證據，因此不建議使用 vitamin K 無出血、INR>10：停止使用 Warfarin，建議口服 vitamin K 2.5-5 mg，預計 24-48 小時內 INR 會下降。如果 INR 仍然過高，可追加給藥 嚴重出血不論 INR 多少：停止使用 Warfarin，建議使用 PCC 或 FFP（前者順位優先）合併每 12 小時靜脈注射 vitamin K 5-10 mg。如果注射後 6-8 小時，INR 沒有改善，可再追加給藥	治療過程中需留意是否有引起過敏性休克

來源：作者製表。

陸、結語

　　藥物自開發上市到大量使用，持續有藥物安全性評估與監測機制，從研究人員到臨床工作者等各相關利害關係人都需要以病人安全為中心思想多加留意，才能確保提供給民眾既安全、有效、品質優良的藥物。不論是治療指數狹窄、常規藥物包括中草藥使用導致不良反應，或因為不當或過量使用導致的藥物中毒，除了遵守傷患處理及救護流程外，務必要依照個別藥物特質及個別病人狀況審慎評估，提供支持性療法或給予適當的解毒劑進行緊急處理，以利協助民眾恢復健康。

誌謝

　　本章節特別感謝中國醫藥大學藥學系第61屆蔡旻澔及鄭弘暐同學，於醫院實習後即畢業前一起參與並協助整理藥物中毒章節相關內容。

參考文獻

中醫藥司（2018）。中藥不良反應通報。https://dep.mohw.gov.tw/DOCMAP/cp-3925-40834-108.html

法務部（2022）。可供一般民眾使用之尿液毒品檢驗快篩試劑一覽表。https://antidrug.moj.gov.tw/cp-1187-6340-1.html

財團法人醫藥品查驗中心（2022）。**於 NDA 與 IND 的生體可用率試驗之研發策略指導原則（第一版）**。https://www.cde.org.tw/Content/Files/Knowledge/%E6%96%BCNDA%E8%88%87IND%E7%9A%84%E7%94%9F%E9%AB%94%E5%8F%AF%E7%94%A8%E7%8E%87%E8%A9%A6%E9%A9%97%E4%B9%8B%E7%A0%94%E7%99%BC%E7%AD%96%E7%95%A5%E6%8C%87%E5%B0%8E%E5%8E%9F%E5%89%87.pdf

楊振昌（1995）。台灣地區自民國74年至民國82年中毒個案之統計資料分析。**疫情報導，11**（6），140-159。https://www.cdc.gov.tw/Uploads/files/201211/202fb315-ea07-401a-97de-8f2f7923ccad.pdf

趙必暉、黃妤婕、陳文雯（2016）。104年度國內上市後藥品不良反應通報案例分析。**藥物安全簡訊，53**，10-18。

劉政亨、吳健愷、陳佳妤、黃堅泰、黃中彥、李建璋（2019）。藥物中毒之急救。**台灣急診醫學通訊，2**（1），e2019020102。

衛生福利部（2019）。衛生福利部全國解毒劑儲備網。https://www.pcc-vghtpe.tw/antidote/

衛生福利部（2021年6月30日修正）。濫用藥物尿液檢驗作業準則。https://law.moj.gov.tw/LawClass/LawAll.aspx?pcode=L0030044

衛生福利部（2023）。藥品查驗登記審查準則。全國法規資料庫。https://law.moj.gov.tw/LawClass/LawAll.aspx?pcode=L0030057。我國藥品相關安全管理規範請參閱衛生福利部食品藥物管理署網站最新資訊。

衛生福利部食品藥物管理署（2021），藥品上市後的品質風險管理機制。網址：https://news.gbimonthly.com/tw/article/show.php?num=45523

Abdul-Aziz, M. H., Alffenaar, J. C., Bassetti, M., Bracht, H., Dimopoulos, G., Marriott, D., Neely, M. N., Paiva, J. A., Pea, F., Sjovall, F., Timsit, J. F., Udy, A. A., Wicha, S., Zeitlinger, M., Waele, J. J. D., & Roberts, J. A. (2020). Antimicrobial therapeutic drug monitoring in critically ill adult patients: A Position Paper. *Intensive Care Med, 46*(6), 1127-1153. https://doi.org/10.1007/s00134-020-06050-1

Al-Jelaify, M., & AlHomidah, S. (2021). The individualized management approach for acute poisoning. *Adv Pharmacol Pharm Sci, 2021*, 9926682. https://doi.org/10.1155/2021/9926682

Alshaya, O. A., Alhamed, A., Althewaibi, S., Fetyani, L., Alshehri, S., Alnashmi, F., Alharbi, S., Alrashed, M., Alqifari, S. F., & Alshaya, A. I. (2022). Calcium channel blocker toxicity: A practical approach. *J Multidiscip Healthc, 15*, 1851-1862. https://doi.org/10.2147/jmdh.

S374887

Amponsah, S. W., & Pathak, Y. V. (2022). *Recent Advances in Therapeutic Drug Monitoring and Clinical Toxicology*. Springer Cham.

Antman, E. M., Wenger, T. L., Butler, V. P., Haber, J. E., & Smith, T. W. (1990). Treatment of 150 cases of life-threatening digitalis intoxication with digoxin-specific Fab antibody fragments. Final report of a multicenter study. *Circulation, 81*(6), 1744-1752. https://doi.org/10.1161/01.cir.81.6.1744

Aonuma, K., Shiga, T., Atarashi, H., Doki, K., Echizen, H., Hagiwara, N., Hasegawa, J., Hayashi, H., Hirao, K., Ichida, F., Ikeda, T., Maeda, Y., Matsumoto, N., Sakaeda, T., Shimizu, W., Sugawara, M., Totsuka, K., Tsuchishita,Y., Ueno, K., ... , Tanaka, K. (2017). Guidelines for therapeutic drug monitoring of cardiovascular drugs clinical use of blood drug concentration monitoring (JCS 2015)- digest version. *Circ J, 81*(4), 581-612. https://doi.org/10.1253/circj.CJ-66-0138

Bartlett, J. W., & Walker, P. L. (2019). Management of calcium channel blocker toxicity in the pediatric patient. *J Pediatr Pharmacol Ther, 24*(5), 378-389. https://doi.org/10.5863/1551-6776-24.5.378

Bhatia, S. J. (1986). Digitalis toxicity—Turning over a new leaf? *West J Med, 145*(1), 74-82. https://www.ncbi.nlm.nih.gov/pmc/articles/PMC1306817/

Blix, H. S., Viktil, K. K., Moger, T. A., & Reikvam, A. (2010). Drugs with narrow therapeutic index as indicators in the risk management of hospitalised patients. *Pharmacy Practice (Granada), 8*(1), 50-55. https://doi.org/10.4321/s1886-36552010000100006. Epub 2010 Mar 15.

Burns, M. (1999). Management of narrow therapeutic index drugs. *Journal of Thrombosis and Thrombolysis, 7*, 137-143. https://doi.org/10.1023/a:1008829403320

Camphausen, C., Haas, N. A., & Mattke, A. C. (2005). Successful treatment of oleander intoxication (cardiac glycosides) with digoxin-specific Fab antibody fragments in a 7-year-old child: Case report and review of literature. *Z Kardiol, 94*(12), 817-823. https://doi.org/10.1007/s00392-005-0293-3

Center for Drug Evaluation and Research [CDER] (2022). Food and Drug Administration, U.S. Department of Health and Human Services, Bioavailability Studies Submitted in NDAs or INDs - General Considerations. Guidance for Industry (FDA-2018-D-4367). https://www.fda.gov/regulatory-information/search-fda-guidance-documents/bioavailability-studies-submitted-ndas-or-inds-general-considerations

Chang, H. H., Chiang, S. Y., Chen, P. C., Tsai, C. H., Yang, R. C., Tsai, C. L., Wu, T. H., Hsieh, Y. W., Lin, Y. C., Kuo, Y. T., Chen, K. C., & Chu, H. T. (2021). A system for reporting and evaluating adverse drug reactions of herbal medicine in Taiwan from 1998 to 2016. *Sci Rep, 11*(1), 21476. https://doi.org/10.1038/s41598-021-00704-w

Cooney, L., Loke, Y. K., Golder, S., Kirkham, J., Jorgensen, A., Sinha, I., & Hawcutt,

D. (2017). Overview of systematic reviews of therapeutic ranges: Methodologies and recommendations for practice. ***BMC Med Res Methodol, 17***(1), 84. https://doi.org/10.1186/s12874-017-0363-z

Deaton, J. G., & Nappe, T. M. (2023). Warfarin Toxicity. In ***StatPearls***. Treasure Island (FL): StatPearls Publishing Copyright © 2023, StatPearls Publishing LLC.

Decker, B. S., Goldfarb, D. S., Dargan, P. I., Friesen, M., Gosselin, S., Hoffman, R. S., Lavergne, V., Nolin, T., & Ghannoum, M. (2015). Extracorporeal treatment for lithium poisoning: Systematic review and recommendations from the EXTRIP workgroup. ***Clin J Am Soc Nephrol, 10***(5), 875-887. https://doi.org/10.2215/cjn.10021014

Dilmen, Ö. K., Hacı, İ., Ekinci, A., & Bahar, M. (2016). Lithium intoxication accompanied by hyponatremia. ***Turk J Anaesthesiol Reanim, 44***(4), 219-221. https://doi.org/10.5152/tjar.2016.74317

Erickson, T. B., Thompson, T. M., & Lu, J. J. (2007). The approach to the patient with an unknown overdose. ***Emerg Med Clin North Am, 25***(2), 249-281; abstract vii. https://doi.org/10.1016/j.emc.2007.02.004

Ershad, M., Naji, A., & Vearrier, D. (2023). N Acetylcysteine. In ***StatPearls***. Treasure Island (FL): StatPearls Publishing Copyright © 2023, StatPearls Publishing LLC.

Ferrari, F., Santander, I. R. M. F., & Stein, R. (2020). Digoxin in Atrial Fibrillation: An Old Topic Revisited. ***Curr Cardiol Rev, 16***(2), 141-146. https://doi.org/10.2174/1573403x15666190618110941

Frascogna, N. (2007). Physostigmine: Is there a role for this antidote in pediatric poisonings? ***Curr Opin Pediatr, 19***(2), 201-205. https://doi.org/10.1097/MOP.0b013e32802c7be1

Ghanem, C. I., Pérez, M. J., Manautou, J. E., & Mottino, A. D. (2016). Acetaminophen from liver to brain: New insights into drug pharmacological action and toxicity. ***Pharmacol Res, 109***, 119-131. https://doi.org/10.1016/j.phrs.2016.02.020

Ghiculescu, R. A. (2008). Therapeutic drug monitoring: Which drugs, why, when and how to do it. ***Aust Prescr, 31***(2), 42-44.

Glauser, J. (2000). Tricyclic antidepressant poisoning. ***Cleve Clin J Med, 67***(10), 704-706, 709-713, 717-719. https://doi.org/10.3949/ccjm.67.10.704

Goldstein, J. N., Refaai, M. A., Milling, T. J. Jr., Lewis, B., Goldberg-Alberts, R., Hug, B. A., & Sarode, R. (2015). Four-factor prothrombin complex concentrate versus plasma for rapid vitamin K antagonist reversal in patients needing urgent surgical or invasive interventions: A phase 3b, open-label, non-inferiority, randomised trial. ***Lancet, 385***(9982), 2077-2087. https://doi.org/10.1016/s0140-6736(14)61685-8

Habet, S. (2021). Narrow therapeutic index drugs: Clinical pharmacology perspective. ***J Pharm Pharmacol, 73***(10), 1285-1291. https://doi.org/10.1093/jpp/rgab102

Harper, L., Powell, J., & Pijl, E. M. (2017). An overview of forensic drug testing methods and their suitability for harm reduction point-of-care services. ***Harm Reduct J, 14***(1), 52.

https://doi.org/10.1186/s12954-017-0179-5

Heard, K., Rumack, B. H., Green, J. L., Bucher-Bartelson, B., Heard, S., Bronstein, A. C., & Dart, R. C. (2014). A single-arm clinical trial of a 48-hour intravenous N-acetylcysteine protocol for treatment of acetaminophen poisoning. *Clin Toxicol (Phila), 52*(5), 512-518. https://doi.org/10.3109/15563650.2014.902955

Holbrook, A., Schulman, S., Witt, D. M., Vandvik, P. O., Fish, J., Kovacs, M. J., Svensson, P. J., Veenstra, D. L., Crowther, M., & Guyatt, G. H. (2012). Evidence-based management of anticoagulant therapy: Antithrombotic Therapy and Prevention of Thrombosis, 9th ed: American College of Chest Physicians Evidence-Based Clinical Practice Guidelines. *Chest, 141*(2 Suppl), e152S-e184S. https://doi.org/10.1378/chest.11-2295

Jacob, S., & Nair, A. B. (2016). An updated overview on ttherapeutic drug monitoring of recent antiepileptic drugs. *Drugs R D, 16*(4), 303-316. https://doi.org/10.1007/s40268-016-0148-6

Kang, J. S., & Lee, M. H. (2009). Overview of therapeutic drug monitoring. *Korean J Intern Med, 24*(1), 1-10. https://doi.org/10.3904/kjim.2009.24.1.1

Kanter, M. Z. (2006). Comparison of oral and i.v. acetylcysteine in the treatment of acetaminophen poisoning. *Am J Health Syst Pharm, 63*(19), 1821-1827. https://doi.org/10.2146/ajhp060050

Khalid, M. M., & Waseem, M. (2023). Tricyclic Antidepressant Toxicity. In *StatPearls*. Treasure Island (FL): StatPearls Publishing Copyright © 2023, StatPearls Publishing LLC.

Kim, Y., Kim, J., Kim, O. J., & Kim, W. C. (2014). Intoxication by angel's trumpet: Case report and literature review. *BMC Res Notes, 7*, 553. https://doi.org/10.1186/1756-0500-7-553

Krenz, J. R., & Kaakeh, Y. (2018). An overview of hyperinsulinemic-euglycemic therapy in calcium channel blocker and β-blocker overdose. *Pharmacotherapy, 38*(11), 1130-1142. https://doi.org/10.1002/phar.2177

Kreshak, A. A., Cantrell, F. L., Clark, R. F., & Tomaszewski, C. A. (2012). A poison center's ten-year experience with flumazenil administration to acutely poisoned adults. *J Emerg Med, 43*(4), 677-682. https://doi.org/10.1016/j.jemermed.2012.01.059

Lip, G. Y., Metcalfe, M. J., & Dunn, F. G. (1993). Diagnosis and treatment of digoxin toxicity. *Postgrad Med J, 69*(811), 337-339. https://doi.org/10.1136/pgmj.69.811.337

Mohamed, E. (2014). Therapeutic drug monitoring (TDM) pitfalls and limitations. *MOJ Toxicol, 9*(10), 9-10. https://doi.org/10.15406/mojt.2014.01.00002

Mégarbane, B. (2023). High-dose insulin should be used before vasopressors/inotropes in calcium-channel blocker toxicity. *Br J Clin Pharmacol, 89*(4), 1269-1274. https://doi.org/10.1111/bcp.15641

Mabilat, C., Gros, M. F., Nicolau, D., Mouton, J. W., Textoris, J., Roberts, J. A., Cotta, M. O., Belkum, A., & Caniaux, I. (2020). Diagnostic and medical needs for therapeutic drug monitoring of antibiotics. *Eur J Clin Microbiol Infect Dis, 39*(5), 791-797. https://doi.

org/10.1007/s10096-019-03769-8

Matsumoto, K., Takesue, Y., Ohmagari, N., Mochizuki, T., Mikamo, H., Seki, M., Takakura, S., Tokimatsu, I., Takahashi, Y., Kasahara, K., Okada, K., Igarashi, M., Kobayashi, M., Hamada, Y., Kimura, M., Nishi, Y., Tanigawara, Y., & Kimura, T. (2013). Practice guidelines for therapeutic drug monitoring of vancomycin: A consensus review of the Japanese Society of Chemotherapy and the Japanese Society of Therapeutic Drug Monitoring. *J Infect Chemother, 19*(3), 365-380. https://doi.org/10.1007/s10156-013-0599-4

Mazer, M., & Perrone, J. (2008). Acetaminophen-induced nephrotoxicity: Pathophysiology, clinical manifestations, and management. *J Med Toxicol, 4*(1), 2-6. https://doi.org/10.1007/bf03160941

McGill, M. R., & Hinson, J. A. (2020). The development and hepatotoxicity of acetaminophen: Reviewing over a century of progress. *Drug Metab Rev, 52*(4), 472-500. https://doi.org/10.1080/03602532.2020.1832112

McKeever, R. G., & Hamilton, R. J. (2023). Calcium Channel Blockers. In *StatPearls*. Treasure Island (FL): StatPearls Publishing Copyright © 2023, StatPearls Publishing LLC.

McNulty, R., Lim, J. M. E., Chandru, P., & Gunja, N. (2018). Fewer adverse effects with a modified two-bag acetylcysteine protocol in paracetamol overdose. *Clin Toxicol (Phila), 56*(7), 618-621. https://doi.org/10.1080/15563650.2017.1408812

Moore, P. W., Rasimas, J. J., & Donovan, J. W. (2015). Physostigmine is the antidote for anticholinergic syndrome. *J Med Toxicol, 11*(1), 159-160. https://doi.org/10.1007/s13181-014-0442-z

Nafrialdi, N., Tiaranita, C., Suyatna, F. D., & Siswanto, B. B. (2023). Analysis of intoxication, rehospitalization, and one-year survival of heart failure patients receiving digoxin at Harapan Kita National Cardiovascular Center, Jakarta, Indonesia: A cross section-observational study. *Curr Drug Saf, 18*(2), 246-252. https://doi.org/10.2174/1574886317666220520114417

Nagappan, R., Parkin, W. G., & Holdsworth, S. R. (2002). Acute lithium intoxication. *Anaesth Intensive Care, 30*(1), 90-92. https://doi.org/10.1177/0310057x0203000118

Nguyen, L. (2008). Lithium II: Irreversible neurotoxicity after lithium intoxication. *J Emerg Nurs, 34*(4), 378-379. https://doi.org/10.1016/j.jen.2008.04.026

Odhiambo, M., Kariuki, S. M., & Newton, C. R. (2021). Therapeutic monitoring of anti-seizure medications in low- and middle-income countries: A systematic review. *Wellcome Open Research, 6*(92). https://doi.org/10.12688/wellcomeopenres.16749.1

Park, W. Y. (2020). Controversies in acetaminophen nephrotoxicity. *Kidney Res Clin Pract, 39*(1), 4-6. https://doi.org/10.23876/j.krcp.20.027

Patocka, J., Nepovimova, E., Wu, W., & Kuca, K. (2020). Digoxin: Pharmacology and toxicology—A review. *Environ Toxicol Pharmacol, 79*, 103400. https://doi.org/10.1016/

j.etap.2020.103400

Patsalos, P. N., Berry, D. J., Bourgeois, B. F. D., Cloyd, J. C., Glauser, T. A., Johannessen, S. I., Leppik, I. E., Tomson, T., & Perucca, E. (2008). Antiepileptic drugs—Best practice guidelines for therapeutic drug monitoring: A position paper by the subcommission on therapeutic drug monitoring, ILAE Commission on Therapeutic Strategies. *Epilepsia, 49*(7), 1239-1276. https://doi.org/10.1111/j.1528-1167.2008.01561.x

Pellegrino, M., & Garofalo, M. (2019). Digoxin-specific Fab and therapeutic plasma exchange for digitalis intoxication and renal failure. *Am J Emerg Med, 37*(4), 798.e793-798.e795. https://doi.org/10.1016/j.ajem.2019.01.038

Penninga, E. I., Graudal, N., Ladekarl, M. B., & Jürgens, G. (2016). Adverse Events Associated with Flumazenil Treatment for the Management of Suspected Benzodiazepine Intoxication—A Systematic Review with Meta-Analyses of Randomised Trials. *Basic Clin Pharmacol Toxicol, 118*(1), 37-44. https://doi.org/10.1111/bcpt.12434

Pentel, P., & Benowitz, N. (1984). Efficacy and mechanism of action of sodium bicarbonate in the treatment of desipramine toxicity in rats. *J Pharmacol Exp Ther, 230*(1), 12-19.

Raja Rao, M. P., Panduranga, P., Sulaiman, K., & Al-Jufaili, M. (2013). Digoxin toxicity with normal digoxin and serum potassium levels: Beware of magnesium, the hidden malefactor. *J Emerg Med, 45*(2), e31-34. https://doi.org/10.1016/j.jemermed.2012.11.111

Rumack, B. H., Peterson, R. C., Koch, G. G., & Amara, I. A. (1981). Acetaminophen overdose. 662 cases with evaluation of oral acetylcysteine treatment. *Arch Intern Med, 141*(3 Spec No), 380-385. https://doi.org/10.1001/archinte.141.3.380

Shepherd, G. (2006). Treatment of poisoning caused by beta-adrenergic and calcium-channel blockers. *Am J Health Syst Pharm, 63*(19), 1828-1835. https://doi.org/10.2146/ajhp060041

Sivilotti, M. L. A. (2023). Initial management of the critically ill adult with an unknown overdose. Retrieved from https://www.uptodate.com/contents/initial-management-of-the-critically-ill-adult-with-an-unknown-overdose

Smilkstein, M. J., Knapp, G. L., Kulig, K. W., & Rumack, B. H. (1988). Efficacy of oral N-acetylcysteine in the treatment of acetaminophen overdose. Analysis of the national multicenter study (1976 to 1985). *N Engl J Med, 319*(24), 1557-1562. https://doi.org/10.1056/nejm198812153192401

Timmer, R. T., & Sands, J. M. (1999). Lithium intoxication. *J Am Soc Nephrol, 10*(3), 666-674. https://doi.org/10.1681/asn.V103666

Twyman, R. E., Rogers, C. J., & Macdonald, R. L. (1989). Differential regulation of gamma-aminobutyric acid receptor channels by diazepam and phenobarbital. *Ann Neurol, 25*(3), 213-220. https://doi.org/10.1002/ana.410250302

Vogeser, M. (2020). From therapeutic drug monitoring to total drug monitoring and drug-omics. *Clin Chem Lab Med, 59*(2), 287-290. https://doi.org/10.1515/cclm-2020-0339

Weinbroum, A. A., Flaishon, R., Sorkine, P., Szold, O., & Rudick, V. (1997). A risk-benefit assessment of flumazenil in the management of benzodiazepine overdose. *Drug Saf, 17*(3), 181-196. https://doi.org/10.2165/00002018-199717030-00004

Wendt, S., Lübbert, C., Begemann, K., Prasa, D., & Franke, H. (2022). Poisoning by Plants. *Dtsch Arztebl Int, 119*(Forthcoming), 317-324. https://doi.org/10.3238/arztebl.m2022.0124

Whitwam, J. G. (1988). Flumazenil: A benzodiazepine antagonist. *Bmj, 297*(6655), 999-1000. https://doi.org/10.1136/bmj.297.6655.999

Whitwam, J. G., & Amrein, R. (1995). Pharmacology of flumazenil. *Acta Anaesthesiol Scand Suppl, 108*, 3-14. https://doi.org/10.1111/j.1399-6576.1995.tb04374.x

Williamson, K. M., Thrasher, K. A., Fulton, K. B., LaPointe, N. M., Dunham, G. D., Cooper, A. A., Barrett, P. S., & Patterson, J. H. (1998). Digoxin toxicity: An evaluation in current clinical practice. *Arch Intern Med, 158*(22), 2444-2449. https://doi.org/10.1001/archinte.158.22.2444

World Health Organization Organization [WHO] (2002). *The importance of pharmacovigilance*. World Health Organization. Retrieved from https://apps.who.int/iris/handle/10665/42493

Ye, Z. K., Li, C., & Zhai, S. D. (2014). Guidelines for therapeutic drug monitoring of vancomycin: A systematic review. *PLoS One, 9*(6), e99044. https://doi.org/10.1371/journal.pone.0099044

Yesil, Y., & Ozdemir, A. A. (2018). Evaluation of the children with acute acetaminophen overdose and intravenous N-acetylcysteine treatment. *Pak J Med Sci, 34*(3), 590-594. https://doi.org/10.12669/pjms.343.14937

Young, I. S., Goh, E. M., McKillop, U. H., Stanford, C. F., Nicholls, D. P., & Trimble, E. R. (1991). Magnesium status and digoxin toxicity. *Br J Clin Pharmacol, 32*(6), 717-721.

Yu, L. X., Jiang, W., Zhang, X., Lionberger, R., Makhlouf, F., Schuirmann, D. J., Muldowney, L., Chen, M. L., Davit, B., Conner, D., & Woodcock, J. (2015). Novel bioequivalence approach for narrow therapeutic index drugs. *Clin Pharmacol Ther, 97*(3), 286-291. https://doi.org/10.1002/cpt.28

五、藥物毒理學未來發展

Ch.20
精準醫學時代之藥物安全與療效

作者｜廖欣妮　張偉嶠

摘　要

　　2015 年，美國總統歐巴馬（Barack Obama）推動了「精準醫學倡議計畫（Precision Medicine Initiative）」，而藥物基因體學（Pharmacogenomics）成為實現精準醫學的重要途徑之一。藥物基因體學融合了藥理學（Pharmacology）與基因體學（Genomics），探索個體乃至族群的遺傳變異如何影響藥物的安全性與療效。比如，基因變異可能影響肝臟酵素的活性，從而改變藥物在體內的代謝時間，進而影響藥物濃度及其安全性與效果。隨著精準醫學的發展，透過分析病人的基因資訊，可以更精準地選擇合適的藥物及劑量，以實現治療效果的最大化和不良反應的最小化，實現「正確的患者、正確的藥物、正確的劑量（Right drug, right dose for the right patients）」。本章節將從傳統的用藥習慣與個體化藥物不良反應談起，介紹藥物基因檢測技術與藥物基因體學在臨床中的應用實例，藉由基因科技與大數據分析，展望一個藥物使用更安全、更有效的未來。

關鍵字：精準醫學、藥物基因體學、基因變異

壹、前言

俗話說一種米養百種人，不同病人在使用同一種藥物時，反應往往也有所不同。有些病人對於藥物的反應好，能有效治療疾病，而且沒有顯著副作用；然而，另一些病人不僅無法獲得理想療效，甚至還因藥物的副作用而受苦。舉例來說：少數病人在服用非類固醇抗發炎藥（Non-Steroidal Anti-Inflammatory Drug, NSAID）後出現四肢腫脹的症狀、使用顯影劑進行臨床診斷時發生過敏性休克、或在使用抗癲癇藥物或降尿酸藥物時引發嚴重皮膚副作用（Coleman & Pontefract, 2016）。

傳統上，人們將藥物反應差異歸因於「體質」，即患者的生理因素，如體重、性別、年齡、或併發症等。此外，環境及文化因素此外，如飲食習慣、吸菸或飲酒習慣，以及多藥服用引發的藥物交互作用，也可能影響藥物的效果和不良反應。因此，針對不同年齡、族群、性別和體重的患者，因應個體差異調整用藥選擇和劑量，方能達到理想的治療效果，並將副作用降至最低。

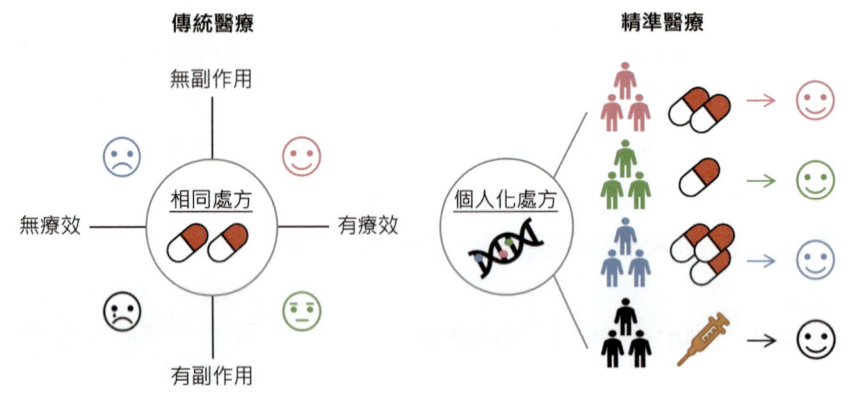

圖20-1　傳統醫療與精準醫療
來源：作者自製。

一、傳統上的用藥習慣

在醫療的過程中，醫師通常會根據藥品仿單的推薦劑量，假設藥物會達到理想效果，並在給藥後觀察數天或數週，以評估患者是否達到預期療效或出現副作用，隨後，再根據觀察結果調整劑量，這種方式稱為嘗試式醫療（Trial-and-error medicine），這是我們熟悉的常見醫療行為。經過一段嘗試後，對於大部分的病人通常可以達到治療的效果，但這種醫療模式下，這種方式對大多數患者往往能達到效果，但也可能出現四種不理想的情況，對患者造成潛在影響：

（1）開始未能選擇最佳藥物，導致病情惡化；

（2）部分患者因「特異體質」而出現劑量過低、無法達到療效，或劑量過高、增加毒性風險；
（3）嘗試過程中，患者奔波勞累、醫師無計可施，醫病互信可能因此受損；
（4）造成醫療資源的浪費，包括無效治療和不必要的藥物使用。

這種嘗試式醫療行為存在藥物安全性的不確定性，人們常將不良反應歸因於「特異體質」，然而，如何科學地定義「特異體質」卻是一個相當複雜的問題。除生理因素外，基因遺傳、環境因素、甚至地域風俗與文化因素的交互作用，都可能影響藥物的臨床效果，使藥物反應更加難以預測。

二、藥物不良反應與個體生理因素

藥物不良反應的發生原因多樣，其中用藥劑量不當是常見主要原因之一。過去，體重被視為藥物劑量調整的重要參考，進一步來說，依照體表面積計算劑量可以更準確，不同藥物的溶解性，如水溶性或脂溶性，會影響其在體內的分布。舉例來說，例如，脂溶性藥物較易分布到脂肪組織，因此在胖瘦不同的病人中，水溶性與脂溶性藥物的體內分布也會有所差異（Pan et al., 2016）。

性別也對藥物影響甚大，尤其女性妊娠期與哺乳期，用藥劑量需特別謹慎，以避免對孕婦與胎兒產生不利影響。此外，哺乳期婦女的用藥可能透過乳汁的用藥嬰兒，導致新生兒出現不良反應（Whalen et al., 2022）。因此，美國食品藥物管理局（U.S. Food and Drug Administration, FDA）與臺灣衛生福利部食品藥物管理署（TFDA，以下簡稱食藥署）均曾發布警示，提醒哺乳期婦女服用可待因類藥物時，可能會導致嬰兒攝取過多嗎啡而發生中毒風險。

年齡也是影響藥物反應的重要因素尤其是在小兒和老年族群中更是如此（Mangoni & Jackson, 2003）。兒童的血腦屏障（Blood-Brain Barrier, BBB）尚未發育完全，對中樞神經抑制和興奮藥物特別敏感，加上肝腎功能尚未發育成熟，使得藥物可能累積於身體內，引發藥物中毒反應。此外，小兒族群血漿蛋白結合藥物的能力較低，更容易出現藥物血中濃度偏高的情況，增加藥物不良反應的風險。相反地，老年族群，組織器官功能衰竭，肝臟代謝與腎小球濾過率能力減弱，所以藥物更易在體內過度累積，增加不良反應的可能性（Mangoni & Jackson, 2003）。

飲食習慣也是藥物不良反應的潛在因素（Koziolek et al., 2019）。舉例來說：葡萄柚汁具有抑制細胞色素 P450（Cytochrome P450, CYP450）酶的活性，從而影響藥物代謝，導致藥物藥物濃度升高；飲酒則會加強鎮靜安眠藥的中樞抑制作用，增加用藥風險。維生素 K 含量高的蔬菜可能減弱 Warfarin 的抗凝血效果，而牛奶也可能干擾某些藥物的吸收，影響藥效（Whalen et al., 2022）。

貳、精準醫療時代的理想藥物：體質的科學化

2015 年，美國總統歐巴馬（Barack Obama）啟動了「精準醫學倡議計畫（Precision Medicine Initiative）」，旨在建立一個包含百萬人規模、多維度（如基因體學、生活型態、臨床診斷、治療用藥等）數據的族群資料庫。通過數據共享和生物標記的開發，該計畫希望加速精準醫學的科學研究與臨床應用。藥物基因體學（Pharmacogenomics）是推動精準醫學的重要策略之一，它結合藥理學（Pharmacology）和基因體學（Genomics），研究個體和族群中的遺傳變異如何影響藥物的安全性與療效。

製藥科技日新月異，那麼，理想的藥物應具備哪些特質？如果一種藥物既能有效治療疾病，且不會引起副作用，當然符合理想標準，然而現實往往不如人意。除了個體的生理因素之外，藥物的血中濃度還受到肝臟藥物代謝基因的影響，尤其是細胞色素 P450。大多數藥物可以經由肝臟細胞色素 P450 酵素進行代謝，因此細胞色素 P450 基因的多型性（Genetic polymorphism）會改變酵素活性，進而影響藥物在體內的濃度，進而影響藥效，甚至帶來安全風險。這對於治療安全範圍窄或是經代謝後性質改變的藥物尤其重要，因為即便是劑量的微小變動也可能導致副作用發生（Pirmohamed, 2003）。可待因（Codeine）是一個著名的例子。作為常用止咳藥物，對大多數人有效，但對於少數特定病人可能會致命，因為可待因主要透過肝臟的細胞色素 P450 中的 CYP2D6 進行代謝，而 CYP2D6 基因的變異，會顯著影響可待因的代謝效率，從而增加或減少藥效，使其治療效果和安全性產生較大差異（Williams et al., 2002）。

在藥物基因體學的領域裡，細胞色素 P450 的多型性各有差異。舉例來說：CYP2D6 基因可以區分為超快速代謝型（Ultra metabolizers）、正常代謝型（Extensive metabolizers）、中間代謝型（Indeterminate metabolizers）和慢代謝型（Poor metabolizers）。而不同種族之間，CYP2D6 基因多型性分布有顯著差異，如亞洲族群的超快速代謝型比例就遠低於歐美族群，因此，面對不同族群時，應依基因型調整藥物劑量，以減少藥物不良反應（Pirmohamed, 2003）。細胞色素 P450 基因多型性長久以來是藥物遺傳學的研究重點，特別是在不同種族人群的頻率鑑定。藥物遺傳學是一門結合藥學與遺傳學的學問，以探究基因變異如何影響藥物反應。這一門學問可追溯到英國牛津大學教授 Archibald Edward Garrod（1857-1936）對於遺傳代謝異常的研究。其後，科學家陸續發現抗瘧疾藥物所引發的溶血性貧血與葡糖-6-磷酸脫氫酶（Glucose-6-Phosphate Dehydrogenase, G-6-PD）缺乏症有關。到了 1962 年，Werner Kalow 出版了全球第一本藥物遺傳學專書《Pharmacogenetics: Heredity and the Response to Drug》。

隨著人類基因體計畫的完成與次世代基因定序（Next Generation Sequencing, NGS）迅速發展，「體質」已不再僅是年齡、性別、體重、體表面積或飲食習慣的問題。如今，基因定序已被應用於藥物臨床試驗，並逐漸藉由大規模族群基因數據來深入解釋體質概

念。隨著高通量基因定序技術和健康大數據的普及，藥物基因體學已成為精準醫療領域的重要支柱。藥物基因體學的概念建構在藥物遺傳學（Pharmacogenetics）的基礎上，其思考的核心有兩點：（一）探索造成不同族群之間用藥差異的基因變異與藥理機轉，了解用藥差異的基因基礎；（二）建立藥物基因圖譜及預測模型，應用於臨床藥物的選擇。基因體學的發展讓藥物更能「對症下藥」，減少副作用並提升療效，進而減輕社會醫療資源的負擔。

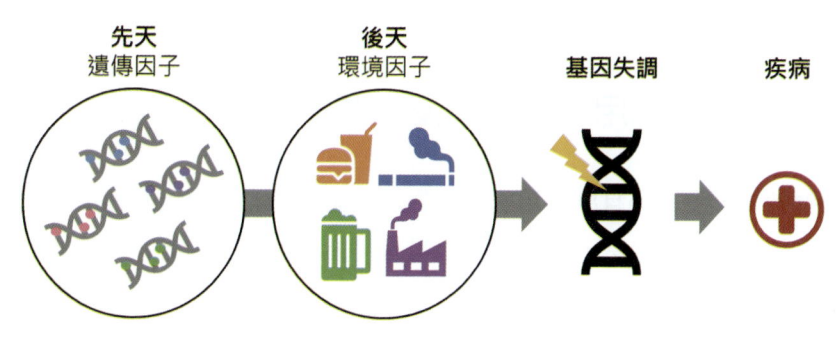

圖 20-2　疾病發生的先天及後天因子
來源：作者自製。

參、應用於個人化醫療的藥物基因體生物標識

人類基因體計畫揭示人與人之間的 DNA 序列高達 99.9% 相似，單核甘酸多型性（Single nucleotide polymorphism）為最常見的基因變異。當基因變異位點在族群中發生的頻率高於 1% 時，就可稱其為基因多型性（Genetic polymorphism）。這些變異可出現在基因編碼區域（DNA coding regions）或非編碼區域（DNA non-coding regions），當變異位點足以影響胺基酸（Amino acid）表現或蛋白質結構（Protein structure）時，雖然其發生率較低，但卻往往與疾病風險密切相關（Chiarella et al., 2023）。

隨著基因大數據的快速積累，越來越多具有臨床價值的基因多型性被鑑別出來，尤其是那些影響藥物反應的變異，通常位於藥物的作用靶點、代謝酵素、離子通道（Ion channel）、或轉運蛋白（Transporter）等基因上。次世代基因定序技術及高密度基因晶片（Gene chips）的發展，已使大規模的基因分析成為可能。隨著臨床樣本數量及檢測的基因位點不斷增加，科學家有更多機會建構精準的用藥預測模型（Suwinski et al., 2019）。透過持續優化基因圖譜與藥物反應的關聯性，醫師和藥師將能更精確地制定個人化的給藥方案，不僅可提升療效、減少不良反應，還能降低藥物濫用帶來的經濟負擔，實現「為適當的患者選擇適當的藥物與劑量（Right drug, right dose for right patient）」的精準醫療理想。

基因體科技應用於個人化醫療的具體實踐，可透過四個面向來探討：第一，**基因檢測**

技術應用於癌症用藥的選擇透過基因型檢測篩選適合的抗癌藥物，以提升藥效並減少無效治療。第二，**基因檢測技術應用於避免藥物不良反應**，利用基因檢測預測藥物不良反應風險，特別是那些涉及代謝路徑的藥物，以提升用藥安全性。第三，**基因檢測技術應用於藥物劑量調整**，根據患者的基因型圖譜，調整藥物劑量以提高治療效果並避免藥物過量或不足。第四，**基因檢測技術應用於癌症免疫療法之療效預測**，透過基因標誌物來預測患者對免疫治療的反應，以精準選擇合適的免疫療法，減少無效治療的成本。以下將針對上述四個面向，逐一說明其在臨床應用中的具體實例。

一、基因檢測技術應用於癌症用藥之選擇

癌症藥物普遍價格高昂且副作用顯著，對於病患的身心健康上及經濟狀況造成沉重負擔。如果能在給藥前，透過基因檢測篩選出最有可能產生療效的藥物，就能為病人制定更佳的治療策略，減少無效治療，對病患與國家財政都有助益。基因檢測技術可協助找出關鍵基因，以選擇合適的藥物，提升治療成功率。

癌症的發生通常源於基因突變，導致細胞生長失控，最終形成惡性腫瘤。傳統的化學治療或放射治療會同時攻擊癌細胞與正常細胞，副作用強烈，且不一定能徹底清除轉移的腫瘤。隨著癌症基因學研究的進展，越來越多致癌基因突變點被研究發現，使藥廠得以設計標靶藥物，精準地阻斷癌細胞的增生訊號；同時基因檢測也能預測病患對藥物的反應（Cortés-Ciriano et al., 2021; Mardis, 2019）。

以肺癌為例，許多患者的表皮生長因子受體（Epidermal Growth Factor Receptor, EGFR）發生突變，尤其在亞洲族群的突變頻率更是歐美族群的3-5倍（Zhang et al., 2020）。EGFR 是一個重要的細胞表面訊息傳遞受體，當細胞表面時，會調控細胞生長與存活。然而，在癌症病患中，EGFR 基因突變後會持續異常活化，導致細胞增生而成腫瘤。因此，針對 EGFR 突變的患者，使用酪氨酸激酶抑制劑（EGFR-TKI）能有效抑制癌細胞生長。常見的 EGFR 突變有 exon 19 缺失和 exon 21 的 L858R 點突變，經第一代和第二代 EGFR-TKI 治療後，部分患者還可能出現 T790M 抗藥性突變，基因檢測可識別此突變，並選擇第三代 EGFR-TKI 延長病患壽命（Wu & Shih, 2018; Hsu et al., 2018; He et al., 2021）。如果 EGFR 突變為陰性，則可進一步檢測是否為間變性淋巴瘤激酶（ALK）突變陽性；若為陽性，則可使用針對 ALK 的標靶藥物，進行精準治療以提升存活率。

乳癌與卵巢癌的治療策略中也包含基因檢測的應用，例如針對帶遺傳性乳癌基因 BRCA1／BRCA2 突變的患者，使用多聚 ADP-核糖聚合酶（Poly ADP-Ribose Polymerase, PARP）抑制劑能有效阻斷腫瘤細胞的增生。臨床試驗顯示，攜帶有此基因突變的患者使用 PARP 抑制劑反應顯著高於非突變患者（Fu et al., 2022; Yip & Newman, 2021）。這些例子說明了基因檢測應用於癌症藥物治療上能夠幫助病患更精準選擇有效的藥物，延長病患

壽命並減少不必要的副作用與錯誤治療。

二、基因檢測技術應用於避免藥物不良反應

使用藥物的目的在於治療疾病與緩解症狀，然而，若藥物引發嚴重不良反應，則不僅得不償失，也失去了治療的意義。隨著基因定序的進展，研究已確認特定基因型與藥物的不良反應的高度相關性，因此，在給藥前進行基因檢測能夠降低不良反應風險，保護患者安全。舉例來說，與 T 細胞免疫相關的藥物過敏反應史蒂芬強森症候群（Stevens-Johnson Syndrome, SJS）已被證實與人類白血球抗原（Human Leucocyte Antigen, HLA）基因型密切相關。HLA 基因在抗原辨識以及身體免疫系統啟動中扮演重要角色，並包 HLA-A、HLA-B、HLA-C、HLA-DR、HLA-DQ 和 HLA-DP 等主要亞型（Erlich et al., 2001）。最著名的例子為帶有 HLA-B*15:02 對偶基因的患者若服用抗癲癇藥物 Carbamazepine，將面臨誘發 SJS 的高風險（Chen et al., 2011）。此症是致命性的嚴重皮膚過敏不良反應，病患的 T 細胞大量被活化且攻擊自身皮膚與黏膜，造成皮膚紅疹、水泡、口腔潰瘍、眼睛角膜損傷等，甚至可能危及生命。HLA-B*15:02 這個基因型在亞洲人群中較為常見，但在其他族群中稀少，因此，美國食品藥物管理局建議亞洲族群病患在服用此藥物前應先接受基因檢測。同樣可能誘發嚴重皮膚反應的還包括抗痛風藥物 Allopurinol 與 HLA-B58:01、抗愛滋病藥物 Abacavir 與 HLA-B57:01 等基因型的關聯（Negrini & Becquemont, 2017）。在個人化醫療的時代，若深入了解藥物基因間的關係，醫師便能因人施藥、對症下藥，為患者選擇最安全有效的治療方案。

三、基因檢測技術應用於藥物劑量調整

選擇適當的藥物劑量對於病患來說非常重要的，藥物在上市之前須經過臨床試驗來確定最佳劑量範圍，包含了人體耐受的最高劑量與產生療效的最低有效劑量，這樣的藥物濃度範圍稱為藥物的治療區間（Therapeutic window）。有的藥物治療區間廣泛，在給藥的劑量上就有很大的彈性，但對於治療區間狹窄的藥物，一旦藥物的濃度過低或過高便可能產生嚴重的藥物不良反應，所以，妥當地監測藥物劑量與血中濃度是在臨床上至關重要。然而，患者對相同劑量藥物的反應可能大相逕庭，這與基因調控的藥物代謝途徑息息相關，其中一個典型的例子為抗凝血劑 Warfarin（Kuruvilla & Gurk-Turner, 2001）。

Wafarin 是常見的抗凝血藥物，主要用於預防與治療病患的靜脈血管栓塞，對於患有心房顫動的患者尤其重要。然而，服用 Warfarin 的患者須進行國際標準化比值（International Normalized Ratio, INR）檢驗以監控凝血情況，因為一旦 Warfarin 濃度太高，病人有易出現異常出血的風險，嚴重的出血可能引起出血性中風、腸胃道出血等危險

的情況；而 Warfarin 濃度太低，病人又會有栓塞的風險。Warfarin 的使用劑量在不同族群之間存在極大差異，除了考量疾病、食物與藥物之間的交互作用外，藥物代謝基因型扮演非常重要的角色。

Warfarin 的代謝與細胞色素 CYP2C9 及維生素 K 環氧化物還原酵素（Vitamin K epOxide Reductase Complex 1, VKORC1）兩種基因相關，美國食品及藥物管理署建議 Warfarin 的起始劑量可依 CYP2C9 及 VKORC1 的基因多型性進行調整。CYP2C9 是肝臟藥物代謝酵素系統中的一種酵素，該基因的變異會顯著影響 Warfarin 的代謝能力。CYP2C9*1 屬於正常代謝型，CYP2C9*2 則會降低 Warfarin 的代謝約 30-40%，而 CYP2C9*3 則降低 80-90%。因此，若患者的基因型屬於 CYP2C9*2 或 CYP2C9*3，在使用 Warfarin 時必須降低劑量，以避免代謝不良引發藥物濃度過高而增加出血風險（Dean, 2012）。此外，VKORC1 的變異在人種之間更為顯著。VKORC1 的基因型包含 GG、GA 與 AA 這三種類型，其中 AA 型需最低 Warfarin 起始劑量，GA 次之，GG 則需最高劑量。在亞洲人中大約八成屬於 AA 型，而白人僅僅不到兩成為 AA 型，這也解釋了為什麼在臨床上會觀察到亞洲族群所使用的 Warfarin 劑量往往為歐美族群的一半（Liang et al., 2013; Yang et al., 2010）。這些基因變異影響藥物代謝與反應，透過基因檢測技術可精準調整劑量、減少副作用風險。

治療指數狹窄（Narrow therapeutic index, NTI）藥物的劑量調整對避免中毒至關重要，本書第 19 章〈藥物臨床安全性監測與藥物中毒處理〉有深入討論此類藥物的臨床監測與應對措施。

四、基因檢測技術應用於癌症免疫療法之療效預測

對於治療效果差異大且藥價昂貴的藥物，精確篩選出最有可能受益的患者至關重要。基因檢測技術除了應用於癌症標靶用藥選擇、劑量與安全性評估之外，還能預測癌症免疫療法之療效，判斷病患是否能藉由免疫檢查點抑制劑（Immune checkpoint inhibitor）的治療而產生良好的臨床療效反應。癌症免疫治療在 2013 年被美國頂尖期刊《科學（Science）》雜誌評選為當年度最重要科學突破，甚至被視為具有徹底改變癌症治療的潛力，而研究癌症免疫檢查點的兩位學者艾利森（James P. Allison）與本庶佑（Tasuku Honjo）博士也因此獲得 2018 諾貝爾生理及醫學獎。

免疫檢查點是免疫系統的一種剎車機制，用以防止 T 細胞過度活化並引發免疫反應。腫瘤細胞透過開啟免疫檢查點的煞車機制來逃避 T 細胞攻擊。因此，免疫檢查點抑制劑的藥理機轉即關閉剎車機制，重新活化 T 細胞的毒殺功能，進而清除掉異常腫瘤細胞（Lee et al., 2015; Sharpe, 2017）。免疫檢查點蛋白質如 CTLA-4（Cytotoxic T-Lymphocyte Antigen-4）、PD-1（Programmed Death-1）、PD-L1（Programmed Cell Death Ligand 1）等

在某些腫瘤中高表現，使其免疫抑制性增強。目前 PD-1 抑制劑擁有多種適應症，包含黑色素瘤、非小細胞肺癌、泌尿道上皮癌、典型何杰金氏淋巴瘤、頭頸部鱗狀細胞癌、胃癌等。但整體而言，免疫檢查點抑制劑僅在約兩到三成的病人部分病患身上產生顯著的療效（Haslam & Prasad, 2019），而高昂的藥價對患者與國家財政均構成重負擔。藥物基因體的生物標識能幫助臨床判斷哪一類的病患適合接受治療，也有助健保決策者在有限的經濟資源下，給付藥品於最可能產生療效反應的病患，以精準資源投放至最可能受益的患者群體。目前與癌症免疫療法高度相關性的生物標記如下（Alturki, 2023; Wakabayashi et al., 2019）：

A. **腫瘤上的 PD-L1 表現量**，以組織免疫染色（Immunohistochemistry, IHC）的方式檢測腫瘤細胞的 PD-L1 表現量，若表現量越高則代表免疫檢查點對腫瘤的生長有重要影響力，因此使用免疫檢查點抑制劑的療效具有更明顯的效果。目前的評分標準如綜合陽性分數（Combined Positive Score, CPS）、腫瘤細胞陽性比例分數（Tumor cell Proportion Score, TPS）、免疫細胞陽性比例分數（Immune Cell Proportion Score, IPS），針對不同的癌別建議相應的使用標準。

B. **腫瘤基因的微星體不穩定性**（Micro-Satellite Instability, MSI），又稱之為基因的錯誤修復缺乏（Mis-Match Repair deficiency, MMR）。由於基因修復功能的缺損，引起基因出現異常排序的重複片段，而此高度不穩定性容易誘使 T 細胞辨識癌細胞，進而提高腫瘤毒殺效果。臨床研究發現，即便是 PD-L1 低表現的病人，若 MSI 表現高，使用免疫檢查點抑制劑仍可能有效，而 MSI 表現高的病患相較於表現低的病患有更高的療效反應率。

C. **腫瘤突變量**（Tumor Mutation Burden, TMB），以基因定序方式檢驗腫瘤細胞的基因體相較於健康細胞異常突變程度，倘若突變量越高，則 T 細胞對於腫瘤的辨識越好，越有機會透過癌症免疫療法來輔助 T 細胞清除腫瘤。

除上述生物標記，其他指標如檢驗 T 細胞活性、嗜中性白血球與淋巴球比值（Neutrophil Lymphocyte Ratio, NLR）、乳酸去氫酶（Lactic De-Hydrogenase, LDH）、Ki67 等在部分研究中亦顯示對免疫療法療效的預測相關性，但仍需更多研究來佐證其相關性（Wakabayashi et al., 2019）。值得注意的是，標靶藥物多有明確的因果機制，而這些免疫療法的生物標記目前僅作為相關性評估，尚不足以作為絕對的療效預測指標。因此，尋找更具證據力的生物標誌，仍是臨床與醫學研究努力的目標。

肆、藥物基因體研究的臨床檢測與實踐

在有限的健保財源下進行合理的藥物給付是重要的社會福利議題。藉由藥物基因檢測

來協助評估用藥的安全性與有效性，以避免醫療保險的浪費，也是世界各國普遍的做法，且被視為最具有潛力的評估方式。應用於藥物基因檢測的技術大概可以分為三種方式：（1）單核苷酸多型性晶片（SNP array）、（2）次世代定序（Next Generation Sequencing）、（3）長讀取基因定序技術（Long-Read Sequencing）。

單核苷酸多型性晶片是最早應用於大規模藥物基因檢測的技術，因其經濟實惠且適用於篩檢大量基因變異位點。科學家將數千個與藥物反應相關的基因變異位點置入晶片上，透過 PCR 放大及螢光標示的方式將基因型鑑別出來。當晶片上的基因變異位點數量增加，檢測的效率也就越高。然而，晶片上過於密集探針（Probe）可能彼此干擾而出現雜訊，導致檢測準確度的下降（Nielsen et al., 2011; Goodwin et al., 2016）。

次世代定序是近年熱門的基因檢測技術，其優點在於定序通量高，這項技術又可以分為三種方式：（1）全基因定序（Whole Genome Sequencing, WGS），針對人類的全基因進行定序，涵蓋編碼區和非編碼區，儘管數據完整，但分析挑戰巨大；（2）全外顯子基因定序（Whole Exonerated Sequencing, WES），針對人類基因的全編碼區域進行定序，因價格相對較低且分析簡便，是目前常用技術；（3）標靶基因定序（Target sequencing），針對與藥物反應高度相關的基因群進行定序，如 PharmGKB 註記的基因，此法滿足多數藥物基因檢測上的要求（Pervez et al., 2022）。此外，長讀取基因定序技術（Long-Read Sequencing），平均可以讀取大於 10kb 的基因序列，可以補足第二代定序技術短讀取基因（Short-read approaches）的缺失。對於大片段的基因缺失或是基因結構變異（Structural variation）的解析，長讀取基因定序技術具有突破性的技術優勢（Mantere et al., 2019）。

伍、藥物基因體資料庫

儘管多種技術和研究已探討藥物與基因變異之間的關聯性，如何將這些研究結果整合應用於臨床仍是科學與醫療的重要目標。目前有兩個大型的資料庫便是致力於將藥物基因體學的知識整合於臨床應用，分別為**藥物基因體知識庫（The Pharmacogenomics Knowledge Base, PharmGKB）**與**臨床藥物基因體實踐聯盟（Clinical Pharmacogenetics Implementation Consortium, CPIC）**。

PharmGKB 資料庫由美國國家衛生研究院（National Institutes of Health, NIH）所資助，現由美國史丹佛大學維護，是藥物基因體學領域相當重要與大型的資料庫，並提供便捷的查詢介面，支援藥名、基因名稱或基因變異位點（如 rs 編號）檢索。PharmGKB 的資訊涵蓋：基因變異與藥物、疾病的關係、影響藥理路徑的基因及變異位點、FDA 藥物基因體相關資訊、基因變異分析之註釋結果、藥物劑量調整的臨床指引、藥物基因體學領域重要研究議題、及相關研究合作 PharmGKB 依據證據等級（Levels of Evidence, LOE）

將臨床註釋分為1A到4級，其中1A為最高證據等級，具有臨床使用的充分支持（Klein & Altman, 2004）。

CPIC的目標與PharmGKB相似，致力於將基因體學研究數據轉譯為臨床指引，包含基因檢驗以及藥物調整。CPIC的註釋分為A到D四個等級：A級註釋具充分證據支持基因突變影響藥物使用，臨床上建議先進行基因檢測，如HLA-B*15:02對Carbamazepine、UGT1A1對Atazanavir。C、D級註釋則因證據不足而不建議用於臨床。CPIC網站按藥物類別分類索引，推動了藥物基因體學的臨床應用（Relling & Klein, 2011）。

此外，美國食品藥物管理局亦針對重要的藥物整理出使用指引，詳細列出藥物影響的基因、族群以及臨床上應做的調整（表20-1）。

針對癌症標靶治療領域，歐洲腫瘤醫學會（European Society for Medical Oncology, ESMO）訂定了一套「腫瘤分子標靶臨床用藥可行性量表」，稱為ESCAT（ESMO Scale for Clinical Actionability of Molecular Targets），其中對於用藥證據等級高低分為六個層級（Mateo et al. 2018）。例如，Tier 1中I-A為最高證據，代表此標靶藥物在相同腫瘤類型中已證實可顯著延長存活期；I-B具臨床影響但未證實延長存活，I-C在臨床籃式試驗中具臨床意義但樣本較少。Tier II為藥物對腫瘤基因突變的效果具相關性但仍需進一步證據，依此類推。

總結來說，隨著基因體學研究的蓬勃發展，資料庫、醫學團體及政府單位皆致力於統合基因體學研究結果且轉譯於臨床應用，以落實精準用藥的目標。

PharmGKB

CPIC
Clinical Pharmacogenetics
Implementation Consortium

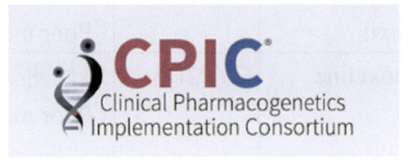

圖20-3 PharmGKB與CPIC網頁Logo
說明：（左）PharmGKB網站Logo，（右）CPIC網站Logo。
來源：https://www.pharmgkb.org/ 及 https://cpicpgx.org/。

表20-1　美國食品藥物管理局發布具證據支持之藥物基因體學相關臨床治療建議

藥物	基因	影響族群	基因─藥物交互作用
Abacavir	HLA-B	*57:01 allele 陽性	會導致較高的過敏反應風險 不要使用於 HLA-B*57:01 陽性者
Abrocitinib	CYP2C19	慢代謝型 （Poor metabolizers）	會導致體內濃度升高，可能增加副作用風險 建議調整劑量 具體劑量建議請參考 FDA 標示
Amifampridine	NAT2	慢代謝型 （Poor metabolizers）	會導致體內濃度升高，可能增加副作用 建議使用最低起始劑量，並監測不良反應的發生 具體劑量參考 FDA 標示
Amifampridine Phosphate	NAT2	慢代謝型 （Poor metabolizers）	會導致體內濃度升高 使用最低起始劑量（15g/day）並監測不良反應的發生
Amphetamine	CYP2D6	慢代謝型 （Poor metabolizers）	可能影響體內濃度和不良反應風險 考慮降低起始劑量或使用替代藥物
Aripiprazole	CYP2D6	慢代謝型 （Poor metabolizers）	會導致體內濃度升高，可能增加副作用風險 建議調整劑量 具體劑量請參考 FDA 標籤
Aripiprazole Lauroxil	CYP2D6	慢代謝型 （Poor metabolizers）	會導致體內濃度升高，建議調整劑量 具體劑量建議請參考 FDA 標示
Atomoxetine	CYP2D6	慢代謝型 （Poor metabolizers）	會導致體內濃度升高，增加副作用風險 調整滴定間隔並在可耐受的情況下增加劑量 具體劑量建議請參考 FDA 標示
Azathioprine	TPMT and/or NUDT15	中度或慢代謝型 （Intermediate or poor metabolizers）	改變系統性活性代謝物濃度和劑量需求 會導致較高的骨髓抑制風險 考慮在代謝能力差的患者中使用替代療法 在中度代謝者中建議減少劑量。對於同時在這兩個基因中中度代謝的患者，可能需要進一步減少劑量 具體的劑量建議參見 FDA 標籤說明
Belinostat	UGT1A1	*28/*28 慢代謝型 （Poor metabolizers）	可能導致體內濃度升高，增加副作用風險 對於代謝能力差的患者，建議起始劑量減少到 750mg/m^2

藥物	基因	影響族群	基因—藥物交互作用
Belzutifan	CYP2C19 and/or UGT2B17	慢代謝型（Poor metabolizers）	會導致體內濃度升高，可能增加貧血和缺氧的風險 監測同時在這兩個基因中代謝能力差的患者的副作用
Brexpiprazole	CYP2D6	慢代謝型（Poor metabolizers）	會導致體內濃度，建議調整劑量 具體劑量建議請參考 FDA 標示
Brivaracetam	CYP2C19	中度或慢代謝型（Intermediate or poor metabolizers）	會導致體內濃度升高，增加副作用風險 考慮在代謝能力差的患者中減少劑量
Capecitabine	DPYD	中度或慢代謝型（Intermediate or poor metabolizers）	會導致較高的嚴重或致命副作用風險 在代謝能力差的患者中尚無安全劑量，且數據不足以推薦中度代謝者的劑量 出現早期或異常嚴重毒性時，應停止或中止使用
Carbamazepine	HLA-B	*15:02 allele 陽性	會導致較高的嚴重的皮膚不良反應風險 攜帶 HLA-B*15:02 的患者避免使用，除非潛在利益超過風險，並考慮替代療法的風險 基因檢測不能替代臨床不良反應的監測
Celecoxib	CYP2C9	慢代謝型（Poor metabolizers）or *3 carriers	會導致體內濃度升高 代謝能力差的患者應將起始劑量減至最低推薦劑量的一半 在患有青少年類風濕性關節炎的代謝能力差患者中考慮替代療法
Citalopram	CYP2C19	慢代謝型（Poor metabolizers）	會導致體內濃度升高，增加 QT 間期延長風險 最大建議劑量為 20mg
Clobazam	CYP2C19	中度或慢代謝型（Intermediate or poor metabolizers）	會導致體內活性代謝物濃度升高 代謝能力差會導致較高的副作用風險 建議調整劑量 具體劑量建議請參考 FDA 標籤
Clopidogrel	CYP2C19	中度或慢代謝型（Intermediate or poor metabolizers）	會導致體內活性代謝物濃度降低，抗血小板反應降低，可能增加心血管風險 考慮使用其他抗血小板 P2Y12 受體抑製劑
Clozapine	CYP2D6	慢代謝型（Poor metabolizers）	會導致體內濃度升高 可能需要減少劑量

藥物	基因	影響族群	基因－藥物交互作用
Codeine	CYP2D6	超快速代謝型（Ultrarapid metabolizers）	會導致體內活性代謝物濃度升高，增加致命的呼吸抑制和死亡風險 禁用於12歲以下的兒童
Deutetrabenazine	CYP2D6	慢代謝型（Poor metabolizers）	會導致體內濃度升高，增加QT延長風險 推薦的最大劑量不應超過36毫克（最大單劑量為18毫克）
Dronabinol	CYP2C9	中度或慢代謝型（Intermediate or poor metabolizers）	可能導致體內濃度升高，增加副作用風險 需監測不良反應的發生
Eliglustat	CYP2D6	超快速、正常、中度、慢代謝型（Ultrarapid, normal, intermediate, or poor metabolizers）	改變體內濃度、有效性和QT延長風險 適用於正常、中度和低度代謝的病人 超快速代謝者可能無法達到足夠的濃度以達到治療效果 推薦劑量是基於CYP2D6代謝者的狀態 中等和低等CYP2D6代謝者禁止與強CYP3A抑制劑共同使用 具體劑量建議請參考FDA標示
Erdafitinib	CYP2C9	*3/*3 慢代謝型（Poor metabolizers）	可能導致較高的體內濃度和較高的不良反應風險 監測不良反應
Flibanserin	CYP2C19	慢代謝型（Poor metabolizers）	可能導致體內濃度升高，增加副作用風險 監測患者的副作用
Flurbiprofen	CYP2C9	慢代謝型（Poor metabolizers）或 *3 carriers	導致體內濃度升高 對代謝不良者使用較少的劑量
Fluorouracil	DPYD	中度或慢代謝型（Intermediate or poor metabolizers）	導致較高的體內濃度升高不良反應風險 在代謝能力差的患者中尚無安全劑量，且數據不足以推薦中度代謝者的劑量 在出現早發或異常嚴重的毒性時，應暫停或停止使用

藥物	基因	影響族群	基因—藥物交互作用
Fosphenytoin	CYP2C9	中度或慢代謝型（Intermediate or poor metabolizers）	可能導致較高的體內濃度和較高的中樞神經系統的毒性 考慮從劑量範圍的最低劑量開始並監測血清濃度 具體劑量建議請參考 FDA 標示 CYP2C9*3 等位基因的攜帶者可能會增加嚴重皮膚不良反應的風險 考慮在 CYP2C9*3 攜帶者的患者中避免使用 基因分型不能替代臨床警惕性
Fosphenytoin	HLA-B	*15:02 allele 陽性	可能會導致較高的嚴重皮膚反應風險，考慮在 HLA-B*15:02 陽性的患者中避免使用 基因分型不能替代臨床警惕性
Gefitinib	CYP2D6	慢代謝型（Poor metabolizers）	導致較高的體內濃度和較高的不良反應風險 監測不良反應
Iloperidone	CYP2D6	慢代謝型（Poor metabolizers）	導致較高的體內濃度和較高的不良反應風險（QT 延長） 減少 50% 的劑量
Irinotecan	UGT1A1	*1/*6, *1/*28 中度代謝型或 *6/*6，*6/*28，*28/*28（慢代謝型）	導致較高的體內活性代謝物濃度和較高的嚴重或致命的中性粒細胞減少、嚴重腹瀉等風險 在治療期間和之後密切監測中性粒細胞減少症 考慮將代謝不良者的起始劑量減少，並根據患者的個體耐受性修改劑量 具體劑量建議請參考 FDA 標示
Lofexidine	CYP2D6	慢代謝型（Poor metabolizers）	導致較高的體內濃度和較高的不良反應風險 監測直立性低血壓和心博過緩
Meclizine	CYP2D6	超快速代謝或慢代謝型（Ultrarapid, intermediate, or poor metabolizers）	可能影響體內濃度，需監測不良反應和臨床效果
Meloxicam	CYP2C9	慢代謝型（Poor metabolizers）或 *3 carriers	導致較高的體內濃度 對代謝不良者考慮減少劑量 監測病人的不良反應

藥物	基因	影響族群	基因－藥物交互作用
Metoclopramide	CYP2D6	慢代謝型 （Poor metabolizers）	導致較高的體內濃度和較高的不良反應風險 推薦劑量較低 具體劑量建議請參考 FDA 標示
Mercaptopurine	TPMT and/or NUDT15	中度或慢代謝型 （Intermediate or poor metabolizers）	改變體內活性代謝物濃度和劑量要求，並導致較高的骨髓抑制風險 代謝不良者的初始劑量應減少，其一般可耐受建議劑量的10%或更少 中級代謝者可能需要根據耐受性減少劑量 兩個基因的中間代謝者可能需要更大幅度地減少劑量 具體劑量建議請參考 FDA 的標示
Mivacurium	BCHE	中度或慢代謝型 （Intermediate or poor metabolizers）	導致較高的體內濃度和較高的長時間神經肌肉阻滯風險 避免在代謝不良者中使用
Nateglinide	CYP2C9	慢代謝型 （Poor metabolizers）	導致較高的體內濃度，可能導致較高的低血糖風險 建議減少劑量 增加對不良反應的監測頻率 具體劑量建議請參考 FDA 標示
Oliceridine	CYP2D6	慢代謝型 （Poor metabolizers）	導致較高的體內濃度和較高的呼吸抑制和鎮靜風險 可能需要較少的服藥次數
Pantoprazole	CYP2C19	中度或慢代謝型 （Intermediate or poor metabolizers）	導致較高的體內濃度 對於代謝不良的兒童，考慮減少劑量 中等或不良代謝者的成年患者不需要調整劑量
Phenytoin	CYP2C9	中度或慢代謝型 （Intermediate or poor metabolizers）	可能導致較高的體內濃度和較高的中樞神經系統毒性 具體劑量建議請參考 FDA 標籤 CYP2C9*3 等位基因的攜帶者可能會增加嚴重皮膚不良反應的風險。對於 CYP2C9*3 攜帶者的患者，考慮避免使用 基因分型不能替代臨床警惕性

藥物	基因	影響族群	基因—藥物交互作用
Phenytoin	HLA-B	*15:02 allele 陽性	可能導致較高的嚴重的皮膚反應 對於 HLA-B*15:02 陽的患者，考慮避免使用 基因分型不能替代臨床警惕性
Pimozide	CYP2D6	慢代謝型 （Poor metabolizers）	導致較高的體內濃度 兒童的劑量不應超過0.05mg/kg，成人的劑量不應超過4mg/day，代謝不良者的劑量不應提前於14天增加
Piroxicam	CYP2C9	中度或慢代謝型 （Intermediate or poor metabolizers）	導致較高的體內濃度 考慮減少代謝不良者的劑量
Pitolisant	CYP2D6	慢代謝型 （Poor metabolizers）	導致體內濃度升高 使用推薦的最低起始劑量 具體劑量建議請參考 FDA 標示
Propafenone	CYP2D6	慢代謝型 （Poor metabolizers）	導致較高的體內濃度和較高的心律失常風險 避免在服用 CYP3A4 抑制劑的代謝不良者中使用
Sacituzumab Govitecan-hziy	UGT1A1	*28/*28 慢代謝型 （Poor metabolizers）	可能導致較高的體內濃度和不良反應風險（中性粒細胞減少症） 監測不良反應和對治療的耐受性
Siponimod	CYP2C9	中度或慢代謝型 （Intermediate or poor metabolizers）	導致較高的體內濃度。根據基因型調整劑量 不要用於 CYP2C9 *3/*3 基因型的患者 具體劑量建議請參考 FDA 標示
Succinylcholine	BCHE	中度或慢代謝型 （Intermediate or poor metabolizers）	導致較高的體內濃度和較高的不良反應風險（長時間的神經肌肉阻滯） 避免在代謝不良者中使用 可進行試驗劑量以評估敏感性，並通過緩慢輸液謹慎給藥
Tacrolimus	CYP3A5	中度或正常代謝型 （Intermediate or normal metabolizers）	導致較低的體內濃度，達到目標濃度的概率較低，可能導致較高的排斥風險 測量藥物濃度並根據濃度調整劑量
Tetrabenazine	CYP2D6	慢代謝型 （Poor metabolizers）	導致較高的體內濃度 建議的最大單劑量為25mg，不應超過50 mg/day

藥物	基因	影響族群	基因—藥物交互作用
Thioguanine	TPMT and/or NUDT15	中度或慢代謝型（Intermediate or poor metabolizers）	改變體內活性代謝物濃度和劑量，並導致較高的骨髓抑制風險 代謝不良者的初始劑量應減少；代謝不良者一般可耐受建議劑量的10%或更少 中級代謝者可能需要根據耐受性減少劑量 兩個基因的中間代謝者可能需要更大幅度地減少劑量 具體劑量建議請參考FDA標示
Thioridazine	CYP2D6	慢代謝型（Poor metabolizers）	導致較高的體內濃度和較高的QT延長風險 根據使用CYP2D6抑制劑的經驗預測的效果 禁用於代謝不良者
Tramadol	CYP2D6	慢代謝型（Poor metabolizers）	導致較高的體內和乳汁活性代謝物濃度，可能導致呼吸抑制和死亡 禁用於12歲以下兒童和扁桃體切除術／腺樣體切除術後的青少年 治療期間不建議哺乳
Valbenazine	CYP2D6	慢代謝型（Poor metabolizers）	導致較高的體內活性代謝物濃度和較高的QT延長風險 可能需要減少劑量
Venlafaxine	CYP2D6	慢代謝型（Poor metabolizers）	改變體內藥物和代謝物的濃度 考慮減少劑量
Vortioxetine	CYP2D6	慢代謝型（Poor metabolizers）	導致較高的體內濃度 最大建議劑量為10mg
Warfarin	CYP2C9	中度或慢代謝型（Intermediate or poor metabolizers）	改變體內濃度和劑量要求 考慮到臨床和遺傳因素，選擇初始劑量 根據INR監測和調整劑量
Warfarin	CYP4F2	V433M變異帶原者	可能影響劑量要求 根據INR監測和調整劑量
Warfarin	VKORC1	-1639G>A變異帶原者	改變劑量要求 考慮到臨床和遺傳因素，選擇初始劑量 根據INR監測和調整劑量

來源：U.S. Food and Drug Administration [FDA]（2022）。

陸、藥物基因體學的未來與挑戰

在精準醫療時代的 21 世紀，醫療不僅追求延長壽命，更重視健康地長壽與高品質、安全且符合經濟效益的治療。精準醫療的核心在於高準確性的檢測方法，為了提升檢測的靈敏度和精準度，需要累積大規模的族群基因數據與臨床資料，並透過多維度的資料間驗證優化基因預測模組。國家型族群基因資料庫，如英國生物銀行（UK biobank）、日本生物銀行（Japan Biobank）、臺灣人體生物資料庫（Taiwan Biobank）等，大幅加速了精準醫療的臨床實踐。然而，為保護受試者隱私保護並保障商業應用，相關法規需要更為妥善規劃。

為檢測早期的基因異常並提高偵測靈敏度，則需仰賴持續優化實驗條件，以降低雜訊並增強微弱訊號。相較傳統病理組織檢測，液態活檢（Liquid biopsy）以抽血取代組織切片為現今精準醫療的發展趨勢。液態活檢具有幾項優點：快速且易於重複檢測、疼痛和風險低，適用於無法承受組織切片的患者、支持持續動態追蹤、能即時地評估治療反應。因此，這項技術在癌症復發監控和抗藥性檢測中廣泛應用，但面臨的挑戰在於樣本量少且易受汙染，容易產生偽陰性結果，影響正確用藥，因此，開發穩定且靈敏的分析方法是刻不容緩的研究工作。

現今市面上已有許多體外診斷醫療器材（In Vitro Diagnostic Device, IVD）能夠透過蒐集、準備及檢查人體之檢體，診斷疾病與健康狀況。這些醫療器材透過《藥事法》、《醫療器材管理法》進行查驗登記審核安全性與功效性，以確保診斷的正確性與準確性。另外，有些基因檢測與分析技術會委託給擁有基因檢測資源的實驗室負責。為確保檢測的結果正確與一致性，除了實驗室須通過 ISO/IEC 17025 認證之外，政府進一步將實驗室開發檢測與服務（Laboratory Developed Tests and Services, LDTS）納入特管辦法，通過「場域」的管制以規範實驗室的環境與人員，保證診斷與檢測結果。然而，隨著次世代定序納入健保，基因檢測的需求將可預期地增多，政策的實施與現實的效益是否能夠與時俱進並找到一個適當的平衡點是藥物基因體學在臨床應用上將面臨的挑戰之一。基因體科技未來的方向應聚焦於預防藥物不良反應及篩選藥物反應較佳的病人，以減少無效治療和健保財務負擔。目前臺灣健保在癌症用藥條件上，肺癌表皮生長因子受體（EGFR）突變、PD-L1 免疫組織化學染色、All-RAS 基因突變分析、間變性淋巴瘤激酶（ALK）突變檢測皆為關鍵給付標準（表20-2）。同時，健保也支付用藥前基因檢測以預防藥物不良反應，例如使用 Carbamazepine 前應先進行 HLA-B*1502 的基因檢測，以及使用 Allopurinol 前應先進行 HLA-B*5801 檢測。當基因定序技術的提升和成本降低，早期診斷、預防以及成為可能精準用藥，將幫助病人避免用藥不當所造成的風險，並提升健康生活品質。

表20-2　健保給付標靶藥品之伴隨式診斷

藥品成分名	檢測基因標的	給付適應症
Gefitinib	EGFR	肺腺癌、非小細胞肺癌
Erlotinib		
Afatinib		
Osimertinib		
Dacomitinib		
Crizotinib	ALK	肺腺癌、非小細胞肺癌
Ceritinib		
Alectinib		
Brigatinib		
Crizotinib	ROS-1	非小細胞肺癌
Entrectinib		
Cetoximab	All-RAS	大腸直腸癌
Panitumumab		
Pembrolizumab	PD-L1	黑色素瘤、典型何杰金氏淋巴癌、肺癌、肝細胞癌、腎細胞癌、泌尿道上皮癌、頭頸部鱗狀細胞癌、胃癌、默克細胞癌
Atezolizumab		
Nivolumab		
Olaparib	BRCA1/2	卵巢癌、輸卵管或原發性腹膜癌、三陰性乳癌、攝護腺癌
Talazoparib		
Larotrectinib	NTRK1/2/3	NTRK 基因融合實體腫瘤
Vemurafenib	BRAF V600	黑色素瘤、非小細胞肺癌、實體腫瘤
Avapritinib	PDGFRA	腸胃道間質瘤
Midostaurin	FLT3	急性骨髓性白血病、侵犯性全身性肥大細胞增生症、伴隨血液腫瘤之全身性肥大細胞增生症、肥大細胞白血病
Gilteritinib		
Imatinib	BCR-ABL	費城染色體陽性之慢性骨髓性白血病
Dasatinib		
Nilotinib		
Ponatinib		
Pemigatinib	FGFR2	膽管癌

來源：衛生福利部中央健保署。

柒、結語

隨著基因體學和精準醫療的快速發展，藥物基因體學在臨床應用中逐漸展現出重大潛力。基於基因檢測技術的精進，我們得以更有效識別藥物的潛在風險和治療效果，進而提升個人化治療的安全性與療效。大型族群基因資料庫和液態活檢等技術的發展，不僅推動

了醫療的精準化，還讓早期診斷和預防性用藥成為可能。然而，為確保病患隱私和醫療資源合理分配，相關法規和倫理準則仍需加強，以因應技術進步帶來的挑戰。展望未來，藥物基因體學將持續深化臨床應用，為患者提供更高品質的健康管理，並有效支持合理的醫療決策。

誌謝

本文感謝臺北醫學大學周宛萱小姐及英國曼徹斯特大學楊念瑀小姐協助製圖，感謝台北病理中心執行長顧文輝醫師及北醫個人化疫苗暨腫瘤新抗原分析核心實驗室助理研究員魏淳郁的閱讀及指正。感謝中央健康保險署協助檢視健保給付標靶藥品之伴隨式診斷資料。

參考文獻

衛生福利部中央健保署

Alturki, N. A. (2023). Review of the immune checkpoint inhibitors in the context of cancer treatment. *Journal of Clinical Medicine, 12*, 4301.

Chen, P., Lin, J. J., Lu, C. S., Ong, C. T., Hsieh, P. F., Yang, C. C., Tai, C. T., Wu, S. L., Lu, C. H., Hsu, Y. C., Yu, H. Y., Ro, L. S., Lu, C. T., Chu, C. C., Tsai, J. J., Su,Y. H., Lan, S. H., Sung, S. F., Lin, S. Y., ..., Shen, C. Y. (2011). Carbamazepine-induced toxic effects and HLA-B*1502 screening in Taiwan. *New England Journal of Medicine, 364*(12), 1126-1133. https://doi.org/10.1056/NEJMoa1009717

Chiarella, P., Capone, P., & Sisto, R. (2023). Contribution of genetic polymorphisms in human health. *International Journal of Environmental Research and Public Health, 20*(2), 912. https://doi.org/10.3390/ijerph20020912

Coleman, J. J., & Pontefract, S. K. (2016). Adverse drug reactions. *Clinical Medicine, 16*(5), 481-485. doi: 10.7861/clinmedicine.16-5-481

Cortés-Ciriano, I., Gulhan, D. C., Lee, J. J. K., Melloni, G. E. M., & Park, P. J. (2021). Computational analysis of cancer genome sequencing data. *Nature Reviews Genetics, 23*, 298-314. https://www.nature.com/articles/s41576-021-00431-y

Dean, L. (2012). Warfarin Therapy and VKORC1 and CYP Genotype. 2012 Mar 8 (Updated 2018 Jun 11). In V. M. Pratt, S. A. Scott, M. Pirmohamed et al., (Eds.), *Medical genetics summaries* (Internet). Bethesda (MD): National Center for Biotechnology Information (US). https://www.ncbi.nlm.nih.gov/books/NBK84174/

Erlich, H. A., Opelz, G., & Hansen, J. (2001). HLA DNA typing and transplantation. *Immunity, 14*, 347-356. https://doi.org/10.1016/S1074-7613(01)00115-7

Fu, X., Tan, W., Song, Q., Pei, H., & Li, J. (2022). BRCA1 and breast cancer: Molecular mechanisms and therapeutic strategies. *Frontiers in Cell and Developmental Biology, 10*, 813457. https://doi.org/10.3389/fcell.2022.813457

Goodwin, S., McPherson, J. D., & McCombie, W. R. (2016). Coming of age: Ten Years of next-generation Sequencing Technologies. *Nature Reviews Genetics, 17*(6), 333-351. https://doi.org/10.1038/nrg.2016.49

Haslam, A., & Prasad, V. (2019). Estimation of the percentage of US patients with cancer who are eligible for and respond to checkpoint inhibitor immunotherapy drugs. *JAMA Network Open, 2*(5), e192535. https://doi.org/10.1001/jamanetworkopen.2019.2535

He, J., Huang, Z., Han, L., Gong, Y., & Xie, C. (2021). Mechanisms and management of 3rd-generation EGFR-TKI resistance in advanced non-small cell lung cancer (review). *International Journal of Oncology, 59*(5), 90. https://doi.org/10.3892/ijo.2021.5270. Epub 2021 Sep 24.

Hsu, W. H., Yang, J. C. H., Mok, T. S., & Loong, H. H. (2018). Overview of current systemic management of EGFR-mutant NSCLC. *Annals of Oncology, 29*(S1), I3-I9. https://doi.org/10.1093/annonc/mdx702

Klein, T. E., & Altman, R. B. (2004). Pharmgkb: The Pharmacogenetics and pharmacogenomics knowledge base. *The Pharmacogenomics Journal, 4*(1), 1. https://www.nature.com/articles/6500230

Koziolek, M., Alcaro, S., Augustijns, P., Basit, A. W., Grimm, M., Hens, B., Hoad, C. L., Jedamzik, P., Madla, C. M., Maliepaard, M., Marciani, L., Maruca, A., Parrott, N., Pávek, P., Porter, C. J. H., Reppas, C., Riet-Nales, D., Rubbens, J., Statelova, M., ⋯, Corsetti, M. (2019). The mechanisms of pharmacokinetic food-drug interactions–A perspective from the UNGAP Group. *European Journal of Pharmaceutical Sciences, 134*(15), 31-59. https://doi.org/10.1016/j.ejps.2019.04.003. Epub 2019 Apr 8.

Kuruvilla, M., & Gurk-Turner, C. (2001). A review of Warfarin Dosing and monitoring. *Baylor University Medical Center Proceedings, 14*(3), 305-306. https://doi.org/10.1080/08998280.2001.11927781

Lee, L., Gupta, M., & Sahasranaman, S. (2015). Immune checkpoint inhibitors: An introduction to the next generation cancer immunotherapy. *The Journal of Clinical Pharmacology, 56*(2), 157-169. https://doi.org/10.1002/jcph.591. Epub 2015 Sep 29.

Liang, Y., Chen, Z., Guo, G., Dong, X., Wu, C., Li, H., Wang, T., & Xu, B. (2013). Association of genetic polymorphisms with warfarin dose requirements in Chinese patients. *Genetic Testing and Molecular Biomarkers, 17*(2), 932-936. https://doi.org/10.1089/gtmb.2013.0303. Epub 2013 Aug 13.

Mangoni, A. A., & Jackson, S. H. D. (2003). Age-related changes in pharmacokinetics and pharmacodynamics: Basic principles and practical applications. *British Journal of Clinical Pharmacology, 57*(1), 6-14. https://doi.org/10.1046/j.1365-2125.2003.02007.x

Mantere, T., Kersten, S., & Hoischen, A. (2019). Long-read sequencing emerging in Medical Genetics. *Frontiers in Genetics, 10*, Article 426. https://doi.org/10.3389/fgene.2019.00426. eCollection 2019

Mardis, E. R. (2019). The impact of next-generation sequencing on cancer genomics: From discovery to clinic. *Cold Spring Harbor Perspectives in Medicine, 9*(9), a036269. https://doi.org/10.1101/cshperspect.a036269

Mateo, J., Chakravarty, D., Dienstmann, R., Jezdic, S., Gonzalez-Perez, A., Lopez-Bigas, N., & Pusztai, L. (2018). A framework to rank genomic alterations as targets for cancer precision medicine: The ESMO scale for clinical actionability of molecular targets (ESCAT). *Annals of Oncology, 29*(9), 1895-1902. https://doi.org/10.1093/annonc/mdy263

Negrini, S., & Becquemont, L. (2017). HLA-associated drug hypersensitivity and the prediction of adverse drug reactions. *Pharmacogenomics, 18*(15), 1441-1457. https://doi.org/10.2217/pgs-2017-0090

Nielsen, R., Paul, J. S., Albrechtsen, A., & Song, Y. S. (2011). Genotype and SNP calling from next-generation sequencing data. *Nature Reviews Genetics, 12*(6), 443-451. https://doi.org/10.1038/nrg2986

Pan, S. D., Zhu, L. L., Chen, M., Xia, P., & Zhou, Q. (2016). Weight-based dosing in medication use: What should we know? *Patient Preference and Adherence, 10*, 549-560. https://doi.org/10.2147/PPA.S103156. eCollection 2016

Pervez, M. T., Hasnain., M. J. UI., Abbas, S. H., Moustafa, M. F., Aslam, N., & Shah, S. S. M. (2022). A comprehensive review of performance of next-generation sequencing platforms. *BioMed Research International, 2022*, 3457806. https://doi.org/10.1155/2022/3457806. eCollection 2022

Pirmohamed, M., & Park, B. K. (2003). Cytochrome P450 enzyme polymorphisms and adverse drug reactions. *Toxicology, 192*(1), 23-32. https://doi.org/10.1016/s0300-483x(03)00247-6

Relling, M. V., & Klein, T. E. (2011). CPIC: Clinical pharmacogenetics implementation consortium of the Pharmacogenomics Research Network. *Clinical Pharmacology & Therapeutics, 89*(3), 464-467. https://doi.org/10.1038/clpt.2010.279. Epub 2011 Jan 26.

Sharpe, A. H. (2017). Introduction to checkpoint inhibitors and cancer immunotherapy. *Immunological Reviews, 276*(1), 5-8. https://doi.org/10.1111/imr.12531

Suwinski, P., Ong, C., Ling, M. H. T., Poh, Y. M., Khan, A. M., & Ong, H. S. (2019). Advancing personalized medicine through the application of whole exome sequencing and Big Data Analytics. *Frontiers in Genetics, 10*, Article 49. https://doi.org/10.3389/fgene.2019.00049. eCollection 2019

U.S. Food and Drug Administration [FDA] (2022). *Table of Pharmacogenetic Associations*. https://www.fda.gov/medical-devices/precision-medicine/table-pharmacogenetic-associations

Wakabayashi, G., Lee, Y. C., Luh, F., Kuo, C. N., Chang, W. C., & Yen, Y. (2019). Development and clinical applications of cancer immunotherapy against PD-1 signaling pathway. *Journal of Biomedical Science, 26*(1), Article 96. https://doi.org/10.1186/s12929-019-0588-8

Whalen, K., Feild, C., & Radhakrishnan, R. (2022). *Lippincott Illustrated Reviews: Pharmacology*. Philadelphia: Wolters Kluwer.

Williams, D. G., Patel, A., & Howard, R. F. (2002). Pharmacogenetics of codeine metabolism in an urban population of children and its implications for analgesic reliability. *British Journal of Anaesthesia, 89*(6), 839-845. https://doi.org/10.1093/bja/aef284

Wu, S. G., & Shih, J. Y. (2018). Management of acquired resistance to EGFR TKI—Targeted therapy in advanced non-small cell lung cancer. *Molecular Cancer, 17*(1), Article 38. https://doi.org/10.1186/s12943-018-0777-1

Yang, L., Ge, W., Yu, F., & Zhu, H. (2010). Impact of VKORC1 gene polymorphism on interindividual and interethnic warfarin dosage requirement—A systematic review and meta analysis. *Thrombosis Research, 125*(4), e159-66. https://doi.org/10.1016/

j.thromres.2009.10.017

Yip, C., & Newman, L. A. (2021). American Society of Clinical Oncology, American Society for Radiation Oncology, and Society of Surgical Oncology Guideline for management of hereditary breast cancer. *JAMA Surgery, 156*(3), 284-285. https://doi.org/10.1001/jamasurg.2020.6254

Zhang, B., Zhang, L., Yue, D., Li, C., Zhang, H., Ye, J., Gao, L., Zhao, X., Chen, C., Huo, Y., Pang, C., Li, Y., Chen, Y., Chuai, S., Zhang, Z., Giaccone, G., & Wang, C. (2020). Genomic characteristics in Chinese non-small cell lung cancer patients and its value in prediction of postoperative prognosis. *Translational Lung Cancer Research, 9*(4), 1187-1201. https://doi.org/10.21037/tlcr-19-664

Ch.21
藥物毒理學的發展趨勢

作者｜李志恒　林英琦

摘　要

　　世界上商業使用的化學物質已至少有數萬種之多，但其中只有一小部分曾針對其對人類的潛在毒性進行充分評估。21世紀毒理學計畫（Tox21）於2008年啟動，是美國多個聯邦機構之間的獨特合作，旨在開發快速測試物質是否對人類健康產生不利影響的新方法。Tox21中檢測的物質包括多種產品，例如：商業化學品、殺蟲劑、食品添加劑／汙染物和藥品。在各行各業對化學品依賴日益嚴重的時代，可靠地預測毒性的必要性從未如此迫切。Tox21在美國環境保護署（EPA）和美國食品藥物管理局（FDA）等機構的參與下，將徹底改變我們評估化學品安全性的方式。Tox21計畫利用高通量篩選方法來分析各種物質的生化活性，並支持非動物替代性模型的建立，不僅減少時間和成本，也解決了倫理問題。除了Tox21之外，美國EPA的毒性預報計畫（ToxCast）正在通過分析可能危害人類健康和環境的物質來擴展毒性預測的前沿，從而有助於環境汙染物的監管。Tox21及ToxCast等計畫的發展，勢必影響我們藥物安全評估的方式，帶來新一波的藥物毒理學新發展。此外，本章並介紹運用計算毒理學（Computational Toxicology, CT）與人工智慧（Artificial Intelligence, AI）提升毒性檢測能力以增進藥物開發安全性的可能性，並提出現有（毒性）風險評估方法與使用機器學習方法預測危害和風險的新工具均有其缺點，建立「概率風險評估（Probabilistic risk assessment）」的思考或許是較合理的觀點。

關鍵字：藥物開發、Tox21、ToxCast、計算毒理學、人工智慧、概率風險評估

壹、前言

　　化學合成技術的進步，使化學物質在環境中存在的數目越來越多，人類已知的化學物質超過1.6億種，大約40,000到60,000個可以在商業中找到，其中6,000種占全球商業化學品總量的99%以上。2017年，化工行業是世界第二大製造業，並呈上升趨勢——預計從2017年到2030年，化學品銷售額將幾乎翻倍成長（World Health Organization [WHO], 2024）。美國環境保護署（Environmental Protection Agency, EPA）根據《1976年毒性物質管制法（Toxic Substance Control Act of 1976, TSCA）》所賦予的權責，對相關業者與單位要求報告、記錄保存和測試化學物質和／或混合物相關資料，並得限制某些物質的使用。據EPA的估計，這些化學品超過75,000種，但是目前每種化學品的毒性確認，依賴廣泛的動物試驗，耗資數百萬美元，且可能需要2-3年的時間。上述毒性物質，主要為化學品，生物性物質尚未包括在內，且某些物質通常被排除在TSCA清單之外，其中包括食品、藥品、化粧品和殺蟲劑等。顯然要完全評估我們生活中可能碰到的潛在毒性物質，若依照現在以動物實驗為主的毒性評估方式，基本上是不可能的任務（Judson et al., 2009）。

貳、美國21世紀毒理學計畫（Tox21）

　　美國因此由多個聯邦機構之間進行一項獨特的合作計畫，稱為「21世紀毒理學計畫（Toxicology in the 21st Century, Tox21）」，旨在開發快速測試物質是否對人類健康產生不利影響的新方法。Tox21中檢測的物質包括多種產品，例如：商業化學品、殺蟲劑、食品添加劑／汙染物和藥品（National Toxicology Program [NTP], 2024）。

　　參與此合作計畫的機關名稱如下：

- 美國國家環境衛生研究所（National Institute of Environmental Health Sciences, NIEHS）／國家毒理計畫（National Toxicology Program, NTP），分別隸屬國家衛生研究院（National Institutes of Health, NIH）與衛生部（U.S. Department of Health and Human Services）。
- 美國國家推動轉譯科學研究中心（National Center for Advancing Translational Sciences, NCATS），隸屬國家衛生研究院（NIH）。
- 美國食品藥物管理局（U.S. Food and Drug Administration, FDA），隸屬衛生部（U.S. Department of Health and Human Services）。
- 美國國家計算毒理研究中心（National Center for Computational Toxicology），隸屬環保署之研發辦公室（Office of Research and Development, U.S. Environmental Protection Agency, EPA）。

（一）Tox21計畫的目標

　　Tox21的目標是研究、開發、評估和轉化創新的測試方法，以更好地預測物質如何影響人類和環境。包括在Tox21的高通量篩選（High Throughput Screening, HTS）中使用機器人技術，以及使用其他新方法來評估物質毒性。在高溫超導中使用機器人技術非常重要，因為它能夠增加測試的數量和速度。雖然許多傳統的臨床前測試使用動物，但這些方法通常緩慢且昂貴，且它們不能保證能預測該化學品在臨床試驗環境中可以觀察到對人類的毒性健康影響。以自動化的高通量篩選作為使用動物進行毒性測試的替代方法，對於科學資源的高效和前瞻性使用，具有重要作用意義（NTP, 2024）。

　　Tox21的目標是：
- 確定物質進一步的深入毒理學評估的優先次序
- 確定進一步研究的作用機制（例如：毒性相關和疾病相關通路）
- 開發模型，更好地預測物質將如何影響生物反應（預測毒理學）
- 開發與人類健康反應更相關的測試方法（使用人類細胞的體外方法）
- 減少與測試相關的時間、精力和成本
- 有助於減少、改進和替代毒性測試的動物使用（The reduction, refinement, and replacement of animals used in toxicity testing）

（二）研究三階段

　　自2008年以來，NIEHS和合作機構制定了一個三階段計畫。在第一階段和第二階段已實現一些里程碑，目前Tox21處於合作的第三階段（NTP, 2024）。

1. 第一階段

　　（1）展示機器人（自動操作）測試（Robotic testing）可以為數千種物質產生高品質的測試結果，減少動物測試。

　　（2）到2010年，使用機器人技術進行高通量篩選，展示可在傳統動物試驗所需的一小部分時間內產生關於環境物質的高質量數據。

2. 第二階段

　　（1）大幅增加測試的化合物數量和使用的分析類型（方法或測試）。

　　（2）擴展化學資料庫到10,000多種化合物，包括工業和消費品、食品添加劑、藥物和化學混合物。

　　（3）Tox21合作夥伴正在進行更多基於細胞的實驗，以進一步定義和闡明化學暴露效應。

3. 第三階段

　　（1）Tox21聯邦合作夥伴制定了一份題為「美國聯邦Tox21計畫：持續領導的戰略和運營計畫（The US Federal Tox21 Program: A strategic and operational plan for continued leadership）」的文件，確定了第三階段推進的五個關鍵重點領域，包括：開發可預測人體毒性和劑量反應的替代測試系統。

（2）建立並確認體內毒性試驗資料（Curate and characterize legacy in vivo toxicity studies）來建立與體外測試系統的關聯。

（3）建立對體外測試系統和整合性分析串組（Integrated Approaches to Testing and Assessment, IATA）的科學信心。

（4）改進和部署用於確認藥代動力學和體外處置的體外檢測方法。

第三階段還將嘗試通過評估物質對細胞的影響來預測人類疾病，這些細胞將更像是人體器官（如肝臟、心臟或大腦）中的細胞。第三階段將測試3D 類器官模型（3D organ-like models）中的物質，以及與人類具有共同生物複雜性的生物體，如斑馬魚。目前透過物質的結構與已知毒物的結構相似，科學家們已可使用「交叉讀取（Read-across）」方法來預測毒性。未來，研究人員希望創建更好的計算模型，達到跨物種和跨方法學的預測。

期望在 Tox21 完成之後，不僅是環境中的毒物，甚至藥物、食品、化粧品等消費用品，都可以使用符合3R原則、節省時間及成本，更精準、更具預測毒性能力的體外和／或計算毒理檢測方法，來預防及管理包括藥物在內的物質毒性問題。

參、美國毒性預報計畫（ToxCast）

美國環境保護署（EPA）的 ToxCast 計畫使用體外高通量篩選（High-Throughput Screening, HTS）方法測試一個大型的化學品庫，以支援開發改進的毒性預測模型。該計畫的第一階段於2007年啟動，在數百個 ToxCast 檢測終點中篩選了310種化學品，其中大部分是殺蟲劑。在第二階段，ToxCast 資料庫擴展到1,878種化學品，最終在2013年底公開發布了篩選數據。隨後在第三階段的擴展導致3,800多種化學品積極接受 ToxCast 篩選，其中96%也在多機構 Tox21 專案中接受篩選。回顧 EPA 的 ToxCast 資料庫分階段建設的歷史，然後從幾個不同的有利位置對資料庫內容進行調查。CAS 登記號（Chemical Abstracts Service Number）用於評估 ToxCast 資料庫對重要毒性、法規和暴露清單的覆蓋率。然後使用 ToxCast 化學品基於結構的表示，來計算物理化學性質、亞結構特徵以及毒性和生物轉化的結構警報。這些不同的化學資訊可用於定義 HTS 可測試性的範圍，評估化學多樣性，亦有助於 ToxCast 資料庫與潛在目標的應用清單進行比較，例如用於 EPA 的內分泌干擾篩選計畫（Endocrine Disruptor Screening Program, EDSP）。此外，資料庫亦支持辨識可能值得進一步研究的局部化學領域（例如，目前未包含在測試資料庫中或未能由毒性「警報」定義的化學品），戰略性地支持數據探勘和預測毒理學建模向前發展（Richard et al., 2016）。

肆、運用計算毒理學與人工智慧提升毒性檢測能力以增進藥物開發的安全性

臨床試驗藥物的損耗率通常相當高，據估計，大約90%的藥物未能通過該過程，而毒性問題是導致這種高失敗率的重要因素。候選藥物在開發的後期被拒絕或撤回顯著增加了藥物開發的相關成本，尤其是已在臨床試驗期間，甚至於到上市後才檢測到毒性時（Amorim et al., 2024）。顯然目前臨床前階段的體外與動物毒性試驗尚無法完全找出候選藥物的潛在毒性問題，以對應藥物安全的需求。瞭解藥物－生物標的相互作用，對於評估化合物的毒性和安全性，以及預測治療效果和可能導致毒性的潛在脫靶效應至關重要。Tox21及ToxCast建立的豐富資料，為計算毒理學（Computational Toxicology, CT）與人工智慧（Artificial Intelligence, AI）應用於藥物開發訂定了良好的基礎，將使科學家能夠更準確地預測和評估候選藥物的安全性。

（一）藥物開發期了解藥物與生物分子的互動

尤其是在複雜的生物網路中作為各種化學品標的的蛋白質，是研究藥物藥理活性和毒性的聚焦點，對推進藥物開發至關重要。用於評估蛋白質-配體相互作用和預測毒性的計算方法的開發，正成為一種頗具希望，且遵循3Rs原則（替換、減少、優化）的方法，近年引起廣泛的關注（Amorim et al., 2024）。藥物與生物分子的互動不僅有助於瞭解維持細胞功能機制，對於瞭解致病機制、疾病進展預測和診斷工具的開發也非常重要。可運用基因體學（Genomics）、蛋白質體學（Proteomics）、代謝體學（Metabolomics）等多體學資訊來進行藥物作用於標的識別、鑑定和驗證、生物標誌物發現、確定藥物療效和毒性，以及探索作用機制。

（二）在臨床前開發階段，運用 CT 和 AI 預測藥物毒性（Amorim et al., 2024）

1. 採用計算機模型進行毒理學預測有幾個優點：（1）可以快速地處理大量化學資料庫，進行候選藥物排序，再以傳統實驗結果驗證，可大幅降低藥物開發時間和成本。（2）計算機預測的應用符合3R指南中體現的原則：替換、減少和優化。（3）計算機模型有可能揭示體內或體外難以測量的毒理學終點，為候選藥物提供更全面的安全性預測。

2. 為了有效應對挑戰，製藥業越來越多轉向計算方法，尤其是基於 AI 的方法，以簡化毒性預測過程，並提高生產力。幾種基於 Machine Learning（ML）／Deep Learning（DL）的演算法對於毒性終點的預測，包括 LD_{50}、肝毒性（Drug-Induced Liver Injury, DILI）、hERG 抑制（Human Ether-A-Go-Go-Related Gene, hERG）、致癌作用和 Ames 誘變（Ames mutagenesis），分別被用於評估藥物的致死性、肝毒性、心臟毒性、致癌性及基因毒性，已被認為對藥毒物的早期檢測以發現潛在毒性問題很有價值。

伍、結語

　　藥物安全的評估，傳統上包括臨床前毒性試驗、臨床試驗和上市後的安全監視，臨床前的毒性試驗若能善加把關，精準預測候選藥物的安全性，藥品才有機會獲准上市。但現有（毒性）風險評估方法顯然尚無法達到此目的，即便是發展中使用機器學習方法預測危害和風險的新工具，也無法保證絕對安全，所以應該建立「概率風險評估（Probabilistic risk assessment）」的思考（Hartung et al., 2022），系統性地暴露和危害數據的收集搭配日益成熟的 AI 模型，將有助於獲得對特定終點的預測，並估計風險評估結果的不確定性。這樣的演變也會為安全性評估模式從確定性方法轉變為更具概率性的方法提供基礎，但代價是過程的複雜性增加，因為它需要更多的資源和專業知識。在監管機構完全接受概率範式之前，仍有需要克服的挑戰。未來的風險評估（包括藥物安全評估），必須解決發育性疾病的根源，這帶來了超出當前能力的挑戰。許多毒理學過程的複雜性、對機制和結果缺乏共識以及需要細緻入微的族群層次的評估，凸顯了毒理學領域理解和量化與化學品暴露相關的風險的複雜性（Hartung et al., 2022; Maertens et al., 2022; Maertens et al., 2024），亟待我們繼續努力。

參考文獻

Amorim, A. M. B., Piochi, L. F., Gaspar, A. T., Preto, A. J., Rosário-Ferreira, N., & Moreira, I. S. (2024). Advancing drug safety in drug development: Bridging computational predictions for enhanced toxicity prediction. *Chemical Research in Toxicology, 37*(6), 827-849. https://doi.org/10.1021/acs.chemrestox.3c00352

Hartung, T., Navas-Acien, A., & Chiu, W. A. (2022). Future directions workshop: Advancing the next scientific revolution in toxicology. Department of Defense Office of Prepublication and security review, Cleared for public publication, April 26, 2023. https://basicresearch.defense.gov/Portals/61/Documents/future-directions/Future%20Directions%20Workshop%20-%20Advancing%20the%20Next%20Scientific%20Revolution%20in%20Toxicology.pdf?ver=q0_CyJCAT-aj4HVv_W0a9Q%3D%3D

Judson, R., Richard, A., Dix, D. J., Houck, K., Martin, M., Kavlock, R., Dellarco, V., Henry, T., Holderman, T., Sayre, P., Tan, S., Carpenter, T., & Smith, E. (2009) The toxicity data landscape for environmental chemicals. *Environmental Health Perspectives, 117*(5), 685-695. https://doi.org/10.1289/ehp.0800168. Epub 2008 Dec 22.

Maertens, A., Antignac, E., Benfenati, E., Bloch, D., Fritsche, E., Hoffmann, S., Jaworska, J., Loizou, G., McNally, K., Piechota, P., Roggen, E. L., Teunis, M., & Hartung, T. (2024). The probable future of toxicology—Probabilistic risk assessment. *ALTEX., 41*(2), 273-281. https://doi.org/10.14573/altex.2310301 . Epub 2024 Jan 12. PMID: 38215352.

Maertens, A., Golden, E., Luechtefeld, T. H., Hoffmann, S., Tsaioun, K., & Hartung, T. (2022). Probabilistic risk assessment—The keystone for the future of toxicology. *ALTEX., 39*(1), 3-29. https://doi.org/10.14573/altex.2201081 . PMID: 35034131; PMCID: PMC8906258.

National Toxicology Program [NTP] (2024). Toxicology in the 21st Century (Tox21). https://ntp.niehs.nih.gov/whatwestudy/tox21 (Accessed on August 29, 2024).

Richard, A. M., Judson, R. S., Houck, K. A., Grulke, C. M., Volarath, P., Thillainadarajah, I., Yang, C., Rathman, J., Martin, M. T., Wambaugh, J. F., Knudsen, T. B., Kancherla, J., Mansouri, K., Patlewicz, G., Williams, A. J., Little, S. B., Crofton, K. M., & Thomas, R. S. (2016). ToxCast chemical landscape: Paving the road to 21st century toxicology. *Chem Res Toxicol, 29*(8), 1225-1251. https://doi.org/10.1021/acs.chemrestox.6b00135

World Health Organization [WHO] (2024). Compendium of WHO and other UN guidance on health and environment. 2024 update. https://www.who.int/tools/compendium-on-health-and-environment

國家圖書館出版品預行編目（CIP）資料

藥物安全與毒理學／王盈湘, 王家琪, 王湘翠, 王應然, 李志宏, 李志恒, 林英琦, 林香汶, 洪東榮, 翁茂文, 張偉嶠, 張連成, 張榮奎, 陳巧文, 陳百薰, 陳育瑩, 陳姿羽, 陳容甄, 陶寶綠, 游雯淨, 黃阿梅, 葉竹來, 葉嘉新, 鄒玫君, 廖欣妮, 劉宗榮, 劉興華作. -- 初版. -- 高雄市：高雄醫學大學藥學院毒理學碩博士學位學程, 2025.02
面；　　公分

ISBN 978-986-6105-71-5（平裝）

1.CST: 毒理學 2.CST: 藥品管理

418.8　　　　　　　　　　　　　　114000534

藥物安全與毒理學

主　編　李志恒、林英琦

作　者　王盈湘、王家琪、王湘翠、王應然、李志宏、李志恒、林英琦、
　　　　林香汶、洪東榮、翁茂文、張偉嶠、張連成、張榮奎、陳巧文、
　　　　陳百薰、陳育瑩、陳姿羽、陳容甄、陶寶綠、游雯淨、黃阿梅、
　　　　葉竹來、葉嘉新、鄒玫君、廖欣妮、劉宗榮、劉興華
　　　　（依姓名筆劃排列）

發　行　高雄醫學大學藥學院毒理學碩博士學位學程

編　輯　游雯淨

出版者　高雄醫學大學藥學院毒理學碩博士學位學程
地　址　臺灣・高雄市十全一路100號
886-7-3121101
First published 2025
by Master/Doctoral Degree Program in Toxicology, College of Pharmacy, Kaohsiung Medical University
100, Shiquan 1st Road, Kaohsiung 80708
TAIWAN

ＩＳＢＮ　978-986-6105-71-5（平裝）
刷　次　初版一刷，2025年2月

本書版權所有 ©2025 高雄醫學大學藥學院毒理學碩博士學位學程

版權所有，翻印必究